Endometriose

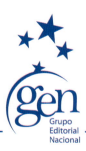

O GEN | Grupo Editorial Nacional – maior plataforma editorial brasileira no segmento científico, técnico e profissional – publica conteúdos nas áreas de ciências da saúde, exatas, humanas, jurídicas e sociais aplicadas, além de prover serviços direcionados à educação continuada e à preparação para concursos.

As editoras que integram o GEN, das mais respeitadas no mercado editorial, construíram catálogos inigualáveis, com obras decisivas para a formação acadêmica e o aperfeiçoamento de várias gerações de profissionais e estudantes, tendo se tornado sinônimo de qualidade e seriedade.

A missão do GEN e dos núcleos de conteúdo que o compõem é prover a melhor informação científica e distribuí-la de maneira flexível e conveniente, a preços justos, gerando benefícios e servindo a autores, docentes, livreiros, funcionários, colaboradores e acionistas.

Nosso comportamento ético incondicional e nossa responsabilidade social e ambiental são reforçados pela natureza educacional de nossa atividade e dão sustentabilidade ao crescimento contínuo e à rentabilidade do grupo.

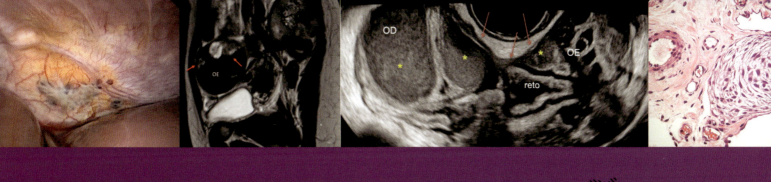

COLEÇÃO FEBRASGO

Endometriose

2ª Edição

Sérgio Podgaec

Professor Livre-docente pela Disciplina de Obstetrícia e Ginecologia da
Faculdade de Medicina da Universidade de São Paulo
Presidente da Comissão Nacional Especializada em Endometriose da FEBRASGO
Vice-presidente do Hospital Israelita Albert Einstein

Eduardo Schor

Professor Afiliado, Livre-docente e Coordenador do Setor de Endometriose e Dor Pélvica no
Departamento de Ginecologia da Escola Paulista de Medicina
Vice-presidente da Sociedade Brasileira de Endometriose e Cirurgia Minimamente Invasiva

Paulo Ayroza Ribeiro

Professor Adjunto do Departamento de Obstetrícia e Ginecologia da
Faculdade de Ciências Médicas da Santa Casa de São Paulo
Diretor do Departamento de Obstetrícia e Ginecologia da Santa Casa de São Paulo
Presidente da Comissão Nacional Especializada em Endoscopia Ginecológica da FEBRASGO

  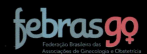

- Os autores deste livro e o GEN | Grupo Editorial Nacional Participações S/A empenharam seus melhores esforços para assegurar que as informações e os procedimentos apresentados no texto estejam em acordo com os padrões aceitos à época da publicação, *e todos os dados foram atualizados pela autora até a data da entrega dos originais à editora.* Entretanto, tendo em conta a evolução das ciências da saúde, as mudanças regulamentares governamentais e o constante fluxo de novas informações sobre terapêutica medicamentosa e reações adversas a fármacos, recomendamos enfaticamente que os leitores consultem sempre outras fontes fidedignas, de modo a se certificarem de que as informações contidas neste livro estão corretas e de que não houve alterações nas dosagens recomendadas ou na legislação regulamentadora.

- Os autores e a editora se empenharam para citar adequadamente e dar o devido crédito a todos os detentores de direitos autorais de qualquer material utilizado neste livro, dispondo-se a possíveis acertos posteriores caso, inadvertida e involuntariamente, a identificação de algum deles tenha sido omitida.

- Direitos exclusivos para a língua portuguesa
  Copyright © 2020 by
  GEN | GRUPO EDITORIAL NACIONAL S.A.
  Publicado pelo selo Editora Guanabara Koogan
  Travessa do Ouvidor, 11
  Rio de Janeiro – RJ – CEP 20040-040
  Tels.: (21) 3543-0770/(11) 5080-0770 | Fax: (21) 3543-0896
  www.grupogen.com.br | faleconosco@grupogen.com.br

- Reservados todos os direitos. É proibida a duplicação ou reprodução deste volume, no todo ou em parte, em quaisquer formas ou por quaisquer meios (eletrônico, mecânico, gravação, fotocópia, distribuição pela Internet ou outros), sem permissão, por escrito, do GEN | GRUPO EDITORIAL NACIONAL PARTICIPAÇÕES S/A.

- Capa: Studio Creamcrackers – Aline Haluch

- Editoração eletrônica: Estúdio Castellani

- Ficha catalográfica

E46
2. ed.

    Endometriose / organização Sérgio Podgaec, Eduardo Schor, Paulo Ayroza Ribeiro. – 2. ed. – Rio de Janeiro: Gen, 2020.
       344 p.: il.; 28 cm. (Febrasgo)

    Inclui bibliografia e índice
    ISBN 978-85-9515-0218

    1. Ginecologia. 2. Útero – Doenças. 3. Endometriose. I. Podgaec, Sérgio. II. Schor, Eduardo. III. Ribeiro, Paulo Ayroza. IV. Série.

19-60223   CDD: 618.1
                                                                                              CDU: 618.14-00.5

Meri Gleice Rodrigues de Souza - Bibliotecária CRB-7/6439

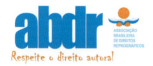

Agradecimentos

Agrademos à diretoria da FEBRASGO por acreditar na importância do tema "endometriose" no cenário nacional, valorizando a união de diversos profissionais brasileiros que se dedicam ao atendimento das mulheres com endometriose.

Agradecemos, sobretudo, às nossas pacientes, que, com respeito e confiança, colaboram para o engrandecimento do conhecimento científico nacional dessa doença tão prevalente em nosso meio.

Sérgio Podgaec
Eduardo Schor
Paulo Ayrosa Ribeiro

Apresentação da Coleção à Segunda Edição

Com muita satisfação a Diretoria da Febrasgo apresenta o livro *Endometriose*, em sua 2ª edição. A primeira edição ocorreu em 2014, dentro do Projeto Coleção Febrasgo. O seu sucesso foi inquestionável. Concomitantemente, nos últimos anos, novas pesquisas a respeito trouxeram à luz inúmeros conhecimentos e tornaram inadiável esta segunda edição.

Esse tema se reveste de grande importância tendo em vista a alta prevalência da endometriose relatada na literatura, acometendo entre 6% e 10% das mulheres. Entre as mulheres inférteis, é encontrada em 25% a 50% dos casos. Cerca de 75% a 80% das mulheres com dor pélvica crônica têm a doença. Deve-se ressaltar que, embora a média de diagnóstico seja feita em mulheres entre 25 a 30 anos, a endometriose tem sido cada vez mais diagnosticada em adolescentes, ampliando, portanto, a faixa etária de mulheres acometidas, provavelmente, pelo maior número de diagnósticos feitos precocemente. Os seus sintomas variam, porém a gravidade do quadro clínico não está relacionada ao estágio da doença. Predominam dismenorreia, dispareunia, infertilidade, disúria e dor à evacuação. Sem dúvida, esses sintomas comprometem a qualidade de vida das mulheres acometidas pela endometriose.

A importância da endometriose entre as morbidades que acometem as mulheres motivou a Febrasgo a criar uma Comissão Nacional Especializada de Endometriose, a qual, por sua vez, em 2018, criou a Escola Febrasgo de Endometriose que tem promovido diversos eventos e editado várias publicações para divulgação de conhecimentos sobre o tema. Embora muito estudadas, a etiopatogenia e a fisiopatologia da endometriose ainda são motivo de muitas dúvidas e, apesar dos inúmeros estudos clínicos que envolvem a terapia dessa doença ainda enigmática, é preciso caminhar muito para o melhor conhecimento da endometriose, que tem desafiado os especialistas ao longo dos anos.

Esta 2ª edição do livro *Endometriose* traz aos interessados uma atualização completa sobre o assunto: histórico da doença, epidemiologia, etiopatogenia, histopatologia, quadro clínico, diagnóstico e tratamento. Os editores deram especial atenção aos aspectos relacionados ao diagnóstico. Ressaltam a importância dos sintomas na formulação do diagnóstico clínico. Sobre o diagnóstico subsidiário valorizam, especialmente, os recursos por imagem. Oferecem análise crítica bem subsidiada a respeito. Abordam, detalhadamente, o tratamento nas suas variadas possibilidades, clínicas ou cirúrgicas. No que concerne ao tratamento cirúrgico, são apresentadas as técnicas utilizadas, com recomendações específicas conforme o sítio acometido. Há também o enfoque da prevenção de recidivas, assim como o impacto da doença e seu tratamento sobre a qualidade de vida das pacientes.

Destaque deve ser dado à qualificação dos autores dos capítulos. Entre eles, encontram-se os maiores especialistas do país, o que confere ao livro uma qualidade ímpar no seu conteúdo. Com uma bibliografia atualizada aliada à experiência dos autores, os editores Eduardo Schor, Paulo Ayroza Galvão Ribeiro e Sérgio Podgaec oferecem aos leitores o que há de mais atualizado sobre endometriose.

A Diretoria da Febrasgo sente-se honrada em apoiar esta iniciativa dos Editores e, sobretudo, feliz com o produto final: uma das mais completas obras na literatura médica sobre Endometriose.

César Eduardo Fernandes
Presidente da FEBRASGO

Marcos Felipe Silva de Sá
Diretor Científico da FEBRASGO

Apresentação da Coleção à Primeira Edição

A Coleção FEBRASGO teve início com o livro-texto de *medicina fetal* e agora segue com o novo volume dedicado à *endometriose*, doença prevalente e relevante que engloba o binômio dor pélvica e infertilidade. Autores de reconhecida experiência na área contribuíram na confecção dos capítulos, mostrando, em detalhes, dados científicos básicos, assim como questões clínicas, cirúrgicas e de reprodução humana relacionadas ao tratamento dessa afecção. Como já anunciado, estão em fase de preparação outros livros que tratarão de assuntos de interesse nos diversos matizes da arte obstétrica e ginecológica, como: gestação de alto risco, reprodução humana, planejamento familiar, câncer genital, câncer de mama, doenças infecciosas em obstetrícia e ginecologia endócrina. Essa ação decorre da criação da Diretoria Científica da FEBRASGO, ocorrida em 2011, que tem como principal função normatizar o conhecimento em Obstetrícia e Ginecologia, publicando guias práticos de conduta, manuais, livros e compêndios.

Novamente, desejamos que a Coleção FEBRASGO, ação estimulada pela sua Diretoria Científica, continue atingindo seu objetivo ao trazer informação consistente para o nosso associado.

Nilson Roberto de Melo
Diretor Científico da FEBRASGO

Apresentação do Livro à Segunda Edição

O livro *Endometriose* da Coleção FEBRASGO está em sua 2ª edição, sob a coordenação dos Professores Eduardo Schor, Paulo Ayroza Galvão Ribeiro e Sérgio Podgaec.

Foi amplamente reformulado pelos editores, que incluíram novos capítulos, e passou a contar, além dos convidados nacionais, com professores internacionais.

Analisa a endometriose sob os aspectos epidemiológicos, etiopatogênicos, histopatológicos, clínicos, diagnósticos e terapêuticos de maneira clara e objetiva.

Esta nova edição cumprirá, sem dúvida, o papel da FEBRASGO na educação, formação e atualização permanente dos ginecologistas e obstetras.

Edmund Chada Baracat
Professor Titular da Disciplina de Ginecologia
Faculdade de Medicina da Universidade de São Paulo

Apresentação do Livro à Primeira Edição

O livro *Endometriose* vem para enriquecer a Série FEBRASGO, editada pelos professores Etelvino de Souza Andrade e Nilson Roberto de Melo, pois a Federação Brasileira de Ginecologia e Obstetrícia tem, entre suas várias funções, o papel de contribuir com a educação, a formação e a atualização constante dos gineco-obstetras.

O livro, coordenado pelo professor Sérgio Podgaec, é composto por 14 capítulos. Neles são atualizados diversos aspectos e facetas da Endometriose. A etiopatogenia e a fisiopatologia da afecção, o quadro clínico, os métodos diagnósticos e os tratamentos clínico e cirúrgico, além de tópicos específicos acerca de adolescentes, sexualidade, adenomiose, a relação da endometriose com o risco de desenvolvimento de câncer e o importante destaque para as perspectivas no conhecimento da doença são considerados nesses capítulos.

Os Editores contam com a participação de renomados especialistas que expuseram os mais recentes dados publicados sobre o assunto, assim como os aspectos de cunho prático que contribuirão para o atendimento das mulheres que se deparam com tal diagnóstico.

Creio que esta obra será de grande valia para a atualização não só dos tocoginecologistas como também dos médicos em geral.

Edmund Chada Baracat
Professor Titular da Disciplina de
Ginecologia da Faculdade de Medicina
da Universidade de São Paulo

Prefácio à Segunda Edição

Nesta segunda edição do livro *Endometriose* da Coleção FEBRASGO, buscamos ampliar a temática abordada, incluindo novos capítulos e revisando e renovando os capítulos já existentes, e expandir nossas fronteiras internacionais convidando dois renomados especialistas em endometriose para, por meio de novos capítulos, nos brindarem com conceitos contemporâneos da fisiopatologia, diagnóstico e tratamento da endometriose.

Todo esse esforço, realizado pelos editores e pelos autores dos capítulos desta segunda edição, nasceu da demanda contínua que os ginecologistas de nosso país fizeram a nós e à diretoria da FEBRASGO durante nossos encontros científicos — congressos, jornadas ou ações de educação continuada a distância realizadas pela Escola Febrasgo de Endometriose. De fato, uma doença que acomete entre 10% a 15% de todas as mulheres em idade reprodutiva, com impacto negativo sobre a qualidade de vida e a capacidade reprodutiva delas, merece toda a atenção que pudermos dedicar no sentido de ampliar nossos conhecimentos acerca dessa doença e democratizar o acesso ao atendimento dessas mulheres em todo o país.

A união de diferentes CNE (Comissão Nacional Especializada) da FEBRASGO focadas no tema *endometriose* (CNE Endometriose, CNE Endoscopia Ginecológica e CNE Reprodução Humana) demonstra claramente a visão inclusiva que a diretoria da FEBRASGO busca sedimentar nessa área. Sabemos que a inclusão e a democratização do diagnóstico e do tratamento da endometriose não se fazem somente por meio de livros, mas também por ações de extensão levando para a sociedade, tanto a médica quanto a leiga, o acesso à informação e ao tratamento da endometriose. Neste sentido, nós, editores desta segunda edição do livro *Endometriose* da FEBRASGO, nos irmanamos com todo o meio acadêmico buscando oferecer ao profissional ginecologista especializado em endometriose e cirurgia ginecológica ferramentas de aprimoramento médico que lhes auxiliem a ampliar e melhorar seu conhecimento e sua prática clínica e cirúrgica no acompanhamento das mulheres com endometriose.

Desejamos a todos uma leitura agradável e frutífera!

Sérgio Podgaec
Eduardo Schor
Paulo Ayroza Ribeiro

Prefácio à Primeira Edição

A história da Medicina é pautada por descobertas e mudanças que delineiam a prática dessa ciência, que tanto nos fascina e que proporciona um desenvolvimento inequívoco e constante da sociedade. Vejamos a expectativa de vida de 100 anos atrás e de agora, passando de 50 anos para quase 80 anos e com grande salto na qualidade! Nesse sentido, em nossa especialidade, dois fatores modificaram a Ginecologia nos últimos 25 anos: a ultrassonografia e a cirurgia minimamente invasiva, especificamente a laparoscopia e a histeroscopia. Chegamos, então, ao tema deste livro, a Endometriose, que, de forma semelhante, tem sido alvo de uma verdadeira explosão de pesquisas e mudanças de conceitos e cuja abordagem foi modificada sobremaneira com a evolução dos exames de imagem e da cirurgia laparoscópica.

A partir do início da década de 1990, com a massificação da videolaparoscopia, além das lesões peritoneais superficiais e do endometrioma ovariano, definiu-se a endometriose profunda, que somente foi valorizada e entendida em sua gravidade real, quase 10 anos depois, no início deste século. Essa foi a época da segunda grande mudança no tratamento da doença, com o reconhecimento, em métodos diagnósticos, das imagens da endometriose profunda, fato que permitiu avanço sólido no tratamento, trazendo resultados mais efetivos. Em conjunto com a prática clínica, um número expressivo de estudos pautados nas ciências básicas vem sendo publicado, procurando entender os meandros da doença.

Dentro desse panorama e com o apoio e incentivo da FEBRASGO, em nome de seu presidente, Etelvino de Souza Trindade, e do diretor científico, Nilson Roberto de Melo, solicitamos aos grandes autores do estudo da endometriose, de nosso meio, que contribuem com pesquisas e experiência clínica para a disseminação mundial do conhecimento dessa doença, a compartilharem temas relativos à abordagem de mulheres com essa afecção. Dessa forma, considerando a alta prevalência da endometriose, que deve acometer quase sete milhões de mulheres jovens brasileiras e que trazem queixas de dor pélvica e infertilidade para avaliação de milhares de ginecologistas, esta obra de conteúdo profundo e prático pretende ser um guia para o avanço do conhecimento da endometriose e para o melhor tratamento dessas pacientes.

Sérgio Podgaec

Colaboradores

Alessandra Peloggia
Doutora em Tocoginecologia pela Faculdade de Ciências Médicas da Universidade Estadual de Campinas (UNICAMP)

Alexander Kopelman
Pós-graduando (Doutorado) do Setor de Dor Pélvica e Endometriose do Departamento de Ginecologia da Universidade Federal de São Paulo (UNIFESP)/Escola Paulista de Medicina

Alexandre Cosme do Amaral
Médico Ginecologista e Obstetra
Fellow em Laparoscopia e Endometriose pelo Hospital Pérola Byington de São Paulo
Título de Especialista em Laparoscopia e Histeroscopia pela FEBRASGO/AMB
Médico do Corpo Clínico do Hospital Beneficência Portuguesa de São Paulo

Ana Maria Gomes Pereira
Médica Encarregada do Setor de Endometriose e Dor Pélvica Crônica do Hospital do Servidor Público Estadual de São Paulo
Especialista em Revisão Sistemática e Metanálise pela Universidade de São Paulo
Residência Médica em Ginecologia e Obstetrícia no Instituto de Assistência Médica ao Servidor Público Estadual (IAMSP)

Anastasia Ussia
Founder and Director of the Gruppo Italo-Belga for Endometriosis & Advanced Laparoscopic Pelvic Surgery
Professor Emeritus OBGYN, KULeuven Belgium, University of Oxford-Hon Consultant, UK, University Cattolica, Roma, Moscow State Univ., Consultant Università Cattolica, Roma Italy

Anna Luisa Lobão
Pós-graduanda do Setor de Endoscopia Ginecológica e Endometriose do Departamento de Obstetrícia e Ginecologia da Santa Casa de Misericórdia de São Paulo

Ana Luisa Alencar De Nicola
Especialista em Diagnóstico por Imagem pelo Colégio Brasileiro de Radiologia (CBR)
Médica Colaboradora do Departamento de Endoscopia Ginecológica da Santa Casa de São Paulo
Médica do Grupo de Imagem da Pelve Feminina do Laboratório Fleury

Arnaud Wattiez M.D., Ph.D.
Professor, Department of OBGYN, University of Strasbourg, France
Head of GYN Department, Latifa Hospital, Dubai — United Arab Emirates

Bedaya Amro
OBGYN Specialist and Member of the Endometriosis Care Center in the Latifa Women and Children Hospital in Dubai, UAE
Department of Obstetrics and Gynecology, Latifa Hospital, Dubai, United Arab Emirates
Membership of the Royal College of Obstetrics & Gynecology (MRCOG)
Faculty Member of IRCAD in Strasbourg, France and of the European Society of Gynecological Endoscopy (ESGE). Member of the Faculty of MIS Academy in Dubai

Beatriz Taliberti da Costa Porto
Mestre pela Santa Casa de São Paulo
Médica Voluntária do Setor de Endoscopia Ginecológica e Endometriose da Santa Casa de São Paulo
Título de Especialista em Endoscopia Ginecológica pela FEBRASGO
Título de Especialista em Ginecologia e Obstetrícia pela FEBRASGO
Doutoranda pela Santa Casa de São Paulo
Título de Especialista em Endoscopia Ginecológica pela FEBRASGO

Título de Especialista em Ginecologia e Obstetrícia pela FEBRASGO
Doutoranda pela Santa Casa de São Paulo

Bernardo Portugal Lasmar
Professor de Ginecologia da Universidade Estácio de Sá (UNESA)
Médico responsável pela Endoscopia Ginecológica do Hospital Central Aristarcho Pessoa (HCAP-CBMERJ)

Bianca Bianco
Graduação em Biomedicina com habilitação em Genética Humana e Biologia Molecular
Mestrado, Doutorado e Pós-doutorado pela Universidade Federal de São Paulo (UNIFESP)/Escola Paulista de Medicina
Vice-coordenadora do Programa de Pós-graduação, Pesquisa e Inovação da Faculdade de Medicina do ABC
Professora de Genética e Orientadora Permanente do Programa de Pós-graduação da Faculdade de Medicina do ABC
Geneticista do Laboratório de Genética Reprodutiva no Instituto Ideia Fértil de Saúde Reprodutiva da Faculdade de Medicina do ABC

Caio Parente Barbosa
Graduado em Medicina pela Faculdade de Medicina do ABC
Mestre em Técnica Operatória e Cirurgia Experimental pela Universidade Federal de São Paulo (UNIFESP)/Escola Paulista de Medicina Doutor em Medicina (Ginecologia) pela Universidade Federal de São Paulo (UNIFESP)/Escola Paulista de Medicina
Professor Livre-docente da Faculdade de Medicina do ABC
Chefe do Centro de Reprodução Humana e Genética (Instituto Ideia Fértil de Saúde Reprodutiva) da Faculdade de Medicina do ABC
Pró-reitor de Pós-graduação Pesquisa e Inovação do Centro Universitário de Saúde ABC
Certificação de Atuação em Reprodução Assistida pela FEBRASGO (2016)

Camila Beckhauser Calegari
Médica pela Universidade do Extremo Sul Catarinense (UNESC) — SC
Ginecologista e Obstetra pela Maternidade Carmela Dutra — SC TEGO nº 0068/2017
Endoscopia Ginecológica pelo Hospital Pérola Byington — SP/Título Atuação na Área de Endoscopia Ginecológica pela FEBRASGO

Carla de Azevedo Piccinato
PhD em Endocrinologia/Fisiologia da Reprodução pela Universidade do Wisconsin — EUA
Pós-doutorado pelo Departamento de Ginecologia e Obstetrícia da Faculdade de Medicina de Ribeirão Preto (USP)
Docente do Programa de Pós-graduação em Ciências da Saúde do Hospital Israelita Albert Einstein

Carlos Alberto Petta
Professor Livre-docente de Tocoginecologia pela Faculdade de Ciências Médicas da Universidade Estadual de Campinas (FCM/UNICAMP)
Responsável pela Clínica Fertilidade & Vida — Campinas, SP
Responsável do Laboratório de Reprodução Humana do Hospital Sírio-Libanês, SP

Carlos Henrique Trippia
Membro Titular do Colégio Brasileiro de Radiologia (CBR)
Médico do Serviço de Radiologia e Diagnóstico por Imagem do Hospital Nossa Senhora das Graças, do Instituto de Roentgendiagnóstico e do Hospital das Nações
Coordenador da Residência Médica na Área de Radiologia e Diagnóstico por Imagem do Hospital Nossa Senhora das Graças

Carmita Helena Najar Abdo
Psiquiatra
Professora Livre-docente e Professora Associada do Departamento de Psiquiatria da Faculdade de Medicina da Universidade de São Paulo
Coordenadora e Professora da Disciplina de Medicina Sexual da Faculdade de Medicina da Universidade de São Paulo
Coordenadora do Programa de Estudos em Sexualidade da Faculdade de Medicina da Universidade de São Paulo

Carolina Machado Ribeiro
Médica pela Escola Bahiana de Medicina e Saúde Pública (EBMSP) — BA
Ginecologista e Obstetra pela Universidade Estadual de Campinas (UNICAMP) — SP
Endoscopia Ginecológica pelo Hospital Pérola Byington — SP

Ceci Mendes Carvalho Lopes
Médica Assistente e Doutora da Clínica Ginecológica do Hospital das Clínicas da Faculdade de Medicina da Universidade de São Paulo (FMUSP)
Chefe do Setor de Fitoginecologia da FMUSP
Diretora Fundadora da Associação Médica Brasileira de Fitomedicina — SOBRAFITO

Christine Plöger
Fisioterapeuta
Especialista em Reabilitação do Assoalho Pélvico pela Universidade Federal de São Paulo (UNIFESP)/Escola Paulista de Medicina
Especialista em Uroginecologia — CBES
Mestre em Ciências da Saúde pelo Departamento de Ginecologia da Universidade Federal de São Paulo (UNIFESP)/Escola Paulista de Medicina
Doutoranda em Ginecologia do Departamento de Ginecologia da Universidade Federal de São Paulo (UNIFESP)/Escola Paulista de Medicina

Cristina Laguna Benetti Pinto
Professora Associada do Departamento de Tocoginecologia da Faculdade de Ciências Médicas da UNICAMP
Responsável pelo Serviço de Endometriose do Departamento de Tocoginecologia da Faculdade de Ciências Médicas da UNICAMP
Presidente da Comissão Nacional Especializada em Ginecologia Endócrina da FEBRASGO

Dan C. Martin M.D.
Professor Emeritus School of Medicine, University of Tennessee Health Science Centre, Memphis Tennessee, USA; Institutional Review Board, Virginia Commonwealth University, Richmond, Virginia, USA

Daniela Angerame Yela
Professora Assistente do Departamento de Tocoginecologia da Faculdade de Ciências Médicas da Universidade Estadual de Campinas (UNICAMP)

Denise Maria Christofolini
Graduada em Ciências Biológicas Modalidade Médica pela Universidade Federal de São Paulo
Mestre e Doutora em Genética do Departamento de Morfologia pela Universidade Federal de São Paulo
Professora Assistente da Disciplina de Saúde Sexual, Reprodutiva e Genética Populacional
Coordenadora do Programa Institucional de Iniciação Científica
Orientadora Permanente do Programa de Pós-graduação em Ciências da Saúde do Centro Universitário Saúde ABC
Geneticista Coordenadora do Laboratório de Genética do Instituto Ideia Fértil
Bolsista de Produtividade em Pesquisa do CNPq

Duarte Miguel Ferreira Rodrigues Ribeiro
Título de Especialista em Cirurgia Geral
Título de Especialista em Ginecologia e Obstetrícia pela FEBRASGO
Diretor Departamento de Ginecologia da SOBRACIL
Departamento de Cirurgia Minimamente Invasiva da Rede D'Or São Paulo São Luiz Morumbi/Star

Eduardo Schor
Professor Afiliado, Livre-docente e Coordenador do Setor de Endometriose e Dor Pélvica no Departamento de Ginecologia da Escola Paulista de Medicina
Vice-presidente da Sociedade Brasileira de Endometriose e Cirurgia Minimamente Invasiva

Fabíola Peixoto Minson
Anestesiologista
Especialista em Dor — Associação Médica Brasileira
Coordenadora do Centro Integrado de Tratamento de Dor, São Paulo

Fernanda Guttilla Gonçalves Nieto
Especialização em Reprodução Humana pelo Hospital Pérola Byington
Médica Assistente do Centro de Reprodução Humana do Hospital Sírio-Libanês

Filomena Marino Carvalho
Professora Associada do Departamento de Patologia da Faculdade de Medicina da Universidade de São Paulo

Flávia Fairbanks
Ginecologista e Obstetra
Mestre em Ciências pela Disciplina de Ginecologia do Departamento de Obstetrícia e Ginecologia da Faculdade de Medicina da Universidade de São Paulo
Doutoranda da Disciplina de Ginecologia do Departamento de Obstetrícia e Ginecologia da Faculdade de Medicina da Universidade de São Paulo
Pós-graduada em Sexualidade Humana pela Faculdade de Medicina da Universidade de São Paulo

Frederico José Silva Corrêa
Graduação em Medicina pela Universidade Federal de Goiás
Residência em Ginecologia e Obstetrícia no Hospital Regional da Asa Norte, Brasília
Residência em Reprodução Humana no Hospital Regional da Asa Sul
Mestrado pela Universidade Católica de Brasília
Professor do Curso de Medicina da Universidade Católica de Brasília
Supervisor do Programa de Residência em Reprodução Humana e Endoscopia Ginecológica do Hospital Regional da Asa Sul

Gabriela Halpern
Nutricionista pelo Centro Universitário São Camilo
Especialização em Adolescência para Equipe Multidisciplinar, UNIFESP/ EPM
Mestrado em Ciências Aplicadas pelo Departamento de Pediatria da UNIFESP/EPM
Especialização Latu Sensu em Nutrição Clínica Funcional pela VP/UNICSUL
Especialista em Fitoterapia pela Associação Brasileira de Nutrição
Nutricionista do Setor de Algia Pélvica e Endometriose, do Departamento de Ginecologia da UNIFESP/ EPM

Gustavo Anderman Silva Barison
Especialização em Ginecologia e Obstetrícia pela FEBRASGO
Especialização em Endoscopia Ginecológica pela FEBRASGO e pelo Hospital do Servidor Público Estadual de São Paulo
Certificação em Cirurgia Robótica pela Intuitive Surgical
Preceptor dos Residentes de Ginecologia e Obstetrícia do Hospital Israelita Albert Einstein (HIAE)
Pós-graduando do Setor de Mioma e Doenças Benignas do Útero da UNIFESP/EPM

Gustavo Leme Fernandes, MD, PhD
Chefe do Setor de Oncologia Pélvica da Santa Casa de Misericórdia de São Paulo

Hanan Gharbi
OBGYN Specialist and Member of the Endometriosis Care Unit in the Latifa Women and Children Hospital in Dubai, UAE
Faculty Member of IRCAD in Strasbourg, France, and of MIS Academy in Dubai

Helena Malvezzi
Bióloga Graduada pela Pontifícia Universidade Católica de São Paulo
Embriologista pelo Instituto Sapientiae/Center for Reproductive Medicine Cleveland, Cleveland Clinic Foundation — EUA
Mestre em Ciências da Reprodução pela Faculdade de Medicina da USP de Ribeirão Preto
Doutoranda em Ciências da Saúde pela Faculdade Israelita de Ciências da Saúde Albert Einstein (FICSAE)

Helizabet Salomão Abdalla Ayroza Ribeiro
Professora Assistente Doutora da Faculdade de Ciências Médicas da Santa Casa de São Paulo
Título de Especialista em Endoscopia Ginecológica pela FEBRASGO
Título de Especialista em Ginecologia e Obstetrícia pela FEBRASGO
Chefe do Setor de Endoscopia Ginecológica e Endometriose da Santa Casa de São Paulo
Diretora de Comunicação da Sociedade Brasileira de Endometriose — SBE

Ivete de Ávila
Título de Histeroscopia e Videolaparoscopia pela Sociedade Brasileira de Cirurgia Laparoscópica (SOBRACIL)
Mestre em Ciências da Saúde pelo Instituto de Previdência dos Servidores do Estado de Minas Gerais (IPSEMG) — Belo Horizonte/MG

Jamir Sardá Jr.
Psicólogo
MSc. PhD em Medicina pela Universidade de Sydney, Austrália
Professor do Curso de Psicologia da Univali, Santa Catarina

João Antonio Dias Junior
Doutorado pela FMUSP
Diretor da Clínica ORIGINARE — Centro de Reprodução Assistida

João Sabino Cunha Filho
Professor Titular de Ginecologia da Universidade Federal do Rio Grande do Sul
Livre-docente da USP
Pesquisador CNPq
Médico do Centro de Reprodução Humana INSEMINE

João Siufi Neto
Cirurgião Oncológico
Research Fellow do Departamento de Ginecologia da Mayo Clinic Arizona, Estados Unidos da América

Jörg Keckstein MD, PhD.
Professor University Ulm, Germany; Chair SIG Endometriosis ESGE
Gynaecologist, Specialist on Endoscopic Surgery and Endometriosis at Endometriosis Center Keckstein, Villach, Austria
Hospital of the University of Tübingen Consultant, Tübingen, Germany

Juliana Meola
Professora Doutora do Departamento de Ginecologia e Obstetrícia da Faculdade de Medicina de Ribeirão Preto da Universidade de São Paulo
Doutora em Genética pelo Departamento de Genética da Faculdade de Medicina de Ribeirão Preto da Universidade de São Paulo

Júlio César Rosa e Silva
Professor Associado do Departamento de Ginecologia e Obstetrícia da Faculdade de Medicina de Ribeirão Preto – USP
Diretor Técnico Científico da SBE – Associação Brasileira de Endometriose e Ginecologia Minimamente Invasiva
Membro da Comissão Nacional Especializada em Endoscopia Ginecológica da FEBRASGO

Leandro Accardo de Mattos
Médico Radiologista do Departamento de Diagnóstico por Imagem da UNIFESP/EPM e do Hospital Israelita Albert Einstein
Coordenador do Setor de Ressonância Magnética Pélvica dos Laboratórios ALTA e DASA

Livius Bezerra Tenório de Oliveira
Médico Radiologista pelo Hospital das Clínicas da Universidade Federal de Minas Gerais (HC-UFMG)
Especialização em Radiologia Pélvica
Pós-graduação em Medicina Preventiva pela Universidade Federal do Ceará (UFC)
Pós-graduando no Programa de Subespecialização em Radiologia Oncológica pelo Hospital A.C. Camargo, São Paulo – SP

Luciana Azôr Dib
Professora Doutora da Disciplina de Ginecologia da Universidade de Fortaleza

Luciana Cristina Pasquini Raiza
Médica Radiologista – Departamento de Imagem do Hospital Israelita Albert Einstein, São Paulo

Luciano Gibran
Doutor em Ciências pela Faculdade de Medicina da Universidade de São Paulo
Diretor do Núcleo de Endoscopia Ginecológica e Endometriose do Centro de Referência da Saúde da Mulher – Hospital Pérola Byington
Diretor Financeiro da Associação Brasileira de Endometriose e Cirurgia Minimamente Invasiva – SBE

Luis Roberto Araújo Fernandes
Mestre e Doutor pelo Instituto de Assistência Médica ao Servidor Público Estadual de São Paulo (IAMSPE)
Chefe do Serviço de Ginecologia e Obstetrícia do Hospital Ana Costa de Santos, São Paulo
Professor Titular da Disciplina de Procedimentos Básicos em Medicina da Faculdade de Medicina da Universidade Metropolitana de Santos (UNIMES)
Professor Assistente da Disciplina de Ginecologia da Faculdade de Medicina da Universidade Metropolitana de Santos (UNIMES)

Luiz Flávio Cordeiro Fernandes
Doutor em Medicina pela Faculdade de Medicina da USP
Membro do Setor de Endometriose do Hospital das Clínicas da Faculdade de Medicina da USP
Coordenador do Programa de Fellowship em Ginecologia Minimamente Invasiva do Hospital Beneficência Portuguesa de São Paulo

Luiz Vicente Rizzo
Médico pela Universidade de Brasília (UnB)
Doutor e Livre-docente em Imunologia pela Universidade de São Paulo

Manoel Orlando da Costa Gonçalves
Graduação em Medicina e Residência Médica em Radiologia pela Faculdade de Medicina da Universidade de São Paulo
Coordenador do Setor de Diagnóstico por Imagem da Pelve Feminina do Laboratório Alta, São Paulo

Marcelo Averbach
Doutor em Cirurgia pela Faculdade de Medicina da Universidade de São Paulo
Cirurgião e Colonoscopista do Hospital Sírio-Libanês, São Paulo

Márcia Cristina França Ferreira
Doutora em Fisiologia pela UFMG
Professora Adjunta no Departamento de Ginecologia e Obstetrícia da Faculdade de Medicina da UFMG
Médica Ginecologista e Obstetra Especialista em Ultrassonografia e Reprodução Humana
Membro da Equipe Multidisciplinar de Endometriose da Rede Mater Dei Saúde

Márcia Mendonça Carneiro
Mestre em Ginecologia e Obstetrícia pela Faculdade de Medicina de Ribeirão Preto da USP
Doutora em Ginecologia e Obstetrícia pela Faculdade de Medicina da UFMG
Professora Associada do Departamento de Ginecologia e Obstetrícia da Faculdade de Medicina da UFMG
Coordenadora da Equipe Multidisciplinar de Endometriose do Hospital das Clínicas da UFMG
Membro da Equipe Multidisciplinar de Endometriose do Biocor e Rede Mater Dei Saúde

Marcia Morete
Enfermeira
Mestre e Especialista em Dor e Cuidados Paliativos
Coordenadora do Curso de Especialização em Dor do Hospital Israelita Albert Einstein, São Paulo

Marco Antonio Bassi
Doutor em Ciências pela Faculdade de Medicina da Universidade de São Paulo
Titular do Colégio Brasileiro de Cirurgiões e do Colégio Brasileiro de Cirurgia Digestiva
Fellow do American College of Surgeons
Cirurgião do Hospital Samaritano, São Paulo

Marco Aurélio Pinho de Oliveira
Professor Adjunto e Chefe da Disciplina de Ginecologia da Faculdade de Ciências Médicas da Universidade do Estado do Rio de Janeiro
Chefe do Ambulatório de Endometriose do Hospital Universitário Pedro Ernesto, Rio de Janeiro
Membro da Comissão Nacional de Laparoscopia da FEBRASGO
Membro do Board do Journal of Minimally Invasive Gynecology da American Association of Gynecologic Laparoscopy

Marcos Tcherniakovsky
Ginecologista, Obstetra e Especialista em Endometriose Graduado pela Faculdade de Medicina da Fundação ABC
Especialista em Videoendoscopia Ginecológica pela Faculdade de Medicina da Fundação ABC
Médico Responsável pelo Setor de Videoendoscopia Ginecológica da Faculdade de Medicina na Fundação do ABC e na Clínica Ginelife

Mariana Costa Rossette
Doutorado em Medicina Molecular pela Universidade Federal de Minas Gerais
Especialização em Ginecologia e Obstetrícia pela Universidade Federal de Minas Gerais
Especialização em Endoscopia Ginecológica pela Universidade Federal de São Paulo
Plantonista do Centro Obstétrico do Hospital Municipal da Vila Santa Catarina (HMVSC)
Instrutora da Disciplina Saúde da Mulher I do Instituto Israelita de Ensino e Pesquisa Albert Einstein

Mariana Lacerda Fava
Médica pela Universidade Estadual de Campinas (UNICAMP) – SP
Ginecologista e Obstetra pela Universidade Estadual de Campinas (UNICAMP)
Endoscopia Ginecológica pelo Hospital Pérola Byington - SP/Título Atuação na Área de Endoscopia Ginecológica pela FEBRASGO

Mariano Tamura Vieira Gomes
Responsável pelo Setor de Mioma Uterino do Departamento de Ginecologia da EPM/UNIFESP
Supervisor do Programa de Residência Médica em Ginecologia e Obstetrícia do Hospital Israelita Albert Einstein
Vice-presidente da Comissão Nacional Especializada em Endoscopia Ginecológica da FEBRASGO

Marina de Paula Andres Amaral
Graduação em Medicina pela Faculdade de Medicina da Universidade de São Paulo
Residência Médica em Ginecologia e Obstetrícia pelo Hospital das Clínicas da Faculdade de Medicina da Universidade de São Paulo
Médica Colaboradora do Setor de Endometriose da Divisão de Clínica Ginecológica do Hospital das Clínicas da FMUS

Marina Villaescusa
Graduação em Medicina pela Faculdade de Medicina do ABC (FMABC)
Residente de Ginecologia e Obstetrícia na Irmandade Santa Casa de Misericórdia de São Paulo

Maurício Simões Abrão, M.D., Ph.D.
Professor Associado e Diretor da Divisão de Endometriose no Departamento de Obstetrícia e Ginecologia da Universidade de São Paulo

Monica Tessmann Zomer Kondo
Ginecologista do Centro Avançado de Cirurgia Ginecológica (CEAGIC) do Hospital Vita Batel e Hospital das Nações, Curitiba – Paraná

Muna Tahlak
Chief Executive Officer (CEO) of the Latifa Women and Children Hospital in Dubai, United Arab Emirates
Specialist in Obstetrics and Gynecology from the John Hopkins Hospital, USA.
Member of the International Hospital Federation (IHF) Governing Council

Colaboradores xv

Nucélio Luiz de Barros Moreira Lemos, M.D., Ph.D.
Professor Associado do Departamento de Obstetrícia e Ginecologia da Faculdade de Medicina da Universidade de Toronto
Chefe do Setor de Neurodisfunções Pélvicas do Departamento de Ginecologia da UNIFESP-EPM

Omero Benedicto Poli Neto
Associate Professor
Ribeirão Preto Medical School – University of Sao Paulo
Center of Chronic Pelvic Pain and Gynecologic Endoscopy
Department of Gynecology and Obstetrics
Member of the International Association for the Study of Pain (IASP)

Paula Andrea Navarro
Professora Associada do Setor de Reprodução Humana do Departamento de Ginecologia e Obstetrícia da Faculdade de Medicina de Ribeirão Preto da Universidade de São Paulo

Paulo Ayroza Ribeiro
Professor Adjunto da Faculdade de Ciências Médicas da Santa Casa de São Paulo
Título de Especialista em Endoscopia Ginecológica pela FEBRASGO
Título de Especialista em Ginecologia e Obstetrícia pela FEBRASGO
Diretor do Departamento de Obstetrícia e Ginecologia da Santa Casa de São Paulo
Presidente da CNE Endoscopia Ginecológica da FEBRASGO

Philippe R. Koninckx, M.D., Ph.D.
Latifa Hospital, Dubai, United Arab Emirates
Professor *Emeritus* OBGYN, KULeuven Belgium, University of Oxford-Hon Consultant, UK, University Cattolica, Roma, Moscow State Univ.
Gruppo Italo Belga, Villa Del Rosario Rome Italy

Razan Nasir
OBGYN specialist, Member of the Endometriosis Care Centre at the Latifa Women and Children Hospital, Dubai, UAE
Faculty Member of IRCAD in Strasbourg, France and of the European Society of Gynecological Endoscopy (ESGE)
Member of the Faculty of MIS Academy in Dubai

Raquel Silveira da Cunha Araújo
Graduação em Medicina pela Universidade Federal da Paraíba (UFPB)
Residência Médica em Ginecologia e Obstetrícia pela Irmandade da Santa Casa de Misericórdia de São Paulo
Especialista em Ginecologia e Obstetrícia e em Endoscopia Ginecológica pela FEBRASGO
Mestre em Pesquisa em Cirurgia pela Faculdade de Ciências Médicas da Santa Casa de São Paulo (FCMSCSP)
Doutoranda em Pesquisa em Cirurgia pela FCMSCSP
Coordenadora do Setor de Endoscopia Ginecológica do Hospital Universitário Lauro Wanderley (HULW-UFPB)

Rebeca de Albuquerque Pessoa dos Santos
Médica Radiologista Especializada em Radiologia Pélvica

Reitan Ribeiro, MD
Diretor da Residência em Cirurgia Oncológica, Hospital Erasto Gaertner, Curitiba

Renato Catojo Sampaio
Cirurgião Geral e do Aparelho Digestivo do Hospital Israelita Albert Einstein

Renato Moretti-Marques, MD, PhD
Doutor em Ciências pela Disciplina de Ginecologia Oncológica da EPM-UNIFESP
Cirurgião Ginecológico do Centro de Oncologia do Hospital Israelita Albert Einstein – HIAE
Especialista em Ginecologia Oncológica e Cirurgia Ginecológica pela EPM-UNIFESP
Especialista com Habilitação em Colposcopia pela Associação Brasileira de Genitoscopia e em Endoscopia Ginecológica pela FEBRASGO

Reginaldo Guedes Coelho Lopes
Doutor em Ginecologia pelo Departamento de Ginecologia da Universidade Federal de São Paulo (UNIFESP)/Escola Paulista de Medicina
Diretor do Serviço de Ginecologia e Obstetrícia do Hospital do Servidor Público Estadual de São Paulo

Ricardo Bassil Lasmar
Professor Associado de Ginecologia do Departamento de Cirurgia Geral e Especialidades da Faculdade de Medicina da Universidade Federal Fluminense (UFF)

Ricardo de Almeida Quintairos
Diretor do Núcleo de Endometriose do Pará (NEP)
Coordenador Geral do Curso de Laparoscopia do Hospital Porto Dias/PA

Ginecologista com Habilitação em Cirurgia Endoscópica – FEBRASGO
Membro da Comissão Nacional Especializada (CNE) de Endoscopia Ginecológica da FEBRASGO

Roberta Ávila do Nascimento Tavares
Especializanda no Núcleo de Endoscopia Ginecológica e Endometriose do Hospital Pérola Byington, São Paulo
Especialista em Ginecologia e Obstetrícia pela Federação Brasileira de Ginecologia e Obstetrícia – FEBRASGO

Ronaldo Hueb Baroni
Médico Radiologista
Doutor em Ciências pela Faculdade de Medicina da USP
Coordenador Médico do Grupo de Radiologia Abdominal e do Setor de Ressonância Magnética do Hospital Israelita Albert Einstein

Rui Alberto Ferriani
Professor Titular do Setor de Reprodução Humana do Departamento de Ginecologia e Obstetrícia da Faculdade de Medicina de Ribeirão Preto da Universidade de São Paulo

Sérgio Podgaec
Professor Livre-docente pela Disciplina de Obstetrícia e Ginecologia da Faculdade de Medicina da Universidade de São Paulo
Presidente da Comissão Nacional Especializada em Endometriose da FEBRASGO
Vice-presidente do Hospital Israelita Albert Einstein

Sidney Klajner
Mestre em Cirurgia pela Faculdade de Medicina da Universidade de São Paulo
Titular do Colégio Brasileiro de Cirurgiões, do Colégio Brasileiro de Cirurgia Digestiva e da Sociedade Brasileira de Videocirurgia (SOBRACIL)
Fellow do American College of Surgeons
Cirurgião do Hospital Israelita Albert Einstein, São Paulo

Simone G. Getz
Nutricionista pela Universidade de São Paulo (USP)
Especialização em Saúde da Mulher no Climatério pela Universidade de São Paulo (USP)
Especialização em Nutrição Clínica e Ortomolecular pela FACIS/FAPES (Fundação de Apoio à Pesquisa e Estudo na Área de Saúde)
Especialista em Fitoterapia pela Associação Brasileira de Nutrição
Docente do Curso de Especialização em Dor do Hospital Israelita Albert Einstein

Sônia Maria Rolim Rosa Lima
Professora Adjunta da Faculdade de Ciências Médicas da Santa Casa de São Paulo (FCMSCSP)
Doutora em Medicina pela Universidade de São Paulo (USP)
Mestre em Medicina pela FCMSCSP
Docente do Curso de Pós-graduação em Pesquisa em Ciências da Saúde e em Pesquisa em Cirurgia da FCMSCSP
Coordenadora do Ambulatório de Climatério do Departamento de Obstetrícia e Ginecologia da FCMSCSP
Coordenadora do Comitê de Climatério e Anticoncepção da Sociedade Brasileira de Reprodução Humana (SBRH)

Suzan Menasce Goldman, M.D., Ph.D.
Professora Associada e Livre-docente pelo Departamento de Diagnóstico por Imagem (DDI) da Escola Paulista de Medicina - UNIFESP
Coordenadora do Programa de Pós-graduação do DDI da EPM-UNIFESP
Coordenadora da Ressonância Magnética do Laboratório CURA Imagem e Diagnóstico

Shaima Ebrahim M. Alsuwaidi
Specialist in Obstetrics and Gynecology and Assistant in the Minimal Invasive Surgery Department of the Latifa Women and Children Hospital in Dubai, UAE

Thaís de Lima Tourinho
Médica Radiologista
Especializanda em Radiologia Pélvica

William Kondo
Cirurgião e Ginecologista do Centro Avançado de Cirurgia Ginecológica (CEAGIC) do Hospital Vita Batel e Hospital das Nações, Curitiba, PR
Membro da Sociedade de Obstetrícia e Ginecologia do Paraná (SOGIPA), da Sociedade Brasileira de Cirurgia Minimamente Invasiva e Robótica (SOBRACIL) e do Colégio Brasileiro de Cirurgiões (CBC)
Residência Médica em Cirurgia Geral na Irmandade Santa Casa de Misericórdia de Curitiba; em Cirurgia do Trauma e Cirurgia Laparoscópica no Hospital Universitário Cajuru; e em Ginecologia e Obstetrícia no Hospital das Clínicas da UFPR
Fellowship em Endoscopia Ginecológica na Polyclinique de l'Hôtel Dieu Clermond Ferrand

Sumário

Apresentação da Coleção à Segunda Edição	vi
Apresentação da Coleção à Primeira Edição	vii
Apresentação do Livro à Segunda Edição	viii
Apresentação do Livro à Primeira Edição	ix
Prefácio à Segunda Edição	x
Prefácio à Primeira Edição	xi
Colaboradores	xii

Capítulo 1 História da Endometriose — *Frederico José Silva Corrêa* — 1

Capítulo 2 Epidemiologia da Endometriose — *Omero Benedicto Poli Neto* — 11

Capítulo 3 Etiopatogenia — 15

    Capítulo 3.1 Teorias Clássicas — *João Sabino Cunha* — 16

    Capítulo 3.2 Genética — *Bianca Bianco, Denise Maria Christofolini e Caio Parente Barbosa* — 21

    Capítulo 3.3 Imunologia — *Helena Malvezzi e Luiz Vicente Rizzo* — 34

    Capítulo 3.4 Teorias Contemporâneas — *Júlio César Rosa e Silva, Juliana Meola e Carla de Azevedo Piccinato* — 49

Capítulo 4 A Histologia da Endometriose — *Filomena Marino Carvalho* — 61

Capítulo 5 Quadro Clínico da Endometriose — 69

    Capítulo 5.1 Dor Pélvica Crônica — *Ricardo Bassil Lasmar e Bernardo Portugal Lasmar* — 70

Capítulo		Página
5.2	**Infertilidade** *Carlos Alberto Petta, Fernanda Guttilla Gonçalves Nieto, Alessandra Peloggia e João Antonio Dias Jr.*	77
5.3	**Queixas Clínicas Neurofuncionais (Bexiga, Intestino e Alterações Motoras)** *Alexandre Cosme do Amaral e Luiz Flávio Cordeiro Fernandes*	82

Capítulo 6 — Diagnóstico por Imagem — 87

Capítulo		Página
6.1	**Papel da Ultrassonografia na Endometriose Ovariana e Profunda** *Manoel Orlando da Costa Gonçalves e Leandro Accardo de Mattos*	88
6.2	**Ultrassonografia na Endometriose de Vias Urinárias** *Ana Luisa Alencar De Nicola*	99
6.3	**Ressonância Magnética na Endometriose Ovariana** *Luciana Cristina Pasquini Raiza e Ronaldo Hueb Baroni*	105
6.4	**Ressonância Magnética na Endometriose Profunda e de Vias Urinárias** *Livius Bezerra Tenório de Oliveira, Rebeca de Albuquerque Pessoa dos Santos, Thaís de Lima Tourinho e Suzan Menasce Goldman*	110

Capítulo 7 — Tratamento Clínico da Endometriose — 127

Capítulo		Página
7.1	**Tratamento Clínico Hormonal da Endometriose** *Eduardo Schor e Alexander Kopelman*	128
7.2	**Tratamento Clínico Analgésico** *Fabíola Peixoto Minson, Jamir Sardá Jr. e Marcia Morete*	135
7.3	**Fisioterapia no Tratamento da Endometriose** *Christine Plöger*	146
7.4	**Orientação Nutricional no Tratamento da Endometriose** *Simone G. Getz e Gabriela Halpern*	154
7.5	**Tratamento Fitoterápico na Paciente com Dor Pélvica Crônica e Endometriose** *Ceci Mendes Carvalho Lopes e Sônia Maria Rolim Rosa Lima*	165
7.6	**A Terapia Hormonal no Climatério da Paciente com Endometriose** *Cristina Laguna Benetti Pinto e Daniela Angerame Yela*	170

Capítulo 8 — Tratamento Cirúrgico da Endometriose — 177

Capítulo		Página
8.1	**Estratégias no Tratamento Cirúrgico da Endometriose** *Arnaud Wattiez, Bedaya Amro, Shaima Ebrahim M. Alsuwaidi, Hanan, H. Gharbi e Razan Nasir*	178
8.2	**Tratamento Cirúrgico da Endometriose Superficial** *Marcos Tcherniacovsky e Ricardo de Almeida Quintairos*	182
8.3	**Tratamento Cirúrgico do Endometrioma Ovariano** *Paulo Ayroza Ribeiro, Helizabet Salomão Abdalla Ayroza Ribeiro e Anna Luisa Lobão*	188

Capítulo 8.4 Tratamento Cirúrgico da Endometriose Intestinal — 196
Sidney Klajner, Marcelo Averbach, Marco Antonio Bassi e Renato Catojo Sampaio

Capítulo 8.5 Tratamento Cirúrgico da Endometriose de Trato Urinário e Compartimento Pélvico Anterior — 206
Marco Aurélio Pinho de Oliveira

Capítulo 8.6 Tratamento Cirúrgico da Endometriose Profunda de Compartimento Pélvico Genital Posterior — 212
Luciano Gibran, Camila Beckhauser Calegari, Carolina Machado Ribeiro e Mariana Lacerda Fava

Capítulo 8.7 Cuidados com a Inervação Pélvica no Tratamento Cirúrgico da Endometriose — 218
Nucelio Luiz de Barros Moreira Lemos, Gustavo Leme Fernandes, Reitan Ribeiro, Maurício Simões Abrão, Renato Moretti-Marques

Capítulo 8.8 Cirurgia da Endometriose Pleural, Pulmonar e Diafragmática — 227
William Kondo, Monica Tessmann Zomer Kondo, Carlos Henrique Trippia e Duarte Miguel Ferreira Rodrigues Ribeiro

Capítulo 8.9 Cirurgia Robótica em Endometriose — 245
Mariano Tamura Vieira Gomes, Gustavo Anderman Silva Barison e Renato Moretti Marques

Capítulo 8.10 Prevenção da Recidiva Pós-operatória — 252
Márcia Mendonça Carneiro, Ivete de Ávila e Márcia Cristina França Ferreira

Capítulo 8.11 Qualidade de Vida em Pacientes com Endometriose — 258
Raquel Silveira da Cunha Araújo, Mariana Costa Rossette, Eduardo Schor, Paulo Ayroza Ribeiro e Sérgio Podgaec

Capítulo 9 Endometriose e Técnicas de Reprodução Assistida: Indicações e Resultados — 269
Paula Andrea Navarro, Luciana Azôr Dib e Rui Alberto Ferriani

Capítulo 10 Endometriose em Adolescentes — 277
Helizabet Salomão Abdalla Ayroza Ribeiro, Beatriz Taliberti da Costa Porto e Paulo Ayroza Ribeiro

Capítulo 11 Sexualidade em Mulheres com Endometriose — 283
Flávia Fairbanks e Carmita Helena Najar Abdo

Capítulo 12 Endometriose e Câncer: Relação e Risco — 293
João Siufi Neto, Luiz Flávio Cordeiro Fernandes e Maurício Simões Abrão

Capítulo 13 Adenomiose — 301
Reginaldo Guedes Coelho Lopes, Luis Roberto Araújo Fernandes e Ana Maria Gomes Pereira

Capítulo 14 Perspectivas no Conhecimento e Tratamento da Endometriose — 313
Philippe R. Koninckx, Muna Tahlak, Anastasia Ussia, Jörg Keckstein, Arnaud Wattiez e Dan C. Martin

Índice — 323

Capítulo 1

História da Endometriose

Frederico José Silva Corrêa

INTRODUÇÃO

A história da endometriose pode ser dividida em dois momentos distintos, tendo como marco a descoberta histológica pelo pesquisador austríaco Karl Freiherr von Rokitansky. A partir da publicação dos achados de Rokitansky em 1860, a endometriose passou a ser bem estudada, e os momentos históricos passaram a ser, até a presente data, fartamente registrados em publicações disponíveis na literatura, possibilitando seu fácil acesso. Nos períodos antecedentes, no entanto, parecia haver um abismo ou uma cegueira coletiva dos médicos e cientistas quanto à endometriose, desde a era pré-hipocrática até a metade do século XIX.

A despeito das inúmeras doenças complexas bem conhecidas hoje, resultado de séculos de observações clínicas e descobertas, a endometriose parece ter ficado à margem da história da medicina por um grande período de tempo. Muitas doenças ginecológicas podem ser reconhecidas nos escritos de Hipócrates (460 a.C.-370 a.C.), de Soranus (século I/II) e de seguidores do deus grego Asclépios, mas este não foi o caso da endometriose. A exiguidade de observações ou informações sobre a doença é tão marcante que não há referência sobre a endometriose em importantes enciclopédias de história de medicina como a *Cambridge World History of Human Disease*, editada pela Cambridge University Press em 1993, por Kenneth Kiple e a *Encyclopaedia of Medical History* de 1885, editada por Roderick McGrew.

Após a publicação por Vincent Knapp, em 1999, do artigo *How Old is Endometriosis?*, cujo intuito foi preencher o vazio da história da doença, houve um renovado interesse em determinar quando a endometriose foi identificada como uma doença distinta. Recentemente, os irmãos Nezhat publicaram, em 2012, o artigo *Endometriosis: Ancient Disease, Ancient Treatments*, um estudo muito aprofundado sobre a história da doença pelo qual foi possível mostrar, por meio de observações, relatos e imagens, a presença de sinais e sintomas sugestivos de endometriose que remontam há 2.500 anos.

A ENDOMETRIOSE E OS PERÍODOS DA HISTÓRIA

Idade Clássica e Antiga (4.000 a.C.-476 d.C.)

Nesta época, existia um conceito básico relacionado às desordens femininas, que era baseado na premissa de que o útero não seria um órgão regular, mas sim algo semelhante a um animal vivo (útero animalesco), ávido pela maternidade. Desta forma, surgiu um dos dogmas mais duradouros da medicina antiga, a ideia de que a mulher que não preenchia as regras sociais do casamento e da maternidade teria seu útero privado deste propósito. Como consequência, o útero ficaria desviado, andando ao léu e contribuindo para surgimento de várias formas de doença. Este pensamento sugere uma conexão causal entre a gravidez e a supressão dos sintomas, ideia presente na concepção atual da doença.

Nezhat et al. identificaram nos textos hipocráticos vários perfis de doença, com alusão ao útero desviado e a outros sintomas sugestivos de endometriose. Os hipocráticos correlacionaram quatro fatores principais como altamente preditivos de doenças ginecológicas:

- disfunção cardíaca;
- disfunção menstrual como causa da doença;

- a gravidez como possível cura;
- dor e infertilidade como potenciais resultados, se a mulher não for tratada.

Outros textos hipocráticos fornecem exemplos de como esses quatro conceitos não só influenciaram diagnósticos e prognósticos antigos, mas também apresentam paralelismo muito próximo ao pensamento moderno. Os autores encontraram exemplos interessantes do raciocínio vigente àquela época:

- Retardar a maternidade pode desencadear desordens do útero como a menstruação dolorosa.
- Mulheres que sofriam com dismenorreia eram incentivadas a casar e conceber o mais rápido possível.
- Se elas nunca haviam engravidado, o estado demente de menstruação seria mais comum e perigoso do que quando elas já haviam tido filhos, e também que elas estariam livres da doença quando engravidassem.
- Quando em um estado de doença, as menstruações seriam de caráter bilioso. Elas teriam aparência escura e brilhosa, e seriam acompanhadas por febre errática, calafrio, náusea e azia.
- Algumas vezes, as menstruações seriam vicariamente eliminadas pelo vômito ou pelas fezes, mais comumente no caso das virgens do que das mulheres casadas.

Nezhat et al. também observaram que os hipocráticos demonstravam familiaridade com as aderências pélvicas, endurações e úlceras que eles associavam à esterilidade como efeito final.

Neste período, aparece pela primeira vez nos escritos médicos gregos atribuídos a Hipócrates a noção ou termo conhecido como estrangulação ou sufocação do útero (*strangulation or suffocation of the womb*). Apesar de esta expressão ter sido usada com significados contraditórios no decorrer da história, sua origem pode ter surgido de conceitos postulados pelos egípcios antigos por volta do ano 1855 a.C. O filósofo grego Platão (428/427 a.C.-348 a.C.) foi um dos primeiros a mencionar a dor extrema que as mulheres sofriam em decorrência da sufocação do útero. Segundo ele, a desordem seria desencadeada quando o útero permanece estéril por longo período após a puberdade, fica angustiado, extremamente perturbado e errante pelo corpo e corta as passagens de ar, o que impede a respiração e traz o sofrimento até extrema angústia, provocando, além disso, toda forma de doença.

Outros estudiosos, como Plínio, o velho (23-79 d.C.), Sorano de Éfeso (98-138 d.C.), Celso (25 a.C.-50 d.C.), Dioscórides (40-90 d.C.) e Galeno (129-216 d.C.) descreveram sinais e sintomas relacionados à sufocação do útero:

- quadro ocorre dor pélvica intensa, associada a queda ao solo em posição fetal antálgica e estado de semiconsciência ou inconsciência sugerindo um quadro de histeria;
- convulsão, espasmos semelhantes a epilepsia, dor abdominal, náuseas, vômitos, desordens digestivas, ranger de dentes, perspiração excessiva, palpitação, palidez cutânea e presença de inchaço próximo às paredes laterais do abdome.

Sorano foi o primeiro a sugerir a inflamação uterina como um fator importante na origem da sufocação do útero. Celso relatou que, em alguns casos, a doença retorna frequentemente e pode permanecer por toda a vida. Dioscórides, um grande estudioso da farmacologia, foi o primeiro a mencionar medicações desenhadas para suprimir a menstruação. Galeno propôs uma nova teoria na qual as aderências e/ou a infiltração dos ligamentos pela endometriose (que à época se pensava em membranas que ancoram o útero, reteriam o sangue e se tornariam tensas) desencadeando a sufocação do útero.

Idade Média (Séculos V ao XIII)

Período caracterizado por uma estagnação científica e cultural, quando comparado a outras épocas da história. Houve um retorno das influências teológicas e sobrenaturais para o primeiro plano da imaginação popular. De acordo com a publicação de Nezhat et al., não houve evolução em relação à endometriose neste tempo, exceto por raras realizações como a de Aécio de Amida (502-575 d.C.). Este escritor e médico bizantino foi o primeiro a sugerir que a sufocação do útero seria predominantemente desencadeada pela menstruação e que os sintomas convulsivos relacionados seriam resultados das violentas e dolorosas contrações uterinas.

A Renascença

No século XVI, a reintrodução das autópsias como parte regular na educação médica e os novos conceitos de anatomia foram essenciais para o desenvolvimento da medicina e para o melhor entendimento das doenças. Nesta época, a sufocação do útero ainda era referida como histeria, desmaios histéricos ou vapores desregulados (*vapours*), palavra utilizada para conotar menstruação. Ambroise Paré, médico renomado da época, que buscava explicar as doenças das mulheres com base na etiologia, sugeriu que a menstruação seria a causa da sufocação do útero e que não apenas virgens e viúvas, mas também mulheres casadas que se abstinham de relação sexual, eram mais afetadas pela desordem. Além disso, ele retomou o pensamento da inflamação como fator de etiologia, bem como observou o envolvimento dos ligamentos uterinos e vasos na doença.

Século XVII

No século XVII, algumas doenças ou sintomas, como a dor associada à estrangulação ou sufocação do útero e sinais de histeria, começaram a ser relacionados a fenômenos sobrenaturais. Termos como feitiçaria, bruxaria, magia, loucura e possessão demoníaca foram utilizados para determinar a etiologia dessas alterações. Como consequência deste pensamento, muitas mulheres com esses sintomas passaram a ser identificadas, condenadas, muitas vezes torturadas e executadas por apresentarem esta condição.

Em alguns julgamentos, médicos eram convocados como especialistas para opinar sobre a questão. Em um julgamento por bruxaria, o médico alemão Johannes Weyer fez o melhor para persuadir e convencer a corte de que a histeria era inquestionavelmente um problema orgânico, uma doença do corpo como outras doenças conhecidas. Da mesma forma, o médico inglês Edward Jorden, intimado como *expert* para testemunhar sobre um caso de bruxaria, mencionou explicitamente conexão entre a histeria e a menstruação, sendo esta o fator desencadeador de todo o quadro clínico da desordem. Entretanto, sua defesa não foi eficaz em impedir a condenação da mulher ao castigo severo, fato que o levou a publicar uma monografia com o título *A Brief Discourse of a Disease Called the Soffocation of the Mother* ("Um Breve Discurso sobre a Doença Chamada Sufocação da Mãe"), com a esperança de ajudar livrar outras mulheres da condenação. A histeria ainda recebeu outras designações ou diagnósticos, como ninfomania e doença de amor.

Ainda neste período, alguns médicos, como William Harvey (1578-1657), conhecido pela descrição do sistema circulatório, começaram a acreditar em uma possível causa orgânica para a histeria e a associar este quadro à menstruação. Harvey foi um dos primeiros a observar conexão entre úlceras do útero e histeria. Ele percebeu, ao realizar dilatação do útero para tratamento de úlcera, que o órgão se contraiu e a paciente apresentou os mesmos sintomas da histeria. A partir desta experiência, Harvey concluiu que seria uma prova definitiva de que a histeria seria uma condição uterina. Da mesma forma, em sua publicação de 1647, o famoso anatomista alemão Johannes Vesling (1598-1649) introduziu a ideia de que o extravasamento do sangue para o trato genital poderia causar tumores uterinos. Esta pode ser considerada a primeira vez que o conceito de refluxo sanguíneo foi introduzido para explicar o aparecimento de crescimento uterino patológico.

O médico inglês Thomas Sydenham (1624-1689), apesar de acreditar que a histeria seria uma aflição psicológica-neurológica, relatou a presença de vários sintomas como a ciclicidade do quadro, a dor na bexiga e a retenção urinária, a presença de vômitos e diarreia e a dor lombar, como sintomas relacionados à histeria.

Em 1690, o médico alemão Daniel Shroen, na sua dissertação sobre o tema, descreveu vários sintomas ginecológicos que apresentam similaridade com aqueles da endometriose. Nezhat et al. e Knapp analisaram o trabalho de Shroen e interpretaram a tese original escrita em latim há 322 anos, confirmando com razoável nível de confiabilidade que ele de fato deveria estar descrevendo a endometriose em muitos casos. Shroen delineou os múltiplos tecidos encontrados no útero, descreveu detalhadamente as várias formas de úlceras superficiais e profundas do útero, distinguindo-as das outras formas como a sífilis, relatando sinais e sintomas relacionados à endometriose.

Segundo Knapp, Daniel Shroen produziu o primeiro relato conhecido, altamente detalhado e abrangente sobre endometriose peritoneal em seu livro *Disputatio Inauguralis Medica de Ulceribus Ulceri*. Nesta obra, ele descreveu minuciosamente as úlceras que, em sua forma primária, estariam distribuídas pelo "estômago" (o peritônio) e localizadas notadamente na bexiga, no intestino, no ligamento largo e na superfície do útero e da cérvice. Shroen retratou essas feridas como inflamações com tendência a formar aderências entre as vísceras. Ele também afirmou que essas inflamações estariam em constante expansão de tamanho além de vascularizadas. Entre os mais relevantes achados em relação aos sinais e sintomas da doença estão as descrições de dor extrema, crescimentos profundos fixos, nódulos em forma de glóbulos inchados e dolorosos, úlceras novas e antigas e associação explícita com a menstruação, particularmente a menorragia. Shroen também sugeriu que sangramentos provenientes do útero (presumidamente menstruação) poderiam ocorrer nas regiões próximas a este e causar lesões em toda a pelve, o que foi definido por Nezhat et al. como a teoria do refluxo sanguíneo preliminar.

De acordo com Knapp, é incorreto afirmar que Carl Von Rokitansky foi o primeiro a descrever a endometriose. Este título deve ser transferido a Daniel Shroen, que, em 1690, descreveu minuciosamente a doença.

Outro investigador alemão, o médico e anatomista Frederik Ruysch (1638-1731), também foi muito citado no início e no meio do século XIX como um dos médicos que descobriu sozinho uma doença que era muito semelhante à endometriose. Assim como Shroen, Ruysch escreveu sua própria versão de uma teoria de refluxo, sugerindo que malformações congênitas do útero com obstrução do fluxo menstrual levariam a um retorno do sangue e transbordamento pelo peritônio provocando dor, lesão e inflamação. Ruysch chegou a esta conclusão após realizar autópsia em uma mulher com a causa da morte desconhecida e identificar o refluxo do sangue pelas trompas uterinas em direção ao peritônio.

Knapp relata em seu artigo que, após a descrição orgânica precisa da endometriose por Shroen em 1690, foram realizados outros 11 estudos de quatro regiões distintas da Europa (Escócia, Inglaterra, Holanda e Alemanha) durante o século XVIII. Interessante ressaltar que todos esses estudos sugeriram que a endometriose seria uma doença relativamente familiar, visto que nenhum dos investigadores reivindicaram originalidade do estudo. Avaliados em conjunto, esses estudos posteriores à obra de Shroen pontuaram a maioria das lesões orgânicas e dos sintomas da endometriose. Este grupo de médicos do século XVIII tinha conhecimento de que a doença atingia apenas mulheres, que os sintomas se iniciavam na maioria das vezes junto com as primeiras menstruações e que ela poderia levar à infertilidade.

Arthur Duff, médico escocês, descreveu mulheres caindo prostradas por dias com náuseas, vômitos, calafrios, estrangulamento do útero, contrações uterinas, convulsões, sintomas intestinais e urinários, pulso interrompido, delírio, dor lombar e "mente inquieta". Ainda segundo o artigo de Knapp, Duff em 1769 relatou: *"Ela vem com a puberdade e se distingue de uma simples menstruação pelos calores generalizados, sede, inquietação e tensão ou dor nas proximidades do baixo-ventre. Esta dor ostensiva deve ser levada a sério se é irritativa ou de uma sensação de queimação."*

Louis Brotherson descreveu em seu artigo, em 1776, o comprometimento do bem-estar pela doença ao relatar: *"Nos seus piores estádios, essa doença afeta total e adversamente o bem-estar das pacientes, seu espírito é quebrado e ela vive com receio de ainda mais sintomas como mais dor, perda da consciência e convulsões"*. Apesar de alguns estudos descreverem as lesões características da endometriose, eles não se referiam às lesões císticas do ovário (endometriomas). Em 1739, o alemão Johann Crell descreveu, após observação minuciosa, o que chamamos hoje de endometrioma de ovário.

Recentemente, em artigo publicado na Revista de Medicina de Viena (*Wien Med Wochenschr*) os autores relataram a análise de um manuscrito ofertado em leilão na cidade de Berlim, na Alemanha. Esse manuscrito descreve a autópsia de uma mulher, a Condessa de Reitzenstein, falecida mais provavelmente no ano de 1769. Depois de transcrito, o conteúdo foi avaliado por dois patologistas com expertise em história. A descrição da autópsia cita a presença de útero que continha vários miomas do tamanho de pequenos ovos de galinha. O ovário direito era normal, o da esquerda era necrótico e preenchido com um conteúdo acastanhado e pegajoso, como purê de sabugueiro. *(The left one [ovary] however showed putrefaction and necrosis, thereby filled with a brown sticky content like a Roobsambuci or elderberry puree, so viscous and sticky that it was strongly adherent, as it could not be mixed with or dissolved in water, but fell snake wise towards the bottom. It had neither a special smell nor taste. Strongly adherent with the vagina the cyst seems to originate from the top of the mouth of the uterus but [all] was totally spherical and rotten.)* Manuscritos como esse, relacionados à endometriose, são raros na literatura médica, por isso a importância do documento para o melhor entendimento da história de endometriose.

Século XIX

O século XIX caracterizou-se pelo estudo da patologia em cadáveres. Os achados patológicos nas autópsias eram então confrontados com observações clínicas e, a partir daí, possíveis correlações eram propostas. Renomados patologistas surgiram neste período em toda a Europa, e posteriormente tiveram um papel decisivo na descoberta microscópica da endometriose. No entanto, foram os franceses que se tornaram reconhecidos pela história como os protagonistas e pioneiros neste campo dos estudos *post-mortem*.

Em função da clara liderança dos patologistas franceses nas ciências *post-mortem*, não é surpreendente que estes estivessem entre os primeiros do século XIX a distinguir macroscopicamente o que existia em todos os casos semelhantes à endometriose. O fato que mais uma vez transformou a história ocorreu quando um grupo de investigadores franceses foi capaz de correlacionar os sintomas clínicos com os achados macroscópicos *post-mortem*, revelando doenças correspondentes. As descobertas iniciais foram feitas por esse grupo quando realizavam autópsias em mulheres que haviam morrido por dor súbita e severa durante o período da menstruação. Após notarem a presença de sangue no peritônio e de *crescimentos patológicos*, eles perceberam que uma doença previamente desconhecida estava envolvida. De acordo com Nezhat et al., há uma dificuldade em discernir com exatidão quem descobriu o que e quando. Os principais componentes desse grupo francês foram Jacques Delpech, Joseph Recamier, Alfred Velpeau, Hippolyte Bourbon, Armand Trousseau e Gustave Bernutz. No início, diversas nominações eram dadas aos mesmos achados, de acordo com cada investigador, tais como: hematocele catamenial, hematocele metrorrágica, hematocele retrouterina, tumores sanguíneos pélvicos, tumores de sangue, cistos sanguíneos retouterinos e cistos extraperitoneais.

Entre os investigadores franceses, o trabalho do médico Armand Trousseau (1801-1867) merece destaque. Em 1858, após ter observado nódulos e outros sintomas que apareciam e desapareciam em conjunto com a menstruação, Trousseau renomeou a desordem como hematocele catamenial, resolvendo assim o debate nosológico da época. Em alusão à hipótese do extravasamento de sangue, ele reportou que a desordem ocorreria em casos de excessiva menorragia ou na presença de obstáculo natural ou acidental à saída do sangue menstrual do útero para a vagina. Além de trabalhar na nova terminologia, Trousseau, ao relatar casos específicos, identificou uma série de sintomas reconhecendo-os como parte dessa nova categoria de doença. Ele ainda descreveu de forma mais minuciosa e precisa esta condição, avançando inclusive na discussão de possíveis diagnósticos diferenciais com outras causas de lesões pélvicas.

Em 1852, o médico britânico Edward Tilt publicou uma revisão sobre a hematocele catamenial, na qual demonstrou que a maior parte dos sintomas e achados macroscópicos da endometriose que conhecemos na atualidade já haviam sido descritos e oficialmente relacionados a uma desordem específica. Sintomas dolorosos, alterações intestinais, nódulos vaginais dolorosos ao toque e formação de aderências, entre outros, *já faziam parte dos achados associados a esta doença.*

Neste período, avanços importantes no diagnóstico de sintomas clínicos ocorreram, em grande parte, devido aos trabalhos dos pesquisadores franceses. A identificação da ciclicidade dos sintomas de dor pélvica intensa, da evolução crônica, da associação com a menstruação e a menorragia, juntamente com a descoberta de lesões em fundo de saco retovaginal, fossas ilíacas, ovários, tubas, intestino e bexiga fortaleceram a ideia de uma única desordem como origem das alterações. A associação de sangue na cavidade peritoneal e a hematocele catamenial levou, por algum tempo, a uma confusão de diagnósticos. Entretanto, com as observações mais apuradas de Gustave Bernutz, os diagnósticos diferenciais como gravidez extrauterina, malformações (imperfurações congênitas), menorragias, ruptura de aneurisma, *trombus*, pleurisia hemorrágica, hidropisia ovariana, metrite crônica e cisto hemorrágico de ovário foram pontuados.

De acordo com Nezhat et al., apesar de muitos creditarem Rokitansky como o primeiro a identificar a endometriose, as pesquisas indicaram que esses médicos franceses da metade do século XIX foram, de fato, os primeiros a fazê-lo nos tempos modernos. Eles adquiriram amplo conhecimento sobre a desordem, estabelecendo nomenclatura, identificando uma gama de sintomas idênticos aos que conhecemos hoje e incluindo os diagnósticos diferenciais.

Apesar da hegemonia francesa, outros médicos investigadores fora da França também desempenharam papel relevante na história da endometriose. Interessante ressaltar que o médico alemão Wilhelm Griesinger (1816-1868) forneceu uma das mais compreensivas figuras da histeria como uma desordem com quase todos os sintomas associados à endometriose. Ele advogava que a doença pélvica seria a mais exclusiva causa de histeria e que mulheres com histeria deveriam se submeter a exames pélvicos.

Outro ginecologista alemão, Alfred Hegar (1830-1914), acreditava que a histeria seria uma disfunção orgânica e se tornou um dos primeiros e realizar ooforectomias em casos de histeria intratável. O principal psiquiatra francês Philippe Pinel (1745-1826), considerado por muitos o pai da psiquiatria, explicou que ataques violentos de histeria poderiam começar quando a menina atingisse a puberdade, e que a cada menstruação mensal, ela poderia apresentar ataques histéricos associados a problemas urinários e intestinais, com sintomas persistindo por 3 a 4 dias, após os quais a paciente voltaria ao seu estado normal.

Rudolf Wirchow (1821-1902), patologista alemão renomado e reconhecido como o pai da microscopia patológica, aparentemente descobriu a mesma hematocele catamenial que os franceses, entretanto nomeando-a de maneiras diversas, como adenomioma cístico, cistos mixo-miomatoso, miomas adenomatosos ou cistos adenomatosos.

Karl Von Rokitansky (1804-1878), patologista austríaco, se tornou o primeiro a descrever microscopicamente a endometriose em 1860. A melhora das novas tecnologias da histopatologia microscópica, que se tornaram disponíveis na época, ajudaram Rokitansky a perceber que glândulas e estroma semelhantes ao endométrio, inesperadamente encontradas em várias amostras teciduais, eram crescimentos aberrantes e, portanto, constituíam uma moléstia ainda não nominada. Ele publicou seus achados em 1860 em artigo intitulado *On Neoplasias of the uterine glands in uterine and ovarian sarcomas*. Em 1861, ele havia identificado mais fenótipos como as *adenoids* uterinas intramurais benignas, sólidas ou císticas, pólipos sólidos benignos que invadem a cavidade endometrial e um outro tipo benigno que invade os ovários. Rokitansky também relatou que sarcomas contendo glândulas uterinas estavam presentes também nos ovários, levando por vezes à formação de cistos. Ele decidiu usar o nome cistossarcoma para designar os pólipos uterinos descobertos, mesmo tendo conhecimento de que se tratava de uma condição benigna.

Rokitansky ainda foi o primeiro a detectar microscopicamente que as duas condições eram derivadas da mesma origem glandular endometrial. Apesar de ser considerado um dos mais experientes patologistas da época, tendo realizado mais de 20.000 autópsias, ele trabalhou quase exclusivamente como patologista e não fez muita correlação dos seus achados com os sintomas clínicos da doença. Este fato pode ter contribuído para a difícil conexão entre os achados de Rokitansky com as observações e experiências clínicas de outros investigadores à época. Portanto, muitos investigadores continuaram a utilizar termos como cistos sanguíneos, hematocele catamenial, hematocele ovariana e miomas fibrocísticos com pouca referência ao termo cistossarcoma de Rokitansky.

Algum progresso ocorreu em relação a um consenso na nomenclatura quando Schroeder, por volta de 1880, introduziu o termo *adenoma uteri diffusum*, que mais tarde sofreria modificações até chegar ao termo que conhecemos hoje.

No final do século XIX, com as publicações em 1893 e 1896 do patologista alemão Friedrich von Recklinghausen (1833-1910), iniciou-se uma discussão sobre a teoria que pudesse explicar a origem destes crescimentos teciduais anormais. Recklinghausen sugeriu que os crescimentos anormais eram derivados dos ductos mesonéfricos embrionários (ductos de Wolf) mal posicionados, lançando então a teoria wolfiana de von Recklinghausen. Coube também a este a consolidação da nomenclatura em torno do nome *Adenomyomata* (usado para designar várias formas da endometriose), que foi amplamente aceito e acatado pelos investigadores ao redor do mundo.

A partir de Recklinghausen, várias teorias começaram a surgir ainda no epílogo do século XIX. Em 1895, Orloff postulou que os crescimentos glandulares na superfície do útero seriam originados de células embrionárias. Em 1987, Kossmann relatou que os adenomiomas da tuba seriam originários de ductos müllerianos acessórios. Em 1898, Iwanoff propôs a teoria da metaplasia celômica, em que tecidos originados do epitélio celômico poderiam se transformar em tecido endometrial.

Thomas Cullen, cirurgião canadense, foi um dos primeiros médicos das Américas a se especializar em endometriose. Ele se notabilizou ao conseguir unir as inúmeras peças do quebra-cabeça da endometriose e formular um excepcional e compresivo mapa clínico e histopatológico da adenomiose (Figura 1.1) e endometriose (ainda conhecidas como adenomioma uterino ou adenomioma difuso). Ao identificar que lesões de adenomiose tinham ligação com o endométrio uterino, Cullen contradisse a teoria wolfiana proposta por Reck-

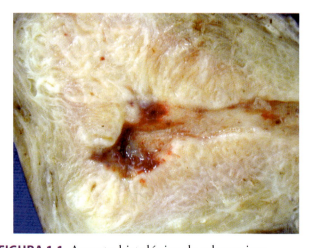

FIGURA 1.1 Aspecto histológico da adenomiose.

linghausen. Ele ainda descreveu as várias apresentações da adenomiomatose na parede miometrial, nos cornos uterinos, na camada subserosa uterina e nos ligamentos uterinos. Cullen foi o primeiro a descrever as características da adenomiomatose e a decidualização das células estromais durante a gravidez, o que forneceu a prova funcional de que as células eram de origem endometrial. Em 1920, ele publicou pela primeira vez uma lista de possíveis sítios de lesões adenomióticas na pelve.

Os tratamentos propostos para as pacientes com forte suspeita de endometriose no final de século XIX foram listados por Nezhat em sua recente revisão. Cerca de oito tipos de tratamentos eram realizados:

- tratamento conservador, sem intervenção cirúrgica, incluindo tratamento clínico com sintomáticos, massagens, duchas quentes, opioides e enema entre outros;
- torção e retirada das lesões que faziam protrusão;
- punção de lesões;
- extração por garra das lesões;
- eletrocauterização;
- dilatação e curetagem;
- ooforectomia e histerectomia subtotal (abdominal ou vaginal);
- excisões parciais.

Os tratamentos com qualquer tipo de intervenção cirúrgica apresentavam taxas de complicações extremamente altas, podendo atingir 75% nos casos de ooforectomia e de histerectomia, mesmo nas mãos de cirurgiões experientes como Cullen e outros.

Século XX

Os avanços nas diversas áreas da ciência marcaram o século XX, em especial na medicina. A evolução nas técnicas de cirurgia, histologia e endocrinologia foram essenciais para o melhor entendimento sobre a fisiopatologia, o diagnóstico e o tratamento da endometriose.

Thomas Cullen, Robert Meyer e Cuthbert Lockyer se destacaram na abordagem cirúrgica das lesões de endometriose. Tornaram-se os primeiros a realizar ressecções intestinais em mulheres com endometriose intestinal. Meyer foi o primeiro a realizar uma reanastomose intestinal para tratamento de endometriose em 1907. Cullen preconizou o uso da via abdominal para as cirurgias, ressaltando que a via vaginal seria muitas vezes intransponível e arriscada em função da fixação do útero e de outros órgãos. A observação de que os tratamentos clínicos e procedimentos não invasivos eram ineficazes no tratamento dos sintomas levou a um aprimoramento dos tratamentos cirúrgicos. Cullen, em decorrência dos resultados imprevisíveis das cirurgias realizadas, começou a avaliar a forma de tratamento de acordo com a complexidade e extensão das lesões. Para os casos moderados, ele reconheceu que tratamento cirúrgico minimamente invasivo com retirada das lesões seria suficiente.

Em 1927, John Albertson Sampson (1873-1946) publicou aquele que seria o seu mais conhecido artigo, no qual introduziu a teoria da menstruação retrógrada como fator imprescindível para o surgimento da doença e no qual ele também propôs pela primeira vez o termo endometriose para designar esta desordem. Em 1921, Sampson publicou um artigo na revista *Archives of Surgery* intitulado *Perforating Hemorrhagic (chocolate) Cysts of the Ovary – their importance and especially their relation to pelvic adenomas of endometrial type ("adenomyoma" of the uterus, rectovaginal septum, sigmoid, etc.)*, no qual discorre sobre os endometriomas de ovário e a endometriose profunda infiltrativa de septo retovaginal e de sigmoide (Figuras 1.2 e 1.3). Nesta pu-

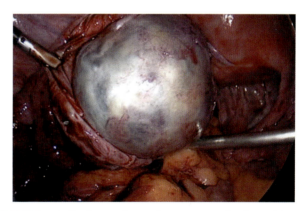

FIGURA 1.2 Endometrioma íntegro grande de ovário esquerdo.

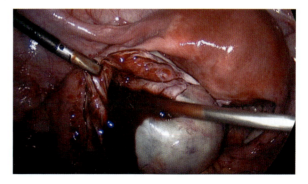

FIGURA 1.3 Endometrioma roto de ovário esquerdo com drenagem de líquido "achocolatado".

blicação, Sampson demonstra sua ideia de que os cistos hemorrágicos do ovário e a endometriose pélvica seriam a mesma doença. Em seus 50 anos de carreira, ele se dedicou profundamente ao estudo da endometriose, com contribuições extremamente relevantes, tornando-se conhecido atualmente como o Pai da Endometriose.

Entre os anos 1930 e 1940, várias outras localizações de endometriose foram descritas. Casos de endometriose em adolescentes foram identificados com maior frequência e as especulações sobre a etiologia da doença continuaram. A identificação das várias formas de lesão de endometriose e o entendimento das diferenças entre estas contribuíram para a introdução de técnicas cirúrgicas mais minuciosas e refinadas, com abordagens mais conservadoras. A ooforectomia passou a ser evitada na maioria dos casos.

Os maiores avanços no diagnóstico e tratamento da endometriose ocorreram após 1950. O desenvolvimento das pílulas contraceptivas e do danazol se tornou promissor. A evolução das técnicas de cirurgia com o aprimoramento da microcirurgia e posteriormente da laparoscopia sem dúvida começaram a revolucionar o manejo tanto no diagnóstico quanto no tratamento da endometriose. A preocupação cada vez mais presente de preservar a fertilidade das pacientes com a doença foi outro marco importante no período.

A partir da década de 1970, com a introdução das câmeras de vídeo à laparoscopia, até os dias atuais, assistimos a uma verdadeira revolução na abordagem cirúrgica de grande parte das doenças, incluindo a endometriose. A cirurgia de grande porte, agressiva, deu lugar ao que conhecemos como cirurgia minimamente invasiva, com melhora importante nos resultados dos tratamentos e em especial na conservação da fertilidade. O aprimoramento e desenvolvimento de equipamentos e materiais específicos para as cirurgias videolaparoscópicas permitiram que, mesmo pacientes com endometriose extensa, severa e profunda, fossem tratadas com técnicas pouco invasivas (Figura 1.4). Vários grupos em todo o mundo, capitaneados por cirurgiões entusiasmados e estudiosos da endometriose, começaram a desenvolver serviços dedicados ao tratamento da doença.

Nas décadas de 1980 e 1990, avanços nas áreas de imunologia e genética aprofundaram as pesquisas básicas sobre a endometriose e se tornaram, hoje, uma fonte inesgotável de estudos, projetos e publicações. A partir da década de 1970, algumas propostas de classificação da endometriose foram publicadas. Em 1985, a American Fertility Society (AFS) publicou a

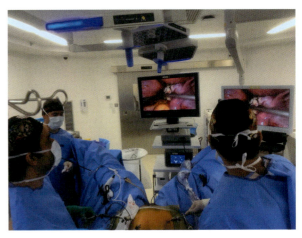

FIGURA 1.4 Cirurgia minimamente invasiva por videolaparoscopia.

versão revisada da classificação da endometriose que se tornou a mais utilizada em todo o mundo até os dias atuais. Várias outras classificações foram propostas, mas nenhuma foi tão aceita e disseminada como a da AFS. Em 1990, Cornillie introduz o conceito da endometriose profunda infiltrativa, diferenciando-a da endometriose superficial e ovariana (Figura 1.5). A busca de marcadores moleculares para o diagnóstico da endometriose e para um melhor entendimento da doença teve grande impulso neste período. O refinamento das técnicas cirúrgicas também evoluiu bastante, com a introdução de instrumentos cada vez mais delicados, introdução da robótica e da cirurgia por portal único. Em 1986, ocorreu em Clermont-Ferrand o primeiro congresso mundial de endometriose.

Com o início do século XXI, veio a evolução no diagnóstico não cirúrgico das lesões de endometriose profunda e infiltrativa. Alguns grupos na Europa e na América desenvolveram importantes trabalhos no diagnóstico por imagem com ressonância magnética,

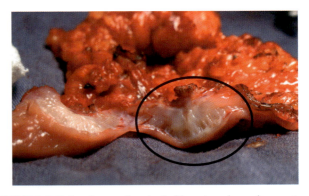

FIGURA 1.5 Lesão profunda infiltrativa de endometriose de retossigmoide.

ultrassom transvaginal (USTV) e ultrassonografia endorretal. O Brasil se destacou neste campo com publicações relevantes colocando o USTV como um método de alta acurácia no diagnóstico das lesões de endometriose profunda retrocervical e de retossigmoide (Figura 1.6). O entendimento sobre a endometriose cada vez mais amplo tem permitido o aprimoramento da abordagem adequada a cada caso, com foco na qualidade de vida da paciente, mas com pensamento o mais conservador possível. O conceito de centros de excelência para o tratamento das mulheres com endometriose tem ganhado mais força em todos os continentes. Em 2013, a Sociedade Mundial de Endometriose publicou o primeiro consenso sobre endometriose, procurando delinear os principais pontos em relação ao diagnóstico e à conduta, em frente das portadoras da doença.

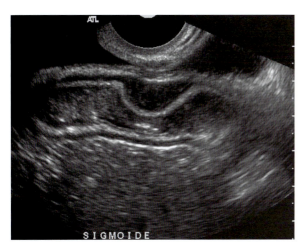

FIGURA 1.6 Imagem de lesão endometriótica em retossigmoide observada com ultrassom transvaginal.

CONCLUSÃO

A história da endometriose nos mostra o quanto se evoluiu em vários aspectos relacionados à doença, que vão desde o reconhecimento da desordem, passando pelo diagnóstico até o tratamento. Apesar de estudos demonstrarem alusões à presença de endometriose, em literatura médica, datados há mais de 4.000 anos, muito ainda se tem a desvendar. A etiopatogenia da endometriose continua um enigma a ser resolvido. O retardo no tempo de diagnóstico da doença ainda é muito grande. Há uma falta de conhecimento da população geral, bem como de profissionais da área de saúde, sobre a endometriose, o que contribui para o subdiagnóstico. Os tratamentos clínicos não são efetivos no controle e na remissão da doença, levando, por muitos anos, ao tratamento apenas dos sintomas da endometriose, sem grandes avanços em relação à eliminação das lesões.

Entender a história da endometriose é essencial para que se possa compreender melhor a evolução das mudanças, e olhar para o passado deve servir para que possamos unir esforços com objetivo de desvendar todos os enigmas desta doença antiga e altamente destrutiva para as mulheres ainda hoje.

Referências Bibliográficas

Benagiano, G., Brosens, I. The history of endometriosis: Identifying the disease. Hum Rep. 1991;6: 963-968.

Benagiano, G., Brosens, I. Who identified endometriosis? Fertil Steril. 2011 Jan; 95(1): 13-16.

Brosens, I., Benagiano G. History of endometriosis: a 20th century disease. In: Giudice L, Evers JL, Healy DL, editors. Endometriosis: science and practice. Chichester, UK: Wiley-Blackwell; 2012.

Clement, P.B. History of Gynecological Pathology. IX. Dr. John Albertson Sampson. Int J Gynecol Pathol 2001;20: 86-101.

Cornillie, F.J., Oosterlynck, D., Lauweryns, J.M., Koninckx, P.R. Deeply infiltrating pelvic endometriosis: histology and clinical significance. Fertil Steril. 1990 Jun;53(6): 978-983.

Johnson, N.P, Hummelshoj, L. World Endometriosis Society Montpellier Consortium. Consensus on current management of endometriosis. Hum Reprod. 2013 Jun;28(6): 1552-1568.

Knapp, V.J. How old is endometriosis? Late 17th- and 18th-century European descriptions of the disease. Fertil Steril. 1999 Jul;72(1): 10-14.

Meigs, J.V. Endometriosis – Its significance. Annals of Surgery. 1941;114 (5): 866-874.

Merskey, H., Merskey, S.J. Hysteria, or "suffocation of the mother". CMAJ. 1993 Feb 1;148(3): 399-405.

Nezhat, C., Nezhat, F., Nezhat, C. Endometriosis: ancient disease, ancient treatments. Fertil Steril. 2012 Dec;98(6 Suppl): S1-62.

Nisolle, M., Donnez, J. Peritoneal endometriosis, ovarian endometriosis and adenomyotic nodules of the rectovagnal septum are three different entities. Fertil Steril 1997;68(4): 585-596.

Revised American Fertility Society classification of endometriosis. Fertil Steril 1985;43: 351-352.

Sampson, J.A. Perforating Hemorrhagic (chocolate) Cysts of the Ovary – their importance and especially their relation to pelvic adenomas of endometrial type ("adenomyoma" of the uterus, rectovaginal septum, sigmoid, etc.). Arch Surg 1921;3: 245-322.

Sampson, J.A. Peritoneal endometriosis due to the menstrual dissemination of endometrial tissue into tha peritoneal cavity. Am J Obstet Gynecol 1927;14: 422-469.

Sutton, C. The history of endometriosis. In: Sutton C, Jones K, Adamson GD. Eds. Modern Management of Endometriosis. United Kingdom. Taylor & Francis. 2006: 3-16.

Van der Weiden, R.M.F., Haberland, D., Sedivy, R., van den Tweel, J.G. An 18th century description of endometriosis. The autopsy of the Countess von Reitzenstein. Wien Med Wochenschr. 2019: 1-5.

Capítulo | 2 |

Epidemiologia da Endometriose

Omero Benedicto Poli Neto

INTRODUÇÃO

Endometriose é uma doença caracterizada pela presença de tecido endometrial funcional, glandular e estromal fora da cavidade uterina. Esta definição não inclui a presença de sintomas ou alteração da fisiologia normal, embora alguns autores tenham sugerido isso há tempos.[1] Ela foi primeiramente descrita por John Albertson Sampson, em 1927,[2] há quase um século, embora ele já tivesse feito menção aos cistos de ovário com conteúdo hemorrágico (chocolate) em 1921.[3] Segundo o autor, a causa da condição seria a menstruação retrógrada e disseminação do tecido endometrial para a cavidade peritoneal através das tubas uterinas. A teoria é reconhecida até os dias atuais, mas não como a única plausível a explicar todas as nuances da doença.[4]

Para os interessados, sugiro a leitura do manuscrito de Benagiano et al. sobre a história da endometriose.[5] Ela está associada a repercussões negativas no contexto de vida das mulheres e impacto ao gerenciamento do sistema de saúde. Há um impacto social e psicológico negativo direto sobre a qualidade de vida das mulheres,[6] bem como um custo econômico significativo de US$ 50 bilhões por ano nos Estados Unidos.[7,8] Apesar do reconhecimento da sua importância e da crescente dedicação de pesquisadores e clínicos, a doença ainda é um enigma. Ao menos parte dessa dificuldade se deve a fatores de cunho essencialmente epidemiológico, como a presença da doença em mulheres assintomáticas, o amplo espectro de sintomas e achados patológicos, e a dificuldade em selecionar apropriadamente o grupo controle para identificação de fatores de risco.

PREVALÊNCIA E INCIDÊNCIA

Endometriose é uma doença comum que parece afetar cerca de 5-10% das mulheres em idade reprodutiva ou até mais. Pode ser encontrada em até 7% das mulheres assintomáticas submetidas à esterilização tubária, em até metade dos adolescentes com dismenorreia intensa, em 5% a 24% das mulheres com dor acíclica persistente e em 10% a 40% das mulheres com infertilidade.[9,10] A incidência da condição é estimada em 1,3 a 1,6 casos a cada 1.000 mulheres na faixa etária entre 15 e 49 anos.[11] No entanto, a prevalência real é difícil de determinar e varia consideravelmente dependendo da população estudada. Em recente estudo publicado com base em uma população de dois milhões de indivíduos, os autores sugerem que a prevalência e a incidência da doença pode ser de fato menor do que a reportada até o momento.[12] De qualquer maneira, o tempo médio entre o início dos sintomas e o diagnóstico da doença é de aproximadamente sete anos, podendo ser ainda maior, por volta de oito anos, em centros nos quais as mulheres são predominantemente assistidas pelo sistema de saúde público. Além desse tempo de sofrimento que interfere negativamente na qualidade de vida da mulher afetada, cada uma delas perde em média 10 horas de trabalho semanalmente, com uma significativa perda de produtividade laboral.[13] Acredita-se que aproximadamente 180 milhões de mulheres sejam afetadas em todo o mundo.

HISTÓRIA NATURAL

Não se sabe exatamente qual a evolução natural da doença. Alguns estudos observacionais têm mostrado que pode haver regressão da doença em até um terço dos casos, mas também pode haver progressão em até metade deles dentro de um período de 6-12 meses.[14] Infelizmente, ainda não é possível predizer como evoluirá individualmente cada paciente. Estudos longitudinais recentes também não revelaram associação entre exposições intraútero e risco de desenvolvimento de endometriose.[15]

FATORES DE RISCO

Há inúmeros estudos de qualidade metodológica variável focando neste ponto. Tratarei o tópico neste capítulo de maneira resumida, citando algumas evidências, embora poucas sejam as associações inequívocas. Para aprofundamento, sugiro a leitura na íntegra dos artigos de Culley et al., Zondervan et al., e Parasar, Ozcan e Terry.[9,16,17]

a) *Fatores de risco menstruais e reprodutivos:* maior risco da doença pode estar presente em mulheres com menarca precoce (≤ 11 anos), ciclos curtos (≤ 27 dias) e nuliparidade. Dismenorreia é interpretada como um sintoma da doença, e não um fator de risco propriamente. O uso de contraceptivos hormonais, por sua vez, parece ser um fator protetor. Também se aventa a possibilidade de a ligadura tubárea reduzir o risco da doença, mas a interpretação dessa associação, embora plausível, tem um potencial viés, pois mulheres com endometriose são mais frequentemente inférteis e mulheres que procuram por esterilização mais provavelmente têm prole constituída.
b) *Fatores de risco antropométricos:* alguns estudos identificaram uma associação inversa entre o risco para endometriose e o índice de massa corporal e relação cintura-quadril, mas não foram confirmados em grandes avaliações de base populacional.
c) *Fatores de risco ambientais:* associação controversa com o tabagismo e dioxinas, e associação inversa com sedentarismo.
d) *Fatores de risco dietéticos:* associação controversa com o consumo de carne vermelha, gordura poli-insaturada, cafeína e álcool. Dietas ricas em peixes e ácidos graxos ômega 3 parecem estar associadas a um menor risco de endometriose.
e) *Fatores de risco sócio-demográficos:* embora alguns estudos tenham identificado um certo peso para questões étnicas, com mulheres negras parecendo ter menor risco enquanto orientais, aparentemente, maior risco, esses achados não foram observados de forma homogênea.
f) *Fatores de risco familiares e genéticos:* existe uma maior chance de ter o diagnóstico da doença se mãe ou irmã com endometriose, além da alta concordância entre gêmeos idênticos. Em relação à hereditariedade, a endometriose está associada a uma predisposição familiar, embora de forma poligênica e multifatorial, não através de herança do tipo mendeliana simples.[18]

APRESENTAÇÃO CLÍNICA

É predominantemente encontrada em mulheres na idade reprodutiva. Apenas 5% dos casos são vistos em mulheres após a menopausa. Os sintomas mais frequentemente associados à endometriose são dor pélvica, dismenorreia, dispareunia e infertilidade. Pode afetar diversas regiões anatômicas, mas é frequentemente identificada em estruturas da pelve, com mais frequência nos ovários, ligamentos uterossacros e no peritônio pélvico.[19] Cerca de 12% a 35% das mulheres com endometriose podem apresentar implantes no trato gastrointestinal, enquanto apenas 0,01% a 1% apresentam lesões envolvendo o sistema urinário.

ASSOCIAÇÃO COM OUTRAS DOENÇAS

A doença parece estar associada a um risco aumentado para o desenvolvimento de uma série de doenças crônicas,[20] entre elas tumores malignos.[21] Pode estar associada à transformação maligna em até 1% dos casos, principalmente as de origem ovariana, e está intimamente associada aos tumores ovarianos dos subtipos endometrioide e celulas claras. Também há estudos mostrando associação com câncer de endométrio, câncer de mama e melanoma, embora esses dados não sejam uniformes. Até o momento, a associação mais clara é entre a endometriose e o adenocarcinoma de ovário, principalmente os adenocarcinomas do tipo I de histologia endometrioide e células claras, mas também os de origem mucinosa e os epiteliais de baixo grau.[22,23] Embora compartilhe alguns fatores de risco para o desenvolvimento do adenocarcinoma de endométrio, como o hiperestrogenismo, a associação entre as condições ainda não está confirmada.[24] Outra questão interessante é a associação entre endometriose e tumores sincrônicos de endométrio e ovário.[25] Cerca de 10%

dos cânceres de ovário e 5% dos cânceres de endométrio são sincrônicos, ou seja, são dois tumores primários detectados simultaneamente que podem, inclusive, ter sua clonalidade eficientemente demonstrada pela genotipagem do DNA mitocondrial.[26] Cerca de 90% são de histologia endometrioide. Estão frequentemente associados à presença de endometriomas ovarianos, acometem prioritariamente mulheres obesas, nulíparas, pré-menopausadas, e têm um melhor prognóstico.[27] Cerca de 80% das endometrioses associadas à malignidade estão localizadas no ovário. Esse fato, juntamente com a presença de lesão sugestiva de endometriose na periferia dos tumores malignos, faz alguns autores sugerirem que a doença maligna associada se origine de alguma lesão atípica, intermediária entre cancer e endometriose.[28,29] Há até mesmo algumas teorias sugerindo que o próprio endométrio poderia ser a origem desses tumores.[30]

Já existem trabalhos epidemiológicos mostrando associação entre endometriose e endometrite,[31,32,33] inclusive por doença inflamatória pélvica.[34] Associação com *Escherichia coli* também tem sido associada a endometriose,[35] e estudos de metagenômica mostram maior colonização microbiana intrauterina ou intracística de mulheres com a doença.[36,37]

CONCLUSÃO

A endometriose é uma condição clínica frequente, e está associada a dor persistente, dismenorreia, dispareunia e infertilidade. É difícil definir a real incidência e prevalência da doença por inúmeras questões metodológicas e específicas da própria patologia, principalmente por haver necessidade de método invasivo, laparoscopia ou laparotomia para confirmação diagnóstica. Alguns fatores de risco são aventados, mas nenhuma recomendação clara com evidente potencial de redução na ocorrência da endometriose tem sido proposta com êxito. Sua associação com câncer, particularmente de origem ovariana, existe e é motivo de preocupação entre profissionais e pacientes, mas não deve ser encarada de forma alarmista ou definidora de condutas radicais. Além do câncer, ela pode estar associada à presença de infecção do endométrio eutópico, sugerindo mecanismos fisiopatológicos comuns entre as condições. Enfim, embora muito esforço venha sendo destinado ao estudo da doença, o progresso no conhecimento da sua epidemiologia e história natural não o tem acompanhado com a mesma velocidade.

Referências Bibliográficas

1. Audebert, A., Bäckström, T., Barlow, D.H. et al. Endometriosis 1991: a discussion document. Hum Reprod 1992;7: 432-435.
2. Sampson, J.A. Peritoneal endometriosis due to the menstrual dissemination of endometrial tissue into the peritoneal cavity. Am J Obstet Gynecol 1927;14: 422-469.
3. Sampson, J.A. Perforating hemorrhagic (chocolate) cysts of the ovary. Arch Surg 1921;3: 245.
4. Aguiar, A.S., Bataglion, C., Visscher, C.M. et al. Cross-cultural adaptation, reliability and construct validity of the Tampa scale for kinesiophobia for temporomandibular disorders (TSK/TMD-Br) into Brazilian Portuguese. J Oral Rehabil 2017;44: 500-510.
5. Benagiano, G., Brosens, I., Lippi, D. The History of Endometriosis. Gynecol Obstet Invest 2014;78: 1-9.
6. Culley, L., Law, C., Hudson, N., et al. The social and psychological impact of endometriosis on women's lives: a critical narrative review. Hum Reprod Update 2013;19: 625-639.
7. Simoens, S., Dunselman, G., Dirksen, C. et al. The burden of endometriosis: costs and quality of life of women with endometriosis and treated in referral centres. Hum Reprod 2012;27: 1292-1299.
8. Soliman, A.M., Taylor, H., Bonafede, M. et al. Incremental direct and indirect cost burden attributed to endometriosis surgeries in the United States. Fertil Steril 2017;107: 1181-1190.e2.
9. Cramer, D.W., Missmer, S.A. The Epidemiology of Endometriosis. Ann N Y Acad Sci 2002;955: 11-22.
10. Eisenberg, V., Weil, C., Chodick, G. et al. Epidemiology of endometriosis: a large population-based database study from a healthcare provider with 2 million members. BJOG An Int J Obstet Gynaecol 2018;125: 55-62.
11. Owings, M.F., Kozak, L.J. Ambulatory and inpatient procedures in the United States, 1996. Vital Health Stat 13 1998; 1-119.
12. Eisenberg, V., Weil, C., Chodick, G. et al. Epidemiology of endometriosis: a large population-based database study from a healthcare provider with 2 million members. BJOG An Int J Obstet Gynaecol 2018;125: 55-62.
13. Nnoaham, K.E., Hummelshoj, L., Webster, P. et al. Impact of endometriosis on quality of life and work productivity: a multicenter study across ten countries. Fertil Steril 2011;96: 366-373.e8.
14. Hickey, M., Ballard, K., Farquhar, C. Endometriosis. BMJ 2014;348: g1752-g1752.
15. Wolff, E.F., Sun, L., Hediger, M.L. et al. In utero exposures and endometriosis: the Endometriosis, Natural History, Disease, Outcome (ENDO) Study. Fertil Steril 2013; 99: 790-795.
16. Zondervan, K.T., Becker, C.M., Koga, K. et al. Endometriosis. Nat Rev Dis Prim 2018;4: 9.
17. Parasar, P., Ozcan, P., Terry, K.L. Endometriosis: Epidemiology, Diagnosis and Clinical Management. Curr Obstet Gynecol Rep 2017;6: 34-41.
18. Nyholt, D.R., Low, S.K., Anderson, C.A. et al. Genome-wide association meta-analysis identifies new endometriosis risk loci. Nat Genet 2012;44: 1355-1359.
19. Agarwal, N., Subramanian, A. Endometriosis - morphology, clinical presentations and molecular pathology. J Lab Physicians 2010;2: 1-9.

20. Kvaskoff, M., Mu, F., Terry, K.L. et al. Endometriosis: a high-risk population for major chronic diseases? Hum Reprod Update 2015;21: 500-516.
21. Brinton, L.A., Gridley, G., Persson, I. et al. Cancer risk after a hospital discharge diagnosis of endometriosis. Am J Obstet Gynecol 1997;176: 572-579.
22. Van Gorp, T., Amant, F., Neven, P. et al. Endometriosis and the development of malignant tumours of the pelvis. A review of literature. Best Pract Res Clin Obstet Gynaecol 2004;18: 349-371.
23. Wei, J.J., William, J., Bulun, S. Endometriosis and ovarian cancer: a review of clinical, pathologic, and molecular aspects. Int J Gynecol Pathol 2011;30: 553-568.
24. Munksgaard, P.S., Blaakaer, J. The association between endometriosis and gynecological cancers and breast cancer: A review of epidemiological data. Gynecol Oncol 2011;123: 157-163.
25. Soliman, P.T., Slomovitz, B.M., Broaddus, R.R. et al. Synchronous primary cancers of the endometrium and ovary: a single institution review of 84 cases. Gynecol Oncol 2004;94: 456-462.
26. Guerra, F., Girolimetti, G., Perrone, A.M. et al. Mitochondrial DNA genotyping efficiently reveals clonality of synchronous endometrial and ovarian cancers. Mod Pathol 2014;27: 1412-1420.
27. Yamanoi, K., Mandai, M., Suzuki, A. et al. Synchronous primary corpus and ovarian cancer: High incidence of endometriosis and thrombosis. Oncol Lett 2012;4: 375-380.
28. Krawczyk, N., Banys-Paluchowski, M., Schmidt, D. et al. Endometriosis-associated Malignancy. Geburtshilfe Frauenheilkd 2016;76: 176-181.
29. Grandi, G., Toss, A., Cortesi, L. et al. The Association between Endometriomas and Ovarian Cancer: Preventive Effect of Inhibiting Ovulation and Menstruation during Reproductive Life. Biomed Res Int 2015;2015: 1-10.
30. Li, J., Bushel, P.R., Chu, T.M. et al. Principal Variance Components Analysis: Estimating Batch Effects in Microarray Gene Expression Data. In: Batch Effects and Noise in Microarray Experiments. Chichester, UK: John Wiley & Sons, Ltd, pp. 141-154.
31. Takebayashi, A., Kimura, F., Kishi, Y. et al. The association between endometriosis and chronic endometritis. PLoS One 2014;9: e88354.
32. Cicinelli, E., Trojano, G., Mastromauro, M. et al. Higher prevalence of chronic endometritis in women with endometriosis: a possible etiopathogenetic link. Fertil Steril 2017;108: 289-295.e1.
33. Lin, W.C., Chang, C.Y.Y., Hsu, Y.A. et al. Increased Risk of Endometriosis in Patients With Lower Genital Tract Infection: A Nationwide Cohort Study. Medicine (Baltimore) 2016;95: e2773.
34. Tai, F.W., Chang, C., Chiang, J.H. et al. Association of Pelvic Inflammatory Disease with Risk of Endometriosis: A Nationwide Cohort Study Involving 141,460 Individuals. J Clin Med 2018;7: 379.
35. Khan, K.N., Kitajima, M., Hiraki, K. et al. Escherichia coli contamination of menstrual blood and effect of bacterial endotoxin on endometriosis. Fertil Steril 2010; 94: 2860-2863.e3.
36. Khan, K.N., Fujishita, A., Masumoto, H. et al. Molecular detection of intrauterine microbial colonization in women with endometriosis. Eur J Obstet Gynecol Reprod Biol 2016;199: 69-75.
37. Khan, K.N., Fujishita, A., Kitajima, M. et al. Intra-uterine microbial colonization and occurrence of endometritis in women with endometriosis†. Hum Reprod 2014;29: 2446-2456.

Capítulo 3

Etiopatogenia

Capítulo 3.1 Teorias Clássicas 16
João Sabino Cunha

Capítulo 3.2 Genética 21
Bianca Bianco, Denise Maria Christofolini e Caio Parente Barbosa

Capítulo 3.3 Imunologia 34
Helena Malvezzi e Luiz Vicente Rizzo

Capítulo 3.4 Teorias Contemporâneas 49
Júlio César Rosa e Silva, Juliana Meola e Carla de Azevedo Piccinato

Capítulo 3.1

Teorias Clássicas

João Sabino Cunha

INTRODUÇÃO

Endometriose parece ser uma das condições benignas mais comuns na Ginecologia, com uma prevalência estimada de 10 a 15% das mulheres no menacme. A endometriose é uma doença debilitante, com efeitos prejudiciais sobre aspectos sociais, ocupacionais e psicológicos da vida da mulher. A prevalência da doença pode alcançar 30% em pacientes com infertilidade e até 45% em pacientes com dor pélvica crônica. Uma pergunta recorrente em consultório ginecológico é "Como surge a endometriose?" ou "De onde vem a endometriose?". Infelizmente, esta resposta não é rápida e direta. Um conjunto de alterações está presente em pacientes com a doença. Apesar de este conjunto de fatores ser relativamente bem compreendido, a etiologia da doença ainda não está totalmente esclarecida, sendo que várias teorias têm sido propostas e, provavelmente, devem ser complementares entre si.[1]

Pode-se dizer que endometriose resulta do implante e do desenvolvimento de células endometriais viáveis fora do útero. Isso cria um produto da associação de (a) células com maior potencial de viabilidade em (b) um meio mais permissivo, ou seja, um fator agressor em um meio deficitário. Ainda, o processo patológico associado à endometriose é uma relação entre a inflamação pelvicoperitoneal e a fibrose, resultando na formação de implantes peritoneais, aderências e cistos ovarianos.[2] Neste sentido, o mecanismo mais amplamente aceito para o desenvolvimento das lesões endometrióticas peritoneais são o implante de células endometriais via menstruação retrógrada. Os outros mecanismos sugeridos são a metaplasia celômica, as anormalidades do sistema imunológico, a disseminação linfática/hematogênica, as causas genéticas, os fatores ambientais e, talvez, o estilo de vida da mulher moderna. Assim, é provável que esses vários fatores desempenhem, em conjunto, um papel ou ainda que subtipos específicos da doença sejam decorrentes de vias etiológicas distintas.[3]

A endometriose é considerada uma doença esteroide/inflamatória com várias anormalidades dos principais pontos da esteroidogênese e resistência à ação da progesterona.[2] A doença se desenvolve em mulheres durante a idade reprodutiva e regride após a menopausa, sugerindo que o estabelecimento e crescimento de implantes ectópicos é dependente de esteróides ovarianos, de forma semelhante ao endométrio eutópico.

MENSTRUAÇÃO RETRÓGRADA

A teoria de Sampson aponta que a menstruação retrógrada é primordial na formação de células endometriais viáveis no peritônio responsáveis pela gênese da endometriose.[4] Na opinião de Sampson, durante a menstruação normal, entre os resquícios da menstruação encontrariam-se células endometriais viáveis, que migrariam via tubas uterinas para a cavidade peritoneal, onde seriam capazes de invadir e proliferar nos tecidos circunjacentes. Esta hipótese é apoiada pela semelhança histológica entre tecido endometriótico e tecido endometrial normal, além da localização mais frequente de lesões endometriais no órgãos da cavidade pélvica, principalmente nos ligamentos uterossacros, o que seria decorrente do depósito maior das células regurgitadas devido à ação da gravidade. A descoberta de que a menstruação retrógrada frequentemente ocorre nas mulheres também apoia essa hipótese. Tem sido demonstrado que a indução cirúrgica de menstruação em modelos de primatas levou ao desenvolvimento de endometriose em 50% dos casos.[3] Por outro lado, detritos menstruais estão presentes na cavidade peritoneal de até 90% das mulheres em idade reprodutiva. Logo, a menstruação retrógrada ocorre em 90% das mulheres durante o menacme; no entanto, estima-se que a endometriose ocorre em apenas uma em cada dez dessas mulheres. Desta forma, apenas a menstruação retrógrada não consegue explicar, de forma isolada, a etiologia da endometriose, sendo atualmente considerada apenas um fator necessário para que a doença ocorra. Portanto, possíveis explicações para adesão e crescimento de tecido endometriótico devem incluir outros fatores, como aumento da exposição aos resíduos menstruais (aumento do fluxo menstrual, duração do ciclo), endométrio eutópico anormal, alteração do ambiente peritoneal, resposta imunológica reduzida ou aumento da capacidade angiogênica das células. Além disso, a menstruação retrógrada não consegue explicar a ocorrência de endometriose em locais extrapélvicos. Outra questão intrigante sobre a teoria da menstruação retrógrada é a descoberta de implantes endometrióticos em homens submetidos a terapia de estrogênio para câncer de próstata. Está bem documentado que o principal fator trófico na endometriose é o estrogênio; portanto, pode muito bem ser possível que a exposição ao estrogênio desempenhe um papel significativo no desenvolvimento da doença (Figura 3.1-1).[3]

METAPLASIA CELÔMICA

Como exposto anteriormente, a teoria da menstruação retrógrada possui limitações para explicar a gênese da endometriose, principalmente em sítios distantes da pelve e no sexo masculino. Desta forma, Gruenwald sugeriu, em 1942, a teoria da Metaplasia Celômica, segundo a qual células mesoteliais de qualquer órgão, incluindo da cavidade pélvica, em particular do ovário, poderiam sofrer diferenciação para células endometriais.[5] No entanto, o processo pelo qual a metaplasia celômica ocorre permanece especulativo. Estímulos locais ou exógenos levariam a metaplasia da camada de células mesoteliais da superfície peritoneal (Figura 3.1-2). Pode-se admitir que os hormônios esteroides ou compostos exógenos induziriam a diferenciação das células mesoteliais normais em células endometrióticas. A comprovação da possibilidade desta teoria baseia-se na sua capacidade de explicar como mulheres que não menstruam (síndrome de Mayer-Rokitansky-Kuster-Hauser, p. ex.) e homens em uso de terapia hormonal ocasionalmente podem apresentar endometriose.[3] Outro apoio a essa teoria é a possibilidade de que a endometriose seja encontrada em qualquer lugar onde o mesotélio esteja presente. Achados de endometriose na pleura, diafragma, sistema nervoso central e vários outros órgãos podem ser explicados pela teoria da metaplasia celômica.[6] No entanto, deve-se notar que a metástase de células endometriais através do sistema circulatório e/ou linfático também poderia explicar a presença de endometriose nesses locais extrapélvicos.

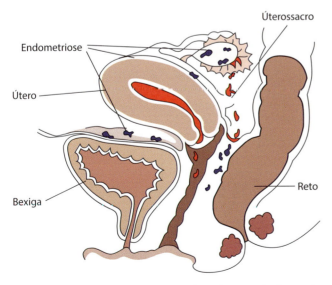

FIGURA 3.1-1 Menstruação retrógrada associada a etiologia da endometriose.

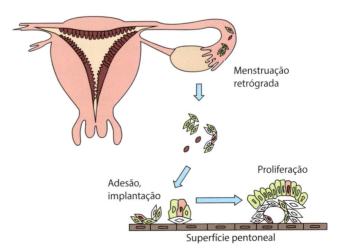

FIGURA 3.1-2 Adesão, implantação e proliferação de células endometriais na superfície peritoneal.

DISSEMINAÇÃO METASTÁTICA

A teoria da disseminação metastática consegue explicar localizações distantes de endometriose, como pulmonar, cerebral ou umbilical, que possuem justificativa difícil pelas outras teorias. Desta forma, os focos distantes seriam resultantes de disseminação hemática ou linfática (Figura 3.1-3).

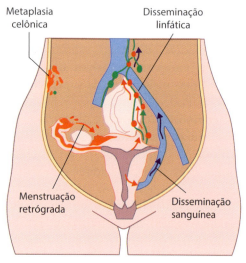

FIGURA 3.1-3 Teorias da etiologia da endometriose.

CÉLULAS-TRONCO

As células-tronco, localizadas na camada basal do endométrio, são consideradas responsáveis pela regeneração tecidual cíclica, podendo ter um papel na gênese da endometriose.[7] Estudos identificaram uma população de células-tronco endometriais que poderiam estar associadas à gênese da endometriose. Essas células possuem capacidade de proliferar e se diferenciar em vários tipos de células endometriais *in vitro*, além de propriedades angiogênicas e migratórias únicas.[8] Tem sido sugerido que a menstruação retrógrada dessas células e o subsequente implante na superfície dos locais ectópicos seriam responsáveis pelo estabelecimento de lesões endometrióticas. Também foi hipotetizado que uma mutação genética inicial pode causar um comportamento anormal de uma subpopulação de células-tronco endometriais. A expansão clonal de tais células poderia então resultar no desenvolvimento da doença. É também concebível que as células peritoneais possam sofrer desdiferenciação de volta às células endometriais, que assumiriam então uma atividade patogênica.[9]

ANORMALIDADES DO SISTEMA IMUNOLÓGICO

Inúmeros estudos sugerem que pacientes com endometriose possuem alterações do sistema imunológico. Acredita-se que defeitos na imunovigilância possam diminuir a limpeza de detritos da menstruação, permitindo a persistência do endométrio ectópico na cavidade pélvica. Além disso, a resposta imune anormal poderia promover a persistência e o crescimento de células endometriais ectópicas. Um aumento da concentração de macrófagos foi relatado no líquido peritoneal de mulheres com a enfermidade. Os macrófagos são envolvidos no reconhecimento de células estranhas e danificadas na cavidade peritoneal; uma vez reconhecidas, essas células são apresentadas pelos macrófagos para os linfócitos T. Entretanto, em pacientes com endometriose, anormalidades na função dos macrófagos peritoneais levariam à secreção de fatores de crescimento e citocinas que podem promover a sobrevivência de células endometriais ectópicas.

Ainda, alterações na produção de citocinas derivadas de linfócitos T auxiliares poderiam induzir alterações no líquido peritoneal, permitindo um ambiente para proliferação de tecido endometrial ectópico. A angiogênese ovariana é regulada por um grupo de imunoglobulinas e depósitos do complemento.[6,10] Foram demonstradas alterações nas concentrações de substâncias vasoativas no fluido folicular de pacientes com endometriose. Pacientes com endometriose apresentam um aumento da secreção de interleucina-6 e fator de crescimento do endotélio vascular em relação a pacientes sem doença.[11] Outro achado interessante está relacionado à secreção de citocinas da família da interleucina-8, que são reguladas positivamente em resposta à interleucina1β e aumentadas em pacientes com endometriose. A interrelação entre substâncias vasoativas liberada pelo sistema hormonal e imunológico pode criar um feedback positivo para que os focos endometrióticos tornem-se invasivos e ativos.[10]

GENÉTICA DA ENDOMETRIOSE

Autores têm demonstrado efeitos de variantes genéticas na endometriose. A história familiar é um fator de risco conhecido para a doença. Em estudo de gêmeos monozigóticos, foi relatado que a enfermidade ocorreu em 14 dos 16 conjuntos gêmeos, com outros estudos confirmando uma maior probabilidade de surgimento de endometriose em parentes próximos. Estudos também demonstraram uma concordância aumentada em gêmeos monozigóticos quando comparados a dizigóticos; concluindo que cerca de 51% da variação no risco de endometriose é hereditário.[12]

Atualmente, vários genes desregulados têm sido identificados em células endometrióticas com uma ampla variedade de funções como: apoptose, regulação do ciclo celular, vascularização, regulação do sistema imunológico e adesão celular. Alguns autores ligaram certos polimorfismos genéticos à endometriose; no entanto, os esforços para identificar polimorfismos genéticos consistentes com antecedentes culturais e étnicos falharam até o momento.[13]

Outros demonstraram que a região cromossômica 10q26 está associada à endometriose, e estudos mais recentes indicaram que a região 7p15.2 estaria associada à moléstia. Infelizmente, identificar os genes exatos responsáveis pela natureza hereditária da endometriose falharam até o momento. O conjunto de achados genéticos levou a implicações no campo da epigenética na origem e desenvolvimento da doença. Estas alterações na expressão gênica podem ser influenciadas por fatores ambientais, mas não são o resultado de alterações no código do DNA. Exemplos de mecanismos epigenéticos incluem a metilação do DNA, a perda de impressão e a regulação gênica por microRNAs. Esta linha de pesquisa sugere que prováveis mecanismos epigenéticos possam desempenhar papel significativo na origem e progressão da endometriose.[7]

Alterações moleculares únicas na endometriose podem resultar em regulação diferencial do metabolismo hormonal. As alterações podem surgir através de mecanismos epigenéticos, como a metilação do DNA. Um exemplo é a ativação transcricional de SF-1 (NR5A1) em células estromais endometrióticas por hipometilação de DNA. A presença de SF-1 na endometriose e sua ausência no endométrio são determinadas principalmente pela metilação do seu gene promotor. Nas lesões endometrióticas, a presença de SF-1 pode contribuir para o aumento da produção de estrogênio.[14]

FATORES AMBIENTAIS/ESTILO DE VIDA E ENDOMETRIOSE

Dados epidemiológicos sobre endometriose são atualmente limitados, mas os poucos estudos que foram realizados sugerem que o estilo de vida e fatores dietéticos possam estar associados à susceptibilidade para desenvolver a doença. Os resultados desses estudos apontaram que uma dieta rica em frutas e legumes e baixo teor de produtos proteicos seria protetor contra o desenvolvimento endometriose. Além disso, mulheres com baixo índice de massa corporal tiveram maior risco de desenvolver a doença.[15] Outros autores sugeriram que a exposição a compostos sintéticos como a dioxina e outros bifenilos policlorados poderiam estar relacionados ao desenvolvimento da doença, visto que são compostos que alteram a metabolização do estrogênio, os chamados disruptores endócrinos. A dioxina é um subproduto do processo de branqueamento com cloro utilizado na indústria de processamento de polpa de madeira; isso também inclui a fabricação de absorventes vaginais, que pode ser uma grande fonte de exposição das mulheres às dioxinas. No entanto, as associações com a dioxina baseiam-se principalmente em dados relativos a animais. Dados humanos sobre exposição a dioxina e risco de endometriose são escassos e, até o momento, contraditórios.[15]

CONCLUSÃO

Existem várias hipóteses propostas para explicar a patogênese da endometriose; a teoria mais aceita é a da menstruação retrógrada. Desta forma, os mecanismos envolvidos no desenvolvimento de uma lesão endometriótica no peritônio pélvico podem incluir ligação, invasão do mesotélio, sobrevivência e proliferação de células endometriais ectópicas. A causa subjacente básica da doença é provavelmente multifatorial e envolve interação entre vários fatores. A patogênese da endometriose pode, por exemplo, envolver a menstruação retrógrada no contexto de uma resposta imunológica anormal e uma predisposição genética para o desenvolvimento de lesões endometrióticas; isso pode ocorrer após a exposição a um fator ambiental não identificado.

Referências Bibliográficas

1. Mehedintu, C., Plotogea, M.N., Ionescu, S., Antonovici, M. Endometriosis still a challenge. J Med Life. 2014;7: 349-357.
2. Bulun, S.E. Endometriosis. N Engl J Med. 2009;360: 268-279.
3. Giudice, L.C., Kao, L.C. Endometriosis [Internet]. The Lancet. 2004. pp. 1789-1799. doi:10.1016/s0140-6736 (04)17403-5
4. Sampson, J.A. Metastatic or Embolic Endometriosis, due to the Menstrual Dissemination of Endometrial Tissue into the Venous Circulation. Am J Pathol. 1927;3: 93-110.43.

5. Gruenwald, P. Origin of endometriosis from the mesenchyme of the celomic walls [Internet]. American Journal of Obstetrics and Gynecology. 1942. pp. 470-474. doi: 10.1016/ s0002-9378(42)90484-8
6. Becker, C.M., D'Amato, R.J. Angiogenesis and antiangiogenic therapy in endometriosis. Microvasc Res. 2007;74: 121-130.
7. Sasson, I.E., Taylor, H.S. Stem Cells and the Pathogenesis of Endometriosis [Internet]. Annals of the New York Academy of Sciences. 2008. pp. 106-115. doi:10.1196/annals. 1434.014
8. Masuda, H., Matsuzaki, Y., Hiratsu, E., Ono, M., Nagashima, T., Kajitani, T. et al. Stem cell-like properties of the endometrial side population: implication in endometrial regeneration. PLoS One. 2010;5: e10387.
9. Gargett, C.E., Schwab, K.E., Zillwood, R.M., Nguyen, H.P.T., Wu, D. Isolation and culture of epithelial progenitors and mesenchymal stem cells from human endometrium. Biol Reprod. 2009;80: 1136-1145.
10. Andreoli, C.G., Genro, V.K., Souza, C.A., Michelon, T., Bilibio, J.P., Scheffel, C. et al. T helper (Th)1, Th2, and Th17 interleukin pathways in infertile patients with minimal/mild endometriosis. Fertil Steril. 2011;95: 2477-2480.
11. Garrido, N., Navarro, J., Remohí, J., Simón, C., Pellicer, A. Follicular hormonal environment and embryo quality in women with endometriosis. Hum Reprod Update. 2000;6: 67-74.
12. Guo, S.W. The Epigenetics of Endometriosis [Internet]. Epigenetics in Human Disease. 2012. pp. 443-469. doi: 10.1016/b978-0-12-388415-2.00022-6
13. Guo, S.W. Epigenetics of endometriosis. Mol Hum Reprod. 2009;15: 587-607.
14. Fauser, B.C.J.M., Diedrich, K., Bouchard, P., Domínguez, F., Matzuk, M. et al. Contemporary genetic technologies and female reproduction. Evian Annual Reproduction (EVAR) Workshop Group 2010. Hum Reprod Update. 2011;17: 829-847.
15. Shafrir, A.L., Farland, L.V., Shah, D.K., Harris, H.R., Kvaskoff, M., Zondervan, K. et al. Risk for and consequences of endometriosis: A critical epidemiologic review. Best Pract Res Clin Obstet Gynaecol. 2018;51: 1-15.

Capítulo 3.2

Genética

Bianca Bianco, Denise Maria Christofolini e Caio Parente Barbosa

HERDABILIDADE DA ENDOMETRIOSE

Desde os anos 1940, diversos estudos relataram múltiplos parentes afetados pela endometriose, sugerindo uma tendência genética. Em 1980, um estudo conduzido por Simpson et al. relatou os resultados de 123 mulheres com confirmação histológica da endometriose: 5,6% das irmãs com idade maior que 18 anos tinham endometriose, 8,1% das mães eram também afetadas pela doença e apenas 1% dos parentes de primeiro grau do marido tinham endometriose. Além disso, os autores relataram que mulheres com irmã ou parente afetadas tinham mais chance de ter endometriose grave do que moderada ou leve, uma vez que 11 das 18 probandas (61%) que tinham parente de primeiro grau afetada apresentavam a forma grave da doença; já entre as mulheres sem parentes de primeiro grau afetadas, apenas 23% tinha endometriose grave.

Outro estudo observou oito pares de gêmeas monozigóticas dentre 515 casos de endometriose e relatou que seis pares (75%) foram concordantes comparados com 3,7% das irmãs não gêmeas. Em três dos casos, além das filhas gêmeas, as mães também eram acometidas pela doença.

Estudos com gêmeas têm demonstrado aumento de concordância entre as gêmeas monozigóticas em comparação com as gêmeas dizigóticas. O maior estudo desse tipo realizado até o momento com 3.096 gêmeas australianas concluiu que cerca de 51% da variação do risco de endometriose é hereditária. Além dos estudos com humanos, a agregação espontânea familiar de endometriose (ou seja, não induzida) também tem sido demonstrada em primatas, tais como o macaco-rhesus.

Dessa forma, esses diversos estudos da literatura comprovaram que a endometriose é herdada; mas qual o tipo de herança? A magnitude do risco (entre 5% a 8% para parentes em primeiro grau) favorece a herança poligênica/multifatorial. O modelo dessa herança postula que a doença é causada pela combinação de pequenas variações em múltiplos genes que, conjuntamente a fatores ambientais, podem produzir ou predispor a doença. Nesses casos, existe uma complexa interação gene-gene e gene-ambiente. No entanto, acredita-se que possa existir um efeito limiar para o desenvolvimento da endometriose, ou seja, deve existir uma quantidade mínima de genes necessários para que a característica se manifeste em um determinado ambiente.

A BUSCA POR GENES ASSOCIADOS À ENDOMETRIOSE

Após a publicação da sequência do genoma humano, houve um crescimento estupendo no campo de estudos de biomarcadores. A busca por associações genéticas com várias doenças, incluindo câncer, infertilidade, endometriose e outras doenças complexas, teve grande impulso com o objetivo de identificar marcadores prognósticos ou preventivos. As variantes gênicas ganharam, então, destaque, porque podem atuar como marcadores genéticos e são responsáveis pela diversidade humana, podendo influenciar diretamente sobre fatores de risco associados a doenças comuns.

As variantes gênicas mais comuns no genoma humano são as SNVs (Variantes de Nucleotídeo Único do inglês, *Single Nucleotide Variant*) e referem-se a uma variação de uma sequência de DNA encontrada em mais do que 1% da população em geral. As SNVs apresentam geralmente dois alelos correspondentes a duas bases diferentes que ocupam uma posição particular no genoma (lócus) (Figura 3.2-1). Existem mais de 11 milhões de SNVs documentadas, sendo encontradas em praticamente todos os genes, contudo apenas uma minoria resulta em variações de aminoácidos e proteínas.

A maior parte das variantes está localizada em regiões não codificantes do genoma (íntron), nas regiões promotoras ou *upstream*, *downstream*, mas podem afetar a transcrição gênica, o mecanismo de *splicing* do RNA, a estabilidade ou a tradução do gene.

Quando a variante está localizada em regiões codificantes do genoma (éxon), pode resultar na variação de aminoácido codificando uma proteína com alteração de função. Estas características tornam as variantes gênicas excelentes marcadores para gerar mapas genéticos, tais como os necessários para avaliar a contribuição potencial de um determinado gene para um distúrbio complexo.

As SNVs têm sido identificadas em genes responsáveis pelo metabolismo, proliferação celular, transporte, resposta inflamatória, resposta imune e reparo do DNA que podem estar relacionados com o desenvolvimento e a progressão de uma determinada doença, e ainda na resposta a um tratamento específico (farmacogenética/farmacogenômica). Historicamente, a pesquisa de genes que contribuem para a susceptibilidade de muitas doenças complexas, tais como a endometriose, baseia-se em "genes candidatos" que se caracterizam *a priori* pela seleção de genes com função biológica inferida e associação de variantes destes genes com o risco da doença. Até 2019, mais de 550 estudos com endometriose e variantes genéticas foram publicados em diversas vias:

A) **Moléculas de adesão e enzimas matriz:** *CDH1, ICAM1, MMP2, MMP9, MUC2* e *MUC4*.
B) **Apoptose, ciclo celular, reparo do DNA, e oncogenes:** *AKT1, APE1, CDKN1A, CDKN1B, HOGG1, PI3KCA, TP53, XPD, XPG, XRCC1* e *XRCC3*.
C) **Citocinas/inflamação:** *C3, CTLA4, DR4/5, FCRL3, IFNG, IL10, IL16, IL18, IL1B, IL2RB, IL6, LOXL4, NFKB1, PTGS2, PTPN22, TCRB, TNFA, TNFR1, TNFR2, TNFRSF11B, TNFSF13B, TRAIL* e *STAT4*
D) **Metabolismo do estradiol:** *COMT, HSD17B1* e *HSD17B2*.

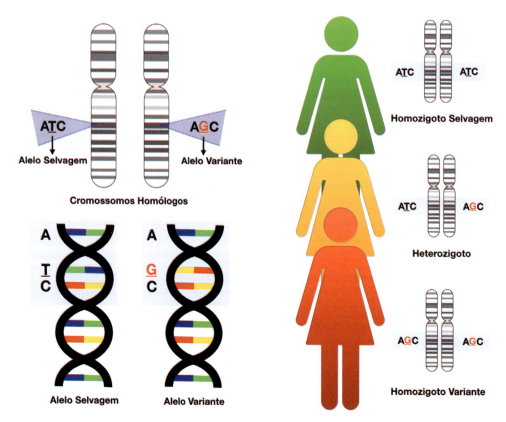

FIGURA 3.2-1 Representação esquemática de uma variante de nucleotídeo único (SNV) e dos respectivos genótipos. (Agradecemos a valiosa colaboração da pós-doutoranda Camila Martins Trevisan, do Centro Universitário Saúde ABC, na elaboração da figura.)

E) **Fatores de crescimento:** *BNC2, FGF1, FGF2, IGF1, IGF1R, IGF2, TGFB1* e *VEGF*.
F) **Receptores hormonais:** *ESR1, ESR2* e *PGR*.
G) **Sistema antígeno leucocitário humano e de componentes do sistema imunológico:** *CCL21, CD40, HLA, HLA-DRB1, IRF5, STAT4, TRAF1-C5* e *VDR*.
H) **Outras enzimas e sistemas metabólicos:** *eNOS, IRS2, LHB* e *SERPINE*.
I) **Enzimas que sintetizam esteroides, enzimas de desintoxicação e receptores:** *CYP17A1, CYP19A1, CYP1A1, CYP1A2, CYP2C19, GSTM1, GSTP1* e *PPARG*.

Por outro lado, os estudos de genoma completo (GWA – *Genome Wide Association*) baseiam-se na premissa de que as doenças comuns são causadas por variações genéticas que são comuns entre as pessoas portadoras da doença. Os estudos de GWAS investigam novas regiões genômicas associadas a doenças multifatoriais, como a endometriose, por meio de recursos de modelos computacionais, visando a comparação de genótipos entre pacientes e indivíduos saudáveis para identificação de SNVs relacionados à endometriose

Foi realizada uma metanálise dos estudos GWA, que incluíram 4.604 casos de endometriose e 9.393 controles de populações com ancestralidade japonesa e europeia, e os resultados revelaram regiões comuns no cromossomo 7 em 7p15.2 e no cromossomo 1 em 1p36.12 nas duas populações estudadas associadas ao desenvolvimento da endometriose. Outros estudos de GWAS encontraram associação com variantes nos genes *WNT4, LINC00339, CDC42, CDKN2B-AS1, GREB, FN1, NFE2L3* e *HOXA10*.

Variantes nos Genes dos Receptores Hormonais

A importância dos hormônios esteroides sobre a endometriose é inquestionável. Algumas evidências indicam que doença é mais prevalente em mulheres em idade reprodutiva e regride após a menopausa. Além disso, sua ocorrência antes da menarca não foi reportada. Alguns estudos têm demonstrado a associação entre os hormônios e seus receptores com o desenvolvimento da endometriose, e a base racional desses estudos será comentada neste capítulo.

O crescimento e desenvolvimento do epitélio uterino são estimulados pelo estrogênio e progesterona, agindo sobre seus receptores, expressos no estroma endometrial em diferentes níveis, durante as diversas fases do ciclo menstrual. O estradiol é o hormônio ovariano secretado durante o ciclo menstrual, e estimula a proliferação do estroma endometrial durante a fase folicular do ciclo menstrual. Por isso, os tratamentos atuais de endometriose baseiam-se no bloqueio da produção de estrogênio e de sua ação. O estrogênio também desempenha um papel importante na regulação cíclica das gonadotrofinas e na foliculogênese.

A progesterona, produzida durante a fase luteal, inibe a proliferação do estroma e estimula a decidualização, passo crítico para a implantação no início da gravidez. A progesterona luteal também é responsável pela manutenção do endométrio durante a janela de implantação, e a cessação da produção de progesterona pelo corpo lúteo leva ao sangramento menstrual.

Uma vez que a resposta aos hormônios esteroides se dá por meio de sua ligação aos seus receptores proteicos, variações genéticas que impactam sobre esses receptores podem apresentar impacto na susceptibilidade à endometriose.

Variantes no Gene Receptor de Estrogênio

A resposta fisiológica ao estrogênio nos diversos tecidos e órgãos ocorre pela ligação do hormônio ao receptor de estrogênio (ER), que é um receptor nuclear. Existem dois subtipos de receptores de estrogênio, codificados por diferentes genes e expressos em células e momentos diferentes. O receptor α (ERα) de estrogênio, codificado pelo gene *ESR1* (MIM 133430/Genbank ID 2099), localizado no cromossomo 6q25, e o receptor β de estrogênio (ERβ), codificado pelo gene *ESR2* (MIM 601663/Genbank ID 2100), localizado no cromossomo 14q23-24. Após a ligação com seus ligantes, esses receptores agem como fatores transcricionais que aumentam ou diminuem a expressão de diversos genes, por sua interação com regiões regulatórias de genes alvo.

O receptor α demonstra alta afinidade pelo estrogênio e é a forma predominante no endométrio normal. Em contrapartida, grandes quantidades de RNAm de receptores β são encontrados nos ovários e células da granulosa. Desta forma, acredita-se que o ERα participe da proliferação do endométrio e o ERβ desempenhe um papel importante na indução da ovulação.

Estudos em pacientes com endometriose demonstram que a quantidade e disposição desses receptores podem sofrer variações na doença. Por meio de diversas metodologias laboratoriais, foi demonstrado que os implantes endometriais ectópicos possuem os dois tipos de receptores. Além disso, observou-se que a expressão de receptores no endométrio ectópico é persistente mesmo durante a fase luteal.

Foi observado também que mudanças cíclicas nos hormônios ovarianos têm diferentes efeitos na expressão de *ERα* e *ERβ* em tecidos normais e endometrióticos. Os autores demonstraram que a expressão de *ERα* era predominante a de *ERβ* no endométrio eutópico e no tecido endometriótico ovariano, sugerindo que o efeito principal do estrogênio é mediado pelo receptor α.

Diferentes variantes foram descritas na sequência dos receptores de estrogênio, e algumas delas estão mais difundidas na população mundial como a variante reconhecida pelas enzimas de restrição *PvuII* (T-397C/rs2234693), *XbaI* (A-351G/rs9340799) no gene *ESR1* e as variantes reconhecidas por *AluI* (G+1730 /A/rs4986938) e *RsaI* (G1082A/rs1256049) no gene *ESR2*. Uma vez que as variantes desses genes podem ter um efeito funcional nos receptores, esses genes têm sido propostos como fatores de risco para muitas doenças femininas, como o câncer de mama e a osteoporose.

Nas últimas duas décadas, vários estudos caso-controle têm sido conduzidos para investigar a associação dessas variantes com a endometriose em diferentes populações, mas com resultados controversos entre americanos, europeus e orientais.

Na população brasileira, o risco de endometriose foi associado à variante AluI do gene *ESR2*, mas as demais variantes do receptor de estrogênio não foram associadas a esta patologia.

Os estrogênios são convertidos a estrogênios hidroxilados por enzimas de fase I, grupo ao qual pertencem as isoformas do citocromo CYP450 (CYPs). As enzimas de fase I produzem principalmente 2-OH e 4-OH-estrogênios, também chamados catecol-estrogênios (CEs), e, em pequena quantidade, 16α-OH-estrogênios. Os CEs e 16α-OH-estrogênios são conjugados e então desativados por enzimas metabolizadoras de fase II como a catecol O-metiltransferase (COMT), as sulfotransferases (SULTs) e a UDP glucuronosiltransferases (UGTs).

Seguindo a mesma lógica, variações nos genes que participam do metabolismo de estrogênio também podem estar associadas à endometriose, uma vez que refletem em alterações nas concentrações séricas de estrogênio e a conversão de estrona para estradiol.

As variações mais estudadas em genes que participam do metabolismo do estrogênio são: gene *COMT* (G472A, rs4680, val158met), a família do citocromo P450 – genes *CYP17A1* (MspA1, T-34C/rs743572), *CYP19* Arg-264Cys (C790T, rs700519, Gly313Ser), *CYP19* (T115C, rs2236722, Trp39Arg), e *HSD17* (v1V – A/C).

A enzima COMT faz a metilação dos CEs de estradiol e estrona (E2, E1). O gene *COMT* apresenta diversas variantes, entre elas uma variante não sinônima no éxon 4 que causa a troca de uma valina por uma metionina na enzima. Essa variante é frequente na população caucasiana e altera a estabilidade da enzima, fazendo com que esta seja degradada mais rapidamente (isoforma de menor atividade). Essa isoforma foi associada ao desenvolvimento do câncer de mama, também estrogênio dependente e da endometriose. Em um estudo com mulheres brasileiras, foi encontrada uma associação positiva entre a incidência dessa variante e a presença de endometriose.

O gene *CYP17A1*, localizado em 10q24.3, codifica a enzima P450c 17α, que participa na biossíntese dos andrógenos. A região 5' não traduzida da enzima contém uma variante (MspA1, T-34C, rs743572) que cria um sítio promotor adicional no gene. Foram observados altos níveis de estrogênio em pacientes portadoras do alelo variante e à endometriose em mulheres chinesas.

O gene *CYP19* codifica o citocromo p450, o principal componente da aromatase. Esta enzima é uma peça-chave na conversão de andrógenos para estrogênios. Diferentes variantes foram observadas no gene e relacionadas à atividade da enzima e aos níveis de aromatase, assim como à endometriose. Os estudos realizados até o momento mostram diferenças de incidência e associação de variantes neste gene com a doença em diferentes populações. Na população brasileira, encontramos associação do alelo variante com a presença de endometriose.

Variantes do gene *HSD17* foram associadas à endometriose nas populações japonesa e da Estônia. Este achado, no entanto, não foi confirmado em mulheres brasileiras.

As variações ocorridas em genes relacionados ao metabolismo de estrogênio, apesar de apresentarem achados controversos nas diferentes populações, parecem desempenhar um importante papel nos fatores de risco para o desenvolvimento da endometriose, progressão da doença e associação com a infertilidade.

Variantes no Gene do Receptor de Progesterona

A progesterona é um potente antagonista da proliferação endometrial induzida pelo estrogênio e pode também estar relacionada à patogênese da endometriose, uma vez que a progesterona age aumentando o volume das células da parede uterina e aumentando a espessura do endométrio. É a progesterona que permite a intensa invasão endometrial por vasos sanguíneos, pois age na expressão de fatores angiogênicos, de fatores reguladores do ciclo celular e na regulação das metaloproteinases que compõem a matriz extracelular.

Da mesma forma que o estradiol, a progesterona age nos tecidos alvo por meio de sua ligação a seu receptor. O gene que codifica o receptor de progesterona humano (*PGR; PR*) está localizado no cromossomo 11q22-23 (MIM 607311/GenBank 15716) e é um membro da superfamília dos receptores de esteroides. O receptor possui duas isoformas que modulam a ação biológica da progesterona: a isoforma A, que é capaz de inibir a ativação dos receptores de estrogênio, e a isoforma B, que é capaz de ativá-los. As duas isoformas são produtos da presença de dois diferentes promotores para o mesmo gene e de dois sítios distintos de início da tradução no primeiro éxon do gene. As duas isoformas são idênticas, exceto pela inserção de 165 aminoácidos na região N-terminal da isoforma B.

Diferentes variantes têm sido descritas nesse gene; no entanto, uma delas se destaca por sua elevada prevalência mundial e seu efeito funcional: a variante PROGINS (rs1042838), que ocorre devido a três mutações distintas que estão em completo desequilíbrio de ligação (*linkage disequilibrium*), e por isso são transmitidas sempre associadamente: uma substituição não sinônima de G-T no éxon 4 do gene, que leva a substituição de uma valina por uma leucina, uma substituição sinônima no éxon 5 e a inserção de um elemento de transposição *AluI* dentro do íntron G entre os éxons 7 e 8 da isoforma A do gene *PGR*, fazendo com que haja um aumento de 306 pares de bases no produto gênico. Essa variante promove o decréscimo da estabilidade do receptor, fazendo com que este perca a capacidade de inibir a ativação dos receptores de estrogênio, o que expõe o endométrio a uma maior ação estrogênica.

Acredita-se que, na presença desta variante da isoforma A, haveria um aumento de expressão da isoforma B, responsável pela ativação dos receptores de estrogênio, contribuindo para a ação altamente oncogênica dessa variante. Autores brasileiros e europeus encontraram uma associação positiva entre a variante PROGINS e a endometriose. No entanto, nosso grupo de pesquisa avaliou a frequência da variante PROGINS em mulheres com endometriose associada à infertilidade, mulheres inférteis sem endometriose e controle, e, na população estudada, a variante não estava associada nem à endometriose associada à infertilidade, nem à infertilidade idiopática.

Variantes no Gene do Receptor do Hormônio Luteinizante

Durante a vida adulta, até a menopausa, o hormônio luteinizante (LH) desempenha um importante papel no desenvolvimento do folículo e maturação do oócito, promovendo a ovulação e a luteinização dos folículos ovarianos. Além disso, ele estimula a produção de andrógenos e, em associação ao hormônio folículo estimulante (FSH), regula a produção de estradiol e progesterona pelas células da teca que circundam os folículos em crescimento no ovário, mantendo a produção de progesterona pelo corpo lúteo.

A associação entre os níveis de LH e a endometriose tem sido sugerida por diversos autores. Foi observado um perfil de LH anormal em 26 amostras de urina provenientes de 29 portadoras inférteis com endometriose. Também foram observadas elevadas concentrações do hormônio LH no líquido peritoneal de mulheres com endometriose.

Ronnberg et al. (1984) demonstraram que, em pacientes com endometriose, as concentrações do receptor de LH nos folículos ovarianos e corpo lúteo estavam baixas durante as fases folicular inicial e tardia, assim como na fase luteal do ciclo, comparadas às concentrações observadas em indivíduos controle. Em pacientes com endometriose grave e extensa, as concentrações dos receptores de LH são extremamente baixas. Por outro lado, a expressão dos receptores na superfície dos implantes endometrióticos está aumentada.

O hormônio LH pertence à família de hormônios glicoproteicos. Estruturalmente o LH é um heterodímero composto por duas subunidades *a* e *b*. A estrutura intacta do heterodímero é necessária para a atividade biológica apropriada. O gene da subunidade *LHb* está localizada no cromossomo 19q13.3.

Algumas variantes na subunidade *LHb* foram associadas à endometriose. A variante mais comum no gene *LHb* é uma troca G1502A (rs5030774), que resulta na substituição do aminoácido serina por glicina na posição 102 da proteína. Essa substituição pode ter um efeito potente na função hormonal. Uma vez que a glicina e a valina são importantes componentes na formação de regiões hidrofóbicas em uma proteína e a serina tem uma cadeia lateral polar, a substituição de uma glicina por uma serina na posição 102 introduz uma força hidrofílica à molécula. Esta mudança afeta a conformação normal e a função do LH, levando a menor afinidade pelo receptor e menor biopotência na produção de progesterona.

Hipoteticamente, a presença de variantes do LH explicaria as alterações endocrinológicas e menstruais observadas em mulheres com endometriose. De fato, foi observado que variantes nesse gene estavam em maior frequência em mulheres chinesas inférteis com endometriose. Também encontramos essa variante em elevada frequência em mulheres brasileiras inférteis com endometriose mínima e leve. No entanto, a variante não foi associada à endometriose em mulheres coreanas nem inglesas.

As alterações hormonais da endometriose estão associadas às alterações das concentrações de FSH, LH, estradiol e progesterona no soro, fluido peritoneal e fluido folicular de mulheres afetadas. Essa variação pode estar associada às anormalidades no fluido folicular, com alteração das concentrações de LH, fertilização reduzida e alteração da função luteal.

De fato, tem sido sugerido que as células da granulosa de folículos pré-ovulatórios de mulheres com endometriose têm se mostrado menos sensíveis ao LH. A redução significativa da atividade da aromatase nos folículos de mulheres com endometriose poderia explicar a menor produção de esteroides pelo folículo. Associados, todos estes dados mostram que os folículos das mulheres com endometriose apresentam esteroidogênese gravemente alterada, podendo afetar a função oocitária, o que explicaria a disfunção ovulatória, a fertilização prejudicada e as falhas de implantação, parâmetros frequentemente associados à endometriose.

Variantes no Gene do Receptor de Androgênio

O gene do receptor de androgênio (*AR*) está localizado em Xq12 (MIM:313700). Esse gene possui mais do que 90 kb e codifica uma proteína que possui três domínios principais: um domínio N terminal, um domínio de ligação ao DNA e um domínio de ligação ao estrogênio. A proteína funciona como um fator de transcrição ativado por hormônios esteroides. Em consequência da ligação do hormônio, o receptor se move para o núcleo e estimula a transcrição de genes responsivos aos andrógenos. Esse gene está envolvido em vários processos biológicos como a diferenciação e maturação sexual e a espermatogênese.

O gene *AR* contém dois segmentos de repetição de trinucleotídeos que codificam tratos de poliglutamina e poliglicina na proteína cujo tamanho e padrão de metilação podem afetar a expressão do receptor e sua função. O estrogênio promove o aumento da expressão dos receptores androgênicos no endométrio, promovendo seu crescimento. Além disso, a expressão de AR está presente no tecido endometrial e órgãos pélvicos, que são alvo para os implantes endometriais.

Baseado em sua função fisiológica, alterações genéticas no receptor androgênico como as repetições (CAG)n do éxon 1 podem contribuir para o desenvolvimento da endometriose. De fato, alterações na expressão do receptor androgênico foram detectadas na endometriose em pacientes avaliadas na China e Índia, porém não foram observadas diferenças na incidência da variante entre casos e controles de uma amostra estudada da população italiana. Além da endometriose, a variante do receptor de androgênio foi associada à adenomiose, aos carcinomas endometriais e à síndrome de ovário policístico.

Variantes no Gene do Receptor de FSH

O hormônio folículo estimulante (FSH) desempenha um papel importante no desenvolvimento folicular, maturação oocitária, regulação da síntese de esteroides e crescimento de células da granulosa, e induz a síntese da enzima aromatese, conversora de androgênio em estreadiol e estrona. Esse hormônio atua ligando-se a um receptor específico (FSHR), uma glicoproteína transmembrana, codificada pelo gene *FSHR* (ID 2492, MIM 136435) localizado em 2p16.3.

A transdução de sinal do FSH é realizada especialmente por meio do aumento da produção de cAMP intracelular, levando à ativação da proteína quinase A e à transcrição de vários genes; no entanto, como a densidade dos receptores de FSH afeta a função e a transdução de sinal é desconhecida. Mais de 900 SNVs foram descritas no gene *FSHR*, sendo Ala307Thr e Asn680Ser as SNVs mais explorados.

As variantes Ala307Thr e Asn680Ser ocorrem no éxon 10 e são não sinônimas, resultando na substituição de aminoácidos na proteína. Um estudo recente mostrou que essas variantes podem levar a perturbações na rede de sinalização programada para sobrevivência das células da granulosa e desenvolvimento folicular em mulheres inférteis sem endometriose. Além disso, na presença dessas variantes no gene *FSHR*, a produção de progesterona e estradiol pode ser regulada diferencialmente, contribuindo para a endometriose. Os receptores de FSH estão presentes nas células do estroma endometrial, glândulas endometriais do endométrio proliferativo e secretor, bem como no endotélio dos seus vasos sanguíneos associados, e a expressão de *FSHR* em lesões endometrióticas é qualitativa e quantitativamente diferente daquela no endométrio normal.

Como já mencionado anteriormente, as variações genéticas que podem interferir na produção local e nos níveis circulantes de estrogênio provavelmente desempenham papel no desenvolvimento da endometriose e emergem como genes candidatos. As variantes do gene *FSHR* Ala307Thr e Asn680Ser foram previamente associadas à variabilidade do nível sérico de FSH e desfechos reprodutivos, mas sua relação com a endometriose não foi esclarecida e os resultados na literatura são conflitantes.

Na população brasileira, não encontramos diferença na frequência dos genótipos e alelos das variantes do gene *FSRH* em mulheres com endometriose e controles. No entanto, quando o grupo endometriose foi subdividido de acordo com o estado de fertilidade e estágio da doença, uma associação positiva foi encontrada entre o genótipo 680Ser/Ser da variante Asn680Ser e mulheres férteis com endometriose.

Clinicamente, o genótipo 307Ala/Ala e o genótipo 680Ser/Ser foram associados a menor sensibilidade ao FSH, em particular, a variante Ser680. O genótipo *FSHR* 680Asn/Asn induz uma maior atividade de aromatase do que o genótipo 680Ser/Ser, resultando na produção de mais estrogênios e estimulando a proliferação de tecidos endometrióticos.

Variantes em Genes Associados à Inflamação e ao Sistema Imunológico

O sistema imune participa na homeostase da cavidade peritoneal e modificações no seu funcionamento foram apresentadas para explicar a endometriose e suas consequências. A exposição ao estrogênio é um dos principais fatores de risco para a endometriose. Recentemente, o efeito anti-inflamatório potente da progesterona foi reconhecido como um fator causal potencial para a endometriose e pode contribuir para a natureza autoimune da doença, bem como as mudanças mais específicas locais e sistêmicas. Durante o ciclo menstrual, os níveis de progesterona caem na fase secretora tardia quando não há gestação, ocorre o aumento de citocinas pró-inflamatórias, citocinas e metaloproteinases de matriz em preparação para o processo inflamatório da menstruação.

Doenças autoimunes e inflamatórias são um grupo diverso de doenças complexas caracterizadas pela perda de autotolerância, causando destruição do tecido imune-mediado. Assim como em doenças autoimunes, na endometriose ocorrem alterações imunológicas semelhantes, tais como aumento do número e da citotoxicidade de macrófagos, aumento policlonal na atividade dos linfócitos B; anormalidades nas funções e das concentrações de linfócitos B e T, e diminuição do número ou atividade das células *natural killer* (NK). Além disso, a presença de anticorpos antiendométrio e antiovário específicos foi observada na endometriose. Os fatores genéticos desempenham um importante papel na patogênese da endometriose e genes associados ao sistema imunológico são, portanto, genes candidatos para doença. Os SNVs podem afetar a função de componentes fundamentais das vias de sinalização de células T e provocar importantes efeitos no sistema imune e, assim, no desenvolvimento de doenças autoimunes.

Na Tabela 3.2-1 são apresentadas variantes em diferentes genes que participam do sistema imune e que já foram associadas a doenças autoimunes e/ou a endometriose.

TABELA 3.2-1 Variantes em Diferentes Genes que Participam do Sistema Imune e que já Foram Associados a Doenças Autoimunes e/ou à Endometriose

Gene Candidato	Localização	rs	Função	Autor e Ano do Estudo
FOXP3	Xp11.23	3761548 3761549 2232366 2232368 2280883	Codifica a proteína FOXP3 que regula a ativação das funções de células T e age também como repressor e na regulação transcricional da produção de citocinas nas células T.	André et al. (2011) Barbosa et al. (2012) Wu et al. (2013)
PTPN22	1p13.3–13.1	2476601	O mecanismo de ação do *PTPN22* na autoimunidade ainda precisa ser esclarecido. No entanto, o aumento da inibição da sinalização do receptor de células T provocada pelo polimorfismo C1858T poderia predispor a autoimunidade, tanto por afetar a eliminação de células T autorreativas do timo, quanto por afetar o desenvolvimento ou a função das células T reguladoras periféricas.	Ammendola et al. (2008) Ploski et al. (2009) Gomes et al. (2010) Gloria-Bottini et al. (2013) Gloria-Bottini et al. (2016) Pabalan et al. (2017)

continua

TABELA 3.2-1 Variantes em Diferentes Genes que Participam do Sistema Imune e que já Foram Associados a Doenças Autoimunes e/ou à Endometriose (*Continuação*)

Gene Candidato	Localização	rs	Função	Autor e Ano do Estudo
FCRL3	1q21–23	7528684 11264799 945635 3761959	Desempenha papel na diferenciação das células B em células autorreativas.	Teles et al. (2011) Bianco et al. (2011) Barbosa et al. (2012) Szczepańska et al. (2013) Zhang et al. (2015)
FCGR2B	1q23	---	Desempenha vários papéis modulando a função imune e mantendo assim a homeostase imunológica.	---
STAT4	2q32.2-q32.3	---	Um importante mediador dirigindo as células T-*helper* para linhagens de células T-*helper* pró-inflamatória tipo 1 e tipo 17.	Zamani et al. (2016) Bianco et al. (2019)
CTLA4	2q33	231775 3087243	Membro da superfamília de imunoglobulina que é expressa na superfície de células T ativadas e diminui a expressão da função das células T, além de ser um mediador crucial na tolerância periférica.	Vigano et al. (2005) Lerner et al. (2011)
NFKB1	4q24	28362491	Desempenha papel importante na resposta imune e inflamatória e modula a proliferação celular, a apoptose, a adesão, invasão e angiogênese em muitos tipos celulares.	Zhou et al. (2010) Bianco et al. (2012)
HLA-DRB1	6p21.3	rs660895	Desempenha papel central no sistema imune apresentando peptídeos derivados de proteínas extracelulares.	Wang et al. (2002) Whang et al. (2006) Sundqvist et al. (2011)
TNFAIP3	6q23	---	Desempenha papel central na regulação da resposta inflamatória.	---
IRF5	7q32		Codifica um membro do fator regulador de interferons (IRF), um grupo de fatores de transcrição com diversas funções, incluindo modulação do crescimento e diferenciação celular, apoptose e atividade do sistema imune.	Bianco et al. (2017)
TRAFs	9q33-q34	---	São membros da família TNFR, críticos para proliferação, crescimento e diferenciação de células B.	---
VDR	12q13.11	11168271 73123 10735810 1544410	A vitamina D é um hormônio que tem um papel essencial nas funções endócrinas, regulando a replicação celular e também tem mostrado desempenhar um papel importante em outras vias metabólicas, como na resposta imune. A vitamina D suprime a proliferação de linfócitos e a síntese de imunoglobulina, além de inibir a ação dos fatores de transcrição pró-inflamatórias e a produção de diferentes citocinas, tais como IL-2 e IL-12.	Vilarino et al. (2011) Szczepańska et al. (2015)
BLYS	13q32-q34	9514828	Membro da superfamília do fator de necrose tumoral, que é necessário para o desenvolvimento normal de células B e induz a diferenciação em células plasmáticas.	Graaff et al. (2010) Christofolini et al. (2011)
TYK2	19p13.2		Codifica um membro da tirosina quinase, mais especificamente as famílias de proteínas Janus quinases (JAKs). É um componente dos tipos I e III das vias de sinalização dos interferons. Desempenha um papel na imunidade antiviral.	Bianco et al. (2013)

DE – desreguladores endócrinos; DEHP – di-(2-etil-exil) ftalato; DES – dietilestilbestrol; GWAS – Estudos de associação do genoma completo ou *Genome Wide Association*; NK – células *natural killer*; PR-A – receptor de progesterona A; PR-B – receptor de progesterona B; SNVs – variantes de nucleotídeo único ou *Single Nucleotide Variant*; TBT – tributilestanho; TCDD – dioxina 2,3,7,8-tetraclorodibenzo-p-dioxina; TPT – trifenilestanho.

Teorias imunológicas sugerem que as alterações no sistema imune podem impedir a capacidade de eliminar células endometriais viáveis da cavidade pélvica. As células imunes que desempenham funções na destruição de células em locais ectópicos, incluindo células como macrófagos, células NK e células T citotóxicas, devem ser bem reguladas para assegurar que a resposta imune seja específica para os fragmentos de endométrio e não para o tecido uterino intacto.

Apesar do progresso da pesquisa sobre a endometriose na última década, várias perguntas sobre a etiologia permanecem obscuras. Uma vez que a menstruação retrógrada é um fenômeno comum que ocorre na maioria das mulheres, este fato por si só não deve ser o único responsável pelo aparecimento da endometriose. Acredita-se que propriedades intrínsecas do tecido endometrial podem assegurar a viabilidade, a adesão, a neovascularização e o estabelecimento de lesões ectópicas nas mulheres com endometriose.

Acredita-se também que o efeito combinado de diferentes variantes do sistema imune pode conduzir a alterações na homeostase imune contribuindo para o estabelecimento de células endometriais em locais ectópicos e para a progressão da doença. A elucidação de como as variantes gênicas agem em conjunto pode ser um passo importante na compreensão da fisiopatologia da endometriose e, no futuro, pode ser possível determinar qual o perfil genético de predisposição a endometriose, que pode ser de grande ajuda no estabelecimento de conduta terapêutica e prognóstico reprodutivo.

FATORES EPIGENÉTICOS – DESREGULADORES ENDÓCRINOS

Numerosos compostos naturais e sintéticos podem interferir no eixo reprodutivo de mamíferos, resultando em diminuição da fertilidade, perdas gestacionais e aumento de doenças ginecológicas, como endometriose, puberdade precoce e câncer de mama e endométrio. Tais compostos são denominados desreguladores endócrinos (DE).

Um desregulador endócrino é uma substância exógena ou uma mistura de substâncias, naturais ou sintéticas, que podem danificar ou alterar diretamente um órgão endócrino, interagir com um receptor de hormônios, ou alterar o metabolismo de um hormônio em um órgão endócrino, e consequentemente causar efeitos adversos à saúde de um organismo, sua prole, ou ainda uma população.

A origem da hipótese da ação dos DEs deve-se a acontecimentos importantes, tais como o aparecimento de câncer no sistema reprodutivo de filhas de mulheres que usaram DES (dietilestilbestrol) na gravidez, entre os anos de 1940 a 1970; anomalias no sistema reprodutivo observadas em jacarés que habitavam um lago na Flórida contaminado com o pesticida DDT e seu metabólito DDE7.

No Brasil, foram relatados alguns efeitos relacionados à exposição de desreguladores endócrinos no meio ambiente. Fernandez et al. (2002) relataram a exposição de organismos marinhos a compostos orgânicos contendo estanho, o tributilestanho (TBT) e o trifenilestanho (TPT), no litoral do Brasil (Rio de Janeiro, Fortaleza) e o desenvolvimento de caracteres sexuais masculinos em fêmeas de moluscos. Koifman et al. (2002) apresentaram os resultados de um estudo epidemiológico que relaciona a exposição a pesticidas durante os anos 1980 e distúrbios reprodutivos, tais como câncer de mama, ovário e próstata, e diminuição das taxas de espermatozoides no ejaculado, observados nos anos 1990 em diversos estados brasileiros.

Corroborando a teoria da menstruação retrógrada, observa-se uma forte associação entre a endometriose e o fluxo menstrual obstruído que ocorre na presença de anormalidades müllerianas. A presença do refluxo menstrual anormal poderia irritar o peritônio que, para defender-se, secretaria fatores de crescimento e ativação que poderiam facilitar a implantação e o crescimento, além de induzir a metaplasia. Todavia, mais de 90% das mulheres em idade reprodutiva apresentam menstruação retrógrada e nem todas desenvolvem endometriose. Assim, até o momento, não existe uma teoria única que identifique e explique todos os aspectos clínicos dessa doença considerada multifatorial. Contaminantes ambientais têm sido implicados na fisiopatologia da endometriose, uma vez que a exposição a poluentes ambientais tóxicos podem levar a modificação epigenética de genes críticos, resultando em expressão gênica alterada.

Estudos demonstraram que a exposição a TCDD (dioxina 2,3,7,8-tetraclorodibenzo-p-dioxina) está associada ao aumento da prevalência e da gravidade da endometriose. A exposição humana e animal a TCDD não só afeta níveis de receptores esteroides e a expressão gênica, mas também, potencialmente, o metabolismo dos hormônios esteroides e o transporte sérico. O TCDD pode também modular a produção local e ação de citocinas endometriais causando desregulação do sistema imunológico do trato reprodutivo pelo redirecionamento dos elementos do transporte e comportamentos dos leucócitos. O rompimento da relação imune-endócrina potencialmente conduz ao aumento da sensibilidade endometrial às citocinas pró-inflamatórias, notável em pacientes com endometriose.

Osteen et al. (2005) e Igarashi et al. (2005) demonstraram que a exposição de coculturas primárias de células adultas do estroma e epitélio endometrial ao TCDD diminuiu a relação da expressão do receptor de progesterona B (PR-B) e A (PR-A) (PR-A/PR-B) nos fibroblastos do estroma e aumentou a expressão de metaloproteinases tanto no estroma como no epitélio endometrial. Além disso, a prole dos camundongos expostos ao TCDD demonstrou alteração na expressão de progesterona e desregulação da fertilidade por três gerações sem exposição adicional a qualquer desregulador endócrino, sugerindo uma herança da alteração epigenética. Assim, relacionado ou não à exposição a agentes desreguladores endócrinos, o endométrio de mulheres com endometriose exibe diminuição da sensibilidade à progesterona semelhante à observada em murinos. Dado o efeito anti-inflamatório da progesterona, a redução da sensibilidade a este esteroide poderia contribuir para a autoimunidade natural contra a endometriose bem como para as alterações celulares específicas, locais e sistêmicas, que tem sido relatada em pacientes com a doença.

Concentrações plasmáticas de ftalatos foram associadas à endometriose em um estudo italiano que sugeriu pela primeira vez a relação entre os ftalatos e a fisiopatologia da doença. Cobellis et al. (2003) estudaram as concentrações plasmáticas e peritoneais de DEHP [di-(2-etil-exil) ftalato], composto do grupo dos ftalatos, em 55 mulheres com endometriose e 24 controles. Os resultados demonstraram que as mulheres com endometriose tinham concentrações maiores de DEHP no soro em relação aos controles e que 92,6% destas tinham níveis aumentados de DEHP no fluido peritoneal. Nenhuma relação foi encontrada entre as concentrações de DEHP e o estágio da endometriose. Todavia, Itoh et al., também em 2009, estudaram a presença de metabólitos dos ftalatos em mulheres com queixa de infertilidade que foram submetidas a laparoscopia, e não encontraram qualquer relação entre os metabólitos dos ftalatos e o risco de desenvolvimento de endometriose nas mulheres japonesas.

Cobellis et al. (2009) investigaram as concentrações séricas de bisfenol A e B no soro de 58 mulheres com endometriose e 11 mulheres férteis sem a doença. Altas concentrações de bisfenol A e B estavam presentes, respectivamente, em 51,7% e 27,6% das mulheres com endometriose e em nenhuma mulher do grupo controle. O composto bisfenol A e/ou B estava presente no soro de 63,8% das mulheres com endometriose, sugerindo importante relação entre a exposição ao bisfenol A ou B e a endometriose.

Moreira Fernandes et al. (2019) realizaram um estudo caso-controle para investigar as concentrações séricas de bisfenol A e ftalatos em 30 mulheres com endometriose e 22 controles. Altas concentrações de bisfenol A e ftalatos estavam presentes em ambos os grupos, mas não foram estatisticamente diferentes.

A interação entre o bisfenol A e/ou B com os receptores estrogênicos produz a ativação do mesmo fator de transcrição, o 17-b-estradiol, localizado próximo à região promotora do gene da aromatase. Esse mecanismo, provavelmente, determina a atividade da aromatase e, por consequência, a produção de estrogênio favorecendo as proliferação e inflamação características da endometriose. O mecanismo pelo qual o bisfenol age não está totalmente claro, mas sabe-se que este composto produz alteração no sistema endócrino que regula a proliferação, a diferenciação e a interação celular, provocando efeitos adversos na saúde humana.

Pesquisas epidemiológicas dos efeitos dos desreguladores endócrinos na endometriose são difíceis de serem realizadas porque existem vários obstáculos. Um problema grave é a mistura de agentes diferentes com atividades estrogênicas, antiestrogênicas e antiandrogênicas potenciais no ambiente. Outra questão é o conhecimento limitado sobre o tempo entre a exposição e o efeito no organismo. Além disso, a pesquisa epidemiológica geralmente pode ser influenciada por fatores tais como a seleção da área de estudo, do tamanho de amostra, da escolha dos valores-limite, da substância estudada, entre outros. Dessa forma, a relação entre os desreguladores endócrinos e a endometriose é complexa. O mecanismo exato de ação dos desreguladores endócrinos ainda não foi totalmente elucidado, mas acredita-se que essas substâncias possam levar à modificação epigenética e resultar em expressão gênica alterada.

PERSPECTIVAS

As SNVs têm papel fundamental em estudos populacionais e são ferramentas amplamente utilizadas em estudos de associação que fornecem recursos para análise do genoma. A análise direta da variação genética de sequências de DNA em regiões específicas se tornou possível, recentemente, devido ao aperfeiçoamento na tecnologia de genotipagem e sequenciamento; incluindo a genotipagem de alto rendimento – *microarrays* (microarranjos de DNA), e o sequenciamento de nova geração (*Next Generation Sequencing* – NGS).

Os *microarrays* de DNA ou SNP-*arrays* foram desenvolvidos com o objetivo de avaliar alterações ou variações no genoma, possuem alta densidade de sondas e alguns podem interrogar cerca de milhões de SNVs em uma única amostra. Já o sequenciamento de nova geração está mais veloz e com custo mais acessível. A nova tecnologia pode paralelizar o processo de sequenciamento, produzindo milhares de sequências ao mesmo tempo. O sequenciamento de genoma completo (*whole genome sequencing*) ou restrito aos éxons (Exoma) são também bem-sucedidas tecnologias na identificação de possíveis causas de doenças complexas.

No entanto, não se pode esquecer dos requisitos básicos para mapeamento de doenças com predisposição genética:

a) Um grande número de amostras deve ser coletados de casos e controles. Para isso, seria interessante que os grupos mais expressivos no estudo da endometriose, por exemplo, se unissem para acumular muitas amostras, o que não seria possível trabalhando em grupos isolados. O número de casos e controles deve ser suficiente para resultado com grande poder estatístico.
b) O DNA deve ser genotipado apropriadamente, ou seja, todas as amostras deveriam ser genotipadas com a mesma tecnologia evitando vieses de interpretação.
c) Os resultados devem ser então replicados com diferentes metodologias para confirmação da associação.
d) O grupo utilizado como controle deve ser homogêneo entre os estudos.

Os estudos de associação genética, no entanto, apresentam limitações, como a frequência das variantes em diferentes populações. Os estudos de GWAS, por sua vez, podem revelar interações genéticas e genes candidatos adicionais, além da possibilidade de detecção rápida de muitas SNVs ao mesmo tempo. Por outro lado, são necessárias a avaliação de várias amostras para trazer resultados e uma análise estatística robusta para evitar associações falsamente positivas, e o custo desta tecnologia é elevado. Ademais, em muitos modelos animais foi possível estabelecer a epistasia como um componente genético essencial da arquitetura de características complexas. No entanto, a identificação de interações gene-gene significativas tem sido desafiadora em experimentos GWAS e pós-GWAS em humanos, principalmente devido à falta de poder estatístico e aos desafios metodológicos.

Com certeza, com o avanço do conhecimento genético associado à endometriose, será possível, em breve, baseado no perfil gênico, saber qual paciente se beneficiará da cirurgia, do tratamento de reprodução assistida e/ou do tratamento farmacológico. Dessa forma, as variantes genéticas são fatores que contribuem para o risco de desenvolvimento da endometriose. No entanto, outros fatores, como hábitos alimentares, estilo de vida e exposição a poluentes ambientais, por exemplo, também contribuem para o desenvolvimento da doença. Ademais, estudos abrangendo genômica, biologia celular e pesquisa clínica poderiam aumentar o potencial desses resultados e a aplicação do conhecimento na prática clínica.

Referências Bibliográficas

1. Anaya, J.M., Gómez, L., Castiblanco, J. Is there a common genetic basis for autoimmune diseases? Clin Dev Immunol. 2006;13(2-4): 185-195.
2. André, G.M., Martins Trevisan, C., Pedruzzi, I.N., Fernandes, R.F.M., Oliveira, R., Christofolini, D.M., Bianco, B., Barbosa, C.P. The Impact of FSHR Gene Polymorphisms Ala307Thr and Asn680Ser in the Endometriosis Development. DNA Cell Biol. 2018;37(6): 584-591.
3. Barbosa, C.P., Bentes De Souza, A.M., Bianco, B., Christofolini, D.M. The effect of hormones on endometriosis development. Minerva Ginecol. 2011;63(4): 375-386.
4. Barbosa, C.P., Teles, J.S., Lerner, T.G., Peluso, C., Mafra, F.A., Vilarino, F.L., Christofolini, D.M., Bianco, B. Genetic association study of polymorphisms FOXP3 and FCRL3 in women with endometriosis. Fertil Steril. 2012;97(5): 1124-1128.5. Barrier, B.F. Immunology of endometriosis. Clin Obstet Gynecol 2010;53(2): 397-402.
6. Berbic, M., Fraser, I.S. Regulatory T cells and other leukocytes in the pathogenesis of endometriosis. J Reprod Immunol. 2011;88: 149-155.
7. Bianco, B., André, G.M., Vilarino, F.L., Peluso, C., Mafra, F.A., Christofolini, D.M., Barbosa, C.P. The possible role of genetic variants in autoimmune-related genes in the development of endometriosis. Hum Immunol. 2012;73(3): 306-315.
8. Bianco, B., Christofolini, D.M., Mafra, F.A., Brandes, A., Zulli, K., Barbosa, C.P. +1730 G/A polymorphism of the estrogen receptor beta gene (ERbeta) may be an important genetic factor predisposing to endometriosis. Acta Obstet Gynecol Scand. 2009;88(12): 1397-1401.
9. Bianco, B., Christofolini, D.M., Souza, A.M.B., Barbosa, C.P. The role of the endocrine disruptors in the physiopathology of endometriosis: Review. Arq Bras Ciencias da Saúde. 2010; 35: 103-110.
10. Bianco, B., Fernandes, R.F.M., Trevisan, C.M., Christofolini, D.M., Sanz-Lomana, C.M., de Bernabe, J.V., Barbosa, C.P.

Influence of STAT4 gene polymorphisms in the pathogenesis of endometriosis. Ann Hum Genet. 2019 [Epub ahead of print].

11. Bianco, B., de Camargo, C.R., Christofolini, D.M., Barbosa, C.P. Involvement of Interferon Regulatory Factor 5 (IRF5) Gene Polymorphisms and Haplotype in Endometriosis-related Infertility. J Endometr Pelvic Pain Disord. 2017;9(3): 188-192.

12. Bichoff, F.Z., Simpson, J.L. Heritability and molecular genetic studies of endometriosis. Human Reprod Update 2000; 6(1): 37-44.

13. Bosco, L., Ruvolo, G., Luparello, C., Ferrari, S., Valerio, D., Santi, D., Piomboni, P., Sarcina, E., Lispi, M., Roccheri, M.C. Gene Expression and Apoptosis Levels in Cumulus Cells of Patients with Polymorphisms of FSHR and LHB Undergoing in Vitro Fertilization Program. Cell Physiol Biochem. 2017; 43(6): 2391-2404.

14. Bruner-Tran, K.L., Yeaman, G.R., Crispens, M.A., Igarashi, T.M., Osteen, K.G. Dioxin may promote inflammation-related development of endometriosis. Fertil Steril. 2008;89(5 Suppl): 1287-1298.

15. Caserta, D., Maranghi, L., Mantovani, A., Marci, R., Maranghi, F., Moscarini, M. Impact of endocrine disruptor chemicals in gynaecology. Hum Reprod Update. 2008;14(1): 59-72.

16. Cheesman, K.L., Ben-Nun, I., Chatterton, R.T. Jr., Cohen, M.R. Relationship of luteinizing hormone, pregnanediol-3--glucuronide, and estriol-16-glucuronide in urine of infertile women with endometriosis. Fertil Steril. 1982;38(5): 542-548

17. Chew, P.C., Peh, K.L., Loganath, A., Gunasegaram, R., Ratnam, S.S. Elevated peritoneal fluid luteinizing hormone and prolactin concentrations in infertile women with endometriosis. Int J Gynaecol Obstet 1990;33(1): 35-39.

18. Chorley, B., Wang, X., Campbell, M., Pittman, G., Noureddine, M.A., Bell, D. Discovery and verification of functional single nucleotide polymorphisms in regulatory genomic regions: current and developing technologies. Mutat Res. 2008; 659(12): 147-157.

19. den Dunnen, J.T., Dalgleish, R., Maglott, D.R., Hart, R.K., Greenblatt, M.S., McGowan-Jordan, J., Roux, A.F., Smith, T., Antonarakis, S.E., Taschner, P.E. HGVS Recommendations for the Description of Sequence Variants: 2016 Update. Hum Mutat. 2016;37(6): 564-569.

20. Enmark, E., Pelto-Huikko, M., Grandien, K., Lagercrantz, S., Lagercrantz, J., Fried, G., Nordenskjold, M., Gustafsson, J.A. Human estrogen receptor beta-gene structure, chromosomal localization, and expression pattern. J Clin Endocrinol Metab 1997; 82: 4258-4265.

21. Gimenes, C., Bianco, B., Mafra, F.A., Rosset, V., Christofolini, D.M., Barbosa, C.P. The progins progesterone receptor gene polymorphism is not related to endometriosis-associated infertility or to idiopathic infertility. Clinics (São Paulo). 2010;65(11): 1073-1076.

22. Gloria-Bottini, F., Ammendola, M., Saccucci, P., Neri, A., Magrini, A., Bottini, E. The effect of ACP1, ADA6 and PTPN22 genetic polymorphisms on the association between p53 codon 72 polymorphism and endometriosis. Arch Gynecol Obstet. 2016;293(2): 399-402.

23. Gloria-Bottini, F., Ammendola, M., Saccucci, P., Pietropolli, A., Magrini, A., Bottini, E. The association of PTPN22 polymorphism with endometriosis: effect of genetic and clinical factors. Eur J Obstet Gynecol Reprod Biol. 2013;169(1): 60-63.

24. Harlow, C.R., Cahill, D.J., Maile, L.A., Talbot, W.M., Mears, J., Wardle, P.G., Hull, M.G. Reduced preovulatory granulosa cell steroidogenesis in women with endometriosis. J Clin Endocrinol Metab. 1996; 81(1): 426-429.

25. Horie, K., Takakura, K., Imai, K., Liao, S., Mori, T. Immunohistochemical localization of androgen receptor in the human endometrium, decidua, placenta and pathological conditions of the endometrium. Hum Reprod. 1992;7: 1461-1466.

26. Koifman, S., Koifman, R.J., Meyer, A. Human reproductive system disturbances and pesticide exposure in Brazil. Cad. Saúde Pública. 2002;18(2): 435-445.

27. Kulikowski, L.D. Citogenômica Aplicada à Prática Médica. 1ª ed. São Paulo: Editora Atheneu; 2013.

28. Lander, E.S., Linton, L.M., Birren, B., Nusbaum, C., Zody, M.C., Baldwin, J., Devon, K., Dewar, K., Doyle, M., Fitzhugh, W., et al. Initial sequencing and analysis of the human genome. Nature. 2001; 409: 860-921.

29. Mafra, F.A., Bianco, B., Christofolini, D.M., Souza, A.M., Zulli, K., Barbosa, C.P. Luteinizing hormone beta-subunit gene (LHbeta) polymorphism in infertility and endometriosis-associated infertility. Eur J Obstet Gynecol Reprod Biol. 2010;151(1): 66-69.

30. Matarese, G., De Placido, G., Nikas, Y., Alviggi, C. Pathogenesis of endometriosis: natural immunity dysfunction or autoimmune disease? Trends Mol Med. 2003;9: 223-228.

31. Matsuzaki, S., Murakami, T., Uehara, S., Canis, M., Sasano, H., Okamura, K. Expression of estrogen receptor alpha and beta in peritoneal and ovarian endometriosis. Fertil Steril. 2001;75: 1198-205.

32. Menasce, L.P., White, G.R., Harrison, C.J., Boyle, J.M. Localization of the estrogen receptor locus (ESR) to chromosome 6q25.1 by FISH and a simple post-FISH banding technique. Genomics 1993;17: 263-265.

33. Montalto, M., Santoro, L., D'Onofrio, F., Gallo, A., Campo, S., Campo, V. et al. Endometriosis, need for a multidisciplinary clinical setting: the internist's point of view. Intern Emerg Med. 2010;5(6): 463-467.

34. Montgomery, G.W., Nyholt, D.R., Zhao, Z.Z., Treloar, S.A., Painter, J.N., Missmer, S.A. et al. The search for genes contributing to endometriosis risk. Hum Reprod Update. 2008;14: 447-457.

35. Moreira Fernandez, M.A., Cardeal, Z.L., Carneiro, M.M., André, L.C. Study of possible association between endometriosis and phthalate and bisphenol A by biomarkers analysis. J Pharm Biomed Anal. 2019;172: 238-242.

36. Nayyar, T., Bruner-Tran, K.L., Piestrzeniewicz-Ulanska, D., Osteen, K.G. Developmental exposure of mice to TCDD elicits a similar uterine phenotype in adult animals as observed in women with endometriosis. Reprod Toxicol. 2007;23(3): 326-336.

37. Near, A.M., Wu, A.H., Templeman, C., Van Den Berg, D.J., Doherty, J.A., Rossing, M.A., Goode, E.L., Cunningham, J.M., Vierkant, R.A., Fridley, B.L., Chenevix-Trench, G., Webb, P.M., Kjær, S.K., Hogdall, E., Gayther, S.A., Ramus, S.J., Menon, U., Gentry-Maharaj, A., Schildkraut, J.M., Moorman, P.G., Palmieri, R.T., Ness, R.B., Moysich, K., Cramer, D.W., Terry, K.L., Vitonis, A.F., Pike, M.C., Berchuck, A., Pearce, C.L. Ovarian Cancer Association Consortium; Australian Cancer Study (Ovarian Cancer) (ACS); Australian Ovarian Cancer Study Group (AOCS). Progesterone receptor gene polymorphisms and risk of endometriosis: results from an international collaborative effort. Fertil Steril. 2011;95(1): 40-45.

38. Nisolle, M., Donnez, J. Peritoneal endometriosis, ovarian endometriosis, and adenomyotic nodules of the rectovaginal

septum are three different entities. Fertil Steril 1997; 68(4): 585-596.
39. Nothnick, W.B. Treating endometriosis as an autoimmune disease. Fertil Steril. 2001;76: 223-231.
40. Nussbaum, R.L., Mclness, R.R., Willard, H.F. Thompson & Thompson Genética Médica. 7a Ed. Rio de Janeiro: Elsevier; 2008.
41. Pabalan, N., Jarjanazi, H., Christofolini, D.M., Bianco, B., Barbosa, C.P. Association of the protein tyrosine phosphatase non-receptor 22 polymorphism (PTPN22) with endometriosis: a meta-analysis. Einstein (Sao Paulo). 2017;15(1): 105-111.
42. Pierce, J.G., Parsons, T.F. Glycoprotein hormones: structure and function. Annu Rev Biochem. 1981; 50: 465-495
43. Piersma, D., Verhoef-Post, M., Look, M.P., Uitterlinden, A.G., Pols, H.A., Berns, E.M., Themmen, A.P. Polymorphic variations in exon 10 of the luteinizing hormone receptor: functional consequences and associations with breast cancer. Mol Cell Endocrinol 2007;276(1-2): 63-70.
44. Rahmioglu, N., Missmer, S.A., Montgomery, G.W., Zondervan, K.T. Insights into Assessing the Genetics of Endometriosis. Curr Obstet Gynecol Rep. 2012;1(3): 124-137.
45. Rönnberg, L., Kauppila, A., Rajaniemi, H. Luteinizing hormone receptor disorder in endometriosis. Fertil Steril. 1984; 42(1): 64-68.
46. Sadee, W., Wang, D., Papp, A.C. et al. Pharmacogenomics of the RNA world: structural RNA polymorphisms in drug therapy. Clin Pharmacol Ther. 2011; 89: 355-365.
47. Szczepańska, M., Wirstlein, P., Hołysz, H., Skrzypczak, J., Jagodziński, P.P. The FCRL3 -169T>C polymorphism and the risk of endometriosis-related infertility in a Polish population. Arch Gynecol Obstet. 2013;288(4): 799-804.
48. Szczepańska, M., Mostowska, A., Wirstlein, P., Skrzypczak, J., Misztal, M., Jagodziński, P.P. Polymorphic variants in vitamin D signaling pathway genes and the risk of endometriosis-associated infertility. Mol Med Rep. 2015;12(5): 7109-7115.
49. Simpson, J.L., Elias, S., Malinak, L.R., Buttram, V.C. Jr. Heritable aspects of endometriosis. I. Genetic studies. Am J Obstet Gynecol. 1980;137 (3): 327-331.
50. Tam, V., Patel, N., Turcotte, M., Bossé, Y., Paré, G., Meyre, D. Benefits and limitations of genome-wide association studies. Nat Rev Genet. 2019 [Epub ahead of print].
51. Vassilopoulou, L., Matalliotakis, M., Zervou, M.I., Matalliotaki, C., Krithinakis, K., Matalliotakis, I., Spandidos, D.A., Goulielmos, G.N. Defining the genetic profile of endometriosis. Exp Ther Med. 2019;17(5): 3267-3281.
52. Zamani, M.R., Salmaninejad, A., Akbari Asbagh, F., Masoud, A., Rezaei, N. STAT4 single nucleotide gene polymorphisms and susceptibility to endometriosis-related infertility. Eur J Obstet Gynecol Reprod Biol. 2016;203: 20-24.
53. Zhang, H., Zhang, Z., Li, G., Wang, S., Zhang, S., Xic, B. Association of FCRL3 Genetic Polymorphisms With Endometriosis-Related Infertility Risk: An Independent Study in Han Chinese. Medicine (Baltimore). 2015;94(35): e1168.
54. Zhang, T., De Carolis, C., Man, G.C.W., Wang, C.C. The link between immunity, autoimmunity and endometriosis: a literature update. Autoimmun Rev. 2018;17(10): 945-955.
55. Zondervan, K.T., Becker, C.M., Koga, K., Missmer, S.A., Taylor, R.N., Viganò, P. Endometriosis. Nat Rev Dis Primers. 2018;4(1): 9.
56. Wu, Z.Y., Wang, W.W., Wang, T., Yang, R.F., Li, Y., Li, T., Wang, S.X. Association of FOXP3 gene polymorphism in Chinese women with endometriosis. Zhonghua Yi Xue Yi Chuan Xue Za Zhi. 2013;30(1): 106-110.

Capítulo 3.3

Imunologia

Helena Malvezzi e Luiz Vicente Rizzo

PRINCÍPIOS DE IMUNOLOGIA (ÓRGÃOS, CÉLULAS E MOLÉCULAS DO SISTEMA IMUNE COM ÊNFASE NO PERITÔNIO)

Como Definir o Sistema Imune

Quando pensamos em uma definição do sistema imune, a primeira coisa que vem à mente é que o sistema imune é um sistema de defesa. Porém, defesa contra o quê? O sistema imune é capaz de reconhecer e responder a não apenas microrganismos infecciosos, mas também a componentes não infecciosos, como, por exemplo, células senescentes ou neoplásicas. Além disso, o sistema imune tem a capacidade de distinguir entre moléculas próprias e não próprias, entre substâncias que apresentam marcadores de perigo e ignorar aquelas sem esses marcadores e, assim, escolher se haverá ou não resposta imune para essas sustâncias e que tipo de resposta é mais adequada.

Sabemos que temos muito mais microrganismos comensais do que células em nosso organismo; sendo assim, porque não respondemos a todos esses microrganismos? A resposta imunológica é decorrente de uma série de fatores presentes no microambiente, que direcionarão essa resposta para a mais adequada possível em relação àquela situação. São necessárias moléculas coestimulatórias, moléculas de adesão e citocinas de ativação para uma apresentação de antígenos eficiente aos linfócitos T (LT) e as próprias citocinas presentes no meio podem modular a resposta ou até mesmo inibi-la. Dessa forma, a melhor definição para o sistema imune é que ele representa um sistema de reconhecimento. Assim como o que ocorre nos outros sistemas do organismo, a resposta imune visa manter a homeostasia. Assim, em condições de estresse ou perigo, as células do sistema imune são ativadas e induzidas a atuar na defesa do organismo.

Imunidade Inata

Classicamente, dividimos a resposta imune em inata e adaptativa. A imunidade inata, também chamada de natural ou nativa, é aquela presente antes mesmo de qualquer contato com o agente patogênico e compõe a primeira linha de defesa contra tal agente. Esses mecanismos reagem rapidamente contra produtos microbianos ou de células lesadas e respondem essencialmente da mesma maneira a repetidas exposições a um mesmo estímulo. A imunidade adaptativa, também chamada de específica ou adquirida, é composta por linfócitos T e B, e constitui uma imunidade mais tardia, que depende dos sinais oriundos da imunidade inata para reconhecer o agressor.

Barreiras físicas (como pele e mucosas), químicas (como pH) e biológicas (microrganismos comensais e seus produtos) compõem o sistema imune inato, juntamente com células do sistema imune (células *natural killer*, fagócitos e células dendríticas) e proteínas presentes no sangue (sistema complemento, mediadores da inflamação e citocinas). As células da imunidade inata reconhecem padrões moleculares associados a patógenos ou padrões moleculares associados ao perigo por meio de receptores reconhecedores de padrão, similarmente distribuídos entre todas as células da imunidade inata. Dessa forma, essas células são capazes de reconhecer e discriminar entre diferentes grupos de microrganismos (ou diferentes tipos de sinal de perigo), porém não reconhecem particularidades de cada tipo de microrganismo.

Os fagócitos, como macrófagos e neutrófilos, são essenciais para o início da resposta imune contra microrganismos patogênicos. Os macrófagos residentes e células dendríticas do tecido são as primeiras células do sistema imune a perceber a presença de microrganismos e células lesadas no tecido. Após o reconhecimento, fagocitam (ou endocitam) os agentes potencialmente patogênicos, os destroem em sua vesícula fagocítica/endocítica e, em resposta, liberam citocinas e fatores que recrutam células imunes da circulação para o local de infecção.

As células *natural killer* (NK) estão entre as principais células do sistema imune dos vertebrados. O papel das células NK é análogo ao de células T citotóxicas na resposta imune adaptativa. As células NK fornecem respostas rápidas para as células infectadas por vírus e respondem à formação de tumores, começando a atuar cerca de 3 dias após a infecção. Portanto, desempenham importante papel na resposta inata, podendo diferenciar células infectadas por vírus, células neoplásicas e células normais.

As células NK reconhecem células infectadas ou estressadas através de um balanço de sinais obtidos de receptores ativadores e inibidores. Alguns microrganismos, como os vírus, por exemplo, utilizam como mecanismo de escape da resposta imune a diminuição da expressão de moléculas de MHC (complexo de histocompatibilidade principal) de classe I, presentes em quase todas as células nucleadas. Esse é um mecanismo eficiente de escape de respostas de linfócitos T; entretanto, a ausência (ou redução) na expressão de MHC I é um sinal ativador de células NK, que atuam de forma citotóxica semelhante aos LT citotóxicos CD8$^+$ (descritos mais adiante). Além disso, as células NK, assim como LT, são ótimas produtoras de citocinas, como intereferon-gama (IFN-γ), que ativam macrófagos e LT.

As células dendríticas (DC) constituem uma ponte entre a imunidade inata e a imunidade adaptativa; isso porque são consideradas as principais células apresentadoras de antígenos (APCs). As células DC possuem longas projeções, alta capacidade fagocítica e estão situadas nas principais portas de entrada de microrganismos (pele e mucosas do trato respiratório e gastrointestinal); por isso, são consideradas sentinelas imunológicas. As células DC captam antígenos proteicos com suas longas projeções e os apresentam aos LT nos linfonodos. No processo de migração até o linfonodo regional, as células DC amadurecem e adquirem a expressão de moléculas coestimuladoras, tornando-se aptas a apresentarem o antígeno aos LT da melhor forma possível.

Assim, o sistema imune inato é essencial para conter os primeiros sinais de inflamação e, caso não consiga deter o agressor, direciona as células da imunidade adaptativa para reagirem de forma adequada e dirigida.

O sistema complemento é um conjunto de enzimas proteolíticas, proteínas reguladoras e proteínas capazes de causar a lise celular. É um dos mais preservados sistemas de defesa entre todos os organismos vivos, sendo provavelmente um dos primeiros aparatos de defesa contra a infecção por microrganismos desenvolvidos por seres multicelulares. O sistema pode ser dividido didaticamente em quatro grupos de proteínas, sendo três responsáveis pela ativação de C3 (terceiro componente do complemento, fundamental no processo de opsonização e fagocitose). O quarto grupo é o chamado complexo de ataque à membrana que efetua a lise celular e é composto pelos componentes que vão de C5 a C9 do complemento, sendo ativado por uma fração de C3 chamada C3b.

Os três grupos de proteínas responsáveis pela ativação de C3 se dividem em: via clássica, via alternativa e via da lecitina. Esta última é ativada pela presença de uma determinada lecitina na superfície de microrganismos e não será abordada neste capítulo. A via clássica é iniciada pela ligação do antígeno a um anticorpo (IgM ou IgG) capaz de ativar o componente C1 do complemento (composto por 6 subunidades, duas q, duas r e duas s). O C1 ativado é uma enzima proteolítica, capaz de clivar as duas moléculas seguintes na cascata do complemento, C4 e C2.

C4 é uma proteína composta por 3 cadeias: α, β e γ. Quando ativada por C1, a cadeia a é clivada, formando dois componentes: C4a e C4b. O componente C4b se liga de forma covalente à superfície de qualquer célula próxima ao sítio de ativação (ou seja, onde ocorreu a reação antígeno-anticorpo). A presença de uma única molécula de C1 causará a deposição de múltiplas moléculas de C4b. C2 é uma cadeia polipeptídica única que se liga a C4b e, assim, também é clivada por C1 liberando o componente C2b. O complexo C4b, ligado ao fragmento restante de C2 (C2a), é uma serina esterase (C3 convertase) que cliva C3 liberando C3a e C3b.

C3 também pode ser clivado por uma convertase que é gerada pela via alternativa de ativação do complemento (o segundo grupo de proteínas citado anteriormente). A ativação pela via alternativa é independente da formação do complexo antígeno-anticorpo. A via alternativa pode ser iniciada pelo componente insolúvel da parede celular de leveduras (zimozan), por LPS, por outros componentes de microrganismos, venenos e algumas drogas. A presença de uma ou mais destas substâncias leva à ativação do Fator D, uma enzima capaz de hidrolizar o fator B (outra proteína sérica). Após a ligação do fator B com C3b (formando o complexo C3bBb, que é a C3 convertase da via alternativa) ocorre a clivagem de várias moléculas C3 e a deposição de C3b na superfície da célula-alvo, gerando um complexo C3bBbC3b(n), que é a C5 convertase. Uma vez que a formação de Bb é dependente da presença de Fator D ativado e de C3b, a via alternativa funciona também como uma via de amplificação da cascata do complemento.

C3b possui uma ponte tioéster interna que pode ser quebrada para liberar um grupo sulfidrila livre; este último pode formar ligações covalentes com moléculas de superfície adjacentes. C3b é reconhecido por receptores em diversos tipos celulares (notadamente células do sistema monocítico-fagocitário) e a ligação de C3b a uma bactéria coberta por anticorpos é um passo fundamental no processo de fagocitose destes microrganismos. C3b também é crítico para a ligação do complexo de ataque de membrana que resulta na lise celular. O processo é iniciado pela clivagem de C5, uma proteína de 200 KDa composta por duas cadeias. As C5 convertases que catalisam este processo são C4b2a3b (via clássica) ou C3bBbC3b(n), esta última estabilizada pela ligação da properdina (via alternativa). C5b formará complexos com C6 e sucessivamente com C7, C8 e C9, levando à formação de poros na superfície da célula na qual estão depositados.

Além do seu papel na opsonização (C3b) e na lise de microrganismos (C5b-C9), vários outros fragmentos originários da cascata do complemento executam outras funções no sistema imune. Assim, C3a se liga a receptores em mastócitos e basófilos, resultando na liberação de histamina e recebendo, portanto, a denominação de anafilatoxina; o mesmo ocorre com C5a. Este último componente também funciona como um fator quimiotático para neutrófilos e monócitos.

O processo de ativação do complemento é uma cascata regulada de maneira muito complexa e precisa por diversas proteínas, como o inibidor de C1 esterase e a proteína desativadora de C3b; anormalidades nestas proteínas reguladoras sempre resultam em doenças causadas pelo consumo exagerado de componentes do complemento.

As células do próprio organismo dispõem de mecanismos que as protegem contra a lise mediada pelo complemento, como, por exemplo, o fator de aceleração do decaimento (ou DAF), proteínas de membrana que impedem a ligação de C3b ou aceleram a sua remoção. Defeitos nestas proteínas também causam doenças pela destruição das células do próprio organismo.

Imunidade Adaptativa

Diferentemente dos receptores das células da imunidade inata, os receptores presentes em linfócitos T e B (LB) reconhecem particularidades de cada microrganismo e são, portanto, altamente específicos. Seus receptores são formados através de uma recombinação aleatória de segmentos gênicos, tornando o repertório linfocitário altíssimo, com o potencial de reconhecer qualquer tipo de microrganismo existente na natureza. Os LB são capazes de reconhecer antígenos de diversas naturezas pelo seu receptor e produzir anticorpos específicos contra esse antígeno. Os LT não conseguem por si só reconhecer os antígenos; necessitam da ajuda de uma célula que capte esse antígeno, processe-o em peptídeos menores e o apresente ao LT num contexto de MHC (complexo principal de histocompatibilidade).

Os LT citotóxicos CD8+ (ou citolíticos) e LT auxiliares CD4+ (ou *helper*), expressam em sua superfície correceptores que se ligam especificamente às moléculas de MHC de classe I (MHC I) e MHC de classe II (MHC II). A ligação do correceptor CD8 de LT citotóxicos na molécula de MHC I ou do correceptor CD4 de LT *helper* na molécula de MHC II é essencial para que ocorra o reconhecimento do antígeno pelo LT. As células capazes de apresentar antígenos aos LT CD4+ por via de MHC II são chamadas de células apresentadoras de antígenos (ou APCs). São elas os macrófagos, células dendríticas e linfócitos B. Após o reconhecimento do antígeno pelo LT CD4+, este produz sinalizadores (as citocinas) que atuam coordenando a resposta imunológica. No caso do LT CD8+, todas as células nucleadas expressam MHC I e, portanto, qualquer célula nucleada é capaz de apresentar antígenos ao LT CD8+, via MHC I. O reconhecimento de antígenos ligados à molécula de MHC I leva à ativação do LT citotóxico e à consequente liberação de seus grânulos na fenda imunológica. Os principais grânulos liberados pelo LT CD8+ são as perforinas e granzimas. As perforinas formam um poro na membrana da célula-alvo, por onde entram as granzimas, que culminam na ativação das caspases e na morte celular. O mesmo mecanismo de citólise é exercido pelas células NK.

Após o reconhecimento de peptídeos pelos linfócitos T, esses são ativados, proliferam e se diferenciam em LT efetores e LT de memória. As células de memória podem sobreviver em um estado quiescente por muitos anos após a eliminação do antígeno. A capacidade de gerar memória é uma característica única da imunidade adaptativa e garante uma resposta secundária a um mesmo antígeno, muito mais rápida e eficiente do que a primeira exposição.

As citocinas liberadas principalmente pelas células do sistema imune são responsáveis pelo recrutamento de células específicas ao local de inflamação, ativação ou inibição de respostas imunes específicas e resolução do processo inflamatório. Dependendo do tipo de citocina presente em um meio, em um determinado instante, é possível inferir o tipo de resposta imune que está ocorrendo naquele local. Células LT *helper naïve* podem ser subdivididas grosseiramente em Th1, Th2, Th17 e Treg de acordo com o tipo de citocina que ela produz e citocinas presentes no microambiente onde proliferam. A sinalização por citocinas leva à expressão de seus fatores de transcrição (Tbet para Th1, ROR gt para Th17, GATA3 para Th2, e FOXP3 para Treg). O linfócito Th1 produz citocinas como IFN-γ, IL-2 e IL-12 e está envolvido na ativação de macrófagos, células NK e LT, além da produção de IgG pelos LB. O linfócito Th2 está envolvido em respostas dependentes de IL-4, IL-5, IL-10, IL-13, ativação de eosinófilos e mastócitos e produção de IgE. Já o linfócito Th17 produz altas concentrações de IL-17A, IL-17F, IL-6 e TNF-α.

A resposta imune celular do tipo Th1 tende a ser mais agressiva e, se excessiva, causa grande lesão tecidual devido a produtos derivados de macrófagos e LT ativados, que tentam controlar a situação. A resposta predominantemente humoral, induzida por células Th2, é crucial para a defesa contra helmintos e em respostas alérgicas; entretanto, dependendo do quadro encontrado, pode levar a cronicidade de determinada doença. Esses três subtipos de células Th são os principais estudados, embora outros tipos de linfócitos auxiliares, como Th9 e Th22, produtoras de IL-9 e IL-22, respectivamente, já foram descritas.

As células Th17 produzem várias citocinas inflamatórias como IL-17A, IL-17F, IL-6, IL21, IL-22, TNF-α e IL-23, e por isso são caracterizadas como pró-inflamatórias. Essas citocinas secretadas são responsáveis por ativar outros tipos celulares, como Th1 e induzir uma intensa resposta inflamatória (AHN et al., 2015).

Existem três tipos principais de células T reguladoras CD4+: as células T reguladoras CD4+ CD25+high Foxp3+ (que são as principais estudadas em processos autoimunes), as células Tr1 e as Th3, ambas Foxp3-. Essas células reguladoras induzidas se desenvolvem como consequência da ativação de linfócitos T maduros, em condições específicas de exposição antigênica e sob influência de diferentes citocinas. As Tr1 são produtoras de IL-10, enquanto as Th3 são reguladoras principalmente pela produção de TGF-β.

Órgãos e Tecidos do Sistema Imunológico

É principalmente na medula óssea que são produzidas as células do sistema imune. A partir de um progenitor hematopoiético, diferentes estímulos atuam nessas células para que elas se diferenciem nas células mieloides (monócitos, basófilos, eosinófilos e neutrófilos, hemácias e plaquetas) e linfoides (LB e LT). O LT ainda precisa migrar para o timo para concluir os estágios finais de maturação. A medula óssea e o timo são considerados órgãos linfoides primários (ou centrais) devido à sua capacidade de gerar e maturar células imunes. Nesses órgãos, os precursores linfoides estão em contato próximo com células do estroma e células imunes presentes, e esse contato é essencial para a maturação das células. Assim que maduras, as células do sistema imune saem e circulam entre os órgãos linfoides secundários (ou periféricos): baço, linfonodos, tecido linfoide associado à mucosa (ou MALT) e tecido imunológico cutâneo. Cada local tem sua estrutura própria e fatores associados que induzem respostas imunológicas únicas. As células imunes circulam entre um local e outro através de vasos sanguíneos e linfáticos.

A cavidade peritoneal, apesar de não ser um órgão linfoide, constitui um microambiente rico em células e substâncias que influenciam na resposta imune local. Essas substâncias estão diluídas no fluido peritoneal (FP), que banha os órgãos da cavidade peritoneal. O fluido peritoneal é composto principalmente de transudato do plasma sanguíneo, fluido ovariano, fluido tubário, menstruação retrógrada e produtos secretados por macrófagos. Em pacientes com endometriose, o FP encontra-se em volume aumentado e rico em hormônios, prostaglandinas, enzimas proteolíticas, citocinas e fatores de crescimento.

HISTÓRICO DA IMPORTÂNCIA DO SISTEMA IMUNE NA ENDOMETRIOSE

Etiopatogenia da endometriose

A endometriose é definida pela presença e função de tecido endometrial fora da cavidade uterina. Existem diversas teorias para tentar explicar como o tecido endometrial ectópico se estabelece nesses locais, entre elas a teoria da menstruação retrógrada de Sampson, a teoria da metaplasia celômica de Meyer e teorias derivadas dessas vertentes. A teoria mais explorada atualmente é a da menstruação retrógrada, proposta em 1927. Em meados da década de 1910, Sampson se interessou em estudar a anatomia da cavidade uterina e percebeu que remanescentes endometriais são carregados, durante a menstruação, para fora da cavidade uterina. Esses fragmentos mostraram ser viáveis e ter a capacidade de se implantar e crescer em locais ectópicos. A esse processo de disseminação de fragmentos endometriais por via regressa (pelas tubas uterinas) e implantação ectópica foi dado o nome de menstruação retrógrada.

Curiosamente, esse processo ocorre em 90% das mulheres em idade reprodutiva em algum estágio da vida; porém, a prevalência da endometriose na população mundial é estimada em 10 a 15% das mulheres em idade reprodutiva. Conclui-se, portanto, que além da ocorrência de menstruação retrógrada, outros fatores que permitem a adesão e proliferação dessas células fora da cavidade uterina contribuem para a patogênese da endometriose. Entre tais fatores, alterações genéticas, ambientais, hormonais, da microbiota e do sistema imune podem estar relacionados com o desenvolvimento da doença, permitindo que essas células implantem-se em locais ectópicos, invadam, se proliferem e permaneçam ali implantadas secretando fatores de ativação do sistema imune, sem, contudo, entrarem em apoptose ou serem fagocitadas.

Em 1980, Weed & Arquembourg postularam que o sistema imune possuía fundamental importância no desenvolvimento da doença, sendo este um marco no desenvolvimento das teorias mais atuais da etiologia da endometriose. Após observarem a presença de depósitos do fator C3 do sistema complemento e a presença de IgG no endométrio tópico de pacientes com endometriose, foi feita a hipótese de que o endométrio ectópico era capaz de promover resposta autoimune patológica, resultando em infertilidade.

Dmowski introduziu a importância da vigilância imunológica no desenvolvimento da endometriose. Em 1994, Dmowski et al. observaram a presença de componentes do sistema imune, como monócitos, macrófagos e células dendríticas em biópsias de lesões endometrióticas, sugerindo a participação importante de células e moléculas do sistema imune no contexto da doença. De acordo com ele, a imunovigilância das mulheres que desenvolvem endometriose é debilitada e isso permite que os fragmentos endometriais ectópicos, que regrediram pelas tubas uterinas, permaneçam nos locais ectópicos, consigam se implantar e levar à progressão da doença.

Moléculas Imunológicas e a Patogênese da Endometriose

No início da década de 1990, Evers sugeriu uma defesa imune inicial contra o desenvolvimento da endometriose. Macrófagos, células NK e moléculas proteolíticas trabalhariam em conjunto para impedir a implantação de fragmentos endometriais, os quais apenas conseguiriam se implantar se estivessem em grande número e se houvesse microtraumas no peritônio, expondo assim a matriz extracelular. Caso contrário, mesmo na presença de defeitos no sistema de defesa peritoneal, a camada peritoneal intacta seria o suficiente para impedir a adesão dos fragmentos endometriais ectópicos.

Presume-se que o primeiro passo para o desenvolvimento da endometriose seja a implantação das células endometriais ectópicas e, para que a implantação dessas células ocorra, são necessárias alterações no tecido peritoneal. O efluente menstrual contém fatores que induzem alterações no mesotélio peritoneal, proporcionando sítios de aderência para as células endometriais. As células endometriais ectópicas resultantes da menstruação retrógrada passam a expressar integrinas, o que pode explicar sua adesão estável no peritônio. Após a adesão, há proliferação e invasão das células no peritônio.

Citocinas inflamatórias produzidas pelas células endometriais também contribuem para a adesão destas no peritônio. As citocinas TNF-α e IL-8 promovem a proliferação e adesão das células endometriais ectópicas nas pacientes com endometriose. Após a adesão no peritônio, as células endometriais invadem a matriz extracelular, influenciadas principalmente por enzimas denominadas metaloproteinases de matriz (MMPs). As citocinas IL-1 e IL-8 sintetizadas por macrófagos locais estimulam a produção de MMPs, contribuindo para o desenvolvimento da endometriose. Posteriormente, junto com TGF-β e VEGF (fator de crescimento vascular endotelial) produzidos por macrófagos, IL-8 e TNF-α estimulam a angiogênese, permitindo o crescimento das células endometriais e a permanência do endométrio em local ectópico.

Apesar de estarem fora da cavidade uterina, as células endometriais ectópicas são viáveis e continuam se comportando como tecido endometrial. Durante as flutuações hormonais do ciclo menstrual, essas células proliferam e, na ausência de fertilização, ocorre sangramento. O sangramento sobre os órgãos da cavidade peritoneal resulta em inflamação desses locais, com recrutamento de células imunológicas, na tentativa de resolver o processo. É comum a formação de aderências entre os órgãos, o que pode resultar em distorção anatômica, dor e infertilidade.

O PAPEL DAS CÉLULAS E MOLÉCULAS DO SISTEMA IMUNE NA ENDOMETRIOSE

Recentemente, muito tem se estudado acerca dos fatores imunológicos na patogênese da endometriose e várias anomalias foram encontradas. No entanto, o principal mecanismo avaliado é complementar à teoria da menstruação retrógrada. Por algum motivo, ainda incerto, as células endometriais que adentram a cavidade abdominal não são eliminadas e, deste modo, seria permitido a elas se implantarem e desenvolverem uma das principais características da doença, as lesões peritoneais. Essas células, ou *debris* endometriais, são, por um lado, consideradas responsáveis pela ativação e recrutamento de macrófagos, células NK, neutrófilos, células dendríticas e mastócitos, como parte da ativação da resposta imunológica. Por outro lado, o que ainda não se sabe é se as anomalias observadas nas células do sistema imune poderiam ser causa ou consequência da implantação dos *debris* endometriais na cavidade peritoneal.

Embora a capacidade fagocítica de macrófagos peritoneais encontre-se reduzida em pacientes com endometriose, seu número e produção de citocinas inflamatórias mostram-se aumentados nessas pacientes. Os macrófagos possuem alta plasticidade e perfis distintos, dependendo do estímulo que recebem. Dessa forma, os macrófagos do tipo 1 são estimulados por IFN-γ (interferon) e TNF-α (fator de necrose tumoral), podendo eliminar células e remover patógenos ao ativar respostas inflamatórias e imunes, ao passo que os macrófagos do tipo 2 são ativados por IL-4, IL-10 e IL-13 (interleucinas) e pelo aumento de TGF-β (fator de transformação de crescimento), promovendo a reparação tecidual por meio da angiogênese, crescimento e proliferação celular (Wu et al., 2017).

No fluido peritoneal de pacientes com endometriose comparado ao de mulheres sem a doença, os macrófagos recrutados apresentam principalmente o fenótipo tipo 2 e são responsáveis pelo aumento da secreção de citocinas como MCP-1 (proteína quimioatraente de monócitos), IL-1β, IL-6, IL-8, TNF-α e TGF-β, levando a um ciclo de feedback positivo e a posterior propagação de um ambiente inflamatório peritoneal (Wu et al., 2017). Macrófagos dessas pacientes expressam também o linfoma de célula B 2 (Bcl-2), um gene relacionado com a resistência à apoptose, o que pode explicar, em parte, o aumento de macrófagos no fluido peritoneal de pacientes com endometriose. O aumento de macrófagos e consequente aumento dos produtos pró-inflamatórios liberados por essas células é um *hallmark* da endometriose. Outro fator que induz a polarização de macrófagos do tipo 2 é o estradiol, considerado como um dos principais fatores associados à manutenção da endometriose. Além disso, células endometriais parecem ser mais resistentes à lise mediada por macrófagos e à citotoxicidade das células NK, proporcionando o ambiente favorável à maior adesão das células ectópicas, implantação, crescimento, e vascularização do tecido endometriótico (Shao et al., 2016).

O desenvolvimento de pesquisas avaliando a comunicação entre macrófagos e células estromais endometriais e a secreção de citocinas e quimiocinas como uma maneira de contribuir para o estabelecimento da endometriose mostrou que a liberação de IL-10 e TGF-β, derivados de sistemas de cocultura de células estromais endometriais e macrófagos, pode ser responsável pela redução da secreção de citocinas associadas à morte celular e da toxicidade das células NK, respectivamente (Yang et al., 2017). Dias Jr et al. realizaram citometria de fluxo em sangue periférico de 155 pacientes que foram submetidas à laparoscopia e encontraram diferenças nas concentrações de células NK em pacientes com endometriose profunda. Essas pacientes apresentaram uma maior concentração de células NK no sangue periférico (15,3%), em comparação às pacientes sem endometriose (9,8%). Ao avaliarem as pacientes com estádio avançado da doença (especialmente àquelas com doença de retossigmoide), esta diferença foi ainda maior (19,8% *versus* 10,3%). Resultados semelhantes foram encontrados por Van der Molen (2013) (Molen et al., 2013).

Apesar do aumento no número de células NK em pacientes com endometriose, sua capacidade citotóxica contra células endometriais autólogas apresenta-se reduzida. Esse defeito na ação das células parece ser induzido por fatores solúveis liberados por monócitos e macrófagos locais, como o TGF-β. Não só a ação citotóxica dessas células é deficiente, assim como sua ativação. Novos estudos demonstraram que tanto a expressão genica quanto proteica de IL-7 e IL-15, citocinas essenciais para a regulação, desenvolvimento e sobrevivência das células NK, estão aumentadas em lesão endometriótica e no fluido peritoneal dessas pacientes, ao mesmo tempo que fatores de supressão de citotoxicidade também foram encontrados de forma aumentada (Yu et al., 2016).

O receptor de ativação das células NK, NKp30, foi avaliado em endométrio e lesão de endometriose, assim como sua relação diminuída com o marcador CD56+ (marcador clássico de células NK ativadas) no endométrio eutópico de mulheres com endometriose durante o ciclo menstrual. Da mesma forma, foi observado menor concentração de CD56+ nas lesões de endometriose. Nota-se, portanto, um movimento direcionado para o recrutamento das células NK na cavidade peritoneal por meio da liberação de IL-7 e IL-15, ao mesmo tempo que sua ativação pode estar comprometida pela baixa correlação entre seu receptor e células NK ativadas, assim como sua função citotóxica pela liberação de TGF-β (Drury et al., 2018; Gueuvoghlanian-Silva et al., 2018).

Ademais, as populações de células dendríticas (DCs), altamente envolvidas na indução de resposta ou tolerância em linfócitos T, encontram-se alteradas no endométrio de mulheres com endometriose, com um decréscimo acentuado no número de DCs maduras e acréscimo significativo de DCs imaturas. Células dendríticas imaturas não estão preparadas para apresentar antígenos a linfócitos T de forma eficaz. A maior frequência dessas células, em relação às DC maduras vistas em pacientes com endometriose, pode resultar em menor frequência de apresentação de antígenos a linfócitos T ou, ainda, na indução de tolerância imunológica nessas células, o que poderia justificar, pelo menos parcialmente, a baixa resposta das células do sistema imune contra células endometriais ectópicas. Recentemente, foi relatado que a frequência de células dendríticas BDCA1+ (antígeno de superfície específico para células dendríticas) positivas para receptores de manose (uma glicoproteína transmembrana, incluída na família de receptores de reconhecimento padrão) na cavidade peritoneal é maior em mulheres com endometriose quando comparada com controles. Essas células dendríticas MR+ promovem fagocitose dos *debris* endometriais; entretanto, também aumentam a inflamação local através da ativação da resposta imune, contribuindo, assim, para a etiologia da endometriose (Izumi et al., 2017).

Esses achados estão em concordância com vários pesquisadores que definem a endometriose como uma doença de natureza autoimune. Elevadas produções de autoanticorpos contra componentes endometriais e ovarianos foram vistas em mulheres com endometriose.

Baseado no fato de que a neovascularização já estava bem estabelecida em implantes de endometriose e de que quanto maior e mais ativa a lesão, maior essa neovascularização, alguns estudos avaliaram a concentração de VEGF (*vascular endotelial growth fator* – fator de crescimento vascular endotelial) no soro e fluido peritoneal de pacientes com e sem endometriose. Utilizando ELISA (*Enzyme-linked Immunosorbant Assay* – Ensaio Imunoenzimático), avaliaram a concentração do VEGF e correlacionaram com a fase do ciclo menstrual, o quadro clínico e o estágio da lesão; no entanto, não encontraram correlação significativa entre as concentrações de VEGF no soro e fluido peritoneal e a presença ou não de endometriose, mesmo levando em conta a fase do ciclo menstrual. Porém, entre as mulheres com endometriose confirmada, houve um aumento significativo ($p=0,002$) no nível do VEGF peritoneal nas pacientes em fase secretória tardia em comparação àquelas em fase secretória inicial ou proliferativa.

Fairbanks et al., em 2009, avaliaram a expressão de IL-12 e IL-18 em pacientes com endometriose profunda. Da mesma maneira que nos estudos anteriores, foram avaliadas amostras séricas e de fluido peritoneal nas 105 pacientes submetidas à videolaparoscopia. Dessas pacientes, 72 tinham endometriose e 33, não (grupo controle). O método utilizado foi o ELISA. Foi descoberto que IL-12 estava aumentada significativamente no fluido peritoneal de pacientes com endometriose em relação aos controles. Quando avaliada no soro, observou-se uma relação com o estádio da doença. Quanto mais avançado esse estádio, maior era a concentração da IL-12.

Com respeito à IL-18, nenhuma diferença estatística significativa foi encontrada quando comparados os grupos com e sem endometriose, seja avaliando o soro ou o fluido peritoneal.

Tendo como base a evidência de níveis elevados de CD-23 solúvel no fluido peritoneal de pacientes com endometriose, foi sugerido que a doença poderia ativar as células B, as quais iriam promover a liberação de altas concentrações de CD-23 solúvel, o qual atua como fator de crescimento autócrino de LB. Além disto, o CA 125 é uma glicoproteína epitelial encontrada em células normais que foi bastante estudada e demonstrada sua associação com endometriose. Assim, Ramos et al., em 2011, avaliaram as concentrações séricas de CA 125 e CD-23 solúvel e correlacionaram com sintomas clínicos, localização e estádio da doença.

Amostras de sangue foram coletadas de 44 mulheres com endometriose e 58 sem endometriose durante os primeiros três dias (1ª amostra) e durante o sétimo, oitavo e nono dia (2ª amostra) do ciclo menstrual. As dosagens de CA-125 e CD-23 solúvel foram realizadas por ELISA. Os níveis séricos de CA-125 foram mais altos nas pacientes com endometriose do que no grupo controle quando avaliados em ambos os períodos do ciclo menstrual, assim como apresentaram-se elevados nessas mulheres quando referiam dor pélvica crônica, dispareunia de profundidade (coleta na 2ª amostra), dismenorreia (ambas as amostras) e dor ao evacuar durante o fluxo menstrual (coleta na 2ª amostra). A concentração de CA-125 foi mais alta no estádio avançado em ambas as amostras, assim como em mulheres com endometriomas ovarianos. Em relação ao CD-23 solúvel, nenhuma diferença estatisticamente significativa foi observada entre os grupos.

Em 2007, Podgaec et al. publicaram um estudo que demonstrava a tendência de uma resposta imunológica do tipo Th2 na endometriose. Avaliando 98 pacientes divididos em dois grupos, com e sem endometriose, eles dosaram um painel de citocinas através da citometria de fluxo em fluido peritoneal e sangue das pacientes. IL-2, IL-4, IL-10, TNFα e IFNγ foram dosadas em todas as pacientes (28). As pacientes com endometriose tiveram concentrações de IL-10 e IFNγ (Figura 3.3-1) aumentadas no fluido peritoneal quando comparadas àquelas sem endometriose. No entanto, quando avaliadas em conjunto, foi observada uma elevação de IL-4 no fluido peritoneal em comparação com IL-2 e IFNγ. Desta forma, os autores concluíram que a endometriose tem uma resposta imunológica complexa, com claro componente Th1, tendo em vista a detecção de IFNγ em um número maior de pacientes. Todavia, o aumento relativo de IL-4 e IL-10, além do aumento absoluto de IL-10, mostra um componente de resposta Th2 bastante importante. Até recentemente, o balanço existente entre os padrões de resposta Th1 e Th2 era estudado para direcionar a resposta imune para uma resposta imune celular, principalmente Th1, ou humoral, principalmente Th2 na endometriose. Entretanto, com os novos estudos publicados, parece mais apropriado examinar também o equilíbrio entre os subconjuntos Th1/Th2 e Th17/Treg considerando os fatores de transcrição apropriados de cada um dessas células (Koval et al., 2018).

A avaliação de mRNA dos fatores de transcrição associados a sinalização de dois genes, o Tbet e GATA3, nos mostram que tais genes, responsáveis pela ativação de Th1 e Th2, respectivamente, têm sua expressão aumentada no endométrio eutópico de mulheres com infertilidade associada a endometriose. Essa expressão aumentada foi acompanhada com a elevação na concentração de citocinas estimuladoras de Th1 e Th2 (IL2, IL-4, IL-6, INFγ, TNFα) no fluido peritoneal dessas mulheres. Por outro lado, foi visto que o fator de transcrição Foxp3, responsável pela ativação da Treg, estava diminuído no endométrio (Chen; Wang; Liang, 2016).

Esse balanço entre maior concentração de Th1/Th2 e menor concentração de Treg no endométrio de mulheres com endometriose pode estar refletindo na infertilidade associada a endometriose através de uma menor tolerância pela falta de Treg e maior ativação das Th1 e Th2. Por outro lado, o cenário observado na cavidade peritoneal é o oposto ao do endométrio. Um maior número de Treg nas lesões de endometriose somado a um aumento na expressão Th1 e Th2 e citocinas estimuladoras na cavidade peritoneal reflete o desequilíbrio e possível deficiência da função regulatória das células Treg, auxiliando na manutenção de uma tolerância imunológica ao mesmo tempo que as células Th1 e Th2 ativam respostas inflamatórias, promovendo o desenvolvimento das lesões através da liberação da implantação dos *debris* endometriótico na cavidade peritoneal com posterior estimulo à manutenção da doença (Gogacz et al., 2016).

O balanço entre imunidade e tolerância é importante para manter a homeostase imune. Muitos mecanismos são utilizados para manter a resposta imune sob controle, como a anergia de linfócitos T, a apoptose e a ignorância imunológica. Um quarto mecanismo de tolerância periférica é a supressão ativa por células reguladoras, como células T CD4+ CD25^{high} Foxp3+ (Treg), que expressam, constitutivamente, as moléculas CTLA-4, GITR e Foxp3 (31), células Th3 produtoras de TGF-beta, células Tr1 produtoras de IL-10 e células T CD8+CD28−. As células T

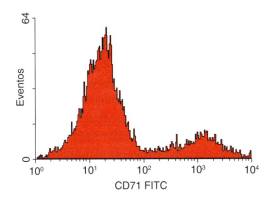
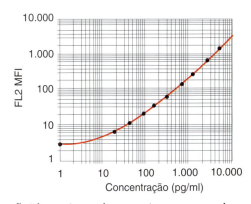

FIGURA 3.3-1 Histograma da concentração de IFN-gama em fluido peritoneal em paciente com endometriose (figura da esquerda) e curva padrão de IFN-gama obtida por citometria de fluxo (figura da direita). (Adaptado de Podgaec et al., 2007 – com permissão do autor.)

reguladoras foram primeiramente descritas no início dos anos 1970, mas como fatores supressores solúveis hipotéticos não puderam ser identificados em nível molecular, os marcadores celulares apropriados não eram conhecidos. O conceito de célula T supressora permaneceu esquecido por um longo tempo.

As células Treg podem ser ativadas por antígenos próprios ou não próprios e, uma vez ativadas, podem suprimir células T de maneira antígeno não específica. Os efeitos supressivos dessas células não são restritos ao sistema imune adaptativo (células T e B), mas podem também influenciar a ativação e a função de células do sistema imune inato (monócitos, macrófagos, células dendríticas). Após a ativação do TCR (receptor de células T para antígeno de superfície), as células Treg naturais inibem respostas imunes *in vivo* e *in vitro* de maneira antígeno não específica, CHP não restrito e via um processo independente de células apresentadoras de antígenos (CAA).

Podgaec et al., em 2012, avaliaram 98 pacientes, sendo 70 com endometriose e 28 sem a doença. Primeiramente, foram isolados os linfócitos do fluido peritoneal e as células CD4$^+$CD25^{high} por meio da citometria de fluxo (Figura 3.3-2A e B). A seguir, foi utilizado o RT-PCR para se verificar a expressão de Foxp3 nessas células. De todos os linfócitos isolados no fluido peritoneal das mulheres com endometriose, 36,5% (mediana) foram CD4$^+$CD25^{high}, ao passo que nas mulheres sem doença, somente 1,15% (mediana). O resultado da expressão do Foxp3 foi semelhante, sendo 50 (pacientes com endometriose) *versus* 5 (grupo controle) (Figura 3.3-3).

O aumento de células Foxp3$^+$ já havia sido descrito em amostras de endométrio eutópico de mulheres com endometriose peritoneal e ovariana durante a fase secretora do ciclo menstrual, comparadas com controles. Maiores frequências de células CD4$^+$ CD25$^+$Foxp3$^+$ foram vistas também no endométrio ectópico de pacientes com endometriose, quando comparadas com controles. Outros estudos mais recentes mostraram um maior número de células Treg CD25^{high} no fluido peritoneal de pacientes com endometriose e também de células Foxp3$^+$ quando comparado com o grupo controle, sugerindo que a supressão local de células imunes por células Treg está ocorrendo na cavidade peritoneal, o que poderia dificultar a eliminação de células endometriais. Os mesmos achados não foram vistos em análises de soro, excluindo a possibilidade de serem utilizadas como marcadores biológicos ou mesmo como afirmativa de um desequilíbrio sistêmico (Gogacz et al., 2014).

No entanto, é importante notar que os estudos avaliando Tregs captam um momento estático da população de células que estão continuamente amadurecendo e mudando sua plasticidade, seja no líquido peritoneal, no sangue ou no endométrio ectópico. Sabemos, contudo, que as células Treg, assim como outras células do sistema imunológico, podem ter seus marcadores de superfície alterados à medida que amadurecem durante a resposta imune (De Barros et al., 2017).

No início de 2018, Gueuvoghlanian-Silva publicou um trabalho associando endometriose profunda retossigmoide com alterações na produção de citocinas relacionadas a células Treg e NK. Foi possível detectar alta expressão de mRNA de citocinas IL-10, IFNG e IL-7 em lesões endometrióticas quando comparadas ao endométrio eutópico das mesmas mulheres. Além disso, ela observou alta expressão de mRNA de IL-10 e TGF-β em lesões endometrióticas, uma associação positiva entre a expressão de TGF-β e dispareunia e de IL-15 com disquezia cíclica no endométrio eutópico de mulheres com endometriose quando comparado com mulheres sem endometriose. Recentemente, novas publicações demonstraram maior concentração de IL-15 e IL-7 tanto na lesão quanto no fluido peritoneal de mulheres com endometriose. A IL-15 é essencial para a sobrevivência das NKs e a IL-7 regula o desenvolvimento, expansão e sobrevivência das Th17 (Bellelis; Barbeiro; Gueuvoghlanian-Silva, 2019; Gueuvoghlanian-Silva et al., 2018).

Ainda é incerto o papel das Th17 no desenvolvimento e manutenção da endometriose. As células Th17 são derivadas de linfócitos CD4$^+$ *naïve* na presença de TGF-β e IL-6. Sabe-se que são potentes indutores de inflamação, recrutam neutrófilos, são responsáveis pela degradação da matriz e indução de citocinas e quimiocinas pró-inflamatórias, como IL-17A, IL-17F, IL-21, IL-22, CXCL1, CXCL5, IL-8, CCL2 e CCL7. A produção de IL-17 se mostrou também indutora da expressão de ICAM-1 e MCP-1 e da produção de PGE2, COX-2 e MMP-3 (Gogacz et al., 2016).

A avaliação das Th17 em mulheres com endometriose revelou uma diferença significativa entre o percentual de Th17 entre as células CD4$^+$ no fluido peritoneal e sangue periférico dessas mulheres. Além disso, a IL-17 está envolvida na estimulação da secreção de IL-8, que por sua vez ativam macrófagos. Os macrófagos ativados aumentam a produção de TNF causada e, desta forma, observamos os efeitos da IL-17 secretada também pela Th17 nas células endometriais ectópicas. Outra forma de promover o desenvolvimento e a pro-

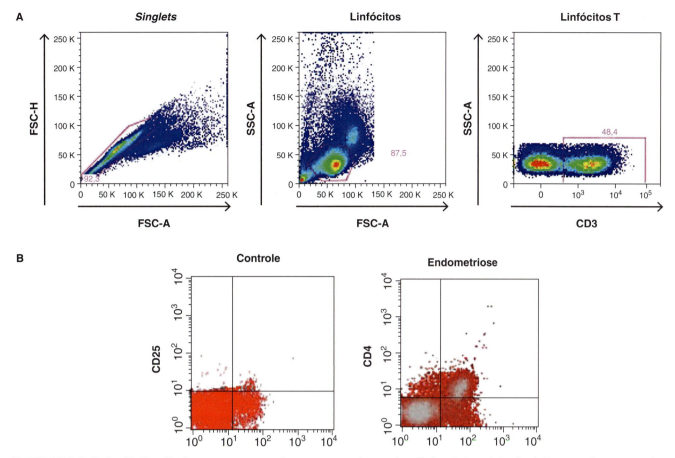

FIGURAS 3.3-2 A e B. Da direita para a esquerda, ocorre a seleção de células únicas (*singlets*). Dessa seleção provêm linfócitos que são identificados por granularidade (SSC-A) *versus* tamanho (FSC-A). Marcador de viabilidade é utilizado para separar células viáveis. Utilizamos a proteína CD3 para a identificação dos linfócitos T (**A**). *Dot-plots* foram destacados de uma paciente com e sem endometriose, mostrando expressão de CD4 e CD25 (**B**). (Adaptado de Podgaec et al., 2012 – com permissão do autor.)

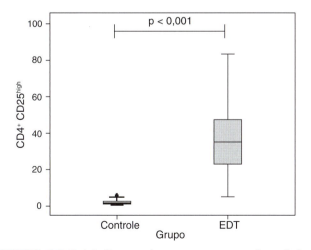

FIGURA 3.3-3 Medianas da porcentagem de células $CD4^+CD25^{high}$ do total de linfócitos presentes no fluido peritoneal de 70 pacientes do Grupo EDT e de 28 pacientes do Grupo Controle. (Adaptado de Podgaec et al., 2012 – com permissão do autor.)

gressão da endometriose, através das Th17 é na produção de MMP-3, PGE2, COX-2, ICAM-1 e MCP-1 (Gogacz et al., 2016).

A presença de endométrio ectópico, bem como citocinas e quimiocinas, possivelmente, recrutam mais células (linfócitos B e T, macrófagos, células NK, neutrófilos), causando de mais inflamação. As citocinas são secretadas por todos esses tipos de células e ativam a síntese de outras citocinas, de mediadores inflamatórios, como prostaglandinas e de quimiocinas. As quimiocinas são uma família de proteínas secretadas que são quimiotáticas para uma grande variedade de células cujos receptores são expressos após estimulação em praticamente todos os tipos de células. As interleucinas e outras citocinas estimulam ou regulam negativamente a proliferação celular e a síntese de outras citocinas e mediadores em células-alvo, dependendo de qual citocina e célula-alvo. Exemplos são a ativação de macrófagos pelo interferon-γ a um estado microbicida, e a estimulação da síntese de IL-2 e IFN-γ e consequente proliferação de Th1 por IL-12 sintetizada por células dendríticas. Macrófagos e células epiteliais liberam IL-8 como quimiocina potente para neutrófilos. A IL-6 é rapidamente produzida por muitos tipos de células em resposta a lesões e também por macrófagos ativados. É considerada uma citocina pró-inflamatória implicada na manutenção da inflamação e ativação dos linfócitos Th17, ativa em múltiplas doenças inflamatórias crônicas. Em conjunto, essas complexas interações e inflamações podem afetar a fertilidade e causar dor abdominal significativa em pacientes com endometriose.

Assim, a atuação das células do sistema imune inato e adaptativo parece ter importante papel na coordenação da resposta imune contra as células endometriais. Como demonstrado por Dias et al., em 2012, as células NK estão aumentadas no sangue periférico de pacientes com endometriose profunda, e Podgaec et al., também em 2012, mostraram que se as células Treg estão igualmente aumentadas no fluido peritoneal das pacientes com endometriose, provavelmente, as células endometriais, quando presentes na cavidade peritoneal, não seriam eliminadas desse local impróprio por ação deficiente em várias etapas da resposta imune. Talvez o aumento das células NK seja compensatório pela diminuição em sua citotoxicidade. Ou ainda que a diminuição das células Treg no endométrio e seu aumento nas lesões de endometriose poderiam estar permitindo o potencial invasivo das células do refluxo menstrual que saem do endométrio e bloqueando a resposta imune dessas mesmas células quando caem na cavidade peritoneal e, desta forma, permitirem a implantação das células endometriais. Esse aumento poderia ainda ser compensatório, para bloquear a exacerbação da resposta imune contra a instalação da endometriose.

Sabemos que macrófagos e células dendríticas, que são células apresentadoras de antígenos, podem estar ativados e aumentados, porém, suprimidos pela ação das células Treg aumentadas.

Sabendo que as células NK são reguladas pelas quimiocinas CXCL9, CXCL10, CXCL11, CXCL12, XCL1 e CX3CL1 e as T reguladoras pelas quimiocinas CCL17 e CCL21, Bellelis, et al., em 2013, avaliaram a expressão gênica dessas quimiocinas regulatórias em pacientes com e sem endometriose. Avaliaram 64 pacientes consecutivas submetidas a laparoscopia, sendo que 32 eram mulheres sem doença submetidas a laqueadura tubárea, enquanto as outras 32 apresentavam endometriose profunda retrocervical e de retossigmoide. Amostras do endométrio tópico (64 mulheres) e de lesões endometrióticas (pacientes com endometriose) foram colhidas no momento da cirurgia e depois submetidas a RT-PCR para avaliação da expressão gênica. Entre as quimiocinas relacionadas às células *natural killer*, foram encontradas diferenças estatísticas significativas na CX3CL1 e CXCL12, as quais foram mais expressas no foco de endometriose intestinal e retrocervical, quando comparadas ao endométrio tópico das pacientes e controles ($p < 0,05$). Das relacionadas às células T-reguladoras, a CCL17 teve resultado significativo. Ela foi mais expressa no endométrio tópico de pacientes com lesão em retossigmoide quando comparada aos demais grupos ($p < 0,05$).

Nesta linha de busca pela etiopatogenia e de fatores associados, Bellelis et al., em 2011, publicaram uma revisão acerca do efeito dos fatores ambientais e dietéticos na gênese desta doença. Levando em conta o mesmo raciocínio de que 90% das mulheres possuem menstruação retrógrada, mas somente 10 a 15%, desenvolvem a doença, os autores postularam que algum fator, seja ele imunológico ou tóxico, permitiria os implantes endometriais. Após análise de 50 artigos levantados nos últimos 10 anos e, levando-se em conta que os humanos estão expostos diariamente a inúmeros poluentes ambientais, foi demonstrado que já no cordão umbilical pode ser identificada a presença de 287 poluentes, mesmo que as crianças não tenham sido expostas a esses poluentes.

Além disto, os bifenilo policlorados (PCBs) e o 2,3,7,8-tetraclorodibenzo-p-dioxina (TCDD), que são os principais poluentes produzidos pelo homem, sabidamente têm efeito na regulação da função endometrial. Estes compostos, PCB/TCDD, podem se ligar a receptores (AhR) formando complexos heterodiméricos que se unem a elementos de resposta xenobiótica e alteram a expressão de genes que são influenciados por tais elementos. Sabe-se ainda que esses receptores (AhR) são abundantes no endométrio e em células do sistema imune. Em modelo de cultura endometrial foi observado que a exposição de tecido endometrial, mesmo que efêmera, ao TCDD, promovia um aumento na secreção de MMPs, ainda que na presença de progesterona, que normalmente suprimiria a expressão destas enzimas.

Devido ao potente efeito anti-inflamatório da progesterona, a redução na sensibilidade a este esteroide poderia contribuir com a natureza autoimune da endometriose, assim como com alterações locais e sistêmicas mais específicas.

Além disto, esses complexos PCBs/TCDD + AhR podem ativar genes pró-inflamatórios de citocinas e quimiocinas como IL-1, IL-8, TNFα e RANTES, potencialmente propiciando um padrão crônico de sinalização pro-inflamatória que ocasionaria uma interrupção da função endometrial normal. Sabe-se, ainda, que a combinação do TCDD ao 17β-estradiol pode potencializar ainda mais esse efeito pró-inflamatório, aumentando a presença de RANTES e MIP-1α (proteína macrofágica 1-alfa), o que ocasionaria a capacidade de invasão das células estromais endometriais e a expressão de MMP-2 e MMP-9 nelas.

Em 2013, Ejzemberg et al. publicaram estudo avaliando a concentração sérica e peritoneal da proteína amiloide A em mulheres com endometriose e compararam com àquelas sem a doença. Das 76 pacientes inicialmente selecionadas e submetidas à laparoscopia, 57 tiveram a presença de endometriose confirmada histologicamente e tiveram a mensuração da proteína amiloide A através do ELISA e formaram o grupo A. O grupo B foi formado por 13 mulheres submetidas à laqueadura tubárea de forma eletiva. As concentrações da proteína amiloide A peritoneal do grupo A (310,3 +/− 97,8 ng/mℓ) foram superiores às do grupo B (53,4 +/− 58,2 ng/mℓ), com (p = 0,01). No entanto, as concentrações no soro dos grupos A (14,01 +/− 32,3 ng/mℓ) e B (9,5 +/− 15,9 ng/mℓ) não diferem significativamente (p = 0,35).

O estabelecimento inicial de lesões endometrióticas está associado à ativação do sistema imune inato, como visto anteriormente. A teoria mais aceita sugere que sangue menstrual e fragmentos de tecido endometrial, que através da menstruação retrógrada atingem a cavidade peritoneal, contribuam para a ativação de macrófagos, neutrófilos e mastócitos. Consequentemente, essas células secretariam citocinas pró-inflamatórias e fatores de crescimento, mas como 90% das mulheres possuem menstruação retrógrada enquanto apenas 10% desenvolvem endometriose, pode-se especular que a qualidade e a extensão dessa reação imune inicial esteja relacionada com o desenvolvimento e progressão da doença. A microbiota intestinal, por sua vez, mostrou ser um importante regulador de tais processos inflamatórios fora do trato gastrointestinal. Recentemente foi relatado que a microbiota intestinal pode influenciar não apenas os processos inflamatórios, mas também outros mecanismos essenciais na patogênese da endometriose.

Há crescente evidência experimental e clínica do envolvimento da microbiota nos processos imunológicos das lesões endometrióticas. O primeiro ponto é o envolvimento da microbiota com a regulação do estrógeno. A disbiose intestinal, ou seja, ruptura da microbiota intestinal, aumenta os níveis de estrogênio circulante, o que pode estimular o crescimento das lesões endometrióticas e atividade inflamatória neles. Essa visão hipotética é apoiada por um estudo de Bailey e Coe (2002), que demonstrou que a endometriose em macacos rhesus está associada a um perfil alterado de bactérias intestinais e de maior prevalência de inflamação intestinal em macacos com endometriose quando comparados com controles saudáveis. Além disso, em um estudo de coorte dinamarquês, foi relatatado um aumento de 50% no risco de doença inflamatória intestinal em mulheres com endometriose (Ata et al., 2019; Bailey, Coe, 2002; Laschke, Menger, 2016).

Essa associação pode ser explicada pela função imunorreguladora da microbiota intestinal, uma vez que a ativação das células imunes na cavidade peritoneal parece desempenhar um papel na patogênese da endometriose. Com isso, foram demonstradas semelhanças na composição da microbiota vaginal, cervical e intestinal entre mulheres com endometriose e controles nos estágios avançados da doença, com diferença entre os grupos de bactérias detectados. Foi observada a ausência de *Atopobium* na microbiota vaginal e cervical, aumento da presença de *Gardnerella* na microbiota cervical, e mais *Escherichia* e *Shigella* no grupo endometriose (Ata et al., 2019).

Apesar dessa associação entre a disbiose e a endometriose, existe um questionamento se a endometriose gera uma disbiose ou se é consequência dessa alteração, visto que estudos com camundongos com a persistência de lesões endometriais por 42 dias animais mostraram uma alteração na microbiota após o desenvolvimento da endometriose (Yuan et al., 2018).

PERSPECTIVAS: INTERVENÇÃO IMUNE EM ENDOMETRIOSE

Tantas são as informações provenientes da imunologia, mas não sabemos sempre a sua aplicação na clínica diária. A busca da etiopatogenia poderá levar ao desenvolvimento de técnicas que possam nos ajudar na triagem ou mesmo no diagnóstico desta doença com prevalência cada vez maior.

Atualmente, o diagnóstico de certeza é feito através da laparoscopia, obtenção de material e envio para estudo histopatológico. Além disto, o tratamento realmente comprovado é a exérese destas lesões, também através da laparoscopia.

Portanto, a busca por um método diagnóstico menos invasivo, além de um tratamento clínico eficaz, tem sido objeto de estudo de diversos grupos ao redor do mundo.

Apesar da alta prevalência, o diagnóstico da endometriose muitas vezes é feito de forma tardia, sendo que o tempo entre a manifestação dos primeiros sintomas e o diagnóstico desta enfermidade é, em media, de 5,5 anos. Desta forma, um marcador que fosse fácil de ser mensurado poderia auxiliar a realização do diagnóstico de forma mais precoce ou, pelo menos, excluir esta importante doença (De Graaff et al., 2013).

Devido aos inúmeros estudos em andamento no mundo inteiro, diversos grupos em todo mundo publicaram revisões mostrando possíveis biomarcadores para endometriose, identificando mais de 100 substâncias que poderiam ser utilizadas. No entanto, foram incapazes de determinar um único biomarcador, ou, ainda, um painel que pudesse ser aplicado clinicamente e de forma simples por ginecologistas ao redor do mundo.

Em 2016, foi publicada uma revisão sistemática da Cochrane que avaliou biomarcadores sanguíneos em pacientes com endometriose e controles, a fim de elucidar se tais marcadores seriam considerados bons testes para triagem de endometriose, independentemente de um resultado histopatológico de confirmação. No entanto, dos 141 estudos incluídos nessa revisão, a grande maioria apresentou baixa qualidade metodológica e todos os estudos obtiveram pelo menos um domínio com risco de viés alto ou desconhecido. Foram contabilizados 122 biomarcadores de sangue, mas somente 47 foram analisados na revisão e, destes, apenas quatro foram avaliados através de metanálise, sendo que nenhuma das avaliações revelou um teste de diagnóstico com acurácia suficiente para determinar biomarcadores com precisão necessária para serem considerados isoladamente nas análises de diagnóstico de endometriose. Eles são, em sua maioria, inespecíficos e podem ser alterados em muitas condições, como outras doenças inflamatórias sistêmicas e doenças fisiológicas processo, gerando resultados falsos positivos (Nisenblat et al., 2016).

CONCLUSÃO

Desta forma, a busca de métodos menos invasivos para diagnóstico e tratamento da endometriose continua sendo alvo de inúmeras pesquisas. O racional da participação do sistema imune na gênese da doença é bastante adequado e, como apresentado, vem sendo tema de estudos com resultados que tendem a ser promissores, pois, compreendendo-se questões básicas, provavelmente será possível avançar na prática clínica.

Referências Bibliográficas

1. Sikora, J., Mielczarek-Palacz, A., Kondera-Anasz, Z. Role of Natural Killer Cell Activity in the Pathogenesis of Endometriosis. Current Medicinal Chemistry. 2011 Jan;18(2): 200-208. PubMed PMID: WOS:000286588800004.
2. Rudensky, A.Y. Regulatory T cells and Foxp3. Immunological Reviews. 2011 May;241: 260-268. PubMed PMID: WOS: 000289468700017.
3. Vivier, E., Raulet, D.H, Moretta, A., Caligiuri, M.A., Zitvogel, L., Lanier, L.L. et al. Innate or Adaptive Immunity? The Example of Natural Killer Cells. Science. 2011 Jan 7;331(6013): 44-49. PubMed PMID: WOS:000285974000029.
4. Hori, S., Nomura, T., Sakaguchi, S. Control of regulatory T cell development by the transcription factor Foxp3. Science. 2003 Feb 14;299(5609): 1057-1061. PubMed PMID: 12522256.
5. Sampson, J.A. Metastatic or Embolic Endometriosis, due to the Menstrual Dissemination of Endometrial Tissue into the Venous Circulation. Am J Pathol. 1927 Mar;3(2): 93-110 43. PubMed PMID: 19969738. Pubmed Central PMCID: 1931779. Epub 1927/03/01. eng.
6. Christodoulakos, G., Augoulea, A., Lambrinoudaki, I., Sioulas, V., Creatsas, G. Pathogenesis of endometriosis: the role of defective 'immunosurveillance'. Eur J Contracept Reprod Health Care. 2007 Sep;12(3): 194-202. PubMed PMID: 17763257. Epub 2007/09/01.
7. Weed, J.C., Arquembourg, P.C. Endometriosis: can it produce an autoimmune response resulting in infertility? Clinical obstetrics and gynecology. 1980 Sep;23(3): 885-893. PubMed PMID: 7418287.
8. Dmowski, W.P., Steele, R.W., Baker, G.F. Deficient cellular immunity in endometriosis. American journal of obstetrics and gynecology. 1981 Oct 15;141(4): 377-383. PubMed PMID: 7282821.
9. Dmowski, W.P. Immunological aspects of endometriosis. International journal of gynaecology and obstetrics: the official organ of the International Federation of Gynaecology and Obstetrics. 1995 Sep;50 Suppl 1: S3-10. PubMed PMID: 8529773.
10. Dmowski, W.P., Gebel, H.M., Braun, D.P. The role of cell-mediated immunity in pathogenesis of endometriosis. Acta obstetricia et gynecologica Scandinavica Supplement. 1994;159: 7-14. PubMed PMID: 8209672.
11. Evers, J.L. The defense against endometriosis. Fertil Steril. 1996 Sep;66(3): 351-353. PubMed PMID: 8751728.
12. Berkkanoglu, M., Arici, A. Immunology and endometriosis. American Journal of Reproductive Immunology. 2003 Jul;50(1): 48-59. PubMed PMID: WOS:000183853600007.
13. Podgaec, S., Abrão, M.S., Dias, J.A., Jr., Rizzo, L.V., de Oliveira, R.M., Baracat, E.C. Endometriosis: an inflammatory disease with a Th2 immune response component. Human Reproduction. 2007 May;22(5): 1373-1379. PubMed PMID: WOS:000246802500027.
14. Fairbanks, F., Abrão, M.S., Podgaec, S., Dias, J.A., Jr., de Oliveira, R.M., Rizzo, L.V. Interleukin-12 but not interieukin-18 is associated with severe endometriosis. Fertility and Sterility. 2009 Feb;91(2): 320-324. PubMed PMID: WOS: 000263445300003.
15. Dias, J.A., Jr., Podgaec, S., de Oliveira, R.M., Carnevale Marin, M.L., Baracat, E.C., Abrão, M.S. Patients With Endometriosis of the Rectosigmoid Have a Higher Percentage of Natural Killer Cells in Peripheral Blood. Journal of Minimally Invasive Gynecology. 2012 May-Jun;19(3): 317-324. PubMed PMID: WOS:000304026800009.

16. Chuang, P.C., Wu, M.H., Shoji, Y., Tsai, S.J. Downregulation of CD36 results in reduced phagocytic ability of peritoneal macrophages of women with endometriosis. J Pathol. 2009 Oct;219(2): 232-241. PubMed PMID: 19606481. Epub 2009/07/17. eng.
17. Braun, D.P., Gebel, H., Rana, N., Dmowski, W.P. Cytolysis of eutopic and ectopic endometrial cells by peripheral blood monocytes and peritoneal macrophages in women with endometriosis. Fertil Steril. 1998 Jun;69(6): 1103-1108. PubMed PMID: 9627300.
18. Braun, D.P., Gebel, H., Rotman, C., Rana, N., Dmowski, W.P. The development of cytotoxicity in peritoneal macrophages from women with endometriosis. Fertil Steril. 1992 Jun;57(6): 1203-1210. PubMed PMID: 1601140.
19. Dmowski, W.P., Ding, J., Shen, J., Rana, N., Fernandez, B.B., Braun, D.P. Apoptosis in endometrial glandular and stromal cells in women with and without endometriosis. Hum Reprod. 2001 Sep;16(9): 1802-8. PubMed PMID: 11527879.
20. Gebel, H.M., Braun, D.P., Tambur, A., Frame, D., Rana, N., Dmowski, W.P. Spontaneous apoptosis of endometrial tissue is impaired in women with endometriosis. Fertil Steril. 1998 Jun;69(6): 1042-1047. PubMed PMID: 9627290.
21. Oosterlynck, D.J., Meuleman, C., Waer, M., Vandeputte, M., Koninckx, P.R. The natural killer activity of peritoneal fluid lymphocytes is decreased in women with endometriosis. Fertil Steril. 1992 Aug;58(2): 290-295. PubMed PMID: 1633893. Epub 1992/08/01. eng.
22. Kanzaki, H., Wang, H.S., Kariya, M., Mori, T. Suppression of natural killer cell activity by sera from patients with endometriosis. American journal of obstetrics and gynecology. 1992 Jul;167(1): 257-261. PubMed PMID: 1442937.
23. Oosterlynck, D.J., Cornillie, F.J., Waer, M., Vandeputte, M., Koninckx, P.R. Women with endometriosis show a defect in natural killer activity resulting in a decreased cytotoxicity to autologous endometrium. Fertil Steril. 1991 Jul;56(1): 45-51. PubMed PMID: 2065804.
24. Maeda, N., Izumiya, C., Yamamoto, Y., Oguri, H., Kusume, T., Fukaya, T. Increased killer inhibitory receptor KIR2DL1 expression among natural killer cells in women with pelvic endometriosis. Fertility and Sterility. 2002 Feb;77(2): 297-302. PubMed PMID: WOS:000173829500015.
25. Schulke, L., Berbic, M., Manconi, F., Tokushige, N., Markham, R., Fraser, I.S. Dendritic cell populations in the eutopic and ectopic endometrium of women with endometriosis. Hum Reprod. 2009 Jul;24(7): 1695-1703. PubMed PMID: 19321495. Epub 2009/03/27. eng.
26. Mathur, S., Peress, M.R., Williamson, H.O., Youmans, C.D., Maney, S.A., Garvin, A.J. et al. Autoimmunity to endometrium and ovary in endometriosis. Clinical and experimental immunology. 1982 Nov;50(2): 259-266. PubMed PMID: 6759000. Pubmed Central PMCID: 1536699.
27. Pupo-Nogueira, A., de Oliveira, R.M., Petta, C.A., Podgaec, S., Dias, J.A., Jr., Abrão, M.S. Vascular endothelial growth factor concentrations in the serum and peritoneal fluid of women with endometriosis. International journal of gynaecology and obstetrics: the official organ of the International Federation of Gynaecology and Obstetrics. 2007 Oct;99(1): 33-37. PubMed PMID: 17602688.
28. Podgaec, S., Abrão, M.S., Dias, J.A., Jr., Rizzo, L.V., de Oliveira, R.M., Baracat, E.C. Endometriosis: an inflammatory disease with a Th2 immune response component. Hum Reprod. 2007 May;22(5): 1373-1379. PubMed PMID: 17234676.
29. Podgaec, S., Dias Junior, J.A., Chapron, C., Oliveira, R.M., Baracat, E.C., Abrão, M.S. Th1 and Th2 ummune responses related to pelvic endometriosis. Rev Assoc Med Bras. 2010 Jan-Feb;56(1): 92-98. PubMed PMID: 20339793.
30. Ramos, I.M., Podgaec, S., Abrão, M.S., Oliveira, R., Baracat, E.C. Evaluation of CA-125 and soluble CD-23 in patients with pelvic endometriosis: a case-control study. Rev Assoc Med Bras. 2012 Jan-Feb;58(1): 26-32. PubMed PMID: 22392313.
31. Fontenot, J.D., Rasmussen, J.P., Williams, L.M., Dooley, J.L., Farr, A.G., Rudensky, A.Y. Regulatory T cell lineage specification by the forkhead transcription factor FoxP3. Immunity. 2005 Mar;22(3): 329-341. PubMed PMID: WOS:000228105700008.
32. Maloy, K.J., Powrie, F. Regulatory T cells in the control of immune pathology. Nature Immunology. 2001 Sep;2(9): 816-822. PubMed PMID: WOS:000170781200017.
33. Sakaguchi, S., Sakaguchi, N., Asano, M., Itoh, M., Toda, M. Immunological Self-Tolerance Maintained By Activated T-Cells Expressing Il-2 Receptor Alpha-Chains (Cd25) - Breakdown Of A Single Mechanism Of Self-Tolerance Causes Various Autoimmune-Diseases. Journal of Immunology. 1995 Aug 1;155(3): 1151-1164. PubMed PMID: WOS: A1995RK89800017.
34. Jonuleit, H., Schmitt, E. The regulatory T cell family: Distinct subsets and their interrelations. Journal of Immunology. 2003 Dec 15;171(12): 6323-6327. PubMed PMID: WOS: 000187227700005.
35. Sakaguchi, S., Miyara, M., Costantino, C.M., Hafler, D.A. FOXP3(+) regulatory T cells in the human immune system. Nature Reviews Immunology. 2010 Jul;10(7): 490-500. PubMed PMID: WOS:000279151100010.
36. Podgaec, S., Rizzo, L.V., Fernandes, L.F., Baracat, E.C., Abrão, M.S. CD4(+) CD25(high) Foxp3(+) cells increased in the peritoneal fluid of patients with endometriosis. Am J Reprod Immunol. 2012 Oct;68(4): 301-308. PubMed PMID: 22817851.
37. Berbic, M., Hey-Cunningham, A.J., Ng, C., Tokushige, N., Ganewatta, S., Markham, R. et al. The role of Foxp3+ regulatory T-cells in endometriosis: a potential controlling mechanism for a complex, chronic immunological condition. Hum Reprod. 2010 Apr;25(4): 900-907. PubMed PMID: 20150173.
38. Basta, P., Majka, M., Jozwicki, W., Lukaszewska, E., Knafel, A., Grabiec, M. et al. The frequency of CD25+CD4+ and FOXP3+ regulatory T cells in ectopic endometrium and ectopic decidua. Reprod Biol Endocrinol. 2010;8:116. PubMed PMID: 20923543. Pubmed Central PMCID: 2958978.
39. Olkowska-Truchanowicz, J., Bocian, K., Maksym, R.B., Bialoszewska, A., Wlodarczyk, D., Baranowski, W. et al. CD4(+) CD25(+) FOXP3(+) regulatory T cells in peripheral blood and peritoneal fluid of patients with endometriosis. Hum Reprod. 2013 Jan;28(1): 119-124. PubMed PMID: 23019301.
40. Dias, J.A., Jr., Podgaec, S., de Oliveira, R.M., Carnevale Marin, M.L., Baracat, E.C., Abrão, M.S. Patients with endometriosis of the rectosigmoid have a higher percentage of natural killer cells in peripheral blood. J Minim Invasive Gynecol. 2012 May-Jun;19(3): 317-324. PubMed PMID: 22348900.
41. Bellelis, P., Barbeiro, D.F., Rizzo, L.V., Baracat, E.C., Abrão, M.S., Podgaec, S. Transcriptional changes in the expression of chemokines related to natural killer and T-regulatory cells in patients with deep infiltrative endometriosis. Fertil Steril. 2013 Jun;99(7): 198719-93. PubMed PMID: 23517860.
42. Bellelis, P., Podgaec, S., Abrão, M.S. Environmental factors and endometriosis. Rev Assoc Med Bras. 2011 Jul-Aug;57(4): 448-452. PubMed PMID: 21876930.
43. Ejzenberg, D., Podgaec, S., Dias, J.A., Jr., de Oliveira, R.M., Baracat, E.C., Abrão, M.S. Measurement of serum and peritoneal levels of amyloid protein A and their importance in the

diagnosis of pelvic endometriosis. The Journal of reproductive medicine. 2013 Sep-Oct;58(9-10): 411-416. PubMed PMID: 24050030.
44. Arruda, M.S., Petta, C.A., Abrão, M.S., Benetti-Pinto, C.L. Time elapsed from onset of symptoms to diagnosis of endometriosis in a cohort study of Brazilian women. Hum Reprod. 2003 Apr;18(4): 756-759. PubMed PMID: 12660267.
45. May, K.E., Conduit-Hulbert, S.A., Villar, J., Kirtley, S., Kennedy, S.H., Becker, C.M. Peripheral biomarkers of endometriosis: a systematic review. Hum Reprod Update. 2010 Nov-Dec;16(6): 651-674. PubMed PMID: 20462942. Pubmed Central PMCID: 2953938.
46. Al-Jefout, M., Dezarnaulds, G., Cooper, M., Tokushige, N., Luscombe, G.M., Markham, R. et al. Diagnosis of endometriosis by detection of nerve fibres in an endometrial biopsy: a double blind study. Hum Reprod. 2009 Dec;24(12): 3019-3024. PubMed PMID: 19690352.
47. Machado, D.E., Abrão, M.S., Berardo, P.T., Takiya, C.M., Nasciutti, L.E. Vascular density and distribution of vascular endothelial growth factor (VEGF) and its receptor VEGFR-2 (Flk-1) are significantly higher in patients with deeply infiltrating endometriosis affecting the rectum. Fertil Steril. 2008 Jul;90(1): 148-155. PubMed PMID: 17765237.
48. Oktem, M., Esinler, I., Eroglu, D., Haberal, N., Bayraktar, N., Zeyneloglu, H.B. High-dose atorvastatin causes regression of endometriotic implants: a rat model. Hum Reprod. 2007 May;22(5): 1474-1480. PubMed PMID: 17234677.
49. Vlahos, N.F., Gregoriou, O., Deliveliotou, A., Perrea, D., Vlachos, A., Zhao, Y., et al. Effect of pentoxifylline on vascular endothelial growth factor C and flk-1 expression on endometrial implants in the rat endometriosis model. Fertil Steril. 2010 Mar 1;93(4): 1316-1323. PubMed PMID: 19147132.
50. Machado, D.E., Berardo, P.T., Landgraf, R.G., Fernandes, P.D., Palmero, C., Alves, L.M. et al. A selective cyclooxygenase-2 inhibitor suppresses the growth of endometriosis with an antiangiogenic effect in a rat model. Fertil Steril. 2010 May 15;93(8): 2674-2679. PubMed PMID: 20056215.
51. Xu, H., Becker, C.M., Lui, W.T., Chu, C.Y., Davis, T.N., Kung, A.L. et al. Green tea epigallocatechin-3-gallate inhibits angiogenesis and suppresses vascular endothelial growth factor C/vascular endothelial growth factor receptor 2 expression and signaling in experimental endometriosis in vivo. Fertil Steril. 2011 Oct;96(4): 1021-1028. PubMed PMID: 21821246.
52. Ozer, H., Boztosun, A., Acmaz, G., Atilgan, R., Akkar, O.B., Kosar, M.I. The efficacy of bevacizumab, sorafenib, and retinoic acid on rat endometriosis model. Reproductive sciences. 2013 Jan;20(1): 26-32. PubMed PMID: 22895024.
53. Ahn, S. H. et al. IL-17A Contributes to the Pathogenesis of Endometriosis by Triggering Proinflammatory Cytokines and Angiogenic Growth Factors. 2015.
54. Ata, B. et al. The Endobiota Study : Comparison of Vaginal, Cervical and Gut Microbiota Between Women with Stage 3/4 Endometriosis and Healthy Controls. Scientific Reports, n. January 2019: 1-9.
55. Bailey, M.T.; COE, C. L. Endometriosis is associated with an altered profile of intestinal microflora in female rhesus monkeys. Human Reproduction, 2002;17(7): 1704-1708.
56. Bellelis, P., Barbeiro, F., Gueuvoghlanian-Silva, Y. Interleukin-15 and Interleukin-7 are the Major Cytokines to Maintain Endometriosis. 2019.
57. Chen, P., Wang, D., Liang, Y. Evaluation of estrogen in endometriosis patients : Regulation of GATA-3 in endometrial cells and effects on Th2 cytokines. 2016;42(6): 669-677.
58. De Barros, I.B.L. et al. "What do we know about regulatory T cells and endometriosis? A systematic review". Journal of Reproductive Immunology. 2017;120.
59. De Graaff, A.A. et al. The significant effect of endometriosis on physical, mental and social wellbeing: Results from an international cross-sectional survey. Human Reproduction. 2013;28(10): 2677-2685.
60. Drury, J.A. et al. The dynamic changes in the number of uterine natural killer cells are specific to the eutopic but not to the ectopic endometrium in women and in a baboon model of endometriosis. 2018: 1-11.
61. Gogacz, M. et al. T regulatory lymphocytes in patients with endometriosis. Molecular Medicine Reports. 2014;10(2): 1072-1076.
62. Gogacz, M. et al. Increased percentage of Th17 cells in peritoneal fluid is associated with severity of endometriosis. Journal of Reproductive Immunology, 2016.
63. Gueuvoghlanian-Silva, B.Y. et al. Treg and NK cells related cytokines are associated with deep rectosigmoid endometriosis and clinical symptoms related to the disease. Journal of Reproductive Immunology. February 2018; 126: 32-38.
64. Izumi, G. et al. Mannose receptor is highly expressed by peritoneal dendritic cells in endometriosis. Fertility and Sterility. 2017; 107(1): 167-173.e2.
65. Koval, H.D. et al. Transcription regulatory factor expression in T-helper cell differentiation pathway in eutopic endometrial tissue samples of women with endometriosis associated with infertility. 2018;43(1): 90-96.
66. Laschke, M.W.; Menger, M.D. Viewpoint The gut microbiota: a puppet master in the pathogenesis of endometriosis ? The American Journal of Obstetrics & Gynecology. 2016;215(1): 68.e1-68.e4.
67. Molen, R.G. Van Der et al. Menstrual blood closely resembles the uterine immune micro-environment and is clearly distinct from peripheral blood. Human Reproduction. 2013: 1-12.
68. Nisenblat, V. et al. Blood biomarkers for the non-invasive diagnosis of endometriosis. The Cochrane database of systematic reviews. 2016;5: CD012179.
69. Shao, J. et al. Macrophages promote the growth and invasion of endometrial stromal cells by downregulating IL-24 in endometriosis. Reproduction. 2016:152: 673-682.
70. Wu, J. et al. Macrophage and nerve interaction in endometriosis. 2017: 1-11.
71. Yang, H. et al. The crosstalk between endometrial stromal cells and macrophages impairs cytotoxicity of NK cells in endometriosis by secreting IL-10 and TGF-β. 2017.
72. Yu, J. et al. IL15 promotes growth and invasion of endometrial stromal cells and inhibits killing activity of NK cells in endometriosis. Reproduction. 2016;2: 1-30.
73. Yuan, M. et al. Endometriosis induces gut microbiota alterations in mice. February 2018: 1-10.

Capítulo 3.4

Teorias Contemporâneas

Júlio César Rosa e Silva, Juliana Meola e Carla de Azevedo Piccinato

INTRODUÇÃO

A endometriose é uma doença ginecológica benigna estrogênio-dependente, inflamatória crônica, caracterizada histologicamente pela presença de tecido endometrial (glândula e/ou estroma) em sítios extrauterinos. Sua prevalência na população em geral é de difícil precisão uma vez que possui quadro clínico bastante diversificado, variando de pacientes assintomáticas àquelas com dor pélvica crônica, dismenorreia, dispareunia, sangramento uterino anormal e infertilidade. Estima-se que esta afecção clínica e recorrente acomete de 5 a 10% das mulheres em idade fértil, 50% a 60% de adolescentes e adultas com dores pélvicas, e até 50% de mulheres com infertilidade. Nos tempos atuais, tem ganhado destaque como um problema de saúde pública, tanto por seu impacto na saúde física e psicológica da mulher, como pelo impacto socioeconômico diante dos custos para o seu diagnóstico, tratamento e monitoramento.

Embora considerada uma doença do século XX, é uma entidade reconhecida desde o século XVII, conforme a revisão de Knapp (1999) sobre os dados históricos da doença, supõem-se que as primeiras descrições minuciosas das lesões endometrióticas foram realizadas pelo médico alemão Daniel Shroen, em 1690, seguidas da sua descrição microscópica pelo patologista austríaco Karl Von Rokitansky, em 1860. Porém, sua visão moderna surgiu com Sampson em 1927, com a Teoria da Menstruação Retrógrada e o uso do termo "endometriose" pela primeira vez para nomear esta desordem.

Durante a metade do século XX, várias teorias envolvendo a histogênese da endometriose, foram propostas baseadas em evidência clínica e experimental. As principais Teorias Clássicas, revisadas por Ridley et al. (1968) e Sourial et al. (2014), que merecem destaque são: 1) teoria da transplantação ou menstruação retrógrada; 2) teoria da metaplasia celômica; complementada pela 3) teoria da indução metaplásica, devida a fatores bioquímicos e endógenos da cavidade peritoneal; e 4) teoria metastática linfática e vascular. Nenhuma dessas teorias isoladamente consegue justificar a localização de lesões em todos os casos descritos na literatura.

Nos últimos 30 anos, a origem do endométrio ectópico (aqui também chamado de lesão endometriótica) tem sido a essência de muitas investigações científicas. Muitas teorias e hipóteses atraentes sobre a patogênese da doença vêm sendo destacadas provavelmente pela sua complexidade e caráter multifatorial. Contudo, é inegável que nenhuma dessas teorias e hipóteses isoladamente seja capaz de explicar todas as nuances da endometriose já descritas; portanto, em sua maioria são complementares e não excludentes.

As manifestações clínicas da endometriose e a presença do tecido ectópico são provavelmente o resultado da combinação de vários processos biológicos aberrantes, que incluem: 1) menstruação retrógrada, disseminação linfovascular e/ou metaplasia em mulheres com resposta imune imprópria; 2) componente genético e/ou epigenético para desenvolver os implantes endometriais ectópicos; 3) implantes (lesões) compostos por células com mecanismos moleculares anômalos; e 4) que estão expostos a um microambiente alterado, hormonal, inflamatório e pró-oxidante. Entre todas estas condições, uma importante participação de células-tronco como iniciadoras dos depósitos ectópicos tem ganhado destaque, e que possivelmente vem fundamentar a origem da endometriose (Sourial et al., 2014; Kaur e Allahbadia, 2016; Laganà et al., 2017; Klemmt e Starzinski-Powitz, 2018; Zondervan et al., 2018).

Entre todas estas possibilidades serão destaque neste capítulo os aspectos hormonais, incluindo a característica estrógeno-dependente da doença e a resistência à progesterona, o envolvimento de células-tronco e o impacto das vias de estresse oxidativo no surgimento e manutenção do quadro clínico complexo da endometriose.

CARACTERÍSTICA ESTRÓGENO--DEPENDENTE DA ENDOMETRIOSE

Como doença complexa, a endometriose apresenta causas multifatoriais. Porém, sua característica principal relacionada à manutenção e progressão das lesões ectópicas envolve a ação de estrógenos, justificando a base antiestrogênica da maioria dos tratamentos efetivos contra a doença. O estrógeno produzido localmente nas lesões endometrióticas desempenha um papel parácrino e intrácrino, como também é observado no câncer de mama e nos leiomiomas uterinos, atuando sobre a própria lesão ao estimular proliferação e induzir o avanço dessas lesões. Por outro lado, a privação de estrógenos está associada à redução/eliminação dos sintomas da doença, como no período pós-menopausa e situações de supressão do estrógeno pelo uso de análogos de hormônio liberador de gonadotrofinas (GnRHa).

Esses dados reforçam o envolvimento central dos estrógenos na manutenção da endometriose. O estradiol, estrógeno endógeno mais potente, desempenha um importante papel no controle da expressão de genes envolvidos com uma ampla variedade de processos fisiológicos endometriais e, classicamente, a maioria dos seus efeitos é mediada por dois receptores de estrógenos (ER) distintos: ERα e ERβ. A ativação desses receptores por qualquer ligante estrogênico, endógeno ou exógeno, no endométrio e lesões endometrióticas desencadeia transdução (menos estudada) ou transcrição/tradução de genes regulados por estrógenos.

Os receptores de estrógeno são importantes para o desenvolvimento da endometriose e há indício de que a expressão de ERα e ERβ seja diferente entre as lesões endometrióticas e o endométrio saudável ou mesmo em relação ao endométrio eutópico da paciente portadora da doença, o que justifica a modulação diferenciada da ação estrogênica em células de diferentes origens. Há relatos de aumento da expressão de mRNA de ERα em tecidos endometrióticos em comparação com endométrio eutópico. Um estudo conduzido em modelo murino, mostrou que em animais *knockout* ERα as lesões ectópicas apresentavam-se menores em tamanho e número quando comparadas às lesões ectópicas de animais selvagens, indicando que a presença desses receptores é necessária para a progressão da doença. Outros trabalhos, porém, observaram uma maior expressão de ERβ nos tecidos endometrióticos. ERβ se opõe a ação de ERα e seus altos níveis suprimem a expressão de ERα. Além disso, a redução de expressão de ERα é associada a menores níveis do receptor de progesterona (PR) em tecidos endometrióticos, uma vez que ERα regula diretamente a expressão do gene PR no endométrio, assim como a progesterona antagoniza a ação dos estrógenos no endométrio.

Biossíntese de Estrógenos na Endometriose

Durante os anos reprodutivos de uma mulher, o principal local de síntese dos estrogênios bioativos, estrona e estradiol, são os ovários, particularmente os folículos ovarianos. A biossíntese de estrogênio começa com o transporte do colesterol celular do citosol para a matriz mitocondrial pela proteína reguladora aguda da esteroidogênese (STAR). Dentro da mitocôndria, o colesterol é convertido em pregnenolona pela enzima de clivagem da cadeia lateral do colesterol (P450scc, codificada pelo gene *CYP11A1*). A pregnenolona é então transformada em progesterona pela 3β-hidroxiesteroide desidrogenase tipo 2 (3BHSD2), podendo ser convertida a 17-β hidroxipregnenolona, DHEA e posteriormente em androstenediona pela esteroide 17α-monooxigenase (17, 20-liase, P450c17, codificada pelo gene *CYP17A1*). A androstenediona, por sua vez, pode ser reduzida à testosterona principalmente pela 17-β-hidroxiesteroide desidrogenase tipo 3 (17BHSD3), expressa principalmente no testículo, e AKR1C3 que é expresso no endométrio e endometriose. Androstenediona e testosterona são substratos da aromatase (AROM, codificado pelo gene *CYP19A1*), que são convertidos em estrona e estradiol, respectivamente. Finalmente, 17BHSD tipo 1 (17BHSD1) consegue converter estrona em estradiol, a forma bioativa mais potente de estrógenos, ou seja, com maior afinidade ao ER. Como recentemente revisado por Piccinato et al. (2018), há indícios de desregulação de várias destas enzimas supracitadas em pacientes com endometriose, com a "intracrinologia" peculiar da lesão endometriótica que gera um microambiente de maior biodisponibilidade estrogênica. O estrogênio que está disponível localmente para atuar no endométrio e nas lesões endometrióticas tem origem tanto na circulação sanguínea quanto *in situ*. As principais enzimas envolvidas diretamente com a promoção de maior biodisponibilidade de estrógenos serão discutidas neste capítulo, sendo elas AROM, STS e 17BHSD1.

A AROM aromatiza andrógenos a estrógenos, sendo considerada a principal enzima de síntese estrogênica no ovário e mesmo em outros tecidos. Por muito tempo, acreditou-se que o endométrio saudável não realizava a biossíntese de estradiol via AROM, porém este dado tem sido questionado por estudos mais recentes. Em relação ao endométrio de pacientes com endometriose ainda é controversa a presença da AROM, sendo que vários autores verificaram a ausência da expressão desta enzima nestes tecidos. Por outro lado, a expressão de AROM em lesões endometrióticas já foi confirmada por outros estudos que observaram aumento de sua expressão nestas lesões quando comparada à expressão em endométrio normal. Esta inconsistência entre grupos de pesquisa mostra o quão controversa ainda é a expressão dessa enzima e sua atividade em lesões endometrióticas, o que pode estar relacionado à baixa expressão da enzima, com níveis próximos da sensibilidade dos ensaios disponíveis como, por exemplo, o PCR em tempo real.

Outra via importante de síntese estrogênica principalmente em sítios extraovarianos é a sulfatase de esteroides (STS). A STS utiliza-se do estrogênio conjugado com sulfato circulante como substrato para sua deconjugação, produzindo estrógenos livres para ação local. A expressão da STS é observada tanto no endométrio de mulheres não acometidas quanto no endométrio eutópico e lesões ectópicas de mulheres com endometriose, sendo a expressão de STS significativamente maior em lesões endometrióticas superficiais e profundas quando comparada à expressão do tecido endometrial eutópico. De maneira semelhante, outros grupos de pesquisa também reportaram expressão significativamente elevada em lesões endometrióticas.

Uma reação particularmente importante neste contexto de intracrinologia da endometriose é controlada por 17BHSDs oxidativas e redutoras, que interconvertem estrona em estradiol (redutora, p. ex., 17BHSD1) ou, por outro lado, estradiol em estrona (oxidativa, p. ex., 17BHSD2), garantindo a conversão a estrógenos com maior afinidade pelos ER em lesões de endometriose. Apesar de as 17BHSD serem reguladas pela exposição à progesterona, com variação nas fases do ciclo, há claro aumento da 17BHSH1 em lesões de pacientes com endometriose severa quando comparado ao seu próprio endométrio. Um estudo interessante feito pelo grupo de Andrea Romano (Maastrich, Holanda) mostra que o tratamento com inibidor seletivo da 17BHSD1 reduziu em pelo menos 85% a produção *in vitro* de estradiol (em ensaios de produção hormonal de biópsias) por células oriundas de lesões de pacientes com endometriose profunda ou endometrioma ovariano.

Metabolismo de Estrógenos na Endometriose

A disponibilidade de estrógeno necessário para manutenção da doença é determinada pelo balanço entre sua síntese e seu metabolismo (i.e., inativação). Assim, a expressão e atividade de enzimas envolvidas, por um lado, na síntese e conversão de estrógenos e, por outro, no metabolismo oxidativo ou conjugativo de estrógenos, determinam o avanço da doença. A síntese de estrógenos tem sido amplamente explorada no estudo da patogenia da endometriose, principalmente em relação à expressão de AROM. Paradoxalmente, estudos relacionados ao metabolismo de estrógenos somente receberam maior atenção científica nos últimos anos, apesar da sua possível importância para a disponibilidade de estrógenos e, portanto, para a característica estrógeno-dependente da endometriose. O metabolismo de estrógenos compreende a atividade de um seleto grupo de enzimas envolvidas no metabolismo oxidativo ou conjugativo destes hormônios, promovendo a conversão de estrógenos a metabólitos menos ativos; portanto, com menor afinidade ao ER.

Quanto ao metabolismo oxidativo de estrógenos, uma variedade de enzimas como, por exemplo, CYP1B1, 1A2, e 3A4 podem metabolizar o estradiol em tecidos diversos, sendo amplamente descritas tanto no fígado (principal sítio de metabolismo de hormônios esteroides) quanto fora dele. Nos tecidos extra-hepáticos, como mama, placenta, cérebro e pituitária, as enzimas CYP1A1 e CYP3A4 têm sido mais comumente relacionadas ao metabolismo local de estrógenos. Evidências do envolvimento dessas enzimas de metabolismo oxidativo no microambiente estrogênico das lesões de endometriose vêm dos resultados de estudos que mostram expressão diferencial dessas enzimas nas lesões em comparação ao endométrio, e mesmo entre lesões de diferentes sítios. Assim como a presença de enzimas de metabolismo estrogênico em tecidos cancerígenos na mama e endométrio pode ter ainda maior impacto na manutenção local de estradiol, a mesma hipótese tem sido testada em lesões de endometriose. Por esta teoria, metabólitos de estradiol formados nesses tecidos apresentam um importante efeito biológico, já que eles podem ter efeito estrogênico ou oxidante local (p. ex., 4-hidroxi-estrógenos).

Dados recentes mostram que *CYP1A1* é altamente expressa em lesões ovarianas, ou mesmo peritoneais, em relação ao endométrio saudável e mesmo às lesões infiltrativas profundas; *CYP1B1* tem níveis similares de expressão aos da *CYP1A1* no endométrio e em lesões ovarianas, sugerindo uma regulação sítio-dependente de *CYP1A1* e *CYP1B1* em lesões ovarianas/peritoneais e infiltrativas profundas, assim como em células estromais isoladas destas lesões. A expressão de *CYP3A4* também foi observada em lesões endometrióticas e endométrio eutópico com alterações na expressão do gene *CYP3A4* relacionada apenas às diferentes fases do ciclo menstrual com aumento de expressão na fase lútea, quando há prevalência de ação da progesterona.

Considerando-se o metabolismo conjugativo de estrógenos, enzimas como a sulfotransferase de estrógeno (SULT) e UDP-glucurosiltransferase (UGT1A1) inativam estrógenos por conjugação tornando-os mais hidrofílicos e, portanto, facilitando sua excreção. Porém, há de se ressaltar que conjugados como o sulfato de estradiol ou de estrona podem servir como reservatórios estrogênicos ao prolongar a meia-vida de estrógenos em locais em que haja enzimas de deconjugação, como a STS. A SULT1E1, enzima membro da superfamília de sulfotransferases de esteroides, é expressa no tecido endometrial e antagoniza a ação da STS por ser capaz de sulfatar estrona em sulfato de estrona. A SULT1E1 tem alta afinidade por concentrações fisiológicas não somente de estrona, como também de estradiol. Em tecidos sensíveis ao estrogênio, como o endométrio e as lesões endometrióticas, a atividade da SULT1E1 é geralmente menor do que a da STS, promovendo grande disponibilidade de estrogênios ativos, particularmente sob condições patológicas.

A glucuronidação de esteroides consiste em uma importante via de conjugação de hormônios esteroides biologicamente ativos, assim como dos estrógenos e seus metabólitos. Evidências de que esta via pode estar ativa na endometriose vêm de estudos de expressão gênica e proteica de uma importante enzima de glucuronidação, a UGT1A1. A expressão de UGT1A1 é detectada em lesões infiltrativas profundas e mesmo em lesões ovarianas e peritoneais de endometriose, ao passo que não há detecção de expressão de UGT1A1 no endométrio de mulheres com ou sem endometriose. Este padrão de expressão sugere mecanismos compensatórios para possivelmente conter a concentração local exacerbada de estrógenos e seus metabólitos (como, por exemplo, os nocivos 2 hidroxi-estrógenos) na lesão de endometriose.

Apesar do avanço da área, não há clareza de qual via principal, qual enzima ou grupos de enzimas seriam imprescindíveis para a manutenção da endometriose como uma desordem estrógeno-dependente. Há claras evidências de que os sítios de lesões de endometriose apresentam capacidade individual de síntese e metabolismo de estrógenos, com dados comprovando a existência de concentrações distintas de estradiol e estrona nos diferentes sítios a partir de mensurações por espectrometria de massa, técnica altamente sensível e específica. Isso reforça a necessidade de se desenhar outros estudos que avaliem qual a contribuição de cada uma destas vias de síntese na manutenção de endometriose local e progressão da doença. Considerando o anteriormente exposto e, levando-se em conta que a maioria dos estudos sobre etiopatogenia da endometriose com relação às enzimas de biossíntese e metabolismo envolveu pequenas populações, agrupando, na maioria dos casos, os vários tipos de endometriose (com lesões ovarianas, peritoneais e infiltrativas profundas ou com estádios diferentes), um aspecto importante para se entender melhor a etiologia da endometriose seria desenhar estudos com classificações bem claras dos grupos experimentais. Assim, será possível entender os mecanismos para manutenção do estrógeno nas lesões de endometriose, além de traçar uma estratégia terapêutica visando redução estrogênica de maneira mais específica e eficaz.

RESISTÊNCIA À PROGESTERONA

Tanto o estrogênio quanto a progesterona são os principais moduladores do tecido endometrial, regulando a expressão de centenas de genes durante cada fase do ciclo menstrual. A progesterona, em particular, induz diferenciação das principais células endometriais: estromais e epiteliais, promovendo alterações pseudodeciduais e secretoras, além da redução proliferação celular. Assim, a progesterona é comumente vista como o hormônio que promove diferenciação e limita proliferação no endométrio.

Além de participar destes mecanismos fisiológicos endometriais que incluem a decidualização e a inibição da proliferação endometrial induzida por estrogênio, a progesterona e seus receptores representam também importantes mecanismos patológicos da doença endometrial, principalmente no que se refere à resposta inapropriada à ação da progesterona. Especificamente na endometriose, existem evidências de atenuação da responsividade à progesterona pelo tecido endometrial eutópico e ectópico, o que indica que a chamada "resistência à progesterona" faz parte do quadro da doença. A hipótese mais aceita hoje é de que a resistência à progesterona se deva principalmente a uma redução significativa dos níveis e atividade de receptores de progesterona (PR) nas lesões de endometriose em comparação ao endométrio eutópico.

Os efeitos da progesterona ocorrem via receptores nucleares que têm como ligante a progesterona, sendo estes expressos a partir de um único gene e traduzidos em duas isoformas de proteínas: o PR isoforma A (PR-A) e o PR isoforma B (PR-B). As atividades das diferentes isoformas de PR dependem do promotor ao qual se ligam e do tipo de célula e tecido em que a isoforma está sendo expressa. Por exemplo, no endométrio, apenas o PR-A exerce ações repressoras sobre a expressão do ERα sendo, portanto, via PR-A que a progesterona reprime a ação do estradiol no epitélio endometrial. No estroma endometrial, esta ação inibitória ocorre por mecanismos parácrinos, já que o PR estromal antagoniza a proliferação celular induzida por estrogênio no epitélio endometrial. Também por mediação parácrina da progesterona, as células estromais do endométrio produzem ácido retinoico que induz a expressão da enzima 17BHSD2 nas células epiteliais do endométrio, enzima esta responsável pela conversão do estradiol em estrona (um estrógeno menos potente).

Um dado interessante é que não há diferença de concentração plasmática de progesterona em pacientes com endometriose em comparação a uma mulher não acometida. Apesar de a capacidade das células endometriais produzirem grandes quantidades de progesterona através de enzimas esteroidogênicas expressas localmente, níveis muito baixos de PR-A estão presentes, enquanto a PGR-B é indetectável em lesões endometrióticas peritoneais. Portanto, também não há diferença de concentração de progesterona local, nas lesões e endométrio, sugerindo que o mecanismo mais provável de menor ação da progesterona seja via redução da expressão desses PR. A resistência à progesterona na endometriose tem sido evidenciada por alterações detectadas no endométrio eutópico e nas lesões de pacientes acometidas. As lesões de endometriose, independentemente de sua localização, parecem apresentar baixa expressão de PR em relação ao endométrio eutópico de pacientes com endometriose e mesmo em relação ao endométrio de mulheres não acometidas pela doença. O perfil de expressão gênica de células endometrióticas durante a janela de implantação revela que genes responsivos à progesterona estão significativamente reprimidos em mulheres com endometriose em comparação com células endometriais de mulheres livres de doença. Outras comparações em vários pontos durante o ciclo menstrual mostram expressão gênica reprimida na fase secretora inicial, com aumento de sobrevida e atividade mitótica endometrial, sugerindo atenuação da responsividade da progesterona, que por sua vez pode ser explicada pela diminuição dos níveis de PR nas células endometrióticas. A diminuição da resposta da progesterona nas células do estroma maduro impede a indução da 17BHSD2 nas células epiteliais, contribuindo, assim, para níveis elevados de estradiol local, impedindo sua conversão a estrona.

As reais causas da alteração da expressão de PR, com consequente resistência à progesterona, em tecidos endometriais de pacientes com endometriose ainda são desconhecidas. Alguns estudos, porém, oferecem explicações. Utilizando-se modelo de endometriose em babuínos com avaliação do perfil de expressão gênica de tecidos endometriais, foi possível detectar que a progressão da doença (com maior inflamação, maior acometimento das lesões etc.) estava relacionada a um fenótipo de resistência à progesterona em lesões endometrióticas e mesmo no endométrio eutópico desses primatas. Entre os genes com expressão alterada, inclui-se o PR. Isto sugere que a inflamação, característica importante da endometriose, pode regular a expressão de receptores de progesterona e, com isso, todos os genes *downstream* mediados pelos PRs. A programação epigenética defeituosa também pode contribuir para a resistência à progesterona. As células estromais isoladas do endométrio eutópico de mulheres com endometriose não decidualizam adequadamente *in vitro* em resposta ao tratamento com hormônios quando comparadas às células de mulheres não acometidas; isso sugere que a resistência à progesterona no tecido endometriótico pode ser herdada de células-tronco defeituosamente programadas e ainda mantidas em condições extracorpóreas.

A resposta inapropriada à progesterona em lesões endometrióticas explica a baixa eficácia de terapias baseadas em progestágenos para o tratamento da endometriose em algumas pacientes. Dados de Flores et al. (2018) mostram que a resposta clínica ao uso de progestágenos associada a medidas de expressão de PR sustentam a noção de que os níveis destes receptores são um importante modulador da resistência à progesterona na endometriose. Medicamentos contendo progestágenos (incluindo contraceptivos orais combinados) estão associados à falha de tratamento em alguns pacientes. Isto pode indicar que a resistência à progesterona e a resposta ao uso de progestágenos em algumas pacientes devem ser levadas em consideração ao se propor um plano terapêutico.

ESTRESSE OXIDATIVO

O estresse oxidativo é definido como um desequilíbrio entre a produção e a neutralização das espécies reativas do oxigênio (ERO), podendo ocorrer pelo excesso de produção de ERO e/ou pela deficiência nos mecanismos antioxidantes, levando assim a danos as proteínas, lipídios e carboidratos. O estresse oxidativo, por meio de mecanismos até o momento não completamente estabelecidos, pode promover apoptose e morte em vários tipos celulares, além de anomalias na fertilização e no desenvolvimento embrionário pré e pós-implantação.

Os radicais livres do oxigênio podem ser importantes marcadores da remodelação dos tecidos, da sinalização hormonal, da esteroidogênese e da função das células germinativas. No que diz respeito à associação entre as ERO e a função das células germinativas, tem sido reportada a ocorrência de radicais livres do oxigênio no sêmen humano, afetando adversamente a viabilidade dos espermatozoides. Contudo, há pouca informação sobre o balanço entre os agentes oxidantes e antioxidantes no ambiente folicular humano, o que poderia trazer repercussões sobre a viabilidade oocitária e, consequentemente, sobre a fertilidade feminina.

A presença de células endometriais na cavidade peritoneal leva ao recrutamento de monócitos que provocam a liberação de citocinas, favorecendo, assim, uma reação inflamatória pélvica. Nesta base, a endometriose pode ser considerada uma doença de natureza inflamatória, confirmada por evidências que mostram níveis elevados de citocinas e fatores de crescimento presentes no líquido peritoneal. O processo inflamatório está associado a níveis elevados de estresse oxidativo.

Assim foi sugerida a possibilidade de a endometriose ser uma doença originada ou associada ao estresse oxidativo. Na vigência de endometriose pélvica, haveria a ativação dos macrófagos na cavidade peritoneal, o que poderia promover estresse oxidativo, gerando peroxidação dos lipídeos, de seus produtos de degradação e dos produtos formados pela sua interação com as lipoproteínas de baixa densidade. Os lipídeos peroxidados, ao serem decompostos, gerariam produtos como o malondialdeído (MDA) e poderiam ser reconhecidos como corpos estranhos, desencadeando resposta antigênica, com consequente produção de anticorpos. Este processo cursaria com danos oxidativos às células vermelhas do sangue, às células endometriais e peritoneais, o que, por sua vez, estimularia o recrutamento e ativação de mais fagócitos mononucleares, perpetuando os danos oxidativos à cavidade pélvica.

A modificação oxidativa dessas moléculas por níveis tóxicos dessas espécies pode ter consequências deletérias. A produção de níveis de ERO subtóxicos pode levar a uma mudança no estado redox intra e extracelular e tem sido demonstrado que sinaliza mudanças nas funções celulares. Os tióis e carbonilas são reconhecidos como componentes-chave de muitos desses eventos. Os tióis são uma classe de derivados orgânicos com uma função crítica intra e extracelular como equilibradores do estado redox através da proteína tiol/dissulfureto. Os tióis extracelulares são um componente importante da defesa antioxidante com relevância para doenças cardiovasculares, representando uma medida direta do estado redox *in vivo*. Além disso, eles também refletem a capacidade de reparo do DNA ou o possível acúmulo de danos genéticos nas células.

As ERO induzem a peroxidação lipídica e modificam os derivados de aminoácido e carbonila, com a última refletindo, por sua vez, a oxidação da proteína. A concentração de carbonila é importante na patogênese da aterosclerose e sua formação é um subproduto de reações derivadas de fagócitos. Assim, a concentração de carbonila é um marcador de ativação de fagócitos e inflamação.

Endometriose e Estresse Oxidativo

Murphy et al. foram um dos primeiros grupos a destacar o papel ativo desempenhado pelo estresse oxidativo (EO) na patogênese e no desenvolvimento da endometriose. EO resulta de um desequilíbrio entre as ERO e os antioxidantes. As moléculas de ERO são caracterizadas por um elétron desemparelhado e se estabilizam pela extração de elétrons de diferentes moléculas no corpo, como lipídios, ácidos nucleicos e proteínas. Antioxidantes são um mecanismo de defesa criado pelo organismo para neutralizar as ERO. Servindo como moléculas sinalizadoras, as ERO modificam os processos reprodutivos, como a função tubária, a maturação dos oócitos e a foliculogênese.

A menstruação retrógrada parece estar associada a fatores altamente pró-oxidantes, isto é, heme e ferro, dentro da cavidade peritoneal, além de células endometriais apoptóticas conhecidas por induzir EO. O ferro livre ou catalítico induz a produção de ERO através de uma reação de Fenton, induzindo, assim, EO. A liberação de ferro e heme é resultado do metabolismo da hemoglobina pelos macrófagos. Estudos recentes forneceram evidências de uma sobrecarga de ferro em vários componentes da cavidade peritoneal de pacientes afetadas, como líquido peritoneal, macrófagos e lesões endometrióticas, sugerindo fortemente uma ruptura na homeostase do ferro dentro da cavidade peritoneal.

Alizadeh et al., em um estudo de caso-controle conduzido em 2015, observaram que o nível sérico de ferro em pacientes com endometriose era significativamente maior do que no grupo controle. A hemólise severa ocorrida durante a menstruação retrógrada, um sistema de eliminação peritoneal defeituoso ou sobrecarregado na presença de refluxo menstrual aumentado, induziu uma sobrecarga de ferro no ambiente peritoneal, que por sua vez causou a fixação e o crescimento de células ou fragmentos endometriais. Essas reservas de ferro podem ter numerosos efeitos citotóxicos; na verdade, elas poderiam perturbar o equilíbrio entre a produção de radicais livres e a defesa antioxidante, levando a um papel causal do EO na patogênese da endometriose. A toxicidade do ferro pode catalisar a produção de uma série de espécies danosas de radicais livres, induzindo a desregulação dos processos celulares, disfunção celular e apoptose ou necrose por meio da peroxidação lipídica e proteica e dano ao DNA.

Há evidências de que o fluido peritoneal (FP) de mulheres com endometriose é caracterizado por altos níveis de lipoproteínas, particularmente lipoproteínas de baixa densidade (LDL) que geram componentes lipídicos oxidados em um meio inflamatório rico em macrófagos. Os F2-isoprostanos são uma família complexa de compostos gerados pela peroxidação não enzimática do ácido araquidônico nas membranas celulares e nas partículas de LDL. Vários estudos documentaram aumento da 8-iso-prostaglandina, que é um biomarcador específico de peroxidação lipídica *in vivo*. A medição do F2-isoprostano é a abordagem mais confiável para avaliar o estado da EO *in vivo*, e os produtos da via do isoprostano demonstraram exercer fortes ações biológicas, possivelmente atuando como mediadores fisiopatológicos da doença. A 8-iso-PGF2α não apenas age como um vasoconstritor, mas também tem demonstrado promover a mitogênese e a adesão celular de monócitos e polimorfonucleares às células endoteliais e induzir a necrose das células endoteliais. Polak et al. observaram concentrações mais elevadas de 8-iso-PGF2α e isoprostano em pacientes nos estágios avançados da endometriose, confirmados por via laparoscópica e histopatológica, em comparação com pacientes com tumores ovarianos serosos e cisto dermoide.

Em um grande estudo de Santulli et al., os marcadores de proteína EO (tióis, produtos oxidados de proteína avançada, proteína carbonila e nitratos/nitritos) foram avaliados no FP com base na classificação cirúrgica. Estes marcadores foram significativamente maiores apenas em mulheres com endometriose infiltrativa profunda em comparação com os controles, enquanto outras formas de endometriose (peritoneal e ovariana) apresentaram aumentos não estatisticamente significantes.

Estudos recentes investigaram o papel do sistema imunológico e do estresse oxidativo no desenvolvimento da endometriose. Algumas mulheres com endometriose parecem ter um mecanismo de limpeza ineficiente, possivelmente atribuível a uma falha da resposta imune celular e humoral cujo papel é inibir o implante de tecido endometrial ectópico, sendo hipotetizado que as células *natural killer* (NK) podem auxiliar esta função. As células NK são as células efetoras que geralmente reconhecem e destroem células tumorais, células hospedeiras infectadas por vírus e linhagens celulares estranhas transplantadas. Oosterlynck et al. foram os primeiros a fornecer evidências de diminuição da atividade NK e citotoxicidade contra células endometriais autólogas em mulheres afetadas pela endometriose, que se correlacionaram com o estágio da doença. Esses autores mostraram que o líquido peritoneal de mulheres com endometriose, comparado ao de controles férteis, apresentava atividade supressora de células NK significativamente maior.

Já foi demonstrado que as lesões peritoneais envolvendo endometriose ativa e o peritônio adjacente abrigam grandes quantidades de macrófagos possivelmente envolvidos na etiopatogênese da doença. Considerando que o papel dos macrófagos deve ser o de eliminar a cavidade peritoneal das células endometriais, nessa condição, eles parecem aumentar sua proliferação secretando fatores de crescimento e citocinas; porém, se essas alterações imunológicas induzem a endometriose ou se são consequência dela, ainda precisa ser confirmado.

CÉLULAS-TRONCO NA ETIOPATOGENIA DA ENDOMETRIOSE

O endométrio humano é altamente regenerativo e está sujeito a mais de 400 ciclos de crescimento, diferenciação e descamação durante a vida reprodutiva da mulher. Esta capacidade regenerativa faz dele alvo de intensas buscas por células progenitoras, sugerindo que células-tronco adultas tenham um relevante papel na manutenção e no funcionamento endometrial. A primeira menção na literatura de que o endométrio é supostamente povoado por células progenitoras e estas teriam um papel no funcionamento endometrial deve ser creditada à Prianishnikov em 1978. Contudo, após quase três décadas da postulação de Prianishnikov, a primeira evidência científica da presença de células progenitoras endometriais foi comprovada experimentalmente por Chan et al. em 2004, em que os autores demonstraram a capacidade clonogênica de algumas células endometriais tanto de progenitoras epiteliais (0,22 ± 0,07%) como estromais (1,25 ± 0,18%) no tecido endometrial. Logo a seguir, foi apresentado que algumas dessas células endometriais eram capazes de se diferenciar *in vitro* em linhagens mesenquimais, incluindo adipócitos, condrócitos, osteócitos e células musculares lisas.

Outra evidência de que as células-tronco fazem parte do tecido endometrial surgiu a partir de experimentos com um subtipo celular com características semelhantes às células progenitoras, chamado de *side population* (SP). Estima-se que as SP abranjam menos de 5% das células endometriais humanas, sendo estas mais abundantes nas fases proliferativa e menstrual do ciclo reprodutivo, o que sugere sua presença tanto na camada endometrial basal quanto na funcional. Em experimento *in vivo*, em que essas células foram transplantadas sob a cápsula renal de camundongos imunodeficientes ooforectomizados e tratados com estradiol e progesterona, todos os enxertos reconstituíram tecidos semelhantes ao endométrio, com marcação abundante das células transplantadas no tecido glandular, estromal, epitelial e endotelial. Assim, é indiscutível que o tecido endometrial conserva sua capacidade altamente regenerativa devido à existência de diferentes subpopulações celulares com caráter progenitor.

Recentes estudos têm buscado marcadores específicos para distinguir as células-tronco mesenquimais endometrias (habitualmente chamadas de eMSCs) da sua progênie madura. Tem sido mostrado que eMSC possuem capacidade de coexpressar os marcadores CD140b (*PDGFRβ – platelet-derived growth factor receptor β*) e CD146 (*MCAM – melanoma cell adhesion molecule*), os quais são usados para isolar células-tronco mesenquimais em diversos tecidos. Entretanto, mais recentemente, Masuda et al. em 2012 identificaram um novo marcador o SUSD2 (*sushi domain containing*, específico para isolar células altamente clonogênicas e com habilidade de reconstituir tecido estromal endometrial *in vivo*. Entretanto, o marcador específico para isolar células progenitoras endometriais ainda é algo controverso e que necessita de maiores estudos.

Em 2011, estudos revelaram achados importantes, que células com propriedades iguais às de eMSCs foram identificadas em lesões ectópicas, tanto em tecido fresco, como em cultura celular. Observou-se que as eMSC derivadas de cultura de células estromais ectópicas têm maior potencial proliferativo, migratório e invasivo que as células isoladas do endométrio eutópico dessas mesmas pacientes. Em endometrioma ovariano, tanto células estromais quanto epiteliais demonstraram capacidade de formação de colônias, autorrenovação *in vitro* e potencial de diferenciação. Além disso, evidências sugerem que as eMSCs descamam preferencialmente em mulheres com endometriose.

Diferentes origens para as células-tronco que compõe o endométrio eutópico e ectópico têm sido teorizadas, revisadas por Baranov et al. em 2018: 1) células-tronco embrionárias remanescentes dos ductos müllerianos; 2) células-tronco endometriais no peritônio e na cavidade pélvica; 3) células-tronco nos *debris* menstruais; 4) células epiteliais celômicas resultantes de uma metaplasia; 5) células-tronco mesenquimais da medula óssea migrando para o endométrio ou para sítios inflamatórios no peritônio e se transdiferenciando em células progenitoras endometriais; 6) células-tronco endometriais existentes no próprio endométrio contribuindo para a regeneração endometrial e formação das lesões endometrióticas. Estas diferentes fontes para as células progenitoras que residem no endométrio são de caráter especulativo, principalmente porque os marcadores específicos para caracterizar as eMSC necessitam de maior embasamento científico.

Contudo, duas principais origens para as células-tronco endometrióticas têm sido fortemente sugeridas como participantes na etiopatogenia da endometriose:

1) ENDOMETRIOSE DE ORIGEM EXTRAUTERINA: células-tronco que foram disseminadas durante

a embriogênese do trato reprodutor feminino por toda a camada peritoneal da cavidade pélvica se diferenciam em endométrio, ou seja, há evidências recentes, no que Laganá et al. (2017) denominaram Teoria Unificadora, que sustentam a hipótese de que os remanescentes müllerianos ectópicos do endométrio, endocérvice e endossalpinge, que são produtos da crista genital, "escapam" durante a organogênese devido a uma desregulação de genes homeobox e da via de sinalização Wnt, levando a aberrações no interior do mesoderma, o que pode causar a instalação aberrante de células-tronco.

2) ENDOMETRIOSE DE ORIGEM INTRAUTERINA: uma compilação de achados que demonstram que: 1) as camadas, basal e funcional do endométrio contêm eMSC; e 2) o fluxo menstrual contém células com características semelhantes às células-tronco mesenquimais presentes no endométrio; é pressuposto que células-tronco da camada endometrial, através da menstruação retrógrada, dão origem aos depósitos iniciais ectópicos.

Visto que células progenitoras adultas regulam a homeostase tecidual, é esperado que o funcionamento anormal das eMSCs possa estar envolvido no início e na progressão de doenças ginecológicas associadas com a proliferação endometrial anormal, tais como endometriose e câncer endometrial; e/ou que células-tronco normais implantassem facilmente no peritônio susceptível.

Até o presente momento, são escassos os dados na literatura sobre a quantidade e qualidade dos transcritos e proteínas produzidas pelas eMSC presentes no endométrio e descamadas no fluxo menstrual de pacientes com endometriose comparadas a pacientes saudáveis. Barragan et al., em 2016, identificaram por microarranjo um conjunto comum de genes entre as células progenitoras eMSC (CD146+CD140b+) e cSF (fibroblastos estromais endometriais – CD146-CD140b+) isoladas de endométrio de mulheres com e sem endometriose. Rekker et al., em 2017, apresentaram 1.394 genes diferencialmente expressos por RNAseq (sequenciamento de nova geração) em células estromais CD10+ não cultivadas, isoladas de endométrio e endometrioma ovariano das mesmas pacientes.

Sabe-se que o endométrio eutópico de mulheres com endometriose é uma fonte experimental única e bem estabelecida para investigação de mecanismos moleculares de disfunções reprodutivas e que permite identificar possíveis marcadores específicos para a doença. Os endométrios eutópico e ectópico de mulheres com endometriose compartilham alterações que não são encontradas no endométrio de mulheres sem endometriose, o que corrobora a ideia de que esse endométrio alterado, ao cair na cavidade peritoneal, tem um potencial inicial de desenvolver a doença.

Desta forma, frente a todas estas evidências abre-se uma nova perspectiva para a etiopatogenia da endometriose representada no papel das células-tronco extra e/ou intrauterinas como iniciadoras da endometriose, constituídas em um mecanismo capaz de atuar de forma sinérgica com os demais mecanismos propostos. Um vasto campo para novos estudos e possibilidades terapêuticas para a endometriose aparece.

Referências Bibliográficas

1. Afshar, Y., Hastings, J., Roqueiro, D., Jeong, J.W., Giudice, L.C., Fazleabas, A.T. Changes in eutopic endometrial gene expression during the progression of experimental endometriosis in the baboon, Papio anubis. Biol Reprod 2013;88: 44.
2. Aghajanova, L., Hamilton, A., Kwintkiewicz, J., Vo, K.C., Giudice, L.C. Steroidogenic enzyme and key decidualization marker dysregulation in endometrial stromal cells from women with versus without endometriosis. Biology of Reproduction 2009;80: 105-114. (https://doi. org/10.1095/biolreprod.108.070300)
3. Aghajanova, L. et al. Steroidogenic enzyme and key decidualization marker dysregulation in endometrial stromal cells from women with versus without endometriosis. Biol Reprod 2009;80(1): 105-114.
4. Attar, E., Tokunaga, H., Imir, G., Yilmaz, M.B., Redwine, D., Putman, M., Gurates, B., Attar, R., Yaegashi, N., Hales, DB. et al. Prostaglandin E2 via steroidogenic factor-1 coordinately regulates transcription of steroidogenic genes necessary for estrogen synthesis in endometriosis. Journal of Clinical Endocrinology and Metabolism 2009;94: 623-663. (https://doi.org/10.1210/jc.2008-1180)
5. Attia, G.R., Zeitoun, K., Edwards, D., Johns, A., Carr, B.R., Bulun, S.E. Progesterone receptor isoform A but not B is expressed in endometriosis. J Clin Endocrinol Metab 2000;85: 2897-2902.
6. Baranov, V., Malysheva, O., Yarmolinskaya, M. Pathogenomics of endometriosis development. Int J Mol Sci 2018;19(7): e1852.
7. Barragan, F., Irwin, J.C., Balayan, S., Erikson, D.W., Chen, J.C., Houshdaran, S., Piltonen, T.T., Spitzer, T.L., George, A., Rabban, J.T. et al. Human endometrial fibroblasts derived from mesenchymal progenitors inherit progesterone resistance and acquire an inflammatory phenotype in the endometrial niche in endometriosis. Biol Reprod 2016;94: 118.
8. Barragan, F., Irwin, J.C., Balayan, S. et al. Human endometrial fibroblasts derived from mesenchymal progenitors inherit progesterone resistance and aquire an inflammatory phenotype in the endometrial niche in endometriosis. Biol Reprod 2016; 94: 118.

9. Bonéy-Montoya, J. et al. Long-range transcriptional control of progesterone receptor gene expression. Mol Endocrinol 2010;24(2): 346-358.
10. Bukulmez, O. et al. Inflammatory status influences aromatase and steroid receptor expression in endometriosis. Endocrinology 2008;149(3): 1190-1204.
11. Bulun, S.E. Endometriosis. N Engl J Med 2009; 360: 268-279.
12. Bulun, S.E., Cheng, Y., Pavone, M.E., Yin, P., Imir, G., Utsunomiya, H., Thung, S., Xue, Q., Marsh, E.E., Tokunaga, H. et al. 17Beta-hydroxysteroid dehydrogenase-2 deficiency and progesterone resistance in endometriosis. Seminars in Reproductive Medicine 2010;28: 44-50. (https:// doi.org/ 10.1055/ s-0029-1242992.17)
13. Bulun, S.E., Fang, Z., Imir, G., Gurates, B., Tamura, M., Yilmaz, B., Langoi, D., Amin, S., Yang, S. Deb, S. Aromatase and endometriosis. Seminars in Reproductive Medicine 2004;22: 45-50. (https://doi. org/10.1055/s-2004-823026)
14. Bulun, S. E. et al. Expression of the CYP19 gene and its product aromatase cytochrome P450 in human uterine leiomyoma tissues and cells in culture. J Clin Endocrinol Metab 1994;78(3): 736-743.
15. Burney, R.O., Talbi, S., Hamilton, A.E., Kim, C.V., Nyegaard, M., Nezhat, C.R., Lessey, B.A. Giudice, L.C. Gene expression analysis of endometrium reveals progesterone resistance and candidate susceptibility genes in women with endometriosis. Endocrinology 2007;148: 3814-3826. (https://doi.org/ 10.1210/ en.2006-1692)
16. Burns, K.A. et al. Role of estrogen receptor signaling required for endometriosis-like lesion establishment in a mouse model. Endocrinology 2012;153(8): 3960-3971.
17. Catalano, R.D., Wilson, M.R., Boddy, S.C., Jabbour, H.N. Comprehensive expression analysis of prostanoid enzymes and receptors in the human endometrium across the menstrual cycle. Molecular Human Reproduction 2011;17: 182-192. (https://doi.org/10.1093/molehr/gaq094)
18. Chan, R.W., Ng, E.H., Yeung, W.S. Identification of cells with colony-forming activity, self-renewal capacity, and multipotency in ovarian endometriosis. Am J Pathol 2011; 178: 2832-2844.
19. Chan, R.W., Schwab, K.E., Gargett, C.E. Clonogenicity of human endometrial epithelial and stromal cells. Biol Reprod 2004; 70: 1738-1750.
20. Cheng, Y.H., Yin, P., Xue, Q., Yilmaz, B., Dawson, M.I., Bulun, S.E. Retinoic acid (RA) regulates 17beta-hydroxysteroid dehydrogenase type 2 expression in endometrium: interaction of RA receptors with specificity protein (SP) 1/SP3 for estradiol metabolism. J Clin Endocrinol Metab 2008;93: 1915-1923.
21. Colette, S. et al. Absence of aromatase protein and mRNA expression in endometriosis. Hum Reprod 2009;24(9): 2133-2141.
22. Colette, S. et al. Differential expression of steroidogenic enzymes according to endometriosis type. Fertil Steril 2013; 100(6): 1642-1649.
23. Crisan, M., Yap, S., Casteilla, L. et al. A perivascular origin for mesenchymal stem cells in multiple human organs. Cell Stem Cell 2008; 3: 301-313.
24. Cui, C.H., Uyama, T., Miyado, K. et al. Menstrual blood-derived cells confer human dystrophin expression in the murine model of Duchenne muscular dystrophy via cell fusion and myogenic transdifferentiation. Mol Biol Cell 2007; 18: 1586-1594.
25. Dassen, H. et al. Estrogen metabolizing enzymes in endometrium and endometriosis. Hum Reprod 2007;22(12): 3148-3158.
26. Deane, J.A., Gualano, R.C., Gargett, C.E. Regenerating endometrium from stem/progenitor cells: is it abnormal in endometriosis, Asherman's syndrome and infertility? Curr Opin Obstet Gynecol 2013; 25: 193-200.
27. Delvoux, B., D'Hooghe, T., Kyama, C., Koskimies, P., Hermans, R.J.J., Dunselman, G.A., Romano, A. Inhibition of type 1 17β-hydroxysteroid dehydrogenase impairs the synthesis of 17β-estradiol in endometriosis lesions. Journal of Clinical Endocrinology and Metabolism 2014;99: 276-284. (https://doi.org/10.1210/ jc.2013-2851)
28. Delvoux, B., Groothuis, P., D'Hooghe, T., Kyama, C., Dunselman, G., Romano, A. Increased production of 17B-estradiol in endometriosis lesions is the result of impaired metabolism. Journal of Clinical Endocrinology and Metabolism 2009;94: 876-883. (https://doi. org/10.1210/jc.2008-2218)
29. Dizerega, G.S. et al. Endometriosis: role of ovarian steroids in initiation, maintenance, and suppression. Fertil Steril 1980; 33(6): 649-653.
30. Gargett, C.E., Chan, R.W. Endometrial stem/progenitor cells and proliferative disorders of the endometrium. Minerva Gynecol 2006; 58: 511-526.
31. Gargett, C.E., Masuda, H. Adult stem cells in the endometrium. Mol Hum Reprod 2010; 16: 818-834.
32. Gargett, C.E. Uterine stem cells: what is the evidence? Hum Reprod 2007; 13: 87-101.
33. Giudice, L.C. Endometriosis. N Engl J Med 2010;362: 2389-2398.
34. Hevir, N., Ribič-Pucelj, M., Lanišnik Rižner, T. Disturbed balance between phase I and II metabolizing enzymes in ovarian endometriosis: a source of excessive hydroxy-estrogens and ROS? Molecular and Cellular Endocrinology 2013;367: 74-84. (https://doi. org/10.1016/j.mce.2012.12.019)
35. Hevir, N. et al. Disturbed balance between phase I and II metabolizing enzymes in ovarian endometriosis: A source of excessive hydroxy-estrogens and ROS? Mol Cell Endocrinol 2013;367(1-2): 74-84.
36. Hida, N., Nishiyama, N., Miyoshi, S. et al. Novel cardiac precursor-like cells from human menstrual blood-derived mesenchymal cells. Stem Cells 2008; 26: 1695-1704.
37. Hudelist, G., Czerwenka, K., Keckstein, J., Haas, C., Fink-Retter, A., Gschwantler-Kaulich, D., Kubista, E., Singer, C.F. Expression of aromatase and estrogen sulfotransferase in eutopic and ectopic endometrium: evidence for unbalanced estradiol production in endometriosis. Reproductive Sciences 2007;14: 798-805. (https://doi. org/10.1177/ 193371 9107 309120)
38. Hudelist, G. et al. Expression of aromatase and estrogen sulfotransferase in eutopic and ectopic endometrium: evidence for unbalanced estradiol production in endometriosis. Reprod Sci 2007;14(8): 798-805.
39. Huhtinen, K., Desai, R., Ståhle, M., Salminen, A., Handelsman, D.J., Perheentupa, A., Poutanen, M. Endometrial and endometriotic concentrations of estrone and estradiol are determined by local metabolism rather than circulating levels. Journal of Clinical Endocrinology and Metabolism 2012;97: 4228-4235. (https://doi. org/10.1210/jc.2012-1154)
40. Huhtinen, K., Saloniemi-Heinonen, T., Keski-Rahkonen, P., Desai, R., Laajala, D., Stahle, M., Hakkinen, M.R., Awosanya, M., Suvitie, P., Kujari, H. et al. Intra-tissue steroid pro-

filing indicates differential progesterone and testosterone metabolism in the endometrium and endometriosis lesions. Journal of Clinical Endocrinology and Metabolism 2014;99: 2188-2197. (https://doi.org/10.1210/jc.2014-1913)
41. Huhtinen, K., Ståhle, M., Perheentupa, A., Poutanen, M. Estrogen biosynthesis and signaling in endometriosis. Molecular and Cellular Endocrinology 2012;358: 146-154. (https://doi.org/10.1016/j. mce.2011.08.022)
42. Huhtinen, K. et al. Endometrial and endometriotic concentrations of estrone and estradiol are determined by local metabolism rather than circulating levels. J Clin Endocrinol Metab 2012;97(11): 4228-4235.
43. Jabbour, H.N., Kelly, R.W., Fraser, H.M. et al. Endocrine regulation of menstruation. Endocr Rev 2006; 27:17-46.
44. Kao, A.P., Wang, K.H., Chang, C.C. et al. Comparative study of human eutopic and ectopic endometrial mesenchymal stem cells and the development of an in vivo endometriotic invasion model. Fertil Steril 2011;95: 1308-1315.
45. Kao, L.C., Germeyer, A., Tulac, S. et al. Expression Profiling of Endometrium from Women with Endometriosis Reveals Candidate Genes for Disease-Based Implantation Failure and Infertility. Endocrinol 2003; 144: 2870-2881.
46. Kao, L.C., Germeyer, A., Tulac, S., Lobo, S., Yang, J.P., Taylor, R.N., Osteen, K., Lessey, B.A., Giudice, L.C. Expression profiling of endometrium from women with endometriosis reveals candidate genes for disease-based implantation failure and infertility. Endocrinology 2003;144: 2870-2881.
47. Kastner, P., Krust, A., Turcotte, B., Stropp, U., Tora, L., Gronemeyer, H., Chambon, P. Two distinct estrogen-regulated promoters generate transcripts encoding the two functionally different human progesterone receptor forms A and B. EMBO J 1990;9: 1603-1614.
48. Kaur, K.K., Allahabadia, G. An update on pathophysiology and medical management of endometriosis. Advances Reprod. Sci 2016; 4: 53-73.
49. Kitawaki, J., Noguchi, T., Amatsu, T., Maeda, K., Tsukamoto, K., Yamamoto, T., Fushiki, S., Osawa, Y., Honjo, H. Expression of aromatase cytochrome P450 protein and messenger ribonucleic acid in human endometriotic and adenomyotic tissues but not in normal endometrium. Biology of Reproduction 1997;57: 514-519. (https://doi. org/ 10.1095/ biolreprod57.3.514)
50. Kitawaki, J. et al. Endometriosis: the pathophysiology as an estrogen-dependent disease. J Steroid Biochem Mol Biol 2002;83(1-5): 149-155.
51. Knapp, V.J. How old is endometriosis? Late 17th- and 18th--century European descriptions of the disease. Fertil and Steril 1999;72(1): 10-14.
52. Kurita, T., Lee, K.J., Cooke, P.S., Lydon, J.P., Cunha, G.R. Paracrine regulation of epithelial progesterone receptor and lactoferrin by progesterone in the mouse uterus. Biol Reprod 2000;62: 831-838.
53. Labrie, F., Luu-The, V., Lin, S. X., Simard, J., Labrie, C.. Role of 17 beta-hydroxysteroid dehydrogenases in sex steroid formation in peripheral intracrine tissues. Trends in Endocrinology and Metabolism 2000;11(10): 421-427.
54. Laganà, A.S., Vitale, S.G., Salmeri, F.M. et al. Unus pro omnibus, omnes pro uno: A novel, evidence-based, unifying theory for the pathogenesis of endometriosis. Med Hypotheses 2017;103: 10-20.
55. Leyendecker, G., Herbertz, M., Kunz, G. et al. Endometriosis results from the dislocation of basal endometrium. Hum. Reprod 2002;17: 2725-2736.
56. Liu, A. J. et al. Study on expression of estrogen receptor isoforms in eutopic and ectopic endometrium of ovarian endometriosis. Zhonghua Bing Li Xue Za Zhi 2008;37(9): 584-588.
57. Masuda, H.Y., Anwa, S.S., Bühring, H.J. et al. A novel marker of human endometrial mesenchymal stem-like cells. Cell Transplant 2012;21:2201-2214.
58. Masuda, H.Y., Matsuzaki, Y., Hiratsu, E. et al. Stem cell-like properties of the endometrial side population: implication in endometrial regeneration. PLoS One 2010;5: e10387.
59. Meng, X., Ichim, T.E., Zhong, J. et al. Endometrial regenerative cells: a novel stem cell population. J Transl. Med 2007;5: 57-67.
60. Miyazaki, K., Maruyama, T., Masuda, H. et al. Stem cell-like differentiation potentials of endometrial side population cells as revealed by a newly developed in vivo endometrial stem cell assay. PLoS One 2012;7: e50749.
61. Mueller, J.W., Gilligan, L.C., Idkowiak, J., Arlt, W., Foster, P.A. The regulation of steroid action by sulfation and desulfation. Endocrine Reviews 2015;36: 526-563. (https://doi.org/10.1210/er.2015-1036)
62. Nnoaham, K.E., Hummelshoj, L., Webster, P. et al. Impact of endometriosis on quality of life and work productivity: a multicenter study across ten countries. Fertil Steril 2011; 96(2): 366-373.
63. Noble, L.S. et al. Prostaglandin E2 stimulates aromatase expression in endometriosis-derived stromal cells. J Clin Endocrinol Metab 1997;82(2): 600-606.
64. Patel, A.N., Park, E., Kuzman, M. et al. Multipotent menstrual blood stromal stem cells: isolation, characterization and differentiation. Cell Transplantation 2008; 17: 303-311.
65. Patel, B.G., Rudnicki, M., Yu, J., Shu, Y., Taylor, R.N. Progesterone resistance in endometriosis: origins, consequences and interventions. Acta Obstet Gynecol Scand 2017; 96(6): 623-632.
66. Pellegrini, C. et al. The expression of estrogen receptors as well as GREB1, c-MYC, and cyclin D1, estrogen-regulated genes implicated in proliferation, is increased in peritoneal endometriosis. Fertil Steril 2012;98(5): 1200-1208.
67. Piccinato, C.A., Neme, R.M., Torres, N., Sanches, L.R., Derogis, P.B.M.C., Brudniewski, H.F., Rosa E Silva, J.C., Ferriani, R.A. Effects of steroid hormone on estrogen sulfotransferase and on steroid sulfatase expression in endometriosis tissue and stromal cells. Journal of Steroid Biochemistry and Molecular Biology 2016;158: 117-126. (https:// doi.org/10.1016/j.jsbmb.2015.12.025)
68. Piccinato, C.A., Neme, R.M., Torres, N., Sanches, L.R., Derogis, P.B.M.C., Brudniewski, H.F., Rosa e Silva, J.C., Ferriani, R.A. Increased expression of CYP1A1 and CYP1B1 in ovarian/peritoneal endometriotic lesions. Reproduction 2016; 151: 683-692. (https://doi.org/10.1530/REP-15-0581)
69. Piccinato, C.A., Neme, R.M., Torres, N., Silvério, R., Pazzini, V.B., Rosa e Silva, J.C., Ferriani, R.A. Is cytochrome P450 3A4 regulated by menstrual cycle hormones in control endometrium and endometriosis? Molecular and Cellular Biochemistry 2016;1-9. (https://doi.org/10.1007/ s11010-016-2899-3)
70. Piccinato, C.A., Neme, R.M., Torres, N., Victor, E.D., Brudniewski, H.F., Silva, J.C., Ferriani, R.A. Enhanced UGT1A1 Gene and Protein Expression in Endometriotic Lesions. Reproductive Sciences Sep 2018;25(9): 1371-1375.
71. Piccinato, C.A. et al. Effects of steroid hormone on estrogen sulfotransferase and on steroid sulfatase expression in endo-

metriosis tissue and stromal cells. J Steroid Biochem Mol Biol 2018;158: 117-126.
72. Piccinato, C.A., Malvezzi, H., Gibson, D.A., Saunders, P.T.K. Sulfation Pathways: Contribution of intracrine oestrogens to the aetiology of endometriosis. Journal of molecular endocrinology 2018;61(2): T253-T270.
73. Prianishnikov, V.A. Functional-morphological model of organization of the epithelium of normal, hyperplastic and neoplastic human endometrium. Arkh Patol 1979;41(1): 60-66.
74. Raftogianis, R., Creveling, C., Weinshilboum, R., Weisz, J. Estrogen metabolism by conjugation. JNCI Monographs Jul 1 2000;2000(27): 113-124.
75. Ramathal, C.Y., Bagchi, I.C., Taylor, R.N., Bagchi, M.K. Endometrial decidualization: of mice and men. Semin Reprod Med 2010;28(1): 17-26.
76. Rekker, K., Saare, M., Eriste, E. et al. High-throughput mRNA sequencing of stromal cells from endometriomas and endometrium. Reproduction 2017; 154(1): 93-100.
77. Ridley, J.H. The histogenesis of endometriosis: a review of facts and fancies. Obst Gynecol Survey 1968;23.
78. Rižner, T.L. Estrogen metabolism and action in endometriosis. Molecular and Cellular Endocrinology 2009;307: 8-18. (https://doi. org/10.1016/j.mce.2009.03.022)
79. Sampson, J.A. Peritoneal endometriosis due to menstrual dissemination of endometrial tissue into the pelvic cavity. AMJ Obstet Gynecol 1927;14: 422-469.
80. Sasson, I.E., Taylor, H.S. Stem cells and the pathogenesis of endometriosis. Ann N Y Acad Sci 2008;1127: 106-115.
81. Schwab, K.E., Gargett, C.E. Co-expression of two perivascular cell markers isolates mesenchymal stem-like cells from human endometrium. Human Reproduction 2007;22: 2903-2911.
82. Sharpe-Timms, K.L. Endometrial anomalies in women with endometriosis. Ann N Y Acad. Sci 2001;943: 131-147.
83. Singh, M.N., Stringfellow, H.F., Taylor, S.E., Ashton, K.M., Ahmad, M., Abdo, K.R., El-Agnaf, O.M., Martin-Hirsch, P.L., Martin, F.L. Elevated expression of CYP1A1 and gamma-SYNUCLEIN in human ectopic (ovarian) endometriosis compared with eutopic endometrium. Mol Hum Reprod 2008;14: 655-663.
84. Smuc, T., et al. (2007). "Expression analysis of the genes involved in estradiol and progesterone action in human ovarian endometriosis." Gynecol Endocrinol 23(2): 105-111.
85. Smuc, T. et al. Disturbed estrogen and progesterone action in ovarian endometriosis. Mol Cell Endocrinol 2009;301(1-2): 59-64.
86. Sourial, S., Tempest, N., Hapangama, D.K. Theories on the pathogenesis of endometriosis. Int J Reprod Med 2014;2014: 179515.
87. Soysal, S., Soysal, M.E., Ozer, S., Gul, N., Gezgin, T. The effects of post-surgical administration of goserelin plus anastrozole compared to goserelin alone in patients with severe endometriosis: A prospective randomized trial. Hum Reprod 2004;19(1): 160-167.
88. Teixeira, J., Rueda, B.R., Pru, J.K. Uterine stem cells. Stem Book (Internet). Cambridge (MA) Harvard Stem Cell Institute 2008;2-17.
89. Vegeto, E., Shahbaz, M.M., Wen, D.X., Goldman, M.E., O'Malley, B.W., McDonnell, D.P. Human progesterone receptor A form is a cell- and promoter-specific repressor of human progesterone receptor B function. Mol Endocrinol 1993;7: 1244-1255.
90. Xue, Q., Lin, Z., Cheng, Y.H., Huang, C.C., Marsh, E., Yin, P., Milad, M.P., Confino, E., Reierstad, S., Innes, J., Bulun, S.E. Promoter methylation regulates estrogen receptor 2 in human endometrium and endometriosis. Biol Reprod. 2007; 77(4): 681-687.
91. Xue, Q., Lin, Z., Yin, P., Milad, M.P., Cheng, Y.H., Confino, E, Reierstad, S., Bulun, S.E. Transcriptional activation of steroidogenic factor-1 by hypomethylation of the 5'CpG island in endometriosis. J Clin Endocrinol Metab 2007;92: 3261-3267.
92. Yue, W. et al. In situ aromatization enhances breast tumor estradiol levels and cellular proliferation." Cancer Res 1998; 58(5): 927-932.
93. Zhu, B.T., Conney, A.H. Functional role of estrogen metabolism in target cells: Review and perspectives. Carcinogenesis 1998;19(1): 1-27.
94. Zondervan, K.T., Becker, C.M., Koga, K. et al. Endometriosis. Nat Rev Dis Primers 2018;4(1): 9.

Capítulo | 4 |

A Histologia da Endometriose

Filomena Marino Carvalho

INTRODUÇÃO

A endometriose representa uma condição das mais desafiadoras em termos de caracterização morfológica. Apresenta etiopatogênese controversa e apresentação clínica ampla, desde casos assintomáticos até lesões localmente agressivas e infiltrativas, além de incluir uma fração delas com características de lesão precursora do câncer. Sua definição simplista corresponde à presença de tecido endometrial fora do corpo uterino. Entretanto, a presença de tecido endometrial nem sempre é identificada em lesões associadas à doença, assim como o achado de tecido endometrial ectópico nem sempre se acompanha de doença clinicamente identificável.

Além disto, a apresentação clínica difere quanto à localização peritoneal, ovariana ou infiltrativa. Neste conturbado cenário, a caracterização histológica da endometriose é seguramente mais complexa do que sua definição faz supor e passa pela análise do tecido que hospeda a lesão ou as lesões, a apresentação dos tecidos endometriais que a compõe e, mais recentemente, a caracterização do endométrio tópico, visto que, muito provavelmente, é deste que se originam as lesões extrauterinas.

FORMAS DE APRESENTAÇÃO DA ENDOMETRIOSE

A endometriose pode acometer, isoladamente ou combinados, o peritônio, ovários ou locais com musculatura lisa, como as regiões retrocervical e retrovaginal, trato intestinal, apêndice cecal e trato urinário.

O comprometimento peritoneal é caracterizado pela presença de estroma em região submesotelial, que pode vir acompanhado de componente epitelial e de graus variáveis de hemorragia e fibrose de padrão cicatricial (Figura 4.1). Lesões mais avançadas se apresentam mais extensas, com infiltração de tecido adiposo subjacente e fenômenos fibroinflamatórios exuberantes, muitas vezes mascarando o tecido endometrial.

O ovário pode apresentar envolvimento superficial, secundário ao peritônio, ou, mais frequentemente, formação de cistos, denominados endometriomas (Figura 4.2). Estes mostram revestimento por estroma e/ou epitélio glandular, com graus variáveis de descamação e um processo de reparação que se associa à formação de parede fibrosa. Em doenças de maior duração, o tecido endometrial é identificado em mínimos focos, ou até pode não ser identificado, restando somente o processo cicatricial na forma de cápsula do cisto. Em alguns casos, o tecido endometrial do revestimento pode infiltrar a parede fibrosa do cisto e se estender até o parênquima ovariano. A infiltração do parênquima ovariano pode também ser secundária ao comprometimento superficial. O significado destas formas de comprometimento ovariano ainda não é bem estabelecido. Mulheres com endometrioma, forma mais comum de acometimento ovariano, submetidas a fertilização *in vitro* têm menor número de oócitos retirados e de embriões formados, mas aparentemente sem impacto nas taxas de gravidez clínica e nascidos vivos (Yang et al., 2015).

A forma infiltrativa da endometriose é observada em locais com musculatura lisa, geralmente na linha central, ou seja, retrocervical, retrovaginal, intestinal e vesical, mas podendo ocorrer em outros locais como

62 Endometriose

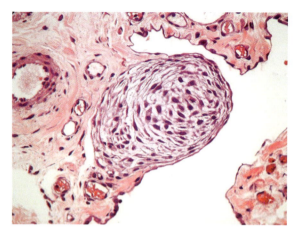

FIGURA 4.1 Endometriose peritoneal, padrão estromal puro, com envolvimento submesotelial (HE – 100X).

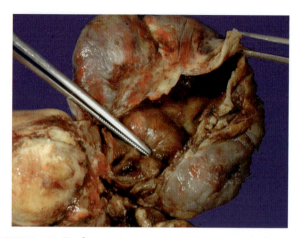

FIGURA 4.2 Endometrioma em ovário com parede espessa e revestimento interno granuloso e acastanhado, indicativo de hemorragia em organização na luz.

apêndice e ligamentos útero-sacros. Nesta forma, geralmente com componente estromal bem desenvolvido, o tecido endometrial infiltra feixes musculares e se associa à fibrose de padrão cicatricial que distorce a anatomia do local envolvido (Figura 4.3). Nesta forma infiltrativa, a lesão também se inicia no peritônio, mas progride ao longo dos feixes musculares e espaços vasculoneurais. Na forma infiltrativa profunda, além da invasão local, as lesões tendem a formar massas. No caso do intestino grosso e bexiga, a lesão pode atingir até a mucosa (Figura 4.4).

A endometriose pode se apresentar na forma polipoide, constituindo massa, geralmente com projeção de proliferação de estroma e glândulas no interior de cavidade cística. Essa apresentação pode mimetizar neoplasias, sobretudo o adenossarcoma. Alguns casos exibem exuberante proliferação glandular, do tipo visto nas hiperplasias endometriais.

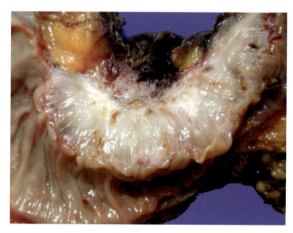

FIGURA 4.3 Parede de sigmoide com área de espessamento devido a infiltração por endometriose e consequente fibroplasia.

APRESENTAÇÃO HISTOLÓGICA DAS ENDOMETRIOSES

A endometriose propriamente dita está geralmente localizada na pelve, ou seja, em ovários, ligamentos útero-sacros, reflexão vesicouterina, serosa uterina, tubas uterinas, ligamentos redondos, septo retovaginal, região retrocervical e retrovaginal, além dos órgãos extragenitais, como as vias urinárias e o trato digestivo. Podem ocorrer focos a distância, como pulmões e cérebro. Tecido endometrial estromal e/ou glandular nestas localizações caracteriza a endometriose. Entretanto, a presença desses tecidos nem sempre é necessária para

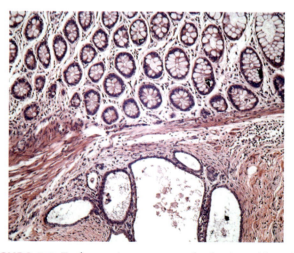

FIGURA 4.4 Endometriose em parede de sigmoide atingindo submucosa (HE – 100X).

definir a doença, já que o endométrio ectópico pode apresentar alterações cíclicas e sofrer descamação que, associada ao processo inflamatório local e fibroplasia, gera lesões desprovidas de endométrio. Assim, discutiremos as características do tecido envolvido pela endometriose e as características do tecido endometrial. Aproveitaremos para discutir algumas das caraterísticas do endométrio tópico que estão associadas a maior probabilidade de implante desse tecido fora do útero.

CARACTERÍSTICAS DO TECIDO ENVOLVIDO PELA ENDOMETRIOSE

O tecido endometrial fora do corpo uterino pode sofrer modificações cíclicas com proliferação e secreção glandulares, assim como pseudodecidualização estromal. Em geral, essas modificações são em menor intensidade do que as que ocorrem no endométrio tópico, mas, ainda assim, são suficientes para certo grau de descamação, com fenômenos de apoptose glandular e formação de trombos em vasos do estroma com consequente degeneração destes tecidos e hemorragia. O tecido endometrial ectópico induz importante reação inflamatória ao redor que evolui para fibrose cicatricial, que, por sua vez, também colabora com a redução do fluxo sanguíneo na região e degeneração do tecido endometrial. Em cerca de um terço dos casos de endometriose clássica, o tecido endometrial não pode mais ser encontrado, mas somente fibrose cicatricial com sinais de hemorragia (hemossiderófagos), macrófagos e polimorfonucleares (Acién e Velasco, 2013) (Figura 4.5). Angiogênese pronunciada é observada no estroma do hospedeiro.

A presença de tecido endometrial em locais com musculatura lisa, como a parede intestinal ou bexiga, leva a hipertrofia muscular, o que contribui para redução da luz nestas localizações. Na endometriose intestinal, além da mio-hipertrofia, observa-se proeminência dos plexos nervosos mioentéricos (Figura 4.6). Em alguns casos, o envolvimento de nervos é exuberante e pode haver a formação de neuromas de amputação.

CARACTERÍSTICAS HISTOLÓGICAS DO TECIDO ENDOMETRIÓTICO

O tecido endometriótico é composto pelo estroma acompanhado ou não de epitélio glandular. O estroma dos focos de endometriose é variável em quantidade e apresenta vasos arteriolares proeminentes, similares àqueles pre-

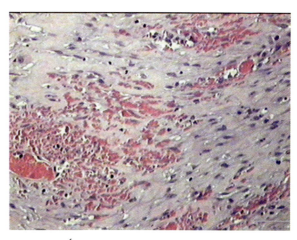

FIGURA 4.5 Área de fibrose de padrão cicatricial associada a hemorragia em organização. Apesar da ausência de tecido endometriótico, a lesão corresponde clinicamente a endometriose (HE – 100X).

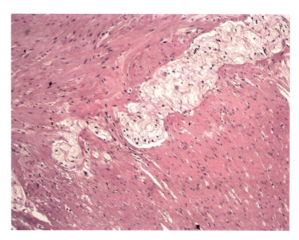

FIGURA 4.6 Hipertorfia de plexos mioentéricos em parede de sigmoide secundária a endometriose (HE – 100X).

sentes no endométrio tópico (Figura 4.7). Como o estroma corresponde ao componente vascularizado da lesão, ele é um dos determinantes do sangramento local. As células do estroma são semelhantes morfologicamente ao estroma do endométrio tópico em fase proliferativa. Esse estroma apresenta receptores de estrogênio e progesterona e tem a capacidade de diferenciação em células pseudodeciduais ou mesmo deciduais. O componente estromal pode sofrer metaplasia muscular lisa, identificável morfologicamente e por meio da pesquisa imunoistoquímica de marcadores específicos, como desmina ou caldesmon (Figura 4.8).

O componente epitelial glandular muito raramente aparece sem o estroma. Casos de glândulas de tipo endometrial fora do corpo uterino sem estroma podem corresponder a metaplasia endometrioide. O diagnós-

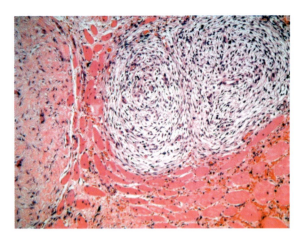

FIGURA 4.7 Estroma de foco de endometriose composto por células similares ao estroma do endométrio tópico, ricamente vascularizado (HE – 100X).

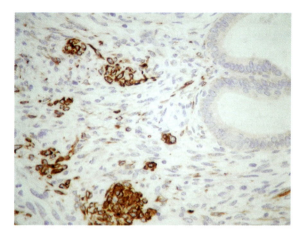

FIGURA 4.8 Metaplasia muscular lisa em estroma de endometriose intestinal destacada através da marcação imunoistoquímica da desmina (imunoistoquímica com peroxidase – 100X).

tico de endometriose nestes casos só pode ser feito se o tecido em que o epitélio se localiza apresentar as alterações decorrentes da descamação e hemorragia, como descrito anteriormente.

O epitélio glandular nos focos de endometriose pode se apresentar como de tipo endometrioide, similar ao do endométrio tópico (Figura 4.9), mas frequentemente apresenta outros padrões müllerianos, isolados ou mistos, como tuboendometrioide (o mais comum), tubáreo (seroso) (Figura 4.10), mucinoso (Figura 4.11), eosinofílico ou com células claras. Algumas vezes, o epitélio é de tipo atrófico, ou seja, representado por camada única de células achatadas ou cuboidais, em que não existe um padrão mülleriano claro de diferenciação (Figura 4.12). Esse padrão pode corresponder a epitélio glandular em degeneração ou à falta de diferenciação do componente epitelial. É difícil, em bases puramente morfológicas, determinar o significado biológico de tais padrões histológicos de diferenciação. Certamente, devem estar envolvidos fatores relacionados a etiopatogênese da doença e fatores do microambiente implicados no comportamento biológico, ainda que não totalmente conhecidos. Neste sentido, a caracterização molecular segue promissora para se desvendar este mistério.

A classificação histológica da endometriose é baseada na caracterização dos tipos celulares presentes na lesão. A forma bem diferenciada é caracterizada pela presença de estroma com componente glandular de tipo endometrioide ou tuboendometrioide, similares ao endométrio tópico. Esse endométrio é parecido com aquele encontrado em pólipos endometriais. As formas menos diferenciadas apresentam compo-

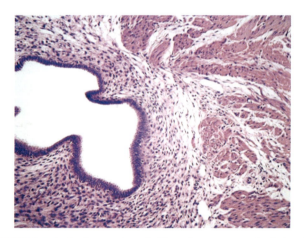

FIGURA 4.9 Endometriose infiltrativa em parede de bexiga com componentes estromal e glandular de tipo endometrioide (HE – 100X).

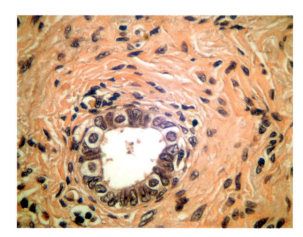

FIGURA 4.10 Endometriose com componente glandular de tipo tubáreo (HE – 400X).

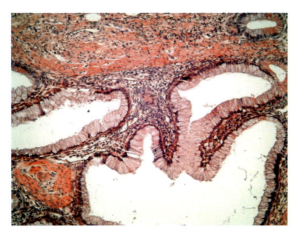

FIGURA 4.11 Endometriose infiltrativa com componente glandular mucinoso (HE – 100X).

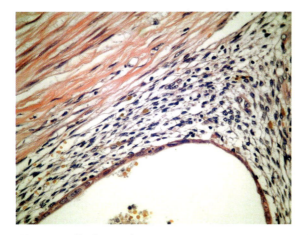

FIGURA 4.12 Endometriose com componentes estromal e glandular de tipo indiferente (HE – 100X).

nente glandular de padrão não endometrioide, incluindo tipos tubáreo (seroso), mucinoso, células claras, ou pode ainda ser indiferente, ou seja, atrófico. Este último padrão é bastante frequente e se apresenta tanto isoladamente, como associado aos padrões endometrioide e tuboendometrioide, o que nos faz supor que seja uma forma de atrofia do epitélio endometriótico. Formas mistas apresentam elementos endometrioides e não endometrioides na mesma lesão.

CARACTERÍSTICAS HISTOLÓGICAS DO ENDOMÉTRIO TÓPICO NA ENDOMETRIOSE

O endométrio tópico de mulheres com endometriose apresenta alterações moleculares que estão implicadas na capacidade de implante deste em outros sítios e de progressão na forma de doença. Essas alterações têm sido amplamente exploradas e, entre elas, estão moléculas envolvidas com modulação da ativação de macrófagos, adesão celular, resposta inflamatória, metaloproteinases, inibidores de apoptose celular, produção local de estrogênio, atenuação da sensibilidade a progesterona, prostaglandinas e citocinas (Bellelis et al., 2013; Bunch et al., 2013; Delbandi et al., 2013; May et al., 2011; Nie et al., 2018; Noble et al., 1997). Células-tronco e progenitoras, localizadas em nichos perivasculares em base de glândulas da camada basal do endométrio tópico, seguramente desempenham importante papel na patogênese da endometriose decorrente da descamação retrógrada na cavidade pélvica (Cousins et al., 2018). Muitas destas alterações no endométrio tópico interferem na implantação do embrião e consequente infertilidade das portadoras de endometriose, além de se associarem a distúrbios do ciclo menstrual, justificando, assim, não só a possibilidade de gênese da endometriose a partir de implantes, mas também as alterações clínicas que acompanham a doença.

A frequência de pólipos, um importante fator na infertilidade e em sangramentos anormais, está aumentada em pacientes com endometriose (Zhang et al., 2018; Zheng et al., 2015).

A identificação de marcadores de endometriose por meio de exame do endométrio tópico tem sido um desafio para os estudiosos da doença. Neste sentido, um dos marcadores que se mostrou inicialmente promissor foi o anticorpo monoclonal ao PGP9.5, uma proteína neuronal com peso molecular de 27kDa presente em neurônios e fibras nervosas tanto do sistema nervoso central quanto periférico, mas também expressa em outras células como aquelas dos túbulos renais, espermatogônias, células de Leydig, células germinativas e células lúteas, segundo a bula do produto. Os estudos iniciais identificaram a expressão deste marcador como indicador da presença de endometriose (Al-Jefout et al., 2007; Tokushige et al., 2006); entretanto, outros, subsequentes, não confirmaram este achado (Ellett et al., 2015; Gupta et al., 2016; Newman et al., 2013). A expressão de PGP9.5 no endométrio tópico tem sido utilizada como indicativa da presença de nervos e envolvida na gênese da dor associada à endometriose (Kobayashi et al. 2014). Entretanto, ao que nos parece, a expressão de marcadores neuronais por células do estroma endometrial, assim como de outros tipos de diferenciação, como, por exemplo, muscular lisa (caldesmon) (Barcena de Arellano et al., 2011; Meola et al., 2013), pode representar um fenômeno metaplásico que, de fato, é mais comum no endométrio de mulheres com endometriose. Estas alterações metaplásicas no estroma conferem aspecto morfológico particular ao endométrio e são muito frequentes nos pólipos (que, por sua vez, são mais frequentes em mulheres com endometriose) e no endométrio ectópico. Estas observações, embora ainda necessitem de melhor compreensão, indicam que, possivelmente, chegaremos logo à possibilidade do diagnóstico menos invasivo da endometriose, além de desvendar algumas chaves relacionadas à etiopatogênese da doença.

ENDOMETRIOSE E CÂNCER

A capacidade de implantação, disseminação e infiltração local da endometriose é intrigante, na medida em que estas são características comumente vistas nas neoplasias malignas. Muitos dos fatores que contribuem para tal comportamento são comuns às neoplasias e, portanto, a identificação da endometriose como fator de risco para neoplasias endometrioides francamente malignas, como o adenossarcoma, sarcoma estromal endometrial e carcinomas, é compreensível. A progressão da endometriose para sarcomas é rara, considerando-se a frequência da doença benigna, mas deve ser considerada frente a quadros evolutivos mais agressivos e em mulheres na pós-menopausa.

A endometriose como fator de risco para carcinomas ovarianos vem sendo discutida há muito tempo (Kobayashi et al., 2008; Wu et al., 2009). Os tipos histológicos de carcinoma associados a endometriose são células claras e endometrioide, dois tipos histológicos menos comuns entre as neoplasias ovarianas, mas que compartilham com a endometriose a mutação do gene *ARID1A*, que codifica BAF250a, um componente no complexo de remodelação da cromatina SWI-SNF; portanto, um gene supressor (Wiegand et al. 2010).

Em estudo caso-controle, que incluiu 13.226 controles e 7.911 mulheres com carcinoma ovariano, foi analisada a associação com endometriose relatada pela mulher e a presença de câncer. No grupo com endometriose encontrou-se, mesmo após ajuste para idade, etnia e uso de contraceptivos orais, aumento no risco para carcinoma ovariano (OR 1,46 IC95% 1,31-1,63), às custas dos tipos histológicos células claras (OR 3,05 IC95% 2,43-3,84), seroso de baixo grau (OR 2,11 IC95% 1,39-3,20) e endometrioide (OR 2,04 IC95% 1,67-2,48) (Pearce et al. 2012).

Em uma revisão sistemática que incluiu 28 estudos, observou-se prevalência de câncer de ovário em mulheres com endometriose de 2,0 a 17% e OR de 1,34. Por sua vez, a prevalência de endometriose em pacientes com câncer do ovário foi de 3,4 a 52,6%. Embora exista grande heterogeneidade nos estudos incluídos, os números apontam para indiscutível aumento de risco para carcinomas de células claras e endometrioide em mulheres com endometriose (Heidemann et al., 2013).

Neste cenário, impõe-se a busca de características morfológicas e moleculares no tecido endometriótico que possam indicar risco de progressão para malignidade. Interessante observar que mutações somáticas associadas ao câncer, como *KRAS*, *ARID1A*, *PIK3CA* e *PPP2R1A*, são identificadas no componente epitelial de endometriose profunda infiltrativa de pacientes sem câncer (Anglesio et al., 2017). Estes achados nos levam a dois questionamentos: ou a forma infiltrativa, que é francamente agressiva localmente, já corresponde a câncer, ou outros fatores estão implicados no comportamento maligno.

Atipia é vista mais frequentemente na endometriose associada a tumor (60%) do que nos casos sem essa associação (2%) (Ogawa et al., 2000). Deve se enfatizar que a caracterização da atipia não é sempre fácil na histologia, já que fenômenos regenerativos e metaplásicos podem mimetizá-la (Figura 4.13). A inclusão de marcadores identificáveis a imunoistoquímica podem auxiliar em alguns casos. Entre estes, destacamos a perda da proteína BAF250 codificada pelo *ARID1A* (Samartzis et al., 2012) e a perda do marcador epitelial Ber-Ep4 (Capobianco et al., 2013). Um estudo retros-

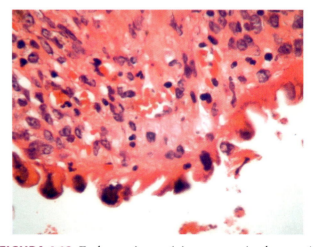

FIGURA 4.13 Endometriose atípica caracterizada por células epiteliais com alta relação núcleo-citoplasmática, hipercromasia e anisocariose (HE – 400X).

pectivo com 14 pacientes com endometrioma ovariano, que desenvolveram carcinoma de células claras, comparadas com 66 controles, compostos por mulheres com endometriomas que não desenvolveram câncer, mostrou, no seguimento, que os casos que evoluíram para carcinoma apresentavam células epiteliais com expressão imunoistoquímica alterada de *KRAS, HNF1B, PIK3CA, PPP2R1A* e *ARID1A* (Bastu et al., 2018).

Não há dúvida de que a endometriose pode, hoje, ser considerada lesão precursora dos carcinomas tubo-ovariano-peritoneais de tipos endometrioide, de células claras e, talvez, de um subgrupo dos serosos de baixo grau. O caminho, a partir daqui, deve ser o desenvolvimento de modelos de risco baseado em características clínicas, cirúrgicas, morfológicas e moleculares com possibilidades de intervenção (Anglesio e Yong, 2017).

CONCLUSÃO

A endometriose é uma doença enigmática com etiopatogênese controversa, complexa interação entre ambiente endócrino e inflamatório, amplo espectro de apresentação clínica e associada a risco de câncer, sobretudo ovariano. A observação dos padrões histológicos agregada aos perfis moleculares que começam a ser investigados deve desvendar seus mistérios.

Referências Bibliográficas

1. Acién, P., Velasco, I. Endometriosis: A disease that remains enigmatic. ISRN Obstet Gynecol. 2013: 242149.
2. Al-Jefout, M., Andreadis, N., Tokushige, N., Markham, R., Fraser, I. A pilot study to evaluate the relative efficacy of endometrial biopsy and full curettage in making a diagnosis of endometriosis by the detection of endometrial nerve fibers. Am J Obstet Gynecol. 2007;197(6): 578.e1-4.
3. Anglesio, M.S., Papadopoulos, N., Ayhan, A., Nazeran, T.M., Noë, N., Horlings, H.M., Lum, A., Jones, S., Senz, J., Seckin, T., Ho, J., Wu, R.C., Lac, V., Ogawa, H., Tessier-Cloutier, B., Alhassan, R., Wang, A., Wang, Y., Cohen, J.D., Wong, F., Hasanovic, A., Orr, N., Zhang, M., Popoli, M., Mcmahon, W., Wood, L.D., Mattox, A., Allaire, C., Segars, J., Williams, C., Tomasetti, C., Boyd, N., Kinzler, K.W., Gilks, C.B., Diaz, L., Wang, T.L., Vogelstein, B., Yong, P.J., Huntsman, D.G., Shih, I.M. Cancer-associated mutations in endometriosis without cancer. N Engl J Med. 2017;376(19): 1835-1848.
4. Anglesio, M.S., Yong, P.J. Endometriosis-associated ovarian cancers. Clin Obstet Gynecol. 2017;60(4): 711-727.
5. Barcena de Arellano, M.L., Gericke, J., Reichelt, U., Okuducu, A.F., Ebert, A.D., Chiantera, V., Schneider, A., Mechsner, S. Immunohistochemical characterization of endometriosis-associated smooth muscle cells in human peritoneal endometriotic lesions. Hum Reprod. 2011; 26(10): 2721-2730.
6. Bastu, E., Onder, S., Demiral, I., Ozsurmeli, M., Keskin, G., Takmaz, O., Ozaltin, S., Gorgen, H., Gungor, M., Yavuz, E., Buyru, F. Distinguishing the progression of an endometrioma: Benign or malignant? Eur J Obstet Gynecol Reprod Biol. 2018;230: 79-84.
7. Bellelis, P., Barbeiro, D.F., Rizzo, L.V., Baracat, E.C., Abrão, M.S., Podgaec, S. Transcriptional changes in the expression of chemokines related to natural killer and t-regulatory cells in patients with deep infiltrative endometriosis. Fertil Steril. 2013;99(7): 1987-1993.
8. Bunch, K., Tinnemore, D., Huff, S., Hoffer, Z.S., Burney, R.O., Stallings, J.D. Expression patterns of progesterone receptor membrane components 1 and 2 in endometria from women with and without endometriosis. Reprod Sci. 2013.
9. Capobianco, G., Wenger, J.M., Marras, V., Cosmi, E., Ambrosini, G., Dessole, M., Cherchi, P.L. Immunohistochemical evaluation of epithelial antigen ber-ep4 and cd10: New markers for endometriosis? Eur J Gynaecol Oncol. 2013;34(3): 254-256.
10. Cousins, F.L., O, D.F., Gargett, C.E. Endometrial stem/progenitor cells and their role in the pathogenesis of endometriosis. Best Pract Res Clin Obstet Gynaecol. 2018;50: 27-38.
11. Delbandi, A.A., Mahmoudi, M., Shervin, A., Akbari, E., Jeddi-Tehrani, M., Sankian, M., Kazemnejad, S., Zarnani, A.H. Eutopic and ectopic stromal cells from patients with endometriosis exhibit differential invasive, adhesive, and proliferative behavior. Fertil Steril. 2013;100(3): 761-769.
12. Ellett, L., Readman, E., Newman, M., Mcilwaine, K., Villegas, R., Jagasia, N., Maher, P. Are endometrial nerve fibres unique to endometriosis? A prospective case-control study of endometrial biopsy as a diagnostic test for endometriosis in women with pelvic pain. Hum Reprod. 2015;30(12): 2808-2815.
13. Gupta, D., Hull, M.L., Fraser, I., Miller, L., Bossuyt, P.M., Johnson, N., Nisenblat, V. Endometrial biomarkers for the non-invasive diagnosis of endometriosis. Cochrane Database Syst Rev. 2016;4: CD012165.
14. Heidemann, L.N., Hartwell, D., Heidemann, C.H., Jochumsen, K.M. The relation between endometriosis and ovarian cancer – a review. Acta Obstet Gynecol Scand. 2013
15. Kobayashi, H., Sumimoto, K., Kitanaka, T., Yamada, Y., Sado, T., Sakata, M., Yoshida, S., Kawaguchi, R., Kanayama, S., Shigetomi, H., Haruta, S., Tsuji, Y., Ueda, S. Terao, T. Ovarian endometrioma – risks factors of ovarian cancer development. Eur J Obstet Gynecol Reprod Biol. 2008;138(2): 187-193.
16. Kobayashi, H., Yamada, Y., Morioka, S., Niiro, E., Shigemitsu, A., Ito, F. Mechanism of pain generation for endometriosis-associated pelvic pain. Arch Gynecol Obstet. 2014;289(1): 13-21.
17. May, K.E., Villar, J., Kirtley, S., Kennedy, S.H., Becker, C.M. Endometrial alterations in endometriosis: A systematic review of putative biomarkers. Hum Reprod Update. 2011; 17(5): 637-653.
18. Meola, J., Hidalgo, G.O.S., Silva, J.C., Silva, L.E., Paz, C.C. Ferriani, R.A.. Caldesmon: New insights for diagnosing endometriosis. Biol Reprod. 2013;88(5): 122.
19. Newman, T.A., Bailey, J.L., Stocker, L.J., Woo, Y.L., Macklon, N.S., Cheong, Y.C. Expression of neuronal markers in the endometrium of women with and those without endometriosis. Hum Reprod. 2013;28(9): 2502-2510.
20. Nie, M.F., Xie, Q., Wu, Y.H., He, H., Zou, L.J., She, X.L., Wu, X.Q.. Serum and ectopic endometrium from women with endometriosis modulate macrophage m1/m2 polarization via the smad2/smad3 pathway. J Immunol Res. 2018: 6285813.

21. Noble, L.S., Takayama, K., Zeitoun, K.M., Putman, J.M., Johns, D.A., Hinshelwood, M.M., Agarwal, V.R., Zhao, Y., Carr, B.R., Bulun, S.E. Prostaglandin e2 stimulates aromatase expression in endometriosis-derived stromal cells. J Clin Endocrinol Metab. 1997;82(2): 600-606.
22. Ogawa, S., Kaku, T., Amada, S., Kobayashi, H., Hirakawa, T., Ariyoshi, K., Kamura, T., Nakano, H. Ovarian endometriosis associated with ovarian carcinoma: A clinicopathological and immunohistochemical study. Gynecol Oncol. 2000;77(2): 298-304.
23. Pearce, C.L., Templeman, C., Rossing, M.A., Lee, A., Near, A.M., Webb, P.M., Nagle, C.M., Doherty, J.A. Cushing-Haugen, K.L., Wicklund, K.G. Chang-Claude, J., Hein, R., Lurie, G., Wilkens, L.R., Carney, M.E., Goodman, M.T., Moysich, K., Kjaer, S.K., Hogdall, E., Jensen, A., Goode, E.L., Fridley, B.L., Larson, M.C., Schildkraut, J.M., Palmieri, R.T., Cramer, D.W., Terry, K.L., Vitonis, A.F., Titus, L.J., Ziogas, A., Brewster, W., Anton-Culver, H., Gentry-Maharaj, A., Ramus, S.J., Anderson, A.R., Brueggmann, D., Fasching, P.A., Gayther, S.A., Huntsman, D.G., Menon, U. Ness, R.B., Pike, M.C., Risch, H., Wu, A.H., Berchuck, A. Consortium, O.C.A. Association between endometriosis and risk of histological subtypes of ovarian cancer: A pooled analysis of case-control studies. Lancet Oncol. 2012;13(4): 385-394.
24. Samartzis, E.P., Samartzis, N., Noske, A., Fedier, A., Caduff, R., Dedes, K.J., Fink, D. Imesch, P. Loss of arid1a/baf250a--expression in endometriosis: A biomarker for risk of carcinogenic transformation? Mod Pathol. 2012.
25. Tokushige, N., Markham, R., Russell, P., Fraser, I.S. High density of small nerve fibres in the functional layer of the endometrium in women with endometriosis. Hum Reprod. 2006;21(3): 782-787.
26. Wiegand, K.C., Shah, S.P., Al-Agha, O.M., Zhao, Y., Tse, K., Zeng, T., Senz, J., Mcconechy, M.K., Anglesio, M.S., Kalloger, S.E., Yang, W., Heravi-Moussavi, A., Giuliany, R., Chow, C., Fee, J., Zayed, A., Prentice, L., Melnyk, N., Turashvili, G., Delaney, A.D., Madore, J., Yip, S., Mcpherson, A.W., Ha, G., Bell, L., Fereday, S., Tam, A., Galletta, L., Tonin, P.N., Provencher, D., Miller, D., Jones, S.J., Moore, R.A., Morin, G.B., Oloumi, A., Boyd, N., Aparicio, S.A., Shih, I.M., Mes-Masson, A.M., Bowtell, D.D., Hirst, M., Gilks, B., Marra, M.A., Huntsman, D.G. Arid1a mutations in endometriosis-associated ovarian carcinomas. N Engl J Med. 2010;363(16): 1532-1543.
27. Wu, A.H., Pearce, C.L., Tseng, C.C., Templeman, C., Pike, M.C. Markers of inflammation and risk of ovarian cancer in los angeles county. Int J Cancer. 2009;124 (6): 1409-1415.
28. Yang, C., Geng, Y., Li, Y., Chen, C., Gao, Y. Impact of ovarian endometrioma on ovarian responsiveness and IVF: A systematic review and meta-analysis. Reprod Biomed Online. 2015;31(1): 9-19.
29. Zhang, Y.N., Zhang, Y.S., Yu, Q., Guo, Z.Z., Ma, J.L., Yan, Y. Higher prevalence of endometrial polyps in infertile patients with endometriosis. Gynecol Obstet Invest. 2018;83(6): 558-563.
30. Zheng, Q.M., Mao, H.I., Zhao, Y.J., Zhao, J., Wei, X., Liu, P.S. Risk of endometrial polyps in women with endometriosis: A meta-analysis. Reprod Biol Endocrinol 2015;13: 103.

Capítulo 5

Quadro Clínico da Endometriose

Capítulo 5.1 Dor Pélvica Crônica 70
Ricardo Bassil Lasmar e Bernardo Portugal Lasmar

Capítulo 5.2 Infertilidade 77
Carlos Alberto Petta, Fernanda Guttilla Gonçalves Nieto, Alessandra Peloggia e João Antonio Dias Jr.

Capítulo 5.3 Queixas Clínicas Neurofuncionais (Bexiga, Intestino e Alterações Motoras) 82
Alexandre Cosme do Amaral e Luiz Flávio Cordeiro Fernandes

Capítulo 5.1

Dor Pélvica Crônica

Ricardo Bassil Lasmar e Bernardo Portugal Lasmar

INTRODUÇÃO

Dor pélvica crônica (DPC) representa uma síndrome que inclui numerosas doenças que acabam levando a paciente a um grande sofrimento. Essa é a razão de merecer um capítulo específico, pois representa um problema de saúde pública, que compromete a qualidade de vida das mulheres, com diagnóstico difícil e tratamento, geralmente, multiprofissional.

Entendendo a complexidade do tema, esse capítulo abordará conceitos e fundamentos da dor, metodologia da propedêutica e encaminhamentos terapêuticos adequados.

Temos como princípio que "sem diagnóstico correto, não existe tratamento adequado", e o tema dor pélvica crônica é o maior desafio a ser discutido.

DEFINIÇÃO

A DPC é caracterizada por dor não cíclica, que acomete o andar inferior de abdome e/ou a pelve, com pelo menos seis meses de evolução, não relacionada à gravidez. O período de seis meses é importante, pois neste período pode haver resolução espontânea da dor e ou a identificação de causas comuns de dor pélvica aguda. A dor pode ser referida como cólica, pontada, aperto, de caráter intermitente, frequente ou até contínua.

Prevalência e Etiologia

A prevalência da DPC em mulheres na menacme é de 14 a 24%, tendo 14% das mulheres referido DPC ao menos uma vez ao longo da vida. O risco de apresentar DPC na idade reprodutiva é de duas a três vezes maior em relação ao período da pós-menopausa. Uma série de desordens psicológicas podem estar associadas ao quadro, sendo as mais frequentes depressão (25 a 50%) e ansiedade (10 a 20%).

Pacientes com DPC apresentam impacto importante na vida social e laboral, com altos índices de absenteísmo, uso abusivo de analgésicos e alta probabilidade de serem submetidas a procedimentos cirúrgicos. Estima-se que aproximadamente 20% das histerectomias e 40% das laparoscopias ginecológicas sejam realizadas para tratamento de dor pélvica.

Didaticamente, dividimos a DPC em ginecológica e não ginecológica, podendo haver, frequentemente, sobreposição de causas para a dor. Na maioria das vezes, os sintomas podem ser decorrentes do acometimento de um único órgão; no entanto, a complexa inervação da pelve pode resultar em um quadro álgico que acomete toda a pelve, com sintomatologia referida em diversos órgãos.

Em um estudo de coorte com 5.051 pacientes com DPC, síndrome do cólon irritável e cistite crônica foram os diagnósticos mais comuns em todas as faixas etárias. Neste estudo, 28% das mulheres nunca receberam um diagnóstico, mesmo após 3 a 4 anos de acompanhamento posterior à primeira consulta, e 60% das mulheres não apresentaram evidências de encaminhamento a especialistas. Mulheres entre 21 e 50 anos e aquelas cujo diagnóstico final foi endometriose receberam o maior número de diagnósticos e tiveram as maiores taxas de referência.

Dentre as causas ginecológicas, destacam-se a endometriose, a doença inflamatória pélvica, a hidrossalpinge, as varizes pélvicas, as aderências e os miomas uterinos. Já, entre as causas não ginecológicas, as principais são as intestinais, como a síndrome do intestino irritável, retocolite ulcerativa, constipação crônica, e as urológicas, destacando-se a cistite intersticial crônica. Existem ainda causas musculoesqueléticas, vasculares e distúrbios emocionais como fatores primários ou secundários à dor pélvica crônica (Tabela 5.1-1).

Independentemente da fonte inicial de dor, há uma crescente conscientização de que a persistência da dor, de qualquer etiologia subjacente, é um fator de risco para o desenvolvimento de uma síndrome de dor crônica como resultado das alterações do sistema nervoso central coletivamente referidas como sensibilização central.

Diagnóstico

Abordaremos a investigação e o diagnóstico da DPC a partir da sintomatologia apresentada pela paciente, valorizando principalmente a anamnese e o exame físico.

Anamnese

A anamnese e o exame físico são instrumentos básicos e acessíveis a todos os ginecologistas. São fundamentais na investigação da dor pélvica crônica.

A anamnese tem dois momentos precisos: o primeiro na abordagem inicial para coleta dos dados: idade, menarca, última menstruação, ciclo menstrual, paridade, estado civil, profissão, cirurgias prévias, história familiar (principalmente endometriose, infertilidade e câncer) e queixas espontâneas da paciente. Depois, outras informações deverão ser questionadas: dor e suas características; caracterização da relação sexual, com ou sem penetração; hábito intestinal; queixas urinárias; e secreções vaginais.

A história da dor deve ser completa e deve avaliar todos os possíveis sistemas envolvidos, em especial o sistema genital, gastrointestinal, urinário e musculoesquelético. É fundamental que seja o mais preciso possível. Assim, pede-se à paciente para caracterizar a dor, a

TABELA 5.1-1 Causas de Dor Pélvica Crônica

Ginecológica	Intestinal	Urológica	Outras
Endometriose	Carcinoma de cólon	Neoplasia de bexiga	**Osteomuscular**
Miomas uterinos	Doença diverticular		• Dor miofascial
Adenomiose	Síndrome do intestino irritável	Infecção urinária de repetição	• Fibromialgia • Síndrome do piriforme • Coccialgia crônica
Hidrossalpinge	Obstrução intestinal crônica intermitente	Cistite intersticial	• Alterações de coluna lombossacra • Alterações posturais
Endometrite crônica	Moléstias inflamatórias	Litíase	• Nevralgias • Espasmos musculares de assoalho pélvico
Síndrome de congestão pélvica	Obstipação crônica	Síndrome uretral	• Osteíte
Salpingites	Hérnias de parede abdominal		**Psicológica**
Cistos peritoneais	Doença celíaca		• Somatização • Uso excessivo de drogas, dependência
Distopias genitais			• Assédio (ou abuso) sexual ou moral • Depressão
Ovário residual			• Distúrbios do sono
Aderências pélvicas			• Distúrbios bipolares
Cistos anexiais			**Outras**
Câncer de colo			• Sequestro neural em cicatriz cirúrgica prévia (*nerve entrapment*)
Câncer de útero			• Porfiria
Câncer de ovário			• Epilepsia abdominal • Enxaqueca abdominal

intensidade, a periodicidade; o que faz com que ela apareça; como e quando melhora; e se algum destes itens se alteraram com o tempo. A dor de contato também deve ser detalhada, pois a dispareunia profunda, por exemplo, geralmente está relacionada com endometriose profunda em vagina, região retrocervical, septo retovaginal e ligamentos uterossacros.

Exame Físico

O exame físico é fundamental na investigação da DPC e será abordado junto com cada condição no decorrer do texto. Pode ser bastante doloroso e, por isso, devemos sempre proceder de forma gentil.

A ectoscopia pode auxiliar no diagnóstico, sendo importante buscar desvios posturais (p. ex., hiperlordose, escoliose), assim como observar a marcha da paciente.

De uma forma geral, no abdome, buscar por dor à palpação, cicatrizes cirúrgicas, hérnias e massas. No exame pélvico, avaliar tamanho, formato, sensibilidade e mobilidade dos órgãos pélvicos. O toque bimanual permite avaliação minuciosa do útero e região anexial, além da bexiga e de parte do reto. O toque retal deve ser realizado para melhor avaliação do compartimento pélvico posterior e do assoalho pélvico. A musculatura pélvica deve ser palpada com a ponta do dedo, buscando dor, aumento do tônus ou dor referida.

Disúria e ou Hematúria Associada à DPC

A sintomatologia urinária pode estar associada a diversas causas. Dentre elas, vale destacar a cistite intersticial (CI)/síndrome da bexiga dolorosa (SBD) e a endometriose vesical.

A **CI ou SBD** é uma causa frequente de dor pélvica crônica e deve ser considerada como diagnóstico de exclusão. É caracterizada por dor no enchimento vesical com melhora após a micção. Pode haver disúria, hematúria, urgência, noctúria e até dispareunia associada. O exame físico evidencia sensibilidade variável da parede abdominal, assoalho pélvico, base da bexiga e uretra. Isso é provavelmente devido à sensibilização das fibras nervosas aferentes referentes à bexiga. Pacientes com CI/SBD podem experimentar alodinia (percepção de estímulos não nocivos, como toque leve, como sendo nocivo ou doloroso) como em outros pacientes com dor crônica. Muitos pacientes com CI/SBD exibem sensibilidade ou rigidez dos músculos do assoalho pélvico. Essas anormalidades podem ser facilmente identificadas pela palpação dos músculos levantadores do ânus no exame pélvico.

A **endometriose vesical**, diferentemente da CI/SBD, caracteriza-se pelo aparecimento, ou intensificação, dos sintomas no período menstrual. Pode haver disúria, hematúria e infecção urinária de repetição. A endometriose de bexiga corresponde a 85 a 90% da endometriose de vias urinárias. O diagnóstico, em geral, é feito em mulheres com diagnóstico prévio de endometriose pélvica ou com endometriose pélvica associada, principalmente quando acomete os ligamentos redondos. É rara a presença isolada de endometriose na bexiga. Quando a doença atinge a mucosa, pode haver hematúria associada, havendo indicação de cistoscopia. O exame físico permite a identificação de focos de endometriose profunda associada, a partir do exame especular, toques vaginal e retal, sendo, por vezes, possível a identificação do nódulo vesical no toque vaginal bimanual. O diagnóstico diferencial da dor de endometriose vesical é ela ser cíclica ou piorar no período menstrual, diferentemente de outras causas que não têm relação com a menstruação.

Outras causas de hematúria com dor pélvica associada, como nefrolitíase ou infecção do trato urinário, são, em geral, agudas e podem ter febre associada.

Dispareunia Associada à DPC

A dispareunia é caracterizada por dor na relação sexual, podendo ser dividida em superficial/de introito ou de profundidade. Em geral, a dor provocada no início da penetração (superficial) pode estar associada a vaginismo, atrofia genital, falta de lubrificação, herpes genital, não sendo frequente a associação destas com a DPC. Por outro lado, a dispareunia profunda frequentemente está presente em diversas causas de DPC. A penetração profunda pode desencadear dor em pacientes com doença inflamatória pélvica (DIP), endometriose, congestão pélvica e cistite intersticial (vide tópico anterior).

A **doença inflamatória pélvica**, quando aguda, costuma apresentar sintomatologia exuberante com febre, leucorreia e dor pélvica. Porém, o quadro pode ser arrastado, com sintomas inespecíficos, como sangramento uterino anormal, dispareunia e dor pélvica. Aproximadamente 30% das mulheres com DIP desenvolverão DPC a seguir. A infecção indolente leva a uma inflamação das estruturas pélvicas (salpingite, endometrite, parametrite etc.), tendo como importante auxílio diagnostico a dor à mobilização da cérvice. Durante o coito, há frequente "trauma" cervical, que nestas pacientes pode ocasionar dor.

A **endometriose** profunda acomete, na maior parte das vezes, o compartimento pélvico posterior. A presença de tecido endometrial ectópico, levando a inflamação crônica nesta região, promove fibrose tecidual com formação de nódulos e ou espessamento ligamentar. Quando este processo acomete os ligamentos uterossacros, região retrocervical, reto ou septo retovaginal, é frequente a queixa de dor ao contato, e, portanto, de dor à penetração. O toque retal permite um fácil acesso a essa região, sendo mandatório nos casos de suspeita de endometriose associada ao quadro de DPC.

A **síndrome de congestão pélvica** ou varizes pélvicas é uma condição na qual se observa dilatação e tortuosidade do plexo venoso pélvico associado à diminuição do retorno venoso. Dentre os fatores que poderiam justificar a ocorrência de varizes pélvicas, destacam-se a desembocadura da veia ovariana esquerda na veia renal esquerda em ângulo reto, favorecendo o refluxo venoso, a transmissão da pulsação da aorta no cruzamento desta artéria com a veia renal esquerda, e presença de dano valvular observado em muitas veias ovarianas de mulheres portadoras de DPC. Refere-se a uma condição na qual sintomas característicos de dor pélvica, pressão pélvica, dispareunia profunda, dor pós-coito e exacerbação da dor após ortostatismo prolongado estão associados a achados radiológicos de varicosidades pélvicas (veias uterinas e ovarianas dilatadas) que apresentam fluxo sangüíneo reduzido. No entanto, estes achados radiológicos podem estar presentes em mulheres assintomáticas. Nesta situação, a investigação de síndromes vasculares "altas", como a de Cockett ou Nutcraker, devem ser excluídas, visto que o tratamento é distinto das varizes pélvicas isoladas.

Disquesia e/ou Hematoquesia Associada à DPC

A DPC tem associação frequente com distúrbios gastrintestinais. A alteração na consistência das fezes, constipação crônica, dor para evacuar e ou presença de sangramento nas fezes podem estar relacionadas a uma série de condições distintas.

A **síndrome do intestino irritável** (**SII**) é um dos diagnósticos mais comuns em mulheres com DPC, ocorrendo em até 35% delas. É caracterizada por dor abdominal crônica ou intermitente que está associada à função intestinal alterada na ausência de qualquer causa orgânica. A dor abdominal na SII geralmente é descrita como uma sensação de cólica com intensidade variável e exacerbações periódicas. A localização e o caráter da dor podem variar amplamente. A gravidade da dor pode variar de leve a grave. A dor é frequentemente relacionada à defecação. Enquanto em alguns pacientes a dor abdominal é aliviada com a defecação, alguns pacientes relatam piora da dor com o ato. Pode estar associada a diarreia e/ou a constipação. Estresse emocional e refeições podem exacerbar a dor. Pacientes com SII também relatam frequentemente inchaço abdominal e aumento da produção de gases sob a forma de flatulência ou arroto. O diagnóstico é feito pela exclusão de doença orgânica e aplicação dos critérios de ROMA IV: dor abdominal recorrente, em média, pelo menos um dia por semana nos últimos três meses, associada a dois ou mais dos seguintes critérios:

- relacionado com defecação;
- associado a uma mudança na frequência das fezes;
- associado a uma mudança na forma de fezes (aparência).

Doença Inflamatória Intestinal

Os sintomas mais comuns da doença inflamatória intestinal são fadiga, diarreia com cólica abdominal, perda de peso e febre, com ou sem sangramento intestinal.

A **colite ulcerativa** é caracterizada por episódios recorrentes de inflamação limitada à camada mucosa do cólon. Quase invariavelmente envolve o reto e pode se estender de maneira proximal e contínua para envolver outras partes do cólon. Pacientes com colite ulcerativa geralmente apresentam diarreia, que pode estar associada a eliminação de sangue. Os sintomas associados incluem dor abdominal em cólica, urgência, tenesmo e incontinência. Pacientes com doença distal podem ter constipação acompanhada de frequente eliminação de sangue e muco.

O diagnóstico de colite ulcerativa é baseado na presença de diarreia crônica por mais de quatro semanas e evidência de inflamação ativa na endoscopia e alterações crônicas na biópsia. Uma vez que essas características não são específicas para a colite ulcerativa, estabelecer o diagnóstico também requer a exclusão de outras causas de colite por história, estudos de laboratório e biópsias do cólon obtidas na endoscopia.

A **doença de Crohn** (DC) é caracterizada por inflamação transmural e por lesões transitórias. A inflamação transmural pode levar a fibrose e estenoses e a apresentações clínicas obstrutivas. Essas estenoses frequentemente levam a episódios repetidos de obstrução do intestino delgado ou, menos comumente, do cólon. A dor abdominal em cólica é uma manifestação comum da DC, independentemente da distribuição da doença. Um paciente com doença limitada ao íleo distal frequentemente apresenta dor no quadrante inferior direito. Ocasionalmente, os pacientes não terão manifestações clínicas de DC até que o estreitamento luminal cause constipação e sinais precoces de obstrução com dor abdominal. Manifestações extraintestinais, como artrite ou artropatia, distúrbios oculares e da pele, envolvimento do trato biliar e cálculos renais, podem ocorrer e tendem a ser mais frequentes com o envolvimento colônico. A doença de Crohn não costuma acometer o reto nem apresentar sangramento intestinal abundante. A colonoscopia costuma ser o instrumento diagnóstico principal.

A **endometriose intestinal** é outro importante diagnóstico diferencial. A presença do nódulo intestinal ou em septo retovaginal pode levar ao desencadeamento de dor à evacuação, principalmente no período menstrual. Quando a doença atinge a mucosa intestinal pode haver sangramento intestinal associado. Neste último caso, a retossigmoidoscopia poderá identificar o foco da doença. Outras queixas associadas a endometriose intestinal incluem diarreia, constipação, distensão e dor abdominal.

O diagnóstico pode ser feito pela anamnese com associação clara dos sintomas com o período menstrual e exame físico com toque retal, em que podemos avaliar de forma satisfatória o septo retovaginal e o reto baixo e médio. A ressonância magnética ou ultrassonografia pélvica (ambos com preparo adequado) são ferramentas importantes para confirmar extensão e ou identificar lesões mais altas. A doença intestinal frequentemente é acompanhada de lesões no compartimento posterior da pelve, que podem ser identificadas no exame físico especializado.

OUTRAS CAUSAS IMPORTANTES DE DPC

Causas Osteomusculares

Fibromialgia

A fibromialgia é a causa mais comum de dor musculoesquelética generalizada crônica, frequentemente acompanhada de fadiga, distúrbios cognitivos, sintomas psiquiátricos e múltiplos sintomas somáticos. A etiologia da síndrome é desconhecida e a fisiopatologia é incerta. Apesar dos sintomas de dor nos tecidos moles que afetam os músculos, ligamentos e tendões, não há evidência de inflamação nesses tecidos

O Colégio Americano de Reumatologia definiu dois critérios que devem estar presentes para o diagnóstico de fibromialgia:

- O paciente deve apresentar dor em todos os quatro quadrantes do corpo.
- Presença de dor em pelo menos 11 áreas distintas do corpo, em um total de 18 áreas possíveis. Entre essas áreas, salientam-se joelhos, ombros, cotovelos e pescoço, bem como região pélvica e assoalho pélvico. Essas áreas devem ser sensíveis ao estímulo de pressão física aplicada pelo médico.

Osteíte Púbica

Refere-se à dor abdominal e pélvica resultante de inflamação não infecciosa da sínfise púbica. Associada à prática de atividades físicas intensas, principalmente futebol, futebol americano e atividades incluindo aceleração/desaceleração rápida, chute e mudanças de direção.

O início gradual da dor com história de treino excessivo, novo método de treinamento ou nova atividade é indicativo de osteíte púbica. Além da dor abdominal baixa, o paciente também pode se queixar de irradiação da dor na virilha, na coxa medial ou no abdome. É crucial perguntar ao paciente sobre esportes e atividades físicas, bem como quando a dor é mais proeminente.

A dor é agravada por movimentos como andar, subir escadas e tosse. Os achados comuns do exame físico incluem sensibilidade à palpação da sínfise púbica e dor com teste de força resistido dos grupos musculares adutores e abdominais inferiores.

Abuso Sexual

Mulheres com dor crônica parecem ter maior incidência de abuso físico ou sexual prévio; até 47% das mulheres com DPC revelam uma história de abuso físico e sexual. A história de abuso sexual não parece estar associada a uma diferença na intensidade da dor pélvica, mas uma história de abuso sexual foi associada a maior incapacidade relacionada à dor. Além disso, uma história de abuso físico ou sexual pareceu manter uma relação mais forte com os sintomas depressivos persistentes.

No Dia a Dia, o que Valorizar na Anamnese e no Exame Físico

Características da Dor

- Primeiro episódio, localização, intensidade, qualidade, duração, padrão temporal, fatores precipitantes e de melhora, relação com diurese e hábito intestinal, irradiação
- Escala visual da dor
- Calendário da dor
- Efeito sobre as atividades da vida diária
- Difusa e vaga *versus* bem localizada
- Dor cíclica, dismenorreia
- Dor que se inicia antes da menarca é improvável que tenha causa ginecológica
- Dismenorreia, que é quase sempre o sintoma inicial da endometriose
- Acometimento neural percebido como queimação, calor, "choque", parestesia
- Dor agravada pela necessidade de urinar, que remete à cistite intersticial
- Sintomas associados são importantes → Emagrecimento, náuseas e vômitos, alteração nos hábitos intestinais

Avaliação Psicológica

- Pacientes com dor crônica têm tendência a depressão e dramatização
- Avaliar necessidade de acompanhamento multidisciplinar sempre

Algumas Causas Específicas para a Dor

- Cerca de 40% das pacientes com dor pélvica devido à endometriose apresentam algum dos sinais:
  - Nódulo, espessamento ou dor nos uterossacros
  - Desvio lateral do colo
  - Estenose cervical
  - Aumento anexial (endometrioma)
- Útero aumentado, globoso, pouco móvel → Adenomiose
- Útero aumentado, irregular, móvel → Miomatose
- Dor à palpação uterina e/ou à mobilização do colo → Endometrite crônica
  - Dor tipo cólica
  - Sangramento uterino anormal
- Aderência → Dor à mobilização das vísceras
  - História de DIP, endometriose, cirurgias prévias, infertilidade, obstrução intestinal pós-operatória
- Síndrome da congestão pélvica
  - Dor à palpação dos ovários, útero, mobilização cervical
  - Associada a dor que muda de lugar, dispareunia profunda, dor após relação, piora com a posição ortostática
- Massa anexial
  - Aumento ovariano + dor à palpação = Doença inflamatória/infecciosa
  - Aumento ovariano + ascite = Neoplasia maligna
  - Massa anexial + ooforectomia prévia = Síndrome do Ovário remanescente
- Cistite intersticial
  - Dor pélvica difusa
  - Dor nas nádegas
  - Dor no assoalho pélvico
  - Dor na base da bexiga e uretra.
- Síndrome dos músculos piriforme/elevador do ânus
  - Dor à palpação intravaginal da musculatura;
  - Ausência do reflexo de contração do esfíncter anal
- Vulvodínea
  - Dor vulvar em queimação espontânea ou provocada
  - Pode ser confundida com dor pélvica

Embora cada condição pareça ter uma fisiopatologia anatômica única, frequentemente há sintomatologia compartilhada (p. ex., dor generalizada), epidemiologia (p. ex., maior prevalência feminina) e supostos mecanismos subjacentes compartilhados (p. ex., amplificação da dor, psicossocial, genética) que sugerem que as condições estão relacionadas. O desafio para os clínicos tem sido como classificar os pacientes individuais com o objetivo de identificar o tratamento mais eficaz para um paciente com DPC com base nos sintomas e mecanismos desencadeadores. Com demasiada frequência, o tratamento é composto apenas por medicamentos que visam apenas a dor, excluindo os muitos outros sinais e sintomas que compõem o padrão em mosaico das causas de DPC.

Referências Bibliográficas

1. Latthe, P., Latthe, M., Say, L. et al. WHO systematic review of prevalence of chronic pelvic pain: A neglected reproductive health morbidity. BMC PublicHealth. 2006;6:177.
2. Fall, M., Baranowski, A.P., Elneil, S. et al. EAU guidelines on chronic pelvic pain. European Urology. 2010;57(1): 35-48.
3. Fall, M., Baranowski, A.P., Fowler, C.J. et al. European Association of Urology. EAU guidelines on chronic pelvic pain. European Urology. 2004; 46(6): 681-689.
4. Engeler, D.S., Baranowski, A.P., Dinis-Oliveira, P., Elneil, S., Hughes, J., Messelink, E.J. et al. The 2013 Guidelines on Chronic Pelvic Pain: Is Management of Chronic Pelvic Pain a Habit, a Philosophy, or a Science? 10 years of Development. European Association of Urology. 2013; 64: 431-439.
5. Price, J., Farmer, G., Harris, J., Hope, T., Kennedy, S., Mayou, R. Attitudes of women with chronic pelvic pain to the gynaecological consultation: a qualitative study. BJOG. 2006; 113(4): 446-452.
6. ACOG Commitee on Practice Bulletins – Gynecology, 2004. ACOG Practice Bulletin No 51. Chronic pelvic pain. Obstetrics and Gynecology. 2004;103(3): 589-605.
7. Reiter, R.C. A profile of women with chronic pelvic pain. Clin Obstet Gynecol.1990;33(1): 130-136.
8. Bruckenthal, P. Approaches to Diagnosis and Treatment. Pain Management Nursing. 2011;12(1): 4-10.
9. Lippman, S.A., Warner, M., Samuels, S. et al. Uterine fibroids and gynecologic pain symptoms in a population-based study. FertilSteril. 2003;80: 1488.
10. Zondervan, K.T., Yudkin, P.L., Vessey, M.P. et al. Prevalence and incidence of chronic pelvic pain in primary care: evidence from a national general practice database. Br J ObstetGynaecol. 1999;106:1149.
11. Grace, V.M., Zondervan, K.T. Chronic pelvic pain in New Zealand: prevalence, pain severity, diagnoses and use of the health services. Aust N Z J Public Health. 2004;28: 369-375.
12. Mathias, S.D., Kuppermann, M., Liberman, R.F. et al. Chronic pelvic pain: prevalence, health-related quality of life, and economic correlates. Obstet Gynecol. 1996;87: 321.
13. Brookoff, D. Genitourinary pain syndromes: Interstitial cystits, chronic prostatitis, pelvic floor dysfunction, and related disorders. In H. S. Smith (Ed.), Current therapy in pain Philadelphia: Saunders-Elsevier; 2009. p. 205-215.
14. Zondervan, K.T., Yudkin, P.L., Vessey, M.P. et al. The community prevalence of chronic pelvic pain in women and associated illness behaviour. The British Journal of General Practice. 2001;51(468): 541-547.
15. Zondervan, K.T., Yudkin, P.L., Vessey, M.P. et al. Patterns of diagnosis and referral in women consulting for chronic pelvic pain in UK primary care. Br J ObstetGynaecol. 1999;106:1156.
16. Farquhar, C.M., Steiner, C.A. Hysterectomy rates in the United States 1990-1997.Obstet Gynecol. 2002;99(2):229-234.; Howard FM. The role of laparoscopy in chronic pelvic pain: promise and pitfalls. Obstet Gynecol Surv. 1993;48(6): 357-387.
17. Yeng, L.T., Teixeira, M.J., Romano, M.A., Greve, J.M.D.A. Avaliação funcional do doente com dor crônica. Rev Med. 2001;80: 443-473.
18. Silva, G.P., Nascimento, A.L., Michelazzo, D. et al. High prevalence of chronic pelvic pain in women in Ribeirão Preto, Brazil and direct association with abdominal surgery.Clinics (São Paulo). 2011;66(8): 1307-1312.
19. Coelho, L.S.C., Brito, L.M.O., Chein, M.B.C. et al. Prevalence and conditions associated with chronic pelvic pain in women from São Luís, Brazil. Braz J Med Biol Res. 2014;47(9): 818-825.
20. Baranowski, A.P. Chronic pelvic pain. Best Pract Research ClinGastr. 2009;23: 593-610.

Capítulo 5.2

Infertilidade

Carlos Alberto Petta, Fernanda Guttilla Gonçalves Nieto, Alessandra Peloggia e João Antonio Dias Jr.

INTRODUÇÃO

Atualmente a infertilidade acomete cerca de 10 a 15% da população em idade reprodutiva, sendo considerada um problema de grande importância socioeconômico. Em países desenvolvidos, aproximadamente 15% da população é infértil, sendo que essa porcentagem se torna mais elevada se avaliamos mulheres com idade superior a 35 anos.

Os principais fatores que podem contribuir para a incidência da infertilidade feminina são:

- idade;
- sobrepeso;
- tabagismo;
- alterações hormonais, causando anovulação (como a síndrome de ovários policísticos) ou alterações na fase lútea;
- afecções uterinas como miomas, pólipos endometriais, sinéquias uterinas;
- afecções tuboperitoneais, como as relacionadas à moléstia inflamatória pélvica e cirurgias pélvicas;
- endometriose.

Quando se avalia o binômio endometriose/infertilidade, os estudos sugerem que entre 25% e 50% das mulheres inférteis apresentam endometriose e que 30 a 50% das mulheres com endometriose são inférteis. Mulheres inférteis têm seis a oito vezes maior chance de serem portadoras de endometriose em relação às mulheres férteis. Ao se avaliar a fecundidade, observa-se que em casais normais essa taxa encontra-se em torno de 0,15 a 0,20 por mês, com um decréscimo com o decorrer da idade. Já em mulheres com infertilidade e endometriose não tratada, existe uma diminuição importante desta taxa, atingindo valores em torno de 0,02 a 0,10.

Sabemos da existência de uma relação importante entre endometriose e infertilidade; porém, os reais mecanismos ainda estão sendo estudados e elucidados, parecendo haver comprometimento multifatorial que envolve causas mecânicas, moleculares, genéticas e hormonais.

Discutiremos adiante as atuais evidências e os mecanismos propostos para tentar explicar como a endometriose pode ter um impacto negativo na fertilidade.

MECANISMOS QUE PODEM ASSOCIAR ENDOMETRIOSE À INFERTILIDADE

Alteração na Anatomia Pélvica

O implante endometrial ectópico pode causar diferentes graus de distorções anatômicas pélvicas. A formação de aderências decorrentes da endometriose, principalmente em estádios mais avançados, prejudica a liberação oocitária, bem como a captura e transporte do oócito, migração espermática, assim como transporte embrionário. Também já foram relatadas contrações miometriais desordenadas, principalmente em portadoras de endometriose avançada. Assim, as alterações anatômicas são um mecanismo de infertilidade principalmente em casos de endometriose avançada, com bloqueio do recesso retouterino e distorção/obstrução tubária uni ou bilateral (Figura 5.2-1). No entanto, em casos de endometriose em estádios precoces, sem alterações anatômicas, outros mecanismos devem ser considerados, mecanismos que obviamente também estão presentes em casos avançados.

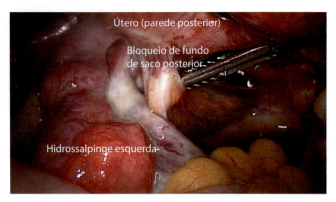

FIGURA 5.2-1 Endometriose severa com bloqueio de fundo de saco posterior e hidrossalpinge à esquerda.

Diminuição da Reserva Ovariana

Estima-se que 17 a 44% das pacientes com endometriose apresentam endometriomas. O impacto do endometrioma na reserva ovariana ainda é controverso na literatura. Quando comparamos a dosagem de hormônio antimülleriano (HAM), uma ferramenta útil na avaliação da reserva ovariana, em mulheres com endometriomas às mulheres que apresentam teratomas ovarianos de dimensões semelhantes, encontramos menores níveis de HAM nas portadoras de endometrioma. Não está claro, porém, se a presença do endometrioma afeta a avaliação da reserva ovariana, seja pelo HAM ou pela contagem de folículos antrais, ou se de fato prejudica a reserva (Figura 5.2-2). O distúrbio vascular e anatômico causado pelo endometrioma poderia dificultar o alcance do hormônio produzido na corrente sanguínea periférica, subestimando sua dosagem.

O impacto na reserva ovariana após cirurgia de endometriose já está mais claro na literatura. O principal mecanismo é o tratamento do endometrioma

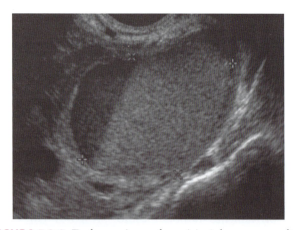

FIGURA 5.2-2 Endometrioma de ovário (ultrassonografia).

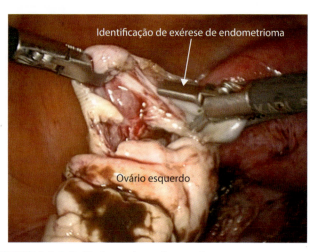

FIGURA 5.2-3 Exérese de endometrioma.

por cistectomia, que leva a uma perda de córtex ovariano saudável e um número significativo de folículos (Figura 5.2-3). O uso de eletrocoagulação e processo inflamatório posterior também leva a uma destruição de tecido saudável. A lise das aderências periovarianas também foi associada à diminuição da reserva ovariana, potencialmente secundária ao rompimento do leito vascular ovariano, resultando em redução do suprimento sanguíneo no pós-operatório.

EVENTOS IMUNOLÓGICOS

Portadoras de endometriose, quer seja em estádios iniciais (Figura 5.2-4), quer seja em estádios avançados, apresentam um ambiente ovariano e tuboperitoneal hostil, fato relacionado ao aumento das células inflamatórias nos endometriomas, focos de endometriose profunda, superficial e fluido peritoneal. Esses fatores influenciam negativamente a migração espermática, foliculogênese, fertilização, transporte ovular e embrionário.

Citocinas inflamatórias (interleucinas 6, 10 e 13) presentes no fluido peritoneal podem ser não só produzidas pelas células do sistema imune presentes no fluido peritoneal, como também pelos próprios focos de endometriose. Além das interleucinas, demonstrou-se também um aumento do fator de necrose tumoral alfa (TNF-alfa) no fluido peritoneal das pacientes com endometriose quando comparadas com controles. Na presença do TNF-alfa, ocorre uma resposta inflamatória contínua nas tubas uterinas, levando à proteólise inflamatória da matriz extracelular, resultando em fibrose, aderências e diminuição da ação ciliar, além de afetar a

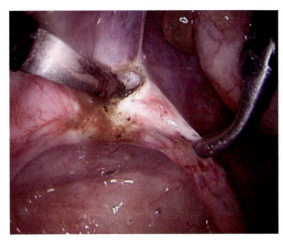

FIGURA 5.2-4 Ressecção de lesão de endometriose de ligamento uterossacro direito.

motilidade dos espermatozoides, a fertilização e o desenvolvimento embrionário.

Marcadores de estresse oxidativo e citocinas pró-inflamatórias são encontrados em maior quantidade no fluido folicular de pacientes com endometriose. Na endometriose severa, pacientes apresentam nível de GDF-9 no fluido folicular mais baixo que pacientes sem endometriose. O GDF-9 secretado pelo oócito tem papel no processo de expansão do *cumulus* e maturidade oocitária. Seus níveis mais baixos pode prejudicar a qualidade oocitária.

O fluido folicular das pacientes com endometriose, quando comparado com pacientes sem endometriose, apresenta também níveis elevados de 8-hidroxi-2-deoxiguanosina (8OHdG), marcador de estresse oxidativo, que pode comprometer a qualidade oocitária.

Por avaliação dos oócitos e marcadores no fluido folicular, foi visto que a endometriose gera um prejuízo na qualidade e no rendimento oocitário, consequentemente diminuindo o número de embriões viáveis e afetando a taxa acumulada de gestação na fertilização *in vitro*.

Ainda não foi determinada a relação causal, mas estudos mostram que pacientes com endometriose apresentam uma alteração na microbiota vaginal, cervical e intestinal. Apesar do aumento das células inflamatórias, elas não conseguem manter o equilíbrio da microbiota que podem contribuir para o processo de infertilidade.

Eventos Hormonais

Mulheres com endometriose podem apresentar anormalidades endócrinas e ovulatórias, que incluem a síndrome do folículo não roto, disfunção na fase lútea, crescimento folicular anormal, picos de LH múltiplos e precoces e aumento da secreção de prolactina.

Existem também relatos na literatura que suportam a associação da endometriose com uma fase folicular longa, com possíveis concentrações baixas de estradiol e baixa secreção de progesterona durante a fase lútea do ciclo menstrual.

As modificações moleculares, histológicas e estruturais do endométrio que permitem implantação embrionária são mediadas pela progesterona. A progesterona possui dois receptores: RP-A (repressor) e RP-B (ativador). A expressão relativa dos receptores determina a responsividade endometrial, sendo que a interação da progesterona com o RP-B desencadeia uma cascata de genes relacionados com a receptividade endometrial. Nas pacientes com endometriose, os receptores de progesterona encontram-se desregulados tanto no endométrio tópico como na lesão endometriótica e foi demostrado aumento na metilação de DNA do gene que codifica o receptor de progesterona (RP-B). Dessa forma, as pacientes apresentam resistência a progesterona, causando um efeito não favorável à implantação.

Receptividade Endometrial

Diversos estudos tentam demonstrar que a receptividade endometrial está afetada em pacientes com endometriose. Os principais mecanismos relatados são:

- resistência à progesterona, levando a um aumento do processo inflamatório local e a diferenciação inadequada do endométrio;
- expressão alterada de genes e citocinas envolvidas no processo de implantação embrionária.

O gene HOX tem papel regulador do desenvolvimento endometrial durante o ciclo menstrual e do processo de implantação embrionária. Comparando a expressão desse gene na fase lútea de mulheres sem endometriose, foi notado que as pacientes com endometriose não apresentam o nível esperado nessa fase do ciclo. Receptores de integrina estão presentes no endométrio no período da implantação. Após biópsia endometrial, foi concluído que pacientes com endometriose também apresentam expressão anômala da integrina.

Além desses, outros genes são expressos diferentemente em mulheres com endometriose, mas nenhum deles conseguiu mostrar aplicabilidade em termos de fertilidade. Dessa forma, outros estudos afirmam que a receptividade endometrial não é afetada pela endometriose. Concluiu-se, por meio do teste ERA (*endometrial receptivity array*), que o endométrio de pacientes com endometriose não apresenta modificações transcriptômicas quando comparado ao endométrio de pacientes sem endometriose. Pacientes com e sem endometriose receptoras de oócitos de uma mesma doadora não apresentam diferença na taxa de gestação.

Adenomiose

A adenomiose é definida como uma invasão benigna do endométrio em direção ao miométrio, produzindo um aumento difuso uterino, com aspecto microscópico de glândulas endometriais e estroma circundados por um miométrio hiperplásico e hipertrófico (Figura 5.2-5).

Devido ao espectro de manifestações, a adenomiose parece não afetar a função reprodutiva de algumas pacientes. Para algumas delas, no entanto, a adenomiose contribuiu para infertilidade. Os prováveis mecanismos envolvidos incluem:

1. Hiperperistalse uterina causada por hiperestrogenismo e mecanismo de trauma e reparo do tecido após invasão do endométrio no miométrio, impactando o transporte espermático e embrionário no trajeto tubo-uterino.
2. Processo inflamatório local evidenciado pelo aumento da expressão da Interleucina 1b (IL-1b) e hormônio liberador de corticotropina (CRH), aumento do metabolismo de radicais livre e aumento de macrófagos e células NK.
3. Desenvolvimento endometrial anormal durante o ciclo menstrual. O aumento da expressão de IL-6 em pacientes com adenomiose promove um aumento na expressão de receptores de estrogênio, existindo uma modulação diferenciada no útero na expressão de diferentes isoformas de receptores de estrogênio alfa (REα) e beta (REβ) e receptores de progesterona A (RP-A) e B (RP-B). A resistência ao estrogênio provoca *down-regulation* de receptores de progesterona (RP-B), resultando em um aumento da resistência à progesterona e uma decidualização ineficiente. Além disso, no endométrio de mulheres com endometriose, ocorre um aumento na expressão do citocromo P450, aumentando a produção local de estrógeno, diminuindo as taxas de gravidez.
4. Falta de expressão de alguns "marcadores de implantação". Existem alguns marcadores de implantação que são essenciais para o sucesso da interação entre o embrião e o endométrio. A alteração na expressão desses marcadores pode ser um dos mecanismos moleculares relacionados à falha de implantação na adenomiose. Em particular, o fator inibitório de leucemia tem a sua expressão diminuída no endométrio de mulheres com adenomiose durante a fase secretora, sendo que as mesmas também apresentam níveis menores desse marcador no fluido uterino.
5. Alteração na expressão de alguns genes essenciais ao desenvolvimento e implantação do embrião, principalmente o HOXA10, já mencionado anteriormente, apresentando, também, baixos níveis em mulheres com adenomiose.

CONCLUSÃO

A infertilidade é considerada um problema socioeconômico relevante, sendo que sua relação com a endometriose já está evidenciada na literatura; porém, ainda restam muitas dúvidas e especulações sobre os reais mecanismos que podem explicar essa associação.

Neste capítulo procuramos rever os principais mecanismos anatômicos, genéticos, hormonais e imunológicos, bem como a maneira que eles podem afetar a ovulação e qualidade oocitária, função tubária, função espermática, fecundação e implantação. Assim, entendendo os possíveis mecanismos, poderemos abrir caminhos para novos tratamentos do binômio infertilidade e endometriose.

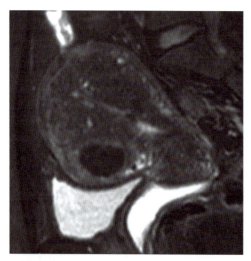

FIGURA 5.2-5 Adenomiose – cistos miometriais (ressonância).

Referências Bibliográficas

1. Petraglia, F., Serour, G.I., Chapron, C. The changing prevalence of infertility. Int J Gynecol Obstet 2013;7: 1-5.
2. The Practice Committee of the American Society for Reproductive Medicine. Endometriosis and infertility: a commitee opinion. Fertil Steril 2012;98(3): 591-598.
3. Gupta, S., Goldberg, J.M., Aziz, N., Goldberg, E., Krajcir, N., Agarwal, A. Pathogenic mechanisms in endometriosis-associated infertility. Fertil Steril 2008;90(2): 247-257.
4. Abrão, M.S., Muzii, L., Marana, R. Anatomical causes of female infertility and their management. Int J Gynecol Obstet 2013. Epub ahead of print.
5. Macer, M.L., Taylor, H.S. Endoemtriosis and infertility: a review of the pathogenesis and treatment of endometriosis-associated infertility. Obstet Gynecol Clin North Am 2012; 39(4): 535-549.
6. Borrelli, G.M., Carvalho, K.I., Kallas, E.G. et al. Chemokines in the pathogenesis of endometriosis and infertility. J Reprod Immunol 2013;98(1-2): 1-9.
7. Cunha-Filho, J.S., Gross, J.L., Bastos de Souza, C.A., Lemos, N.A., Giugliani, C., Freitas, F. et al. Physiopathological aspects of corpus luteum defect in infertile patients with mild/minimal endometriosis. J Assist Reprod Genet 2003;20: 117-121.
8. Kocku, A. Possible effects of endometriosis-related imune events on reproductive function. Arch Gynecol Obstet 2013; 287: 1225-1233.
9. Revel, A. Defective endometrial receptivity. Fertil Steril 2013;97: 1028-1032. Review.
10. Johnson, N.P., Hummelshoj, L. Consensus oncurrent management of 2010;21: 179-185.
11. Campo, S., Campo, V., Benagiano, G. Infertility and adenomyosis. Obstet Gynecol lnt 2012;2012: 786132.
12. Lessey, B.A., Kim, J.J. Endometrial Receptivity in Eutopic Endometrium of Women with Endometriosis It is affected, let me show you why. Fertil Steril July 2017;108(1): 19-27.
13. Miravet-Valenciano, J., Ruiz-Alonso, M., Gomez, E., Garcia-Velasco, J.A. Endometrial receptivity in eutopic endometrium in patients with endometriosis: it is not affected, and let me show you why. Fertil Steril 2017;108: 28-31.
14. Rocha-Junior, C.V., Da Broi, M.G., Miranda-Furtado, C.L., Navarro, P.A., Ferriani, R.A., Meola, J. Progesterone Receptor B (PGR-B) Is Partially Methylated in Eutopic Endometrium From Infertile Women With Endometriosis. Reprod Sci. Feb 19 2019.
15. Younis, J.S., Shapso, N., Fleming, R., Ben-Shlomo, I., Izhaki, I. Impact of unilateral versus bilateral ovarian endometriotic cystectomy on ovarian reserve: a systematic review and meta-analysis. Human Reproduction Update 2019: 1-17.
16. Wang, X.M., Ma, Z.Y., Song, N. Inflammatory cytokines IL-6, IL-10, IL-13, TNF-α and peritoneal fluid flora were associated with infertility in patients with endometriosis. Eur Rev Med Pharmacol Sci May 2018;22(9): 2513-2518.
17. Munro, M.G. Uterine polyps, adenomyosis, leiomyomas, and endometrial receptivity. Fertil Steril Apr 2019;111(4): 629-640.

Capítulo 5.3

Queixas Clínicas Neurofuncionais (Bexiga, Intestino e Alterações Motoras)

Alexandre Cosme do Amaral e Luiz Flávio Cordeiro Fernandes

INTRODUÇÃO

A endometriose é uma doença inflamatória que tem a dor como um sintoma central, queixa que, muitas vezes, persiste apesar do tratamento clínico e/ou cirúrgico. Dentro do quadro de dor, dismenorreia, dor pélvica acíclica, dispareunia de profundidade, disúria e disquezia cíclicas são as mais frequentes.[1] Esses sintomas podem ter efeitos pessoais, sociais e econômicos significativos sobre as pacientes afetadas, seus parceiros e suas famílias.[2] A dor associada à endometriose é tão complexa quanto a doença em si, apresentando, por vezes, correlação entre a extensão da doença e a severidade da dor.[3]

A dor pode ser nociceptiva, neuropática ou uma combinação destas, e é provável que a endometriose dê origem a estes três tipos de dor.[4] A experiência da dor, não importa qual seja a entidade subjacente, envolve vários mecanismos e diferentes interações entre o sistema nervoso central (SNC) e periférico.[5] A dor pélvica crônica (DPC) é uma condição clínica comum e que envolve várias especialidades médicas, cada uma com sua própria abordagem para o diagnóstico e tratamento. O manejo requer conhecimento da interação entre a função do órgão pélvico e a anatomia neurofuncional, e dos aspectos neurológicos e psicológicos da mesma.[6]

A compreensão dos sintomas associados e relacionados à endometriose são fundamentais para o diagnóstico precoce. Devido à demora no diagnóstico da endometriose – em média, 7 anos –, a paciente pode experimentar situações que a levem à diminuição da sua qualidade de vida. Ainda assim, há profissionais que acreditam que diversos sintomas são alterações fisiológicas e, por isso, subdiagnosticam a doença.[7]

Discutiremos neste capítulo as principais queixas neurofuncionais que mulheres portadoras de endometriose de bexiga e/ou intestino e/ou neuromiofascial apresentam, objetivando esclarecer tais sintomas.

BASE ANATÔMICA

A fim de entender possíveis queixas com suas eventuais correlações topográficas e anatômicas, é preciso conhecer a intrínseca inervação pélvica, autonômica e motora. Entretanto, é importante frisar que algumas queixas funcionais não necessariamente estão correlacionadas com acometimento direto dessas estruturas, uma vez que a endometriose se caracteriza por uma grande amplitude de sintomas, nem sempre demonstrando relação direta com o local da doença.

Os sistemas pélvicos somáticos e autonômicos (aferentes e eferentes) apresentam conexões integradas, apesar de terem funções diversas e individuais.

O sistema autonômico é composto pelas porções simpáticas e parassimpáticas. As fibras simpáticas derivam, principalmente, do plexo hipogástrico superior, o qual se localiza ventralmente à coluna lombar baixa, abaixo da bifurcação da aorta. A partir deste, originam-se os nervos hipogástricos (direito e esquerdo) (Figura 5.3-1), com função simpática, percorrendo um caminho inferomedial, convergindo com o componente parassimpático proveniente dos nervos esplâncnicos, oriundos das raízes sacrais de S2 a S4. Os nervos esplâncnicos, portanto, originam-se a partir do plexo sacral, dorsalmente ao ligamento cardinal.[8,9] Essa união, que ocorre na fossa pararretal, forma o plexo hipogástrico inferior (Figura 5.3-2), com função paras-

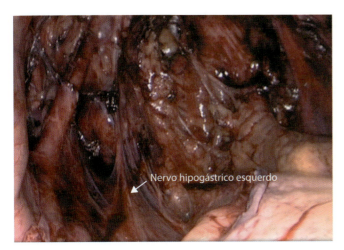

FIGURA 5.3-1 Nervo hipogástrico esquerdo.

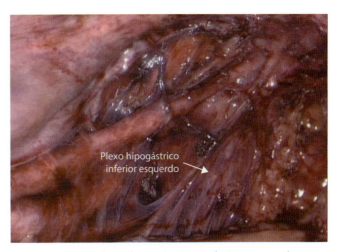

FIGURA 5.3-2 Plexo hipogástrico inferior esquerdo.

simpática e simpática, que, por sua vez, proverá ramos para o compartimento anterior (bexiga e região clitoreana), médio (útero, colo e vagina) e posterior (reto).

Ventralmente ao ligamento cardinal, o plexo sacral converge com o tronco lombossacral originando os nervos somáticos com gênese na pelve.

O tronco lombossacral, por sua vez, é composto por ramos das quarta e quinta raízes lombares (L4 e L5), que se juntam às fibras da primeira raiz sacral. Encontra-se na porção medial do músculo psoas maior, caminhando inferiormente, e dá origem aos nervos ciático, glúteo superior, glúteo inferior, principalmente.[10]

Entre a inervação somática com origem na pelve, vale ressaltar o nervo ciático, o maior do corpo humano, que se origina a partir de ramos de L4 a S3 (tronco lombossacral e fibras do plexo sacral), deixa a pelve através do forame ciático maior e caminha no compartimento posterior da coxa.[11]

Outra estrutura que merece atenção é o nervo pudendo, que se origina a partir das raízes S3 e S4, corre medialmente ao nervo ciático, deixa a pelve através do forame isquiático maior, abaixo do músculo piriforme. Percorre um trajeto glúteo curto, contorna a espinha isquiática ou a inserção distal do ligamento sacroespinhoso. Continua, então, seu caminho à região perineal através do canal de Alcock, que nada mais é que um desdobramento da fáscia do músculo obturador interno. Este nervo é de suma importância para a inervação perineal, originando o nervo anal, que é responsável pela sensibilidade anal e motricidade do esfíncter externo do ânus; ramos cutâneos sensitivos perineais; ramos motores para os músculos ísquio e bulbocavernosos; e o nervo dorsal do clitóris, considerado seu ramo sensitivo terminal.[12]

QUEIXAS NEUROFUNCIONAIS

Algumas mulheres com endometriose apresentam hiperalgesia, que é a ocorrência de dor lancinante quando um estímulo não doloroso é aplicado em local acometido pela doença. A hiperalgesia é característica da dor neuropática, geralmente relacionada a lesão nervosa ou estímulo inflamatório exacerbado. Em mulheres com endometriose profunda, as fibras nervosas sensoriais são frequentemente acometidas, e vários mediadores inflamatórios como histamina, triptase, prostaglandinas, serotonina e fator de crescimento neural podem ter sua liberação alterada. Estes são sintetizados e liberados de maneira atípica por macrófagos ativados, mastócitos e leucócitos dentro das lesões endometrióticas, ao redor das fibras nervosas sensoriais e no líquido peritoneal.

Devido ao ambiente inflamatório crônico causado pelo endométrio ectópico, pode-se desenvolver um ciclo vicioso que promove sensibilização do nociceptor, neurotrofismo, neoneurogênese local e ativação das fibras nervosas sensoriais, com consequente hiperalgesia. Finalmente, a presença de endometriose pode estar associada à percepção aumentada da dor, devido à modulação anormal nociceptiva, com um aumento na intensidade da transmissão do sinal sensitivo ao córtex cerebral, em um processo conhecido como sensibilização central.[4,5]

A dor pélvica pode ser dividida em dois grupos: dor pélvica somática, secundária à lesão de nervos somáticos, e dor pélvica visceral, secundária a uma lesão do plexo hipogástrico inferior. Entretanto, é evidente que alguns pacientes apresentam uma combinação de ambos os tipos de sintomas.[13]

Os órgãos pélvicos possuem um sistema de inervação visceral semelhante a uma "teia de aranha". A dor pélvica visceral está associada a sintomas vegetativos, como náuseas, vômitos, palidez, diaforese e taquicardia, geralmente descrita como sendo uma dor mal localizada e vaga, que pode causar uma sensação de mal-estar generalizado acompanhado de sensação dolorosa na região lombar. A dor pélvica somática ou neuropática ocorre devido ao dano somático de um nervo pélvico e é classificada como troncular (lesão dos nervos ciático, obturatório, femoral ou pudendo) ou radicular (lesão do plexo lombar ou sacral).

A dor neuropática pode estar relacionada a inúmeros sintomas, variando de alodinia, parestesias, sensações de descargas elétricas a sensações fantasmas. A hiperestesia, geralmente, é o resultado de lesão que causa irritação nervosa, enquanto hipoestesia, anestesia e dor fantasma geralmente se desenvolvem após dano neurogênico (lesão axonal). A dor somática é descrita como dor bem localizada com radiação distal no(s) dermátomo(s) correspondente(s). Frequentemente, há um ponto de gatilho no nível de irritação. Outros sintomas podem incluir sensibilidade aumentada, sensações semelhantes a choque elétrico e/ou a pontadas finas, sensação de corpo estranho, de torção ou compressão, de temperatura anormal, de constipação e/ou dor durante o peristaltismo intestinal, de ardor ou queimação ao urinar, de dispareunia e disfunção sexual, incluindo hipersensibilidade ou hipossensibilidade.[14]

INTESTINO

Os sintomas podem ser explicados por causa da natureza inflamatória das lesões endometrióticas próximas ao retossigmoide, visto que a inflamação age como um fator irritante, levando a um aumento no número diário de evacuações (usualmente descritas como fezes pastosas ou diarreia líquida), na dor provocada pela defecação e a uma sensação de esvaziamento incompleto do reto durante o período menstrual.[15]

Alguns estudos analisaram o mecanismo inflamatório da função digestiva cíclica de mulheres com endometriose intestinal através da manometria anorretal. Concluíram que as queixas mais frequentes encontradas nestes estudos foram de disquezia e constipação, evacuação incompleta e fragmentação das fezes. A manometria anorretal realizada durante a fase intermenstrual revelou ausência de anormalidade na motilidade intestinal, distúrbios funcionais ou disfunção do plexo nervoso. A principal alteração foi o aumento da pressão de repouso para o esfíncter anal interno, provavelmente em consequência da inflamação crônica, resultando em dor e espasmo muscular, semelhante ao observado em outras doenças inflamatórias. Os achados sugerem que a inflamação cíclica é um fator crítico nas queixas digestivas e oferecem uma explicação para o caráter cíclico dos sintomas dolorosos.[16]

Para algumas mulheres, a relação entre a endometriose pélvica e as queixas digestivas podem ser ainda mais complexas, devido ao efeito de confusão que a hiperssensibilidade retal pode causar, já que esta pode estar presente em outras doenças intestinais. Dados recentes demonstraram que sintomas digestivos condizentes com a síndrome do intestino irritável podem ser identificados em 65% das mulheres com endometriose mínima ou leve e em 50% das mulheres com endometriose moderada e grave.[17]

Por fim, quando as camadas submucosa e/ou mucosa são acometidas, pode-se apresentar também hematoquezia cíclica.

Em conclusão, nem todos os nódulos de endometriose retal são responsáveis por todas as queixas digestivas e, portanto, a presença destas em mulheres afetadas pela endometriose fornece uma base forte a favor do comprometimento colorretal.[15]

BEXIGA

A incidência de endometriose do trato urinário varia de 1% a 5,5% entre as mulheres afetadas pela doença e ocorre mais frequentemente em pacientes com endometriose profunda, chegando a 16,4-52,6%.[18,19] A bexiga é o órgão mais envolvido na endometriose do trato urinário, ocorrendo em 70 a 85% dos casos, enquanto o envolvimento ureteral varia de 9 a 23%, o renal é em torno de 4%, e o uretral, de 2% dos casos.[20] A prevalência de endometriose de ureter varia consideravelmente de 0,01% a 1,7% em mulheres com endometriose, de acordo com as diferentes séries de casos relatadas na literatura.[21,22]

A presença de sintomas dolorosos como dismenorreia, dispareunia de profundidade e dor pélvica cíclica em mulheres em idade reprodutiva permite suspeitar de endometriose profunda; no entanto, enquanto a endometriose da bexiga é geralmente sintomática, até 50% das pacientes com endometriose ureteral (EU) não apresentam sintomas específicos.[23] Alguns autores observaram que apenas 9 a 16% das pacientes com acometimento ureteral apresentam sintomas urinários.[18] Sintomas inespecíficos, como dor no flanco ou abdominal, hematúria macroscópica ou massa pélvica, podem estar presentes nestas situações.[21] A hematúria cíclica, considerada altamente característica do envolvimento ureteral por endometriose no passado, está presente em menos de 17% dessas pacientes.[24] Apresentações raras relatadas na literatura incluem anúria e insuficiência renal em pacientes com rins solitários ou hipertensão inexplicada. O grau de sintomas correlaciona-se mal com o grau de obstrução, e uma obstrução ureteral grave, não diagnosticada por muito tempo, pode levar à perda da função renal.[21]

O acometimento das raízes nervosas sacrais S2-S4 e/ou dos nervos esplâncnicos pélvicos induzem dor neuropática, assim como disfunções do trato urinário inferior e intestinais. Tais distúrbios podem ser avaliados por testes urodinâmicos (cistometria, urofluxometria e fluxo de pressão), registro eletromiográfico pélvico e estudos videourodinâmicos. Ao avaliar a função da bexiga, é muito importante diferenciar entre hipotonia do detrusor, que indica dano neurogênico aos nervos pélvicos, e irritação dos nervos pélvicos, que está associada à hipersensibilidade da bexiga ou bexiga hiperativa.[14]

MOTORAS

Para entender os sintomas motores associados à endometriose, faz-se necessário entender a trajetória dos nervos que percorrem a pelve, suas funções e seus dermátomos.

As principais queixas motoras associadas à endometriose estão relacionadas ao envolvimento dos nervos ciático e pudendo. A dor ciática é caracterizada por dor que se irradia pela região glútea e posteriormente pelos membros inferiores, normalmente unilateral. Pode apresentar parestesia nos dermátomos correspondentes, mas não é tão comum. A endometriose é uma das causas não espinhais deste sintoma, causando dor ciática cíclica e recorrente.[25]

Por fim, dor anogenital unilateral com caráter cíclico pode significar acometimento do nervo pudendo pela doença.[26]

CONCLUSÃO

Endometriose é uma doença multifacetada, com apresentações clínicas diversas, sem um sintoma patognomônico que a defina. Entretanto, é preciso valorizar sintomas cíclicos, tanto os relacionados a alterações urinárias e intestinais cíclicas quanto a alterações motoras, principalmente relacionadas às regiões glúteas, perineais e aos membros inferiores.

Referências Bibliográficas

1. Giudice, L.C., Kao, L.C. Endometriosis. Lancet 2004;364 (9447): 1789-1799.
2. Simoens, S., Dunselman, G., Dirksen, C., Hummelshoj, L., Bokor, A., Brandes, I. et al. The burden of endometriosis: costs and quality of life of women with endometriosis and treated in referral centres. Hum Reprod 2012;27(5): 1292-1299.
3. Fauconnier, A., Chapron, C. Endometriosis and pelvic pain: epidemiological evidence of the relationship and implications. Hum Reprod Update 2005;11(6): 595-606.
4. Vercellini, P., Vigano, P., Somigliana, E., Fedele, L. Endometriosis: pathogenesis and treatment. Nat Rev Endocrinol 2014;10(5): 261-275.
5. Stratton, P., Berkley, K.J. Chronic pelvic pain and endometriosis: translational evidence of the relationship and implications. Hum Reprod Update 2011;17(3): 327-346.
6. Possover, M., Andersson, K.E., Forman, A. Neuropelveology: An Emerging Discipline for the Management of Chronic Pelvic Pain. Int Neurourol J 2017;21(4): 243-246.
7. Arruda, M.S., Petta, C.A., Abrão, M.S., Benetti-Pinto, C.L. Time elapsed from onset of symptoms to diagnosis of endometriosis in a cohort study of Brazilian women. Hum Reprod 2003;18(4): 756-759.
8. Skinner, S.A. Pelvic autonomic neuromonitoring: present reality, future prospects. J Clin Neurophysiol 2014;31(4): 302-312.
9. Possover, M., Baekelandt, J., Flaskamp, C., Li, D., Chiantera, V. Laparoscopic neurolysis of the sacral plexus and the sciatic nerve for extensive endometriosis of the pelvic wall. Minim Invasive Neurosurg 2007;50(1): 33-36.
10. Miniato, M.A., Varacallo, M. Anatomy, Back, Lumbosacral Trunk. StatPearls. Treasure Island (FL) 2019.
11. Giuffre, B.A., Jeanmonod, R. Anatomy, Sciatic Nerve. StatPearls. Treasure Island (FL) 2019.
12. Robert, R., Labat, J.J., Riant, T., Louppe, J.M., Hamel, O. The pudendal nerve: clinical and therapeutic morphogenesis, anatomy, and physiopathology. Neurochirurgie 2009; 55(4-5): 463-169.
13. Possover, M. Laparoscopic management of neural pelvic pain in women secondary to pelvic surgery. Fertil Steril 2009;91(6): 2720-2725.
14. Possover, M., Forman, A. Neuropelveological assessment of neuropathic pelvic pain. Gynecological Surgery 2014;11(2): 139-44.
15. Roman, H., Bridoux, V., Tuech, J.J., Marpeau, L., da Costa, C., Savoye, G. et al. Bowel dysfunction before and after surgery for endometriosis. Am J Obstet Gynecol 2013;209(6): 524-530.
16. Andersson, P., Olaison, G., Hallbook, O., Boeryd, B., Sjodahl, R. Increased anal resting pressure and rectal sensitivity in Crohn's disease. Dis Colon Rectum 2003;46(12): 1685-1689.
17. Issa, B., Onon, T.S., Agrawal, A., Shekhar, C., Morris, J., Hamdy, S. et al. Visceral hypersensitivity in endometriosis: a new target for treatment? Gut 2012;61(3): 367-372.
18. Knabben, L., Imboden, S., Fellmann, B., Nirgianakis, K., Kuhn, A., Mueller, M.D. Urinary tract endometriosis in pa-

tients with deep infiltrating endometriosis: prevalence, symptoms, management, and proposal for a new clinical classification. Fertil Steril 2015;103(1): 147-152.
19. Gabriel, B., Nassif, J., Trompoukis, P., Barata, S., Wattiez, A. Prevalence and management of urinary tract endometriosis: a clinical case series. Urology 2011;78(6): 1269-1274.
20. Berlanda, N., Vercellini, P., Carmignani, L., Aimi, G., Amicarelli, F., Fedele, L. Ureteral and vesical endometriosis. Two different clinical entities sharing the same pathogenesis. Obstet Gynecol Surv 2009;64(12): 830-842.
21. Vercellini, P., Pisacreta, A., Pesole, A., Vicentini, S., Stellato, G., Crosignani, P.G. Is ureteral endometriosis an asymmetric disease? BJOG 2000;107(4): 559-561.
22. Antonelli, A., Simeone, C., Zani, D., Sacconi, T., Minini, G., Canossi, E. et al. Clinical aspects and surgical treatment of urinary tract endometriosis: our experience with 31 cases. Eur Urol 2006;49(6): 1093-1097; discussion 7-8.
23. Leone Roberti Maggiore, U., Ferrero, S., Candiani, M., Somigliana, E., Vigano, P., Vercellini, P. Bladder Endometriosis: A Systematic Review of Pathogenesis, Diagnosis, Treatment, Impact on Fertility, and Risk of Malignant Transformation. Eur Urol 2017;71(5): 790-807.
24. Abrão, M.S., Dias, J.A. Jr., Bellelis, P., Podgaec, S., Bautzer, C.R., Gromatsky, C. Endometriosis of the ureter and bladder are not associated diseases. Fertil Steril 2009;91(5): 1662-1667.
25. Ropper, A.H., Zafonte, R.D. Sciatica. N Engl J Med 2015; 372(13): 1240-1248.
26. Possover, M. Laparoscopic management of endopelvic etiologies of pudendal pain in 134 consecutive patients. J Urol 2009;181(4): 1732-1736.

Capítulo 6

Diagnóstico por Imagem

Capítulo 6.1   Papel da Ultrassonografia na Endometriose Ovariana e Profunda   88
Manoel Orlando da Costa Gonçalves e Leandro Accardo de Mattos

Capítulo 6.2   Ultrassonografia na Endometriose de Vias Urinárias   99
Ana Luisa Alencar De Nicola

Capítulo 6.3   Ressonância Magnética na Endometriose Ovariana   105
Luciana Cristina Pasquini Raiza e Ronaldo Hueb Baroni

Capítulo 6.4   Ressonância Magnética na Endometriose Profunda e de Vias Urinárias   110
Livius Bezerra Tenório de Oliveira, Rebeca de Albuquerque Pessoa dos Santos, Thaís de Lima Tourinho e Suzan Menasce Goldman

Capítulo 6.1

Papel da Ultrassonografia na Endometriose Ovariana e Profunda

Manoel Orlando da Costa Gonçalves e Leandro Accardo de Mattos

INTRODUÇÃO

A endometriose tem três apresentações distintas sob o aspecto clínico, anatomopatológico e de imagem: superficial, ovariana e profunda (EP). Esta última é definida, sob o ponto de vista histológico, como lesões que penetram mais do que 5 mm no peritôneo.

Apesar de a suspeita diagnóstica iniciar-se com a anamnese e exame clínico, estes métodos apresentam limitações para estabelecer o diagnóstico e a extensão das lesões, tornando necessária a utilização de outras ferramentas para auxiliar no diagnóstico e estadiamento da doença. Durante muito tempo, a videolaparoscopia foi o único método considerado adequado para esse fim, restando para os métodos de imagem, principalmente ultrassonografia transvaginal (USTV) e ressonância magnética (RM), o papel de auxiliar na avaliação da endometriose ovariana.

A partir da década de 1990, vários autores publicaram artigos sobre diagnóstico por imagem na endometriose profunda, inicialmente utilizando ultrassom transrretal ou endoscópico para a avaliação das lesões de reto. Posteriormente, surgiram trabalhos sobre a aplicação da ressonância magnética para o diagnóstico de endometriose profunda, e apenas a partir de 2003 foram publicados os primeiros artigos avaliando a utilização do ultrassom transvaginal para o diagnóstico de endometriose profunda.

A decisão sobre a realização de tratamento clínico ou cirúrgico depende de sintomas, desejo reprodutivo, idade da paciente e características das lesões, prefencialmente avaliadas por exames especializados de imagem.

MÉTODOS DE IMAGEM PARA AVALIAÇÃO DA ENDOMETRIOSE

Vários métodos de imagem podem ser úteis na avaliação da endometriose. O enema opaco e a colonoscopia foram, durante muito tempo, usados para o diagnóstico da endometriose intestinal; no entanto, apresentam baixa sensibilidade e especificidade, já que avaliam somente a superfície interna e o calibre da alça. Portanto, a não ser que haja lesão da mucosa, só conseguem detectar sinais indiretos de endometriose. A tomografia computadorizada (TC), principalmente em equipamentos com múltiplos detectores, mostra toda a espessura da parede, mas, diferentemente da ressonância magnética (RM) e da ultrassonografia, não tem boa capacidade para distinguir entre diversos tecidos moles, sendo difícil diferenciar e delimitar os órgãos pélvicos em relação às lesões. A urografia excretora pode indicar se há comprometimento dos ureteres e da bexiga, mas não detecta pequenas lesões vesicais e, assim como a TC, tem a desvantagem de utilizar contraste iodado endovenoso e radiação ionizante. Portanto, esses métodos não costumam ser utilizados na avaliação das pacientes com endometriose.

Atualmente, a ultrassonografia transvaginal (USTV) e a RM são os principais métodos na detecção e estadiamento da endometriose ovariana e profunda. Como a endometriose é uma doença complexa, com múltiplos aspectos morfológicos e, na maior parte das vezes, multifocal, os métodos de imagem devem ser feitos de maneira sistematizada e com protocolos específicos.

Protocolos de Ultrassom (US)

Os primeiros trabalhos publicados na literatura, ainda com ultrassom pélvico transabdominal, só se referiam ao diagnóstico da endometriose ovariana. Com o advento da USTV, houve melhora na acurácia do exame e começaram a ser publicados artigos citando a eficácia do método na avaliação da endometriose profunda. Nas publicações iniciais e ainda hoje, vários autores realizam unicamente a USTV sem preparo intestinal. Outros autores sugeriram protocolos especializados, como por exemplo, com maior quantidade de gel no preservativo, enema d'água, exame dirigido pela dor referida pela paciente, entre outros.

No Brasil, a maior parte dos serviços de imagem adotam o protocolo desenvolvido pelo nosso grupo, a partir de 2002, com resultados publicados inicialmente na *Human Reproduction*, em 2007, e no *International Journal of Gynecology & Obstetrics*, em 2009.

Para as pacientes com suspeita de endometriose, realizamos o exame da seguinte forma:

- **Preparo intestinal:**
  - Véspera: Picossulfato de sódio 10 a 20 mg, via oral
  - Dia do exame: difosfato de sódio 120 mℓ, via retal, próximo da hora do exame (no máximo 1 hora antes)
- **Sequência do exame de US:**
  - *Renal com transdutor convexo abdominal:* considerando-se que o comprometimento ureteral por endometriose pode promover hidronefrose.
  - *Diafragma direito com transdutores convexo abdominal e linear de alta resolução (> de 7 Mhz):* o US é inferior à RM para a localização de lesões nesse sítio, mas, eventualmente, podemos identificar os focos maiores. O diafragma esquerdo não costuma ser avaliado porque raramente apresenta lesões por endometriose devido ao bloqueio exercido pelo ligamento frênico cólico, localizado no andar superior esquerdo do abdome, que dificulta a migração de líquidos e células da pelve para este lado.
  - *Pélvico transabdominal com o transdutor convexo:* para identificar cistos ovarianos ou nódulos uterinos que estejam fora do alcance do transdutor transvaginal.
  - *Fossa ilíaca direita e esquerda e parede abdominal com o transdutor linear de alta resolução:* para identificar lesões no íleo, ceco, apêndice e na porção mais alta do sigmoide, às vezes, não acessíveis pelo transdutor transvaginal. Também são avaliadas lesões na parede abdominal, frequentemente secundárias à cesárea. Quando o ceco está localizado mais inferiormente na escavação pélvica utilizamos o transdutor transvaginal para avaliar o apêndice e íleo terminal.
  - Região retrocervical (ligamentos uterossacros e tórus uterino), septo retovaginal (região entre a vagina e o reto), vagina, intestino (reto e sigmoide) bexiga e ureteres distais, com transdutor transvaginal. Em 2016, criou-se um grupo (International Deep Endometriosis Analysis Group – IDEA) que propôs uma opinião-consenso para padronizar uma metodologia na realização do exame, com termos e definições que podem ser usados para descrever as características ultrassonográficas dos diferentes tipos de endometriose. Essa sistematização e padronização das definições tem o intuito de diminuir as divergências entre as diversas terminologias utilizadas nos relatórios e facilitar comparações mais fidedignas nos estudos futuros sobre o diagnóstico ultrassonográfico de endometriose, facilitando a pesquisa multicêntrica. Apesar de tratar-se de uma opinião em consenso, algumas ideias são divergentes do protocolo proposto por nosso grupo, como a utilização do preparo intestinal e a avaliação das fossas ilíacas e do diafragma com o transdutor linear. Dessa forma, com o nosso protocolo, avaliamos um maior número de sítios e temos melhores resultados para identificar lesões intestinais pequenas.

Endometriose Superficial

Apesar de a USTV e a RM serem os métodos de imagem padrão-ouro para o diagnóstico de endometriose ovariana e profunda, nenhum deles é eficiente na detecção da endometriose superficial. No entanto, ambos identificam com precisão algumas lesões superficiais, principalmente as localizadas no peritôneo vesicouterino, na região retrocervical e no fundo de saco de Douglas. Isso se deve à evolução da tecnologia, com os equipamentos apresentando melhores resoluções e as imagens com alta definição.

Até hoje, porém, não há estudos que mostrem que se pode fazer, com acurácia adequada, o diagnóstico da doença superficial. Portanto, *a priori*, não é essa a finalidade do exame, mas alguns achados indiretos na ultrassonografia podem sugerir esse diagnóstico:

- *Aderências, sem nódulos ou espessamentos associados:* é um aspecto frequentemente encontrado na endometriose profunda e em alguns casos de superficial, mas não é específico, podendo ser secundário a outras moléstias inflamatórias pélvicas ou procedimentos cirúrgicos prévios.
- *Pontos hiperecoides, sem sombra acústica, nas cápsulas ovarianas, superfície uterina e/ou peritôneo (Figura 6.1-1):* representam depósitos de hemossiderina ou microcistos de inclusão. Com frequência são encontrados em casos de endometriose superficial, ovariana e profunda, mas se não houver nenhum nódulo, cisto ou espessamento associado, são inespecíficos, secundários ao refluxo pelas trompas no período menstrual (que ocorre na maior parte das mulheres), ou às roturas capsulares ovarianas secundárias às ovulações.

No últimos anos, com o desenvolvimento de equipamentos de ultrassom com maior resolução espacial e tecidual, já é possível identificar com maior acurácia focos de endometriose superficial, principalmente no peritôneo vesicouterino, retrocervical (Figura 6.1-2) e no fundo de saco, mas só estudos futuros com metodologia adequada poderão definir qual o real incremento no diagnóstico que teremos com essas novas tecnologias.

Endometriose Ovariana

A endometriose ovariana tem duas apresentações histológicas básicas: parenquimatosa e cística. A forma parenquimatosa habitualmente tem dimensões reduzidas (menores que 0,5 cm) e não pode ser identificada por métodos de imagem. A apresentação cística é a mais frequente e pode ser diagnosticada com grande precisão pelo US e RM.

A USTV apresenta excelente sensibilidade e especificidade para o diagnóstico de endometriomas, especialmente em cistos acima de 2 cm. Guerriero et al., em 1998, avaliaram, em um estudo duplo cego, 170 lesões anexiais com USTV associada a Doppler e encontraram sensibilidade de 97%, especificidade de 90% e valor preditivo positivo e negativo de 95% no diagnóstico do endometrioma ovariano.

Comparativamente ao US, a RM tem a vantagem de ser menos operador dependente, e os trabalhos mostram uma acurácia um pouco maior para o endometrioma de ovário, principalmente quando são menores do que 2 cm ou são muito complexos.

Os principais critérios ultrassonográficos utilizados para que um cisto de conteúdo espesso seja diagnosticado como endometrioma são:

- ecogenicidade baixa e homogênea, secundária à presença de grumos finos distribuídos difusamente (Figura 6.1-3);
- nível líquido, com conteúdo mais e menos espesso, indicativo de componentes sedimentados com diferentes tempos de sangramento;
- pontos hiperecoides, sem sombra acústica, na parede do cisto (encontrados em cerca de 50% dos casos);
- áreas discretamente hiperecoides internas, de limites imprecisos, com morfologia amorfa ou em calota, mais comuns na periferia do cisto, que representam áreas hemorrágicas mais organizadas.

O Doppler pode auxiliar nos casos duvidosos, e suas principais aplicações são:

- Diferenciar endometrioma de cisto hemorrágico e/ou funcional, principalmente nos casos em que

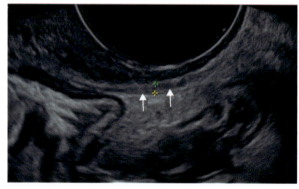

FIGURA 6.1-2 Espessamento hipoecoide irregular (*setas*) posterior à parede da vagina, com espessura máxima de 1,3 mm, sem infiltrar estruturas adjacentes, caracterizando endometriose superficial.

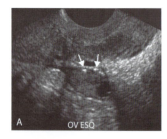 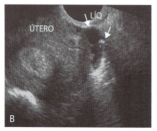

FIGURA 6.1-1 Pontos hiperecoides, sem sombra acústica (*setas*), na cápsula ovariana (**A**) e no fundo de saco (**B**).

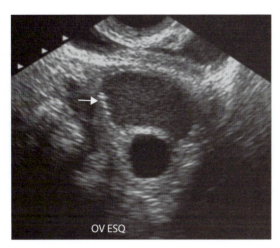

FIGURA 6.1-3 Cisto com grumos homogêneos e pontos hiperecoides na parede (*seta*).

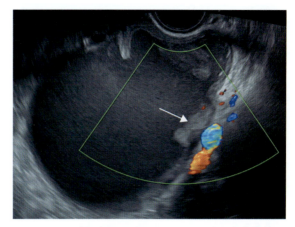

FIGURA 6.1-4 Endometrioma com área hiperecoide (*seta*), hipovascular ao Doppler, que simula vegetação, mas representa conteúdo hemático organizado.

o conteúdo do cisto é espesso associado a septações. A presença de halo hipoecoide com fluxo parietal intenso e de baixa resistência (normalmente IR abaixo de 0,5) favorece a possibilidade de cisto funcional.

- Diferenciar o endometrioma dos cistoadenomas (mais comumente mucinoso e seroso), que também podem ter conteúdo espesso. Nos endometriomas, o conteúdo é mais organizado, portanto não vemos movimento dos grumos no modo B. O Doppler pode ajudar a detectar movimento, às vezes até com a formação de onda espectral, no caso dos cistoadenomas.
- Caracterizar se uma área nodular dentro do cisto corresponde a coágulo organizado (Figura 6.1-4) ou nódulo sólido. Neste último caso, normalmente, se detecta fluxo ao Doppler, o que pode indicar a presença de neoplasia (benigna ou maligna) associada.

A associação entre endometrioma e neoplasia pode ocorrer em aproximadamente 1% dos casos. As neoplasias malignas mais frequentes nos endometriomas são: células claras e endometrioides. Os métodos de imagem são capazes de selecionar os casos suspeitos de neoplasia associada, considerando-se que a grande maioria desses cistos apresentam nódulos/vegetações sólidas vascularizadas, que podem ser identificadas através da USTV ou RM.

Endometriose Profunda

Os sítios mais comuns da endometriose profunda (EP) são: região retrocervical, vagina, intestino (reto, sigmoide, íleo e apêndice), bexiga e ureteres. As lesões de septo retovaginal (entre o terço médio da vagina e o reto) são raras.

Na maior parte das pacientes a endometriose é multifocal, sendo sempre necessário avaliar todos os sítios, já que não é possível supor todos os possíveis locais acometidos pelo quadro clinico. Chapron et al., em 2006, publicaram um estudo com 426 pacientes operadas de endometriose profunda, tendo encontrado 759 lesões (1,8 foco por paciente).

O diagnóstico de endometriose profunda pela US baseia-se nos seguintes critérios: textura e morfologia.

A textura na US varia de acordo com a composição tecidual predominante da lesão. Quanto maior o componente glandular, mais pontos hiperecoides e áreas císticas (focos hemorrágicos) serão encontradas nos espessamentos/nódulos.

Região Retrocervical

Sob essa denominação estão as lesões localizadas posteriormente ao colo uterino e ao istmo, incluindo o tórus uterino e os ligamentos uterossacros (Figura 6.1-5). Nesses locais estão cerca de 50% dos focos de endometriose profunda e, frequentemente, estão associados aos sintomas de dismenorreia, dispareunia e dor lombar cíclica.

Características das lesões retrocervicais:

- Espessamento ou nódulo hipoecoide com contornos irregulares, indicando componente predominantemente estromal (Figura 6.1-6). Com alguma frequência, existem pontos hiperecoides de permeio, devido aos focos hemáticos. Microcistos são pouco frequentes.

92 Endometriose

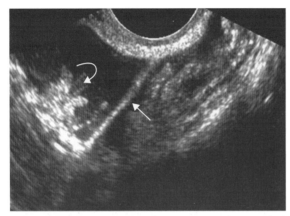

FIGURA 6.1-5 Ligamento uterossacro direito normal, hiperecoide e regular (*seta*). Fímbrias normais da tuba (*seta curva*).

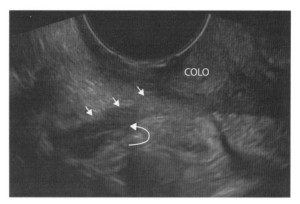

FIGURA 6.1-6 Nódulo irregular retrocervical (*seta*) aderido e tracionando a parede anterior do reto (*seta curva*).

- Nos ligamentos uterossacros, consideramos 3 mm como a espessura máxima normal. Acima desse valor, mesmo que os contornos sejam regulares, deve-se suspeitar de infiltração por endometriose. Com a melhor definição de imagem dos aparelhos de ultrassom mais modernos, é possível identificar, em alguns casos, um ligamento uterossacro com espessura menor que 3 mm, mas irregular. Essa irregularidade também deve ser valorizada como um sinal de endometriose (por vezes até superficial). Heterogeneidade na textura reforçam essa hipótese.

Os exames mais indicados para avaliação da região retrocervical são USTV e RM, pois possibilitam melhores resultados com um ou outro método, dependendo da experiência de cada serviço.

Bazot et al, em 2003, relataram para o diagnóstico de endometriose de ligamento uterossacro com ultrassonografia transvaginal, sem preparo intestinal, sensibilidade e especificidade de 75% e 83%, respectivamente. Estudo prospectivo comparou o toque vaginal, USTV realizada com preparo intestinal e RM, na caracterização das lesões endometrióticas de retossigmoide e retrocervicais. Considerando-se as lesões retrocervicais, obtiveram sensibilidade e especificidade de, respectivamente, 68% e 46% com o toque vaginal; 95% e 98% com USTV; e 76% e 68% com RM, sendo esta acurácia com USTV com preparo intestinal o melhor resultado já publicado para este sítio. Este fato em parte é devido ao preparo intestinal que impede a formação dos artefatos secundários ao ar e resíduos do retossigmoide.

Algumas das lesões retrocervicais podem se estender para a região pararretal e assoalho pélvico. Na USTV, é possível identificar essa extensão da lesão, mas é muito difícil definir se atinge ou não as raízes sacrais e a musculatura do assoalho. Lesões nesta topografia são raras, mas quando ocorrem, a RM é o método de escolha para o estadiamento (Figura 6.1-7).

O septo retovaginal é sítio de comprometimento incomum, presente em menos de 4% dos casos de EP, corresponde à fáscia entre a vagina e o reto, abaixo da reflexão peritoneal (entre 4 e 6 cm da borda anal). Quase sempre esta região é comprometida por extensão das lesões retrocervicais, tendo o mesmo aspecto na USTV e na RM: nódulos ou espessamentos irregulares, muitas vezes com infiltração associada do fórnice vaginal posterior e do reto médio/inferior.

Vagina

O comprometimento da vagina ocorre em aproximadamente 12% dos casos de endometriose profunda, sendo quase sempre no fórnice vaginal posterior.

Na EP de vagina, diferentemente das retrocervicais e intestinais, as lesões apresentam frequentemente com-

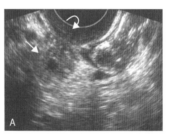 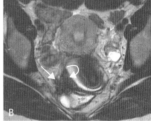

FIGURA 6.1-7 A. Espessamento irregular retrocervical dirigindo-se para o assoalho pélvico (*seta*), associado a espessamento da parede vaginal (*seta curva*). **B.** Os limites da lesão no assoalho pélvico são mais bem definidos pela RM.

ponente misto à US, com conteúdo sólido hipoecoide e pequenos cistos (com sangue) de permeio, indicando a presença de estroma e tecido glandular (Figura 6.1-8).

Quando suspeitamos de comprometimento desse sítio, devido ao espessamento irregular da parede, colocamos gel para distender o canal vaginal (cerca de 60 mℓ do próprio gel utilizado na US), que ajuda a medir com maior precisão a lesão nos três eixos e permite definir se está apenas aderida ou infiltrando profundamente a parede da vagina. Esta informação vai determinar se há necessidade de ressecção da parede vaginal até a mucosa.

Além disso, quase sempre a EP de vagina está associada à retrocervical. Em 2016, Nisenblat V. et al, em uma meta-análise publicada pela *Cochrane Database Syst Rev*, analisou os resultados dos exames de imagem no diagnóstico dos múltiplos sítios de endometriose. A de endometriose vaginal incluiu 10 estudos, e a sensibilidade e a especificidade da USTV foram de 57% e 99%, respectivamente.

Alguns grupos (diferentemente de nós) preferem colocar gel vaginal em todas as pacientes, porque acham que conseguem ver melhor os focos retrocervicais e de vagina.

Endometriose Intestinal

As lesões de intestino (aproximadamente 85% no reto e sigmoide) apresentam-se como espessamentos ou nódulos hipoecoides infiltrando a parede intestinal de fora para dentro e apresentando, na maior parte das vezes, contornos irregulares (Figura 6.1-9). As lesões de reto e sigmoide localizam-se quase sempre na parede anterior da alça.

O nível de infiltração da parede intestinal é variável, iniciando-se na serosa e, em raras ocasiões, estendendo-se até a mucosa. Todas as camadas intestinais podem ser identificadas através da USTV, sendo essa uma das vantagens em relação à RM, em que só em algum casos se delineiam as camadas, mas sem a precisão da US.

Descrevendo da camada externa em direção à interna, observamos (Figura 6.1-10):

- Serosa: linha fina hiperecoide;
- Muscular própria externa e interna: duas faixas hipoecoides separadas por uma fina linha hiperecoide;
- Submucosa: hiperecoide;
- Muscular da mucosa: hipoecoide;
- Interface entre a mucosa e a luz: linha fina hiperecoide.

As lesões maiores e mais profundas podem promover angulações com morfologia em semilua, "U" ou "C" do segmento afetado e em alguns casos reduzir a luz da alça.

As informações mais importantes para o planejamento cirúrgico no caso de lesões intestinais são: tamanho, número de lesões, camadas da parede intestinal comprometidas, circunferência da alça envolvida e a distância da

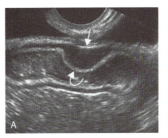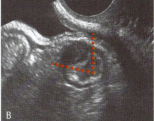

FIGURA 6.1-9 **A.** Corte longitudinal: nódulo hipoecoide (*seta*), em semilua, infiltrando toda a espessura da muscular própria do sigmoide. Submucosa normal (*seta curva*). **B.** Corte transversal mostrando o setor comprometido da circunferência da alça.

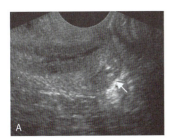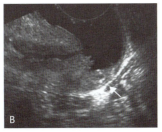

FIGURA 6.1-8 **A.** Corte longitudinal sem gel vaginal: espessamento com microcistos do fórnice vaginal posterior (*seta*). **B.** Com gel na vagina: confirma a lesão profunda e define melhor os limites da lesão (*seta*).

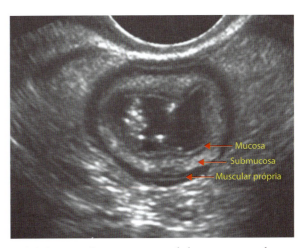

FIGURA 6.1-10 Corte transversal do reto normal.

borda anal. Com todos esses dados, pode-se decidir com mais precisão se é necessário a excisão da lesão e, nos casos cirúrgicos, definir qual a melhor técnica a ser utilizada: raspagem da lesão sem ressecção até a mucosa (*shaving*); ressecção de uma parte da circunferência (grampeamento circular ou linear) ou ressecção do segmento (retossigmoidectomia).

RETO E SIGMOIDE

DETECÇÃO DOS NÓDULOS E DAS CAMADAS COMPROMETIDAS

Os primeiros trabalhos publicados utilizaram ultrassonografia transretal (USTR) para o diagnóstico da EP intestinal, utilizando ultrassom acoplado ao endoscópio ou com transdutor rígido transretal. Em 1996, Ohba et al. publicaram um dos primeiros trabalhos com ultrassonografia endoscópica retal, procedimento depois também avaliado por vários outros autores, entre eles Abrão et al., em 2004, que obtiveram sensibilidade de 100% e especificidade de 67% na detecção do nódulo endometriótico de reto e sigmoide.

Bazot et al., em 2003, estudaram prospectivamente 30 pacientes através de USTV e USTR, obtendo melhores resultados para a USTV tanto em sensibilidade (95% × 82%) quanto em especificidade (100% × 88%). Pyketty et al., em 2009, compararam as técnicas de USTV com USTR para a avaliação das lesões endometrióticas de retossigmoide e obtiveram valores semelhantes entre os métodos, com sensibilidade e especificidade para a USTV de 90% e 96%, respectivamente, sem a utilização de preparo intestinal na USTV. A partir desses estudos a maior parte dos serviços especializados em endometriose passaram a não utilizar mais a USTR, considerando-se que necessita de transdutores/equipamentos específicos e sedação da paciente. Além disso, a USTR não permite a avaliação adequada dos demais sítios pélvicos.

Abrão e Gonçalves et al., em 2007, num trabalho prospectivo utilizando USTV com preparo intestinal, obtiveram sensibilidade de 98% e especificidade de 100%, e com RM sensibilidade de 83% e especificidade de 98%. Estes resultados mostram grande acurácia da USTV para os casos de endometriose de retossigmoide e retrocervical, quando comparados com o estudo de Bazot, em 2003. Este fato pode, pelo menos em parte, ser justificado pelo protocolo específico utilizado por Abrão e Gonçalves, em que a paciente foi submetida a preparo intestinal com enema retal realizado aproximadamente uma hora antes do exame. Este procedimento remove resíduos fecais e evita artefatos ou áreas cegas na imagem, proporcionado condições ideais para avaliação desta região. Além disso, facilita a identificação das camadas intestinais comprometidas e a distância da borda anal como citado anteriormente.

Gonçalves e Abrão et al., em 2009, num estudo prospectivo pioneiro, utilizando USTV com preparo intestinal, obtiveram boa sensibilidade e especificidade para determinar a existência de múltiplos nódulos de retossigmoide (81/99%) e para as camadas comprometidas (100/100% para infiltração de até pelo menos a muscular própria e 83/94% para comprometimento da submucosa/mucosa) (Figura 6.1-11). A identificação pré-operatória da existência de múltiplos nódulos de retossigmoide é fundamental para o planejamento da técnica de ressecção (quase sempre quando existe mais de um nódulo é necessária a retossigmoidectomia) e para impedir que fique algum nódulo residual no sigmoide, especialmente aqueles que forem pequenos, porque nem sempre são fáceis de identificar na videolaparoscopia. Nesse estudo, a média de nódulos intestinais por paciente foi de 1,6, muito semelhante ao artigo de Chapron et al., em 2006. A USTV apresenta alguma limitação, principalmente no sigmoide, quando o preparo intestinal não está adequado ou quando existem grandes miomas, cistos ou massas entre o transdutor e a alça a ser avaliada. De acordo com a meta-análise da Cochrane de 2016, a sensibilidade e a especificidade da USTV para endometriose de reto e sigmoide foram de 90% e 96%, respectivamente. Para complementar a avaliação do sigmoide proximal, que pode não ser completamente visto pela USTV, utilizamos transdutores lineares de alta resolução (10 a 15 MHZ) por via transabdominal.

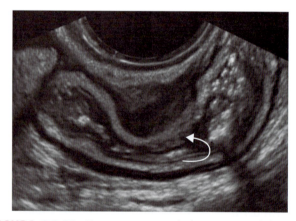

FIGURA 6.1-11 Corte transversal do reto. Nódulo irregular infiltrando a muscular própria e a faixa hiperecoide da submucosa (*seta*).

CIRCUNFERÊNCIA COMPROMETIDA E DISTÂNCIA DA BORDA ANAL

A USTV é um excelente método para avaliar o tamanho das lesões intestinais, inclusive no eixo transversal (T), permitindo estimar a circunferência (C) da alça comprometida e consequentemente a porcentagem através da determinação do resultado da fórmula T/C × 100.

Na determinação da distância da borda anal, há algumas limitações pela USTV, mas, com o uso de preparo intestinal, foram propostas novas técnicas que têm condições de fornecer essa informação de forma a orientar o planejamento cirúrgico, definindo se o nódulo de endometriose está acima ou abaixo da reflexão peritoneal. Gonçalves e Abrão et al. publicaram esta técnica no *International Journal of Gynecology & Obstetrics*, em 2009, que consiste em visualizar pontos de referência que ajudem a determinar se a lesão é intra ou extraperitoneal. As referências utilizadas foram: primeira curva no reto inferior (3 cm da borda anal); segunda curva no reto médio (8 cm da borda anal) e reflexão peritoneal (identificada facilmente quando há líquido no fundo de saco de Douglas).

A RM também é eficiente para detectar e determinar as medidas dos nódulos intestinais e a distância da borda anal. Porém, é inferior aos métodos com ultrassom para visualizar pequenos focos, determinar o número de lesões, as camadas e a porcentagem da circunferência comprometida.

FOSSA ILÍACA DIREITA

Nessa topografia, devemos avaliar o ceco, íleo terminal e apêndice (Figura 6.1-12). Esses sítios representam cerca de 15% das lesões intestinais por EP, sendo mais frequentes no apêndice (cerca de 50 a 70% das lesões da fossa ilíaca direita). Lesões no íleo apresentam maior possibilidade de causar obstrução intestinal do que as de intestino grosso. Os nódulos de apêndice são mais comuns na região distal (Figura 6.1-13) e têm diagnóstico diferencial com tumor neuroendócrino, não sendo possível fazer essa diferenciação com segurança pela ultrassonografia ou ressonância magnética. Em alguns casos, principalmente quando as lesões são maiores que 1,0 cm, a PET-CT com Gálio 68 pode auxiliar na diferenciação entre endometriose e tumor neuroendócrino.

Na USTV, a EP das alças da fossa ilíaca se apresenta sob a forma de espessamentos ou nódulos hipoecoides

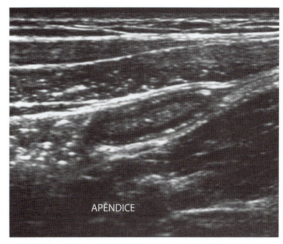

FIGURA 6.1-12 Apêndice visto por US transabdominal, com espessura normal (< 8 mm) e camadas bem definidas.

irregulares, semelhantes aos encontrados em outros segmentos intestinais (Figura 6.1-14).

Apesar de não existirem estudos comparativos na avaliação por imagem desses sítios, na prática clínica, verificamos a superioridade da US para essa detecção. A dificuldade de visualização pela RM se deve principalmente aos artefatos peristálticos nesse local, mesmo que se utilizem equipamentos com 3 teslas.

VIAS URINÁRIAS

No caso do comprometimento das vias urinárias, os dados mais importantes são a presença ou não de hidronefrose, e se há infiltração do detrusor nas lesões vesicais. O Capítulo 6.2 abordará esse tema especificamente.

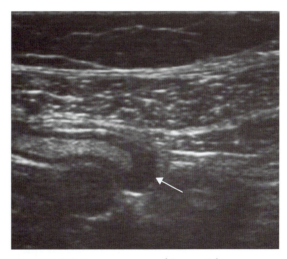

FIGURA 6.1-13 Espessamento hipoecoide na muscular própria da ponta do apêndice (*seta*).

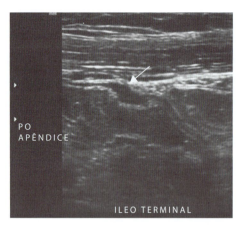

FIGURA 6.1-14 Corte longitudinal do íleo demonstrando discreto espessamento hipoecoide da camada muscular própria (*seta*), sem sinais de redução da luz.

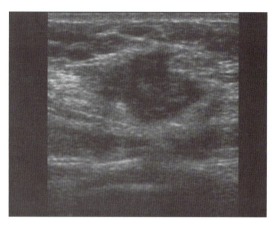

FIGURA 6.1-15 Nódulo hipoecoide irregular em planos subcutâneos da parede abdominal.

ENDOMETRIOSE DE PAREDE ABDOMINAL

Esta forma de endometriose ocorre em algumas pacientes após a realização de cesariana, não tendo a mesma etiologia dos outros sítios descritos anteriormente. A concomitância de endometriose pélvica com a da parede abdominal é ocasional.

Na US transabdominal com transdutor de alta resolução, o aspecto típico é um nódulo hipoecoide irregular localizado nos planos subcutâneos (Figura 6.1-15) ou musculares da parede abdominal, ao nível ou próximo da cicatriz de cesárea. Apesar de haver, com frequência, a presença de focos hemorrágicos, estes normalmente também não são individualizados pela US. No Doppler colorido, é hipovascular ou com discreta vascularização inespecífica.

ADERÊNCIAS

Os focos de endometriose, principalmente os profundos, são, na maior parte dos casos, infiltrativos e causam processo aderencial com os órgãos vizinhos ou o peritônio. É fundamental estabelecer a intensidade das aderências porque, além de poderem causar dor e infertilidade, aumentam de forma direta a complexidade do procedimento cirúrgico.

A Sociedade Americana de Medicina Reprodutiva (ASRM) desenvolveu, em 1996, uma classificação para endometriose por laparoscopia, que valoriza principalmente os processos aderenciais e o tamanho dos cistos ovarianos, já que esses dois fatores são os que mais interferem na fertilidade. Nessa classificação há 4 estágios, sendo I doença mínima e IV a mais severa.

Nos casos de obliteração do fundo de saco de Douglas, pode haver um aumento na taxa de complicações pós-operatórias (incluindo lesões retais ou ureterais). Portanto, o diagnostico pré-operatório das aderências pélvicas e do bloqueio do fundo de saco é importante na estratégica do tratamento cirúrgico (Figura 6.1-16).

A USTV pode fornecer informações diretas sobre os processos de aderência por meio da tentativa de mobilização das estruturas pélvicas com o transdutor, em movimentos de ida e volta, associados ou não à palpação manual concomitante da parede abdominal. A RM, ao contrário, é um método estático que só fornece sinais indiretos de aderência quando o processo é muito intenso, aproximando ou mudando a topografia dos órgãos. Um sinal clássico de processo de aderência pélvico importante, e por consequência endometriose, é a presença de um ou dos dois ovários em topografia retrouterina (Figura 6.1-17).

Na nossa experiência, há uma boa correlação entre os achados pré-operatórios descritos na USTV com a classificação intraoperatória baseada na Sociedade Americana de Medicina Reprodutiva (ASRM).

ADENOMIOSE

Adenomiose, por definição, é causada pela presença de células endometriais no miométrio. Na USTV, observamos, na maioria dos casos, textura miometrial heterogênea, com microcistos, principalmente na zona juncional, sem nódulos definidos. Há também outras apresentações:

- Área nodular de limites imprecisos, com ou sem microcistos. Ao Doppler colorido, diferentemente dos miomas, não há desvio de forma significa-

Papel da Ultrassonografia na Endometriose Ovariana e Profunda

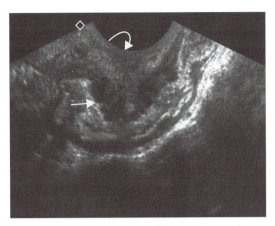

FIGURA 6.1-16 Reto (*seta*) e fórnice vaginal posterior (*seta curva*) infiltrados por endometriose profunda e aderidos, caracterizando bloqueio do fundo de saco.

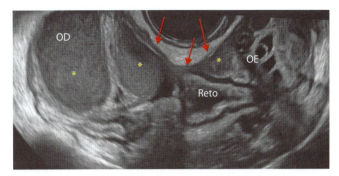

FIGURA 6.1-17 Bloqueio completo do fundo de saco: ovários fixos e medianizados retrouterinos (*kissing ovaries*), com endometriomas (*asteriscos*) e aderidos ao reto por extenso manto de endometriose (*setas*).

tiva dos vasos miometriais e não há apresentação de fluxo anelar.
- Cisto com conteúdo espesso na parede do útero.

Ainda não existe consenso na literatura se há ou não relação entre adenomiose clássica (invasão direta da zona juncional por contiguidade endometrial) e endometriose. No entanto, não devemos confundir adenomiose com infiltração uterina por endometriose, que ocorre quando lesões profundas de endometriose da bexiga ou retrouterinas infiltram o miométrio adjacente, causando uma faixa hipoecoide heterogênea subserosa no útero (antigamente, essa infiltração uterina era denominada adenomiose subserosa e, claramente, associada à endometriose).

CONTROLE EVOLUTIVO

Considerando-se que a maioria das pacientes assintomáticas com endometriose não são operadas, é fundamental que se faça um acompanhamento adequado para avaliar o comportamento das lesões, com o intuito de diagnosticar precocemente sinais de progressão da doença, como, por exemplo, comprometimento ureteral com hidronefrose ou associação entre endometrioma e câncer. Como os exames laboratoriais não são fidedignos neste acompanhamento, a USTV e a RM têm sido consideradas os métodos de escolha para seguimento dessas pacientes.

Para as pacientes operadas, o controle por métodos de imagem segue o mesmo raciocínio, e a nossa sugestão é que seja realizado 3 meses após a cirurgia (exame base), e depois de forma anual ou dependente de suspeita clínica, mas sempre em serviços especializados e com preparo intestinal.

Nos exames pré- e pós-tratamento, além de utilizar protocolos especializados, é importante que o relatório seja claro e utilize terminologia inteligível pelos imagiologistas e médicos que tratarão a paciente. Nesse sentido, em todas as áreas se procura desenvolver laudos estruturados que atendam a essas necessidades. No caso da endometriose, Accardo e Gonçalves et al. publicaram, em 2019, um artigo com uma sugestão de formato para conseguir esse objetivo.

CONCLUSÃO

O diagnóstico da endometriose e a decisão sobre o tipo de tratamento a ser realizado dependem de uma boa anamnese, exame físico (principalmente toque vaginal), exames laboratoriais e de imagem.

A cirurgia é o tratamento de escolha para pacientes sintomáticas e/ou inférteis que não responderam aos tratamentos. Os comprometimentos que mais influenciam no planejamento cirúrgico da endometriose são: vias urinárias, intestino (reto, sigmoide e fossa ilíaca direita) e topografia de plexos neurais.

A US e a RM são eficientes no estadiamento global da endometriose, mas, como a detecção das lesões intestinais é prioritária e o acesso à US é mais fácil, vários artigos defendem a USTV como método de primeira escolha para as pacientes com suspeita de endometriose, ficando a RM para casos de dúvida nos cistos ovarianos, lesões que se estendem para o assoalho pélvico e locais incomuns.

Na maioria dos artigos publicados, o exame de USTV é realizado sem preparo intestinal, mas, no nosso meio, predomina o uso do preparo intestinal prévio, pela menor curva de aprendizado, maior facilidade na detecção do(s) nódulo(s) intestinal(ais), determinação das camadas e da distância da borda anal.

O diagnóstico e o estadiamento corretos propiciam discutir e decidir o tratamento com a paciente e, se cirúrgico, planejar a abordagem, montar uma equipe multidisciplinar quando necessário e obter o termo de consentimento esclarecido.

Finalmente, é importante implantar protocolos especializados de US e RM e treinar mais profissionais em todos os serviços de imagem, com a finalidade de diagnosticar e estadiar essa patologia complexa e multifocal que pode prejudicar de forma significativa a qualidade de vida das pacientes.

Referências Bibliográficas

1. Koninckx, P.R., Meuleman, C., Demeyere, S., Lesaffre, E., Cornillie, F.J. Suggestive evidence that pelvic endometriosis is a progressive disease, whereas deeply infiltrating endometriosis is associated with pelvic pain. Fertil Steril 991;55: 759-765.
2. Chapron, C., Dubuisson, J.B., Pansini, V., Vieira, M., Fauconnier, A., Dousset, B. Routine clinical examination is not sufficient for the diagnosis and establishing the location of deeply infiltrating endometriosis. J Am Assoc Gynecol Laparosc 2002;9: 115-119.
3. Abrão, M.S., Goncalves, M.O., Dias, J.A. Jr, Podgaec, S., Chamie, L.P., Blasbalg, R. Comparison between clinical examination, transvaginal sonography and magnetic resonance imaging for the diagnosis of deep endometriosis. Hum Reprod 2007;22: 3092-3097.
4. Abrão, M.S., Neme, R.M., Averbach, M., Petta, C.A., Aldrighi, J.M. Rectal endoscopic ultrasound with a radial probe in the assessment of rectovaginal endometriosis. J Am Assoc Gynaecol Laparosc 2004;11(1): 5054.
5. Bazot, M., Darai, E., Hourani, R., Thomassin, I., Cortez, A., Uzan, S., Buy, J.N. Deep pelvic endometriosis: MR imaging for diagnosis and prediction of extension of disease. Radiology 2004;232: 379-389.
6. Moore, J., Copley, S., Morris, J., Lindsell, D., Golding, S., Kennedy, S. A systematic review of the accuracy of ultrasound in the diagnosis of endometriosis. Ultrasound Obstet Gynecol 2002;20(6): 630-634.
7. Guerriero, S., Ajossa, S., Mais, V., Risalvato, A., Lai, M.P., Melis, G.B. The diagnosis of endometriomas using colour Doppler energy imaging. Human Reproduction 1998;13(6): 1691-1695.
8. Hottat, H., Larrousse, C., Anaf, V., Noe, J., Matos, C., Absil, J., Metens, T. Endometriosis: Contribution of 3.0-T Pelvic MR Imaging in Preoperative Assessment — Initial Results. Radiology 2009;253(1).
9. Gonçalves, M.O., Podgaec, S., Dias, J.A. Jr, Gonzales, M., Abrão, M.S. Transvaginal ultrasonography with bowel preparation is able to predict the number of lesions and rectosigmoid layers affected in cases of deep endometriosis, defining surgical strategy. Hum Reprod. 2010;25(3): 665-671. Advance Access published December 19, 2009.
10. Abrão, M.S., Podgaec, S., Dias, J.A. Jr, Averbach, M., Silva, L.F., Marino de Carvalho, F. Endometriosis lesions that compromise the rectum deeper than the inner muscularis layer have more than 40% of the circumference of the rectum affected by the disease. J Minim Invasive Gynecol 2008;15: 280-285.
11. Bazot, M., Bornier, C., Dubernard, G., Roseau, G., Cortez, A., Darai, E. Accuracy of magnetic resonance imaging and rectal endoscopic sonography for the prediction of location of deep pelvic endometriosis. Hum Reprod 2007;22: 1457-1463.
12. Piketty, M., Chopin, N., Dousset, B., Bellaische, A., Roseau, G., Leconte, M., Borghese, B., Chapron, C. Preoperative work-up for patients with deeply infiltrating endometriosis: transvaginal ultrasonography must definitely be the first-line imaging examination. Hum Reprod 2009;24: 602-607.
13. Chapron, C., Vieira, M., Chopin, N., Balleyguier, C., Barakat, H., Dumontier, I., Roseu, G., Fauconnier, A., Foulot, H., Dousset, B. Accuracy of rectal endoscopic ultrasonography and magnetic resonance imaging in the diagnosis of rectal involvement for patients presenting with deeply infiltrating endometriosis. Ultrasound Obstet Gynecol 2004; 24: 175-179.
14. Chamié, L.P., Blasbalg, R., Gonçalves, M.O.C., Carvalho, F.M., Abrão, M.S., Oliveira, I.S. Accuracy of magnetic resonance imaging for diagnosis and preoperative assessment of deeply infiltrating endometriosis. Int J Gynecol Obstet. 2009;106: 198-201.
15. Gonçalves, M.O., Dias, J.A. Jr, Podgaec, S., Averbach, M., Abrão, M.S. Transvaginal ultrasound for diagnosis of deeply infiltrating endometriosis. Int J Gynecol Obstet 2009; 104(2): 156-160.
16. Pereira, R.M., Zanatta, A., de Mello Bianchi, P.H., Chamié, L.P., Gonçalves, M.O., Serafini, P.C. Transvaginal ultrasound after bowel preparation to assist surgical planning for bowel endometriosis resection. Int J Gynaecol Obstet 2009;104(2): 161.
17. Chapron, C., Dumontier, I., Dousset, B., Fritel, X. et al. Results and role of rectal endoscopic ultrasonography for patients with deep pelvic endometriosis. Hum Reprod 1998;13: 2266-2270.
18. Bazot, M., Detchev, R., Cortez, A., Amouyal, P., Uzan, S., Daraï, E. Transvaginal sonography and rectal endoscopic sonography for the assessment of pelvic endometriosis: a preliminary comparison. Hum Reprod 2003;18(8): 1686-1892.
19. Roman, H., Kouteich, K., Gromez, A., Hochain, P., Resch, B., Marpeau, L. Endorectal ultrasound accuracy in the diagnosis of rectal endometriosis infiltration depth. Fertil Steril 2008;90: 1008-1013.
20. Bazot, M., Thomassin, I., Hourani, R., Cortez, A., Darai, E. Diagnostic accuracy of transvaginal sonography for deep pelvic endometriosis. Ultrasound Obstet Gynecol 2004;24: 180-185.
21. Bazot, M., Darai, E., Hourani, R., Thomassin, I., Cortez, A., Uzan, S., Buy, J.N. Deep pelvic endometriosis: MR imaging for diagnosis and prediction of extension of disease. Radiology 2004;232: 379-389.
22. Chapron, C., Barakat, H., Fritel, X., Dubuisson, J.B., Breart, G., Fauconnier, A. Presurgical diagnosis of posterior deep infiltrating endometriosis base don standardized questionnaire. Human Reprod 2005:20(2): 507-513. Epubnov 26 2004.
23. Garry, R., Clayton, R., Hawe, J. The effect of endometriosis and its radical laparoscopic excision on quality of life indicators. BJOG 2000;107(1): 44-54.
24. Redwine, D.B., Sharpe, D.R. Laparoscopic segmental resection of the sigmoid colon for endometriosis. J Laparoendosc Surg. 1991; 1(4):217-20.

Capítulo 6.2

Ultrassonografia na Endometriose de Vias Urinárias

Ana Luisa Alencar De Nicola

INTRODUÇÃO

A endometriose do trato urinário (ETU) está relacionada com a forma profunda da doença e é definida pela presença de tecido endometrial ectópico envolvendo intrínseca ou extrinsecamente a bexiga, o ureter e, mais raramente a uretra ou o rim.[1]

Estima-se que o acometimento do trato urinário pode estar presente entre 0,3% e 12% das pacientes com endometriose. Esta incidência é bastante variável na literatura e tem aumentado nos últimos anos, muito provavelmente devido aos avanços nos recursos diagnósticos e terapêuticos.[1]

Numa série de 147 pacientes portadoras de ETU, a frequência relativa de acometimento da bexiga foi de aproximadamente 84% dos casos, seguida pelo ureter em 10%, o rim em 4% e a uretra em 2%.[2]

A endometriose vesical (EV) e a ureteral (EU) são consideradas duas entidades diferentes, tanto na fisiopatologia como na manifestação clínica. A forma vesical é mais associada a sintomas urinários (hiperatividade vesical, disúria, hematúria e infecções urinárias), enquanto o acometimento ureteral pode ser mais frequentemente assintomático e até evoluir, silenciosamente, para a perda da função renal. Sintomas clássicos da endometriose e não específicos do trato urinário, como dismenorreia, dispareunia e dor pélvica crônica podem ser frequentes nessas pacientes pela associação com a endometriose profunda (EP).[3] O acometimento ureteral pode estar associado a dismenorreia intensa ou incapacitante, por estar frequentemente associado a uma maior extensão da doença profunda.[3]

A sintomatologia na EV depende das dimensões e da localização das lesões. Nódulos maiores e mais próximos à base vesical costumam ser mais sintomáticos. A maioria das pacientes com lesões vesicais mais superficiais apresentam sintomas disfuncionais. Quando os sintomas vesicais (dor suprapúbica, disúria, polaciúria, urgência, tenesmo e hematúria) têm natureza catamenial são ainda mais específicos para a suspeita de endometriose. Pacientes na menacme, com sintomas típicos de cistite intersticial e com urocultura negativa são suspeitas de serem portadoras de EV. Em alguns casos, a EP pode comprometer a função vesical por acometimento periférico da inervação do detrusor, a partir de lesões posteriores e laterais ao útero.[4]

As evidências mais atuais apontam para as teorias do refluxo menstrual e do implante de tecido endometrial como mais prováveis para explicar a etiopatogenia da ETU. No caso da EV, as lesões profundas do recesso vesicouterino infiltram a parede vesical posterior e atingem o detrusor, sendo consideradas lesões do compartimento pélvico anterior. A EU, por outro lado, é secundária a envolvimento a partir de nódulos retrocervicais ou dos ligamentos uterossacros, sendo considerada lesão do compartimento pélvico posterior.[3,4,5]

O diagnóstico detalhado da endometriose em toda sua extensão é de fundamental importância para a escolha terapêutica. A ultrassonografia transvaginal com protocolo específico tem elevada acurácia diagnóstica para a EP, inclusive do trato urinário, e pode ser considerada como exame de primeira escolha para este fim.[6] A acurácia diagnóstica pode ser ainda mais alta se for feita correlação com os achados de anamnese e exame físico, por examinador experiente, com paciência e atenção. Entre as principais vantagens do método, estão ainda a possibilidade de acessar a pelve em toda a sua extensão, a alta resolução e a capacidade de mobilizar os órgãos e estruturas em busca de processos de aderência.[6,7]

ACHADOS ULTRASSONOGRÁFICOS NA ENDOMETRIOSE VESICAL

A bexiga pode ser avaliada pela ultrassonografia pélvica por via abdominal ou transvaginal. Para o diagnóstico da EV, costuma-se preferir a via transvaginal (UV), principalmente porque permite o diagnóstico de lesões menores, em fases mais iniciais. Além disso, sabe-se que a endometriose é uma doença multifocal, ou seja, a EV geralmente está associada a outros pontos de acometimento, que podem ser já estudados pela via vaginal a fim de um mapeamento completo da pelve.[7]

Para melhor avaliação do compartimento pélvico anterior durante a UV, a bexiga deve estar moderadamente repleta. Desta forma, é possível identificar os aspectos anatômicos normais da bexiga e do recesso vesicouterino (Figura 6.2-1, A e B).

Em um consenso publicado em 2016, um grupo de especialistas (International Deep Endometriosis Analysis Group – IDEA) propôs a padronização de termos apropriados, definições e mensurações que podem ser usados para descrever as manifestações ultrassonográficas dos mais variados fenótipos da endometriose.[8] Esse grupo propõe a identificação de quatro zonas vesicais que podem ser identificadas num plano de corte sagital mediano (Figura 6.2-2):[8]

1) Trígono, que corresponde a um espaço triangular entre o orifício uretral e os meatos uretrais, com extensão de cerca de 3 cm.
2) Base vesical ou parede posterior, que se estende do trígono até o domo vesical, em contato com a parede vaginal anterior, o istmo e a parede corporal uterina anterior.

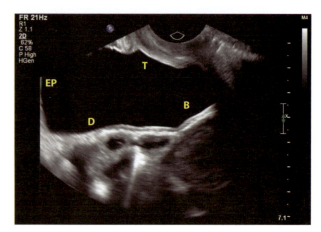

FIGURA 6.2-2 Ultrassonografia transvaginal. Corte sagital mediano mostra zonas vesicais: trígono (T), base (B), domo (D) e extraperitoneal (EP).

3) O domo vesical, superior à base e à parede posterior, corresponde à face oposta ao orifício uretral, ainda intraperitoneal.
4) Parte extraperitoneal da bexiga, correspondente à parede anterior.

Na maioria das vezes, a EV acomete a base vesical ou parede vesical posterior, geralmente na linha média. A forma mais comum é um nódulo único arredondado, de contornos regulares ou espiculados, hipoecogênico, frequentemente com cistos internos, envolvendo a muscular (detrusor) e, às vezes, a submucosa e a mucosa, pouco vascularizado ao estudo com Doppler colorido (Figuras 6.2-3 e 6.2-4).[8] Raramente, o acometimento vesical pode ser múltiplo, e, nestes casos, vemos dois ou mais nódulos com estas mesmas características (Figura 6.2-5). É importante estabelecer as dimensões do nódulo nos dois planos ortogonais, bem como sua

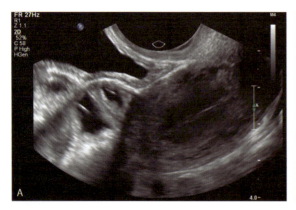 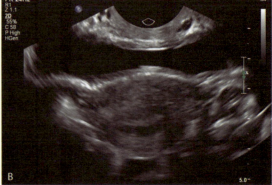

FIGURA 6.2-1 A. Ultrassonografia transvaginal com bexiga moderadamente repleta. Corte sagital da pelve mostra aspecto normal do recesso vesicouterino. **B.** Ultrassonografia transvaginal com bexiga moderadamente repleta. Corte axial da pelve mostra aspecto normal do recesso vesicouterino.

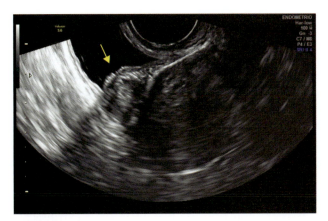

FIGURA 6.2-3 Ultrassonografia transvaginal. Corte sagital mediano mostra nódulo hipoecogênico com diminutos cistos internos na parede vesical posterior, característico de endometriose (*seta*).

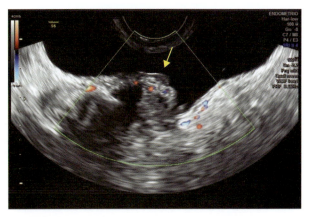

FIGURA 6.2-4 Ultrassonografia transvaginal. Corte axial mostra nódulo hipoecogênico com diminutos cistos internos na parede vesical posterior, com pouca vascularização ao Doppler colorido, característico de endometriose (*seta*).

relação com os meatos ureterais e a concomitância da infiltração da parede uterina anterior. O antecedente de cirurgia uterina pregressa, particularmente cesariana, é apontado por alguns autores como fator de risco para EV (Figura 6.2-6).[9]

As lesões peritoneais situadas no recesso vesicouterino são identificadas facilmente na UV. O teste dinâmico de deslizamento no espaço vesicouterino pode facilmente confirmar se há aderência entre estas lesões e serosa vesical (Figura 6.2-7).[8,9]

O diagnóstico diferencial da EV no ultrassom inclui os tumores epiteliais da mucosa vesical, os tumores mesenquimais (hemangioma, fibroma e mioma) que se originam no detrusor e os miomas uterinos subserosos que abaúlam o contorno vesical posterior. Os tumores malignos costumam ter sempre contornos espiculados e apresentam-se, geralmente, mais hipervascularizados

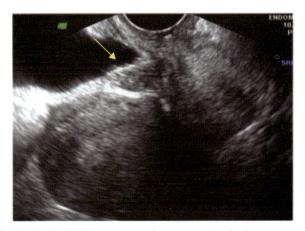

FIGURA 6.2-6 Ultrassonografia transvaginal. Corte sagital mostra nódulo na cicatriz de cesárea anterior infiltrando a parede vesical posterior, característico de endometriose (*seta*).

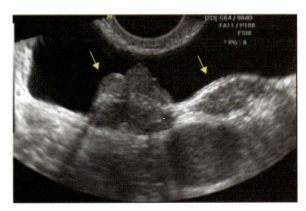

FIGURA 6.2-5 Ultrassonografia transvaginal. Corte axial mostra dois nódulos na parede vesical posterior, característicos de endometriose (*setas*).

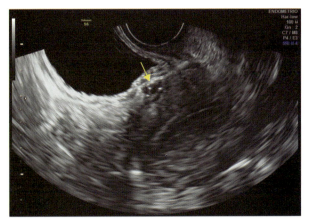

FIGURA 6.2-7 Ultrassonografia transvaginal. Corte sagital mostra espessamento hipoecogênico com focos hiperecogênicos de permeio no peritôneo do recesso vesicouterino, característico de endometriose (*seta*).

do que os nódulos de EV. Nem os tumores mesenquimais nem os miomas uterinos cursam com interrupção da interface da serosa vesical.[8,9]

A UT é um método de bastante acurácia para o diagnóstico de EV.[9] Os resultados dependem da experiência do examinador e do protocolo utilizado. Na literatura, a sensibilidade do exame para o diagnóstico da EV varia de 44 a 100% e a especificidade mais frequente é de 100%.[4,9]

ACHADOS ULTRASSONOGRÁFICOS NA ENDOMETRIOSE URETERAL

A EU está associada a lesões do espaço retrocervical, e principalmente ao acometimento dos espaços paracervicais. Dois autores encontraram um aumento na prevalência de EU em pacientes portadoras de EP com nódulos retrocervicais maiores que 3 cm.[10,11] A medida da lesão no ligamento uterossacro, feita durante a UT ainda no pré-operatório, pode predizer o risco de envolvimento ureteral por EP. Na nossa experiência, demonstramos que nódulos com mais que 1,7 cm no ligamento uterossacro direito tem sensibilidade de 88,2% e especificidade de 72,3% para estimar o risco de EU. Já para o ligamento uterossacro esquerdo, nódulos maiores que 1,9 cm tiveram sensibilidade de 71,4% e especificidade de 61,4% para este diagnóstico.[12]

A parte pélvica do ureter pode ser vista no UT desde a sua porção intramural na bexiga e seguida por todo o seu trajeto, lateralmente até a transição com os vasos ilíacos. O ureter normal aparece como uma imagem tubular, anecoica com parede finas hiperecogênicas, com calibre de até 0,3 cm. Durante a passagem do jato urinário, a sua luz fica mais distendida e torna-o mais evidente. O estudo Doppler pode ser útil para confirmar que não se trata de vaso sanguíneo, já que no ureter o sinal Doppler é negativo (Figura 6.2-8). O Doppler também pode ser útil para identificar a transição com a artéria uterina.[7,8,13] Os locais de maior risco de acometimento por EP são na transição com o ligamento uterossacro (Figura 6.2-9) e na emergência pélvica próximo à fossa ovariana (Figura 6.2-10), mais frequentemente à esquerda do que à direita.[10,13]

Existem dois tipos de EU: intrínseca e extrínseca. A EU intrínseca é definida histologicamente quando a EP infiltra até a camada muscular da parede ureteral, mais rara e responde por cerca de 20 a 25% dos casos. A extrínseca é aquela que atinge a adventícia ureteral a partir de nódulo paracervical que a envolve e pode pro-

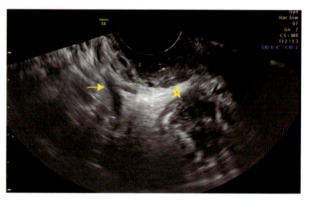

FIGURA 6.2-9 Ultrassonografia transvaginal. Corte oblíquo da pelve mostra ureter normal (*seta*) na transição com o ligamento uterossacro (*estrela*).

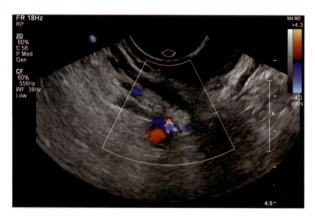

FIGURA 6.2-8 Ultrassonografia transvaginal. Corte sagital paramediano da pelve mostra imagem tubular anecoica com paredes finas e sem sinal Doppler, característica do ureter normal.

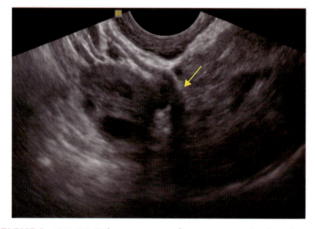

FIGURA 6.2-10 Ultrassonografia transvaginal. Corte oblíquo da pelve mostra ureter normal (*seta*) na emergência pélvica.

vocar estenose e obstrução. É a mais comum, correspondendo a cerca de 75 a 80% dos casos.[7]

As manifestações ultrassonográficas da EU dependem da evolução da doença. Quando já existe ectasia ureteral, observa-se uma imagem tubular anecoica mais calibrosa, e pode-se identificar no ponto de estenose uma nodulação hipoecogênica periureteral, que geralmente o envolve circunferencialmente (Figura 6.2-11). Se houver compressão extrínseca do ureter, sem estenose, o diagnóstico ultrassonográfico pode ser mais difícil, mas pode ser suspeitado quando há nódulos hipoecogênicos muito próximos ou aderidos ao ureter (Figuras 6.2-12 e 6.2-13) e também quando há alteração no trajeto ureteral normal (desvio medial em direção ao ligamento uterossacro).[7,8,12]

Quando há suspeita de envolvimento ureteral por EP durante a UT, deve ser feita avaliação complementar das vias urinárias por via abdominal em busca de eventual hidronefrose (Figura 6.2-14).[12] O comprometimento renal secundário à EU é uma complicação séria, muitas vezes silenciosa por vários anos. Estima-se que a hidronefrose pode estar presente entre 40 e 80% dos casos, e que a perda da função renal por EU pode chegar a 11,5%.[14,15]

A UT, quando feita por profissional experiente, apresenta alta acurácia diagnóstica para EU com sensibilidade de até 93% e especificidade de 100%.[16]

Referências Bibliográficas

1. Maccagnano, C., Pellucchi, F., Rocchini, L., Ghezzi, M., Scattoni, V., Montorsi, F., Rigatti, P., Colombo, R. Ureteral endometriosis: proposal for a diagnostic and therapeutic algorithm with a review of the literature. Urol Int 2013;91: 1-9.

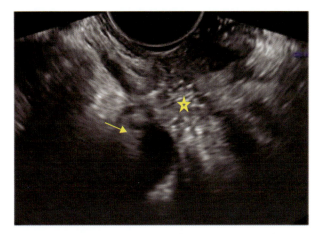

FIGURA 6.2-11 Ultrassonografia transvaginal. Corte oblíquo da pelve mostra ureter ectasiado (*seta*) e nodulação que promove sua estenose (*estrela*).

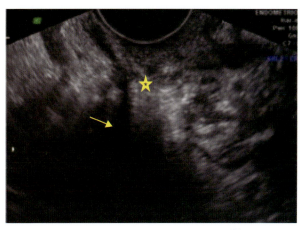

FIGURA 6.2-13 Ultrassonografia transvaginal. Corte oblíquo da pelve mostra nodulação hipoecogênica (*estrela*) aderida superficialmente ao ureter (*seta*).

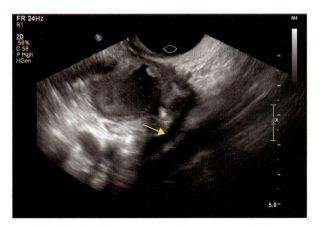

FIGURA 6.2-12 Ultrassonografia transvaginal. Corte oblíquo da pelve mostra o ovário esquerdo com endometrioma (*estrela*) aderido superficialmente ao ureter (*seta*).

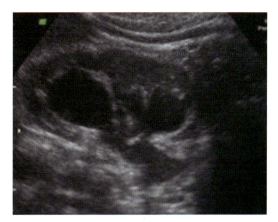

FIGURA 6.2-14 Corte sagital do rim evidenciando dilatação do sistema pielocalicinal (hidronefrose) secundária a endometriose ureteral.

2. Abeshouse, B.S., Abeshouse, G. Endometriosis of the urinary tract: a review of the literature and a report of four cases of vesical endometriosis. J Int Coll Surg 1960;34: 43-63.
3. Abrão, M., Dias, J., Bellelis, P., Podgaec, S., Bautzer, C., Gromatsky, C. Endometriosis of the ureter and bladder are not associated diseases. Fertil Steril 2009;91: 1662-1667.
4. Leite, T.S., Capela, E. Abordagem de endometriose vesical. *Acta Obstet Ginecol Port* 2017;11(4): 284-292.
5. Chapron, C., Chopin, N., Borghese, B., Foulot, H., Dousset, B., Vacher-Lavenu, M.C. et al. A. Deeply infiltrating endometriosis: pathogenetic implications of the anatomical distribution. Hum Reprod 2006;21: 1839-4185.
6. Piketty, M., Chopin, N., Dousset, B., Millischer-Bellaische, A.E., Roseau, G., Leconte, M. et al. Preoperative Work-up for patients with deeply infiltrating endometriosis: transvaginal ultrasonography must definitely be the first-line imaging examinantion. Hum Reprod 2009;24: 602-607.
7. Exacoustos, C., Zupi, E., Piccione, E. Ultrasound Imaging for Ovarian and Deep Infiltrating Endometriosis. Semin Reprod Med 2017;35(01): 5-24.
8. Guerriero, S., Condous, G., van den Bosch, T. et al. Systematic approach to sonographic evaluation of the pelvis in women with suspected endometriosis, including terms, definitions and measurements: a consensus opinion from the International Deep Endometriosis Analysis (IDEA) group. Ultrasound Obstet Gynecol 2016;48(3): 318-332.
9. Fedele, L., Bianchi, S., Raffaelli, R., Portuese, A. Pre-operative assessment of bladder endometriosis, *Human Reproduction*, 1997;12(11): 2519-2522.
10. Donnez, J., Nisolle, M., Squifflet, J. Ureteral endometriosis: a complication of rectovaginal endometriotic (adenomyotic) nodules. Fertil Steril 2002;77: 32-37.
11. Kondo, W., Branco, A.W., Trippia, C.H., Ribeiro, R., Zomer, M.T. Retrocervical deep infiltrating endometriotic lesions larger than thirty millimeters are associated with an increased rate of ureteral involvement. J Minim Invasive Gynecol 2013;20: 100-103.
12. Lima, R., Abdalla-Ribeiro, H., Nicola, A.L., Eras, A., Lobao, A., Ribeiro, P.A. Endometriosis on the uterosacral ligament: a marker of ureteral involvement. Fertil Steril 2017;107: 1348-1354.
13. Bean, E., Naftalin, J., Jurkovic, D. How to assess the ureters during pelvic ultrasound. Ultrasound Obstet Gynecol. Nov 26 2018.
14. Seracchioli, R., Mabrouk, M., Manuzzi, L. et al. Importance of retroperitoneal ureteric evaluation in cases of deep infiltrating endometriosis. J Minim Invasive Gynecol. 2008;15: 435-439.
15. Jadoul, P., Feyaerts, A., Squifflet, J., Donnez, J. Combined laparoscopic and vaginal approach for nephrectomy, ureterectomy, and removal of a large rectovaginal endometriotic nodule causing loss of renal function. J Minim Invasive Gynecol. 2007;14: 256-259.
16. Pateman, K., Holland, T.K., Knez, J., Derdelis, G., Cutner, A., Saridogan, E., Jurkovic, D, Should a detailed ultrasound examination of the complete urinary tract be routinely performed in women with suspected pelvic endometriosis?, Human Reproduction 2015;30(12): 2802-2807.

Capítulo 6.3

Ressonância Magnética na Endometriose Ovariana

Luciana Cristina Pasquini Raiza e Ronaldo Hueb Baroni

INTRODUÇÃO

A ressonância magnética (RM) é um método diagnóstico não invasivo, que não emite radiação ionizante e apresenta boa resolução espacial e de contraste na avaliação dos órgãos pélvicos, com possibilidade de visão panorâmica, além de permitir reconstruções multiplanares e tridimensionais. Entretanto, como todos os métodos de imagem, a RM apresenta limitações e desvantagens, como a baixa disponibilidade, o custo relativamente elevado e o tempo prolongado para a realização do exame. A aquisição de imagens por RM na medicina iniciou-se nos anos 1970, ganhando importância na prática médica e na pelve feminina na década de 1980. Mas foi somente na década de 1990 que surgiram os primeiros estudos mostrando a aplicabilidade do método no diagnóstico da endometriose ovariana.

A endometriose ovariana está presente em até 44% das mulheres operadas por endometriose.[1] Quando o implante de tecido endometrial ectópico aumenta e sofre repetidas hemorragias em resposta à estimulação hormonal, forma um cisto – o endometrioma – que é revestido por tecido endometrial e pode ter tamanho variável.[2]

O principal diagnóstico diferencial do endometrioma é o cisto hemorrágico; no entanto, o diagnóstico diferencial com outras lesões anexiais pode também ser desafiador, principalmente quando houver complicações, como rotura, decidualização ou malignização.

O exame físico tem baixa sensibilidade na detecção e caracterização da endometriose ovariana, sendo o diagnóstico usualmente realizado pelos métodos de imagem.[3] Apesar de a ultrassonografia (USG) ser o método de imagem de escolha na avaliação inicial das lesões anexiais, a RM tem maior sensibilidade e especificidade no diagnóstico do endometrioma.[4] Em uma revisão sistemática sobre os métodos de imagem no diagnóstico não invasivo da endometriose, foram analisados três estudos sobre a ressonância magnética na endometriose ovariana, com sensibilidade global de 0,95 (95% IC 0,90-1,00) e especificidade de 0,91 (95% IC 0,86-0,97).[2]

PROTOCOLO DE EXAME

Não há consenso mundial sobre o melhor protocolo, preparo ou critérios de relatório para o exame de ressonância magnética na endometriose. Para o diagnóstico do endometrioma, as sequências convencionais ponderadas em T1 e T2 têm boa acurácia na distinção entre endometrioma e outras lesões anexiais hemorrágicas.[5] A administração endovenosa de gadolínio pode ser útil no diagnóstico diferencial com cisto hemorrágico ou abscesso tubo-ovariano, os quais, em geral, apresentam realce parietal intenso.[6] Além disso, o gadolínio é essencial para detectar a presença de nódulos murais sólidos no endometrioma, caso haja características atípicas sugerindo potencial malignidade.[7]

DIAGNÓSTICO DA ENDOMETRIOSE OVARIANA

O ovário é um dos sítios mais comuns da endometriose, podendo manifestar-se como implantes superficiais associados ou não a aderências, ou como cistos intraparenquimatosos (endometriomas). Os implantes superficiais raramente são diagnosticados por imagem. A RM é excelente método na detecção e caracterização dos endometriomas, inclusive os de pequenas dimensões que podem não ser identificados à USG.

O endometrioma é um cisto com conteúdo hemorrágico decorrente de hemorragias cíclicas e repetidas causadas pelo endométrio ectópico. Esse sangramento cíclico resulta também em depósitos carregados de hemossiderina nas paredes do cisto e estas são as características representadas nas imagens de RM.[1] O componente hemático recorrente ou antigo caracteriza-se por elevada intensidade de sinal nas imagens ponderadas em T1 e intensidade de sinal variável nas imagens ponderadas em T2. Quando apresenta alto sinal em T1 e baixo sinal em T2, denomina-se efeito *shading*. O *shading* foi inicialmente descrito por Nishimura et al. (1987), mas foram Togashi et al. (1991), estudando 374 pacientes, que o descreveram como achado particular aos endometriomas e critério definitivo para o seu diagnóstico, com sensibilidade de 90% e especificidade de 98% (Figura 6.3-1).[8]

O mecanismo do *shading* é complexo. A alta viscosidade do fluido presente no cisto e a elevada concentração de proteína e ferro das hemorragias recorrentes são responsáveis pela perda de sinal nas sequências ponderadas em T2. A elevada concentração de meta-hemoglobina é responsável pelo hipersinal em T1 e hipossinal em T2. (9). O *shading* observado nos endometriomas pode ser homogêneo, heterogêneo, em gradiente de cinzas (*degradé*) ou formar nível líquido-líquido. Esse efeito de diversos tons de cinza observados em T2 deve-se à deposição de produtos da hemoglobina em diferentes fases de degradação (Figura 6.3-2).[9]

Os endometriomas podem ainda apresentar halo de baixo sinal em T1 devido à cápsula fibrosa ou serem multiloculados por rupturas repetidas (Figuras 6.3-1 e 6.3-2).

Outro critério utilizado para o diagnóstico dos endometriomas, além das características de sinal dos cistos, é a multiplicidade. Múltiplas lesões de hipersinal em T1, independentemente da intensidade de sinal em T2, podem ser consideradas como endometriomas (Figura 6.3-3).[8]

Os principais diagnósticos diferenciais são o cisto hemorrágico funcional e os cistos mucinosos (principalmente o cistoadenoma mucinoso). Os cistos hemorrágicos são caracterizados por alto sinal nas sequências pon-

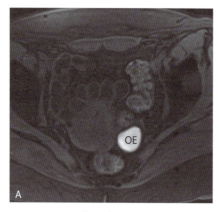
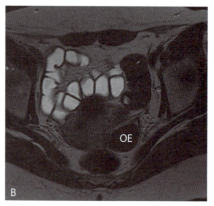

FIGURA 6.3-1 Imagens axiais ponderadas em T1 (**A**) e T2 (**B**) mostram cisto no ovário esquerdo (OE) com elevada alto sinal em T1 (**A**) e marcado hipossinal em T2 (**B**), aspecto conhecido como *shading* e característico para endometrioma.

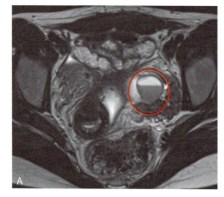
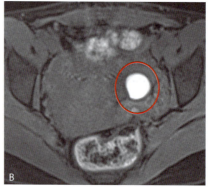

FIGURA 6.3-2 **A.** Imagem axial ponderada em T2 mostra cisto heterogêneo no ovário esquerdo, com intensidades de sinal diferentes formando nível líquido-líquido (*círculo*). **B.** Imagem axial ponderada em T1 no mesmo plano de corte mostra que o cisto apresenta hipersinal homogêneo, caracterizando o endometrioma (*círculo*).

deradas em T1 e T2, além de não apresentarem o fenômeno de *shading*. Já o cistoadenoma mucinoso geralmente apresenta leve hipossinal em T1 e hipersinal em T2.[10]

A diferenciação entre coágulo e componente sólido no endometrioma é fundamental, pois os endometriomas podem desenvolver neoplasias, especialmente carcinomas de células claras e endometrioides. A injeção do contraste, nestes casos, é útil para identificar realce no componente sólido vascularizado da lesão, diferentemente do coágulo.[10]

Deve-se também diferenciar o endometrioma ovariano do acometimento tubário pela endometriose (hematossalpinge). Às vezes, essa diferenciação não é factível, e as lesões acabam se confluindo e formando uma massa cística multiloculada e lobulada com as mesmas características de sinal do endometrioma, ou seja, com baixo sinal em T2 e alto sinal em T1.[10]

Nem sempre os endometriomas apresentam intensidades de sinal características, o que os torna difíceis de diferenciar de outras lesões císticas. Alguns trabalhos propuseram sequências adicionais não convencionais para auxiliar nessa diferenciação, entre elas a difusão (DWI) e as sequências de maior suscetibilidade magnética:

- *Difusão (DWI):* técnica que mostra a diferença da difusão das moléculas de água entre os tecidos, conhecida como movimento browniano. As sequências ponderadas em difusão apresentam excelente resolução de contraste devido à diferença da difusão molecular da água nos diversos tecidos. Apesar de não trazer benefícios na avaliação da endometriose, pode ser útil no diagnóstico de neoplasias. Os endometriomas mostraram coeficientes de difusão aparente (ADC) significativamente inferiores em relação aos cistos hemorrágicos em aparelhos de RM de diferentes intensidades de campo magnético (medidos em Tesla), traduzindo maior restrição à difusão das moléculas de água.[11]
- *T2*:* sequência muito sensível no diagnóstico de hemorragia, devido à elevada sensibilidade a depósitos de hemossiderina. Muito utilizada em protocolos de RM do sistema nervoso central para detectar hemorragia. Nesta sequência, o endometrioma exibe focos de hipossinal nas suas paredes, auxiliando no diferencial com outras lesões.[12,13]
- *T2 dark spot signal:* Os T2 *dark spots* foram definidos como focos de marcado hipossinal dentro de cistos nas sequências ponderadas em T2. Podem ser detectados em qualquer localização no interior de um cisto, mas não na parede do cisto. A sensibilidade desse sinal para o diagnóstico de endometrioma é baixa, mas a especificidade é elevada (S=36%, E= 93%).[14]

COMPLICAÇÕES

Rotura

Apesar de o endometrioma ser frequente, a rotura é evento raro, ocorrendo em menos de 3% das mulheres com esse tipo de cisto ovariano. Ocorre mais comumente durante a gestação ou devido à estimulação hormonal de elementos endometriais estromais.

O aspecto de imagem é de cisto heterogêneo, de contornos irregulares e descontinuidade parietal associado a hemoperitônio (Figura 6.3-4). Os principais diferenciais são cisto hemorrágico roto, gestação ectópica e hemoperitônio espontâneo.[6,15]

Decidualização

O processo de decidualização de tecido endometrial ectópico é conhecido e pode ocorrer durante a gestação. É condição transitória associada à elevação do nível sérico de progesterona na qual células estromais endometriais da parede do cisto respondem ao estímulo hormonal que ocorre durante a gestação e se diferenciam em células deciduais. Geralmente é assintomático.

O aspecto de imagem é de nódulo ou massa mural, de crescimento lento, com base ampla em relação à parede do cisto e intensidade de sinal elevada em T2 (sinal muito semelhante ou superior ao sinal placentário). A sequência de difusão pode ser útil, sendo que o tecido decidual tende a ter medida de ADC superior ao de lesões malignas e semelhante ao da placenta.

O principal diferencial nestes casos é a neoplasia, e muitas vezes o diagnóstico diferencial é difícil, sendo necessário estudo histopatológico.[16]

Malignização

A literatura reconhece que a endometriose está associada a risco aumentado de desenvolver algum tipo de neoplasia maligna, sendo que o ovário é o sítio mais frequente (75%). O risco relativo de desenvolvimento de câncer de ovário em mulheres com endometriose de longa data é até 4,2 vezes maior em relação à população geral. Além disso, a neoplasia se manifesta em mulheres mais jovens (cerca de 10 a 20 anos antes da faixa etária usual), mas costuma ter prognóstico melhor do que as lesões não associadas à endometriose.[17,18]

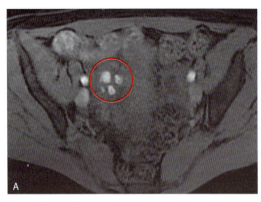 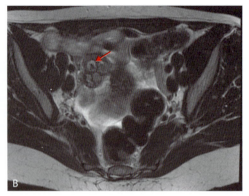

FIGURA 6.3-3 A multiplicidade dos cistos com elevado sinal em T1 também pode ser considerada critério diagnóstico para endometriomas. **A.** Imagem axial ponderada em T1 mostra múltiplas pequenas imagens de hipersinal agrupadas no ovário direito (*círculo*). Em **B**, esses cistos apresentam intensidade de sinal variável, sendo um deles heterogêneo (*seta*).

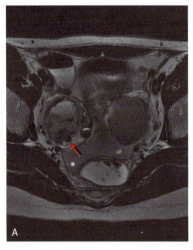 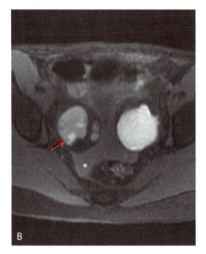

FIGURA 6.3-4 Endometrioma roto. Imagens axiais ponderadas em T2 (**A**) e T1 (**B**) mostram endometriomas bilaterais. O endometrioma do ovário direito apresenta contornos irregulares e conteúdo heterogêneo (*setas*). Há também hemoperitônio (*), sugerindo rotura do endometrioma à direita, achado confirmado na cirurgia.

Os tipos histológicos mais frequentes são o carcinoma endometrioide e o carcinoma de células claras. Outros tipos menos comuns são o tumor *borderline* mucinoso, sarcoma endometrial estromal e adenosarcoma mülleriano. A combinação de fatores moleculares genéticos, estresse oxidativo, inflamação e influências hormonais (hiperestrogenismo) pode estar envolvida no desenvolvimento da neoplasia.[17,18]

A RM é ferramenta útil quando há suspeita de malignidade associada a endometrioma, sendo as principais características de imagem sugestivas de malignidade:[17,18]

- nodulação mural sólida;
- cistos com septações irregulares ou nodulares;
- desaparecimento do *shading* ou *shading* heterogêneo complexo;
- restrição à difusão e baixo ADC.

A presença de componente sólido no endometrioma é o achado mais sensível e específico para o diagnóstico de malignidade associada a cisto endometriótico. A sequência de subtração pode ser útil para detectar as porções sólidas (Figura 6.3-5).[18]

Referências Bibliográficas

1. Olive, D.L., Schwartz, L.B. Endometriosis. N Engl J Med 1993;328: 1759-1769.
2. Nisenblat, V., Bossuyt, P.M.M., Farquhar, C., Johnson, N., Hull, M. Imaging modalities for the non-invasive diagnosis of endometriosis. Cochrane Database of Systematic Reviews 2016, Issue 2. DOI: 10.1002/14651858.CD009591.pub2
3. Abrão, M.S., Gonçalves, M.O.C., Dias, J.A., Podgaec, S., Chamie, L.C., Blasbalg, R. Comparison between clinical examination, transvaginal sonography and magnetic resonance imaging for the diagnosis of deep endometriosis. Human Reprod 2007;22(12): 3092-3097.

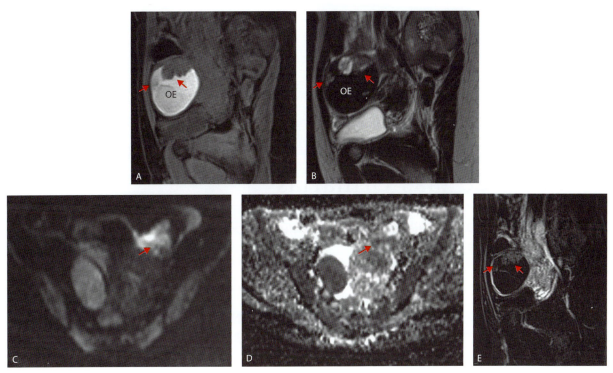

FIGURA 6.3-5 Carcinoma endometrioide de ovário associado ao endometrioma. Imagens sagitais ponderadas em T1 (**A**) e T2 (**B**), axiais DWI e ADC e subtração pós-contraste sagital (**E**). Há endometrioma heterogêneo no ovário esquerdo (OE) com área irregular no aspecto superior do cisto (*setas* em **A, B, C e D**) de sinal intermediário em T1, intermediário a alto em T2 e restrição à difusão (sinal alto em DWI e baixo no ADC). Na sequência sagital com subtração, essa área é sólida, com realce pelo gadolínio (*setas* em **E**). Estas características são sugestivas de malignidade no endometrioma.

4. Kinkel, K., Frei, K.A., Balleyguier, C., Chapron, C. Diagnosis of endometriosis with imaging: a review. Eur Radiol 2006; 16(2): 285-298.
5. Bazot, M., Bharwani, N., Huchon, C. et al. European society of urogenital radiology (ESUR) guidelines: MR imaging of pelvic endometriosis. Eur Radiol 2017;27: 2765.
6. Suzuki, S., Yasumoto, M., Matsumoto, R., Andoh, A. MR findings of ruptured endometrial cyst: comparison with tubo-ovarian abscess. Eur J Radiol 2012;81(11): 3631-3637.
7. Tanaka, Y.O., Yoshizako, T., Nishida, M., Yamaguchi, M., Sugimura, K., Itai, Y. Ovarian carcinoma in patients with endometriosis: MR imaging findings. AJR Am J Roentgenol 2000;175(5): 1423-1430.
8. Togashi, K., Nishimura, K., Kimura, I., Tsuda, Y., Yamashita, K., Shibata, T., Nakano, Y., Konishi, J., Konishi, I., Mori, T. Endometrial cysts: diagnosis with MR imaging. Radiol 1991; 180(1): 73-78.
9. Lopes Dias, J., Veloso Gomes, F., Lucas, R. et al. The shading sign: is it exclusive of endometriomas? Abdom Imaging 2015; 40: 2566.
10. Foti, P.V., Attinà, G., Spadola, S., Caltabiano, R., Farina, R., Palmucci, S., Zarbo, G., Zarbo, R., D'Arrigo, M., Milone, P., Ettore, G.C. MR imaging of ovarian measses: classification and differential diagnosis. Insights Imaging 2016;7(1): 21-41.
11. Balaban, M., Idilman, I.S., Toprak, H., Unal, O., Ipek, A., Kocakoc, E. The utility of diffusion-weighted magnetic resonance imaging in differentiation of endometriomas from hemorrhagic ovarian cysts. Clin Imaging 2015;39(5): 830-833.
12. Takeuchi, M., Matsuzaki, K., Nishitani, H. Susceptibility-Weighted MRI of endometrioma: preliminary results. Am J Roentgenol 2008;191(5): 1366-1370.
13. Takahashi, N., Yoshino, O., Maeda, E., Naganawa, S., Harada, M., Koga, K., Hiraike, O., Nakamura, M., Tabuchi, T., Hori, M., Saito, S., Fujii, T., Osuga, Y. Usefulness of T2 star-weighted imaging in ovarian cysts and tumors. J Obstet Gynaecol Res 2016;42: 1336-1342.
14. Corwin, M.T., Gerscovich, E.O., Lamba, R., Wilson, M., McGahan, J.P. Differentiation of ovarian endometriomas from hemorrhagic cysts at MR Imaging: Utility of the T2 dark spot sign. Radiol 2014;271(1): 126-132.
15. Fonseca, E.K.U N., Bastos, B.B., Yamauchi, F.I., Baroni, R.H. Ruptured endometrioma: main imaging findings. Radiol Bras 2018;51(6): 411-412.
16. Morisawa, N., Kido, A., Kataoka, M., Minamiguchi, S., Konishi, I., Togashi, K. Magnetic resonance imaging manifestations of decidualized endometriotic cysts: comparative study with ovarian cancers associated with endometriotic cysts. J Comput Assist Tomog 2014;38(6): 879-884.
17. McDermott, S., Oei, T.N., Iyer, V.R. et al. MR imaging of malignancies arising in endometriomas and extraovarian endometriosis. Radiographics 2012;32: 845-863.
18. Robinson, K.A., Menias, C.O., Chen, L., Schiappacasse, G., Shaaban, A.M., Caserta, M.P., Elsayes, K.M., VanBuren, W.M., Bolan, C.W. Understanding malignant transformation of endometriosis: imaging features with pathologic correlation. Abdom Radiol 2019 doi: 10.1007/s00261-019-01914-7. [Epub ahead of print].

Capítulo 6.4

Ressonância Magnética na Endometriose Profunda e de Vias Urinárias

Livius Bezerra Tenório de Oliveira, Rebeca de Albuquerque Pessoa dos Santos, Thaís de Lima Tourinho e Suzan Menasce Goldman

INTRODUÇÃO

Nas últimas décadas, os exames de imagem acrescentaram muito à propedêutica das pacientes com diagnóstico clínico de endometriose. São fundamentais na programação terapêutica, principalmente nos casos de doença avançada e no acompanhamento clínico e pós-cirúrgico.

A evolução dos aparelhos de ultrassonografia e ressonância magnética estimula maior capacitação de radiologistas para a área e permite um mapeamento preciso da pelve, definindo os locais de acometimento e avaliando extensão da lesão, fundamental para a programação propedêutica.

Cumpre salientar que os exames de imagem detectam apenas implantes profundos, não tendo sensibilidade adequada para doença superficial. Portanto, não devem ser requisitados de forma rotineira em mulheres com suspeita clínica, porém com exame ginecológico normal, já que na doença profunda o exame físico, na maioria das vezes, é alterado e já permite a identificação da forma avançada da moléstia.

Já houve e ainda há muita discussão na literatura sobre qual método seria superior. Ambos, desde que executados por profissionais capacitados, têm sensibilidade e especificidade semelhantes, conforme foi demonstrado por Costa et al. em 2018, na única metanálise com rigor científico adequado comparando os dois métodos.

Este capítulo vai abordar a ressonância magnética no mapeamento da endometriose pélvica.

RESSONÂNCIA MAGNÉTICA DA ENDOMETRIOSE

A RM não utiliza radiação ionizante e apresenta excelente resolução espacial no estudo dos órgãos abdominopélvicos.

A aquisição de imagens multiplanares com a possibilidade de realização de sequências em alta resolução permite a avaliação tricompartimental (anterior, média e posterior) da cavidade pélvica.

É fundamental no diagnóstico de aderências extensas, definindo com precisão os órgãos e espaços acometidos. Tem ainda papel no diagnóstico da endometriose vesical e ureteral, em que a associação com urorressonância magnética define claramente a extensão do comprometimento endometriótico.

A evolução do aprendizado tanto do comprometimento quanto do tratamento, tem mostrado interesse na avaliação dos nervos pélvicos, e a RM permite através de estudos funcionais específicos, como a tractografia e a neurografia, a detecção das eventuais alterações morfofuncionais necessárias para a adequada estratégia na condução da paciente.

Protocolo do Exame de Ressonância Magnética

Os exames devem ser realizados em equipamentos de alto campo como o de 1,5 Tesla (T) e 3,0 (T). Apesar de a imagem ser resolutiva em ambos campos devemos salientar a superioridade da definição da imagem nos equipamentos 3,0 (T).

O protocolo de exame inclui sequências ponderadas em T2 TSE nos planos axial, sagital, coronal e com angulação perpendicular ao ligamento uterossacro; T1 GE DIXON (em fase e fora de fase, com saturação de água e saturação de gordura) e dinâmico pós-contraste em gradiente T1. As sequências em difusão (DWI) são opcionais e utilizadas no diagnóstico de suspeita de neoplasias endometrioides, sendo realizadas no plano axial com valor de b (EPI) de 0, 50, 500 e 800.

Alguns protocolos podem substituir duas sequências na orientação coronal e sagital pela aquisição 3D Cube T2 TSE; no entanto, esta sequência tem alto tempo de aquisição e é muito suscetível a artefatos de movimentação.

Preparo da Paciente

O exame começa no consultório do médico assistente informando que a RM para mapeamento de endometriose segue protocolo específico diferente de outros exames convencionais. O exame é efetuado em qualquer fase do ciclo menstrual. A paciente precisará fazer preparo intestinal na véspera e no momento do exame com laxante e enema, respectivamente.

Será introduzido gel vaginal e retal para distensão das cavidades virtuais, salvo as exceções (pacientes virgens e adolescentes). As pacientes devem esvaziar a bexiga uma hora antes do exame. O preparo intestinal é feito com laxante oral (5 mg de picossulfato de sódio) oito horas antes e outro duas horas antes do horário do exame. A infusão de gel pelas vias vaginal e retal é rotineiramente realizada, salvo contraindicações, sendo administrados 140 mℓ endovaginal e 240 mℓ pela via endorretal. No momento do exame, é administrado antiespásmódico por via intravenosa (10 mg de butilescopolamina) para reduzir o peristaltismo intestinal e as contrações uterinas; caso seja necessário, doses adicionais podem ser administradas (Figura 6.4-1).

Avaliação das Imagens

Para a avaliação precisa e metódica, utilizamos um laudo estruturado (Quadro 6.4-1). Os elementos anatômicos pélvicos são listados seguindo uma divisão em compartimentos anterior, médio e posterior e os denominados laterais, baseada em aspectos funcionais e clínicos.

O aspecto da imagem depende do tipo de lesão, tais como: pequenos implantes infiltrativos, lesões sólidas profundas, endometriomas, endometriose visceral envolvendo as paredes retal e vesical, musculatura da parede abdominal, plexos nervosos e diafragma. A maioria das imagens tem aspecto hipointenso em T2 e se apresenta como espessamentos irregulares e/ou nódulos sólidos teciduais. Em imagens ponderadas em T1 com supressão de gordura, as lesões podem ter intensidade de sinal alta ou baixa, dependendo da presença e da ausência de conteúdo hemático, e a presença de alto sinal à lesão que corresponde às glândulas endometriais ectópicas dilatadas.

Aspectos de Imagem

As lesões de endometriose profunda acometem, em ordem de frequência: ligamentos uterossacros e largos, escavação vesicouterina anterior e posterior, serosa uterina, tubas uterinas, retossigmoide e bexiga.

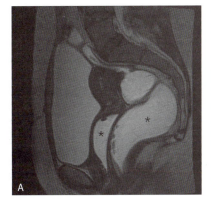
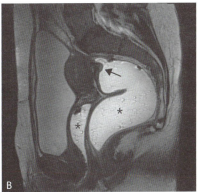

FIGURA 6.4-1 Imagens de RM ponderadas em T2 no plano sagital em equipamento de 1,5 (T) (**A**) e em equipamento 3 (T) (**B**). Observe o maior contraste entre as estruturas no equipamento 3 (T), permitindo melhor definição da lesão no reto (*seta preta*). Observe a vagina e o reto distendidos por gel (*), facilitando a individualização das estruturas.

QUADRO 6.4-1 Exemplo de laudo estruturado para mapeamento de endometriose pela ressonância magnética: descrição das principais estruturas anatômicas acometidas pelas lesões endometrióticas.

Compartimento Anterior

- ☐ Parede abdominal
- ☐ Bexiga
- ☐ Escavação vesicouterina
- ☐ Parede uterina anterior

Compartimento Médio/Posterior

- ☐ Serosa uterina posterior
- ☐ Parede uterina posterior
- ☐ Espaço retrocervical   ☐ Nódulo   ☐ Espessamento
- ☐ Vagina   ☐ Fórnice direito   ☐ Fórnice esquerdo
                             ☐ Parede posterior ☐ Retrovaginal
- ☐ Septo retovaginal
- ☐ Reto   Extensão: _____   Distância da borda anal: _____
                             Camada: _____   Ângulo: _____
- ☐ Sigmoide   Extensão: _____   Distância da borda anal: _____
                             Camada: _____   Ângulo: _____

Compartimento Lateral

- ☐ Endometrioma   ☐ Ovário direito   ☐ Ovário esquerdo
- ☐ Cápsulas ovárianas   ☐ Direita   ☐ Esquerda
- ☐ Tubas uterinas   ☐ Direita   ☐ Esquerda
- ☐ Espaço paracervical ☐ Direito   ☐ Esquerdo
- ☐ Ligamento largo   ☐ Direito   ☐ Esquerdo
- ☐ Espaço parauterino   ☐ Direito   ☐ Esquerdo
- ☐ Espaço pararretal   ☐ Direito   ☐ Esquerdo
- ☐ Ligamento uterossacro ☐ Direito   ☐ Esquerdo
- ☐ Ligamento redondo   ☐ Direito   ☐ Esquerdo
- ☐ Ureter   ☐ Direito   ☐ Esquerdo
- ☐ Íleo
- ☐ Ceco
- ☐ Apêndice

Compartimentos Posterior e Laterais

ESPAÇOS PARACERVICAIS

O comprometimento dos espaços paracervicais é geralmente identificado como imagens hipointensas em T2, algo nodulares, ou por vezes espiculadas. O espaço paracervical representa a inserção do ligamento largo junto ao colo uterino. É subdividido em: direito, esquerdo e posterior (Figura 6.4-2).

ESPAÇO RETROCERVICAL

O espaço retrocervical corresponde à principal região de avaliação com correspondência direta ao exame de toque. Apesar de ser considerado um "espaço virtual" situado imediatamente atrás do colo uterino, facilmente identificado quando há distensão do reto e da vagina. O comprometimento pode ter aspecto nodular e deve ser mensurado, ou ainda, uma imagem "em placa" de espessamento não passível de mensuração. Ge-

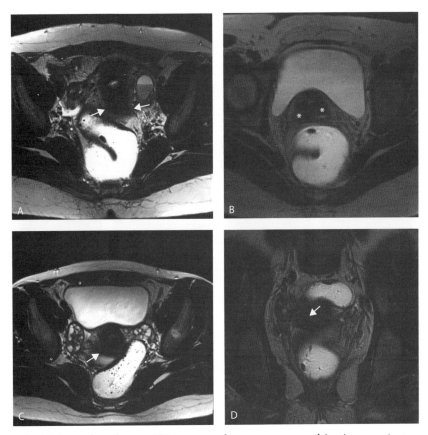

FIGURA 6.4-2 Imagens de RM ponderadas em T2 mostrando espessamento hipointenso (*setas* e *) dos espaços paracervicais bilaterais em cortes axiais (**A**) (**B**) e do espaço paracervical direito em corte axial (**C**) e coronal (**D**).

ralmente, é nesta região que observamos a extensão da infiltração endometriótica para a região retrovaginal e, lateralmente, para os espaços paracervicais, ligamentos largos e uterossacros. O útero retrovertido não traz dificuldade na avaliação das lesões retrocervicais pela distensão da vagina (Figura 6.4-3).

ESPAÇO RETROVAGINAL

O comprometimento retrovaginal é, geralmente, uma continuação do nódulo ou espessamento retrocervical e situa-se ao longo do fórnice posterior, podendo ou não estender-se para os fórnices laterais (Figura 6.4-4).

VAGINA

A lesão mais frequente encontrada é a do tipo nodular, acometendo a parede posterior desde o fórnice. No entanto, lesões isoladas de contornos irregulares com baixa intensidade de sinal podem ser identificadas. O aspecto mais frequente é o de nódulo hipointenso em T2 e, em outros casos, nódulos heterogêneos com focos de hipersinal em T1 e T2. É fundamental avaliar a profundidade do comprometimento e se há lesão atingindo a mucosa (Figura 6.4-5).

ÚTERO

A endometriose pode infiltrar a parede uterina anterior e posterior. Nessas regiões, geralmente as lesões são extensões de focos na escavação vesicouterina, bexiga ou região retrocervical. É fundamental avaliar a extensão desse comprometimento que tem geralmente aspecto "em manto" com hipossinal em T2 (Figura 6.4-6).

SEPTO RETOVAGINAL

O septo retovaginal raramente é acometido, e devemos procurar espessamentos entre o reto e a vagina, que se iniciam a, pelo menos, 5 a 10 cm do fórnice. O que era chamado de "septo retovaginal", na verdade, correspondem a lesões que se estendem das regiões retrocervical e retrovaginal. O aspecto típico dessas lesões é de nódulo hipointenso em T2 com focos de hipersinal em T2 e T1, semelhante na adenomiose, localizado abaixo do fórnice vaginal posterior e anterior ao reto (Figura 6.4-7).

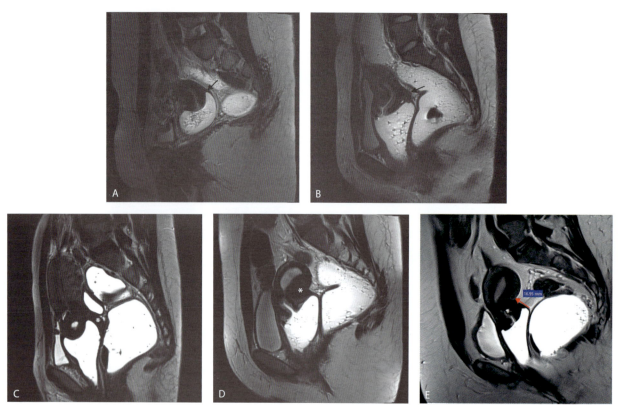

FIGURA 6.4-3 Imagens de RM ponderadas em T2 sagital mostrando (**A**) espessamento hipointenso do espaço retrocervical em placa (*seta*) (**B, C**) com aspecto nodular (*), (**D**) determinando retração com retroversão do corpo uterino (*). Exemplo de mensuração do nódulo retrocervical (**E**).

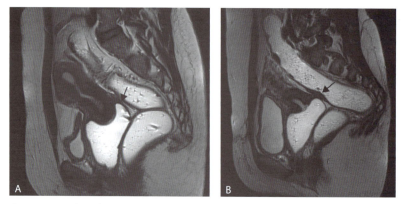

FIGURA 6.4-4 Imagens de RM ponderadas em T2 sagital mostrando espessamento hipointenso do espaço retrovaginal por extensão da lesão retrocervical (*setas*) (**A**), atingindo o reto (**B**).

INTESTINO

O envolvimento intestinal está presente em grande parte dos casos de endometriose profunda, sendo o reto o segmento mais acometido. Não é infrequente, a presença de lesões múltiplas. A endometriose intestinal promove hiperplasia da camada da alça envolvida. Deve-se informar o grau de profundidade, o ângulo da circunferência, a extensão e a distância da borda anal. A imagem é de nódulo hipointenso em T2, no entanto, em alguns casos de endometriose ativa, podem estar presentes focos de hipersinal em T1. O uso de contraste EV está indicado pois delimita melhor o acometimento mucoso. O aspecto é semelhante nos casos de acometimento do íleo, ceco e apêndice (Figuras 6.4-8 e 6.4-9).

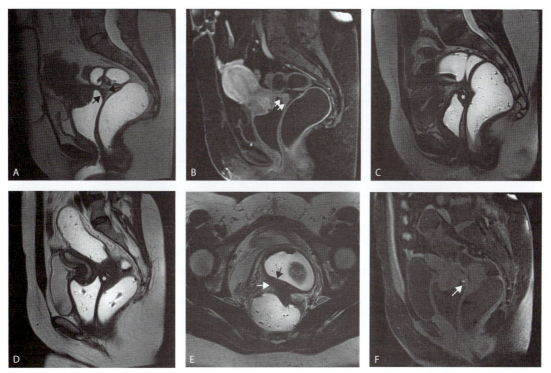

FIGURA 6.4-5 Imagens de RM mostrando infiltração da parede vaginal posterior em corte sagital T2 (**A**), sem acometimento mucoso, como evidenciado no corte sagital T1 pós-gadolínio *(setas brancas)* (**B**) e com infiltração transmural (*) em imagens sagital T2 (**C**) (**D**), e com perda do hipossinal em T2 da mucosa vaginal *(ponta de seta)* (**E**). Imagem em corte sagital T1 com saturação de gordura mostrando focos de hipersinal na parede vaginal posterior (**F**).

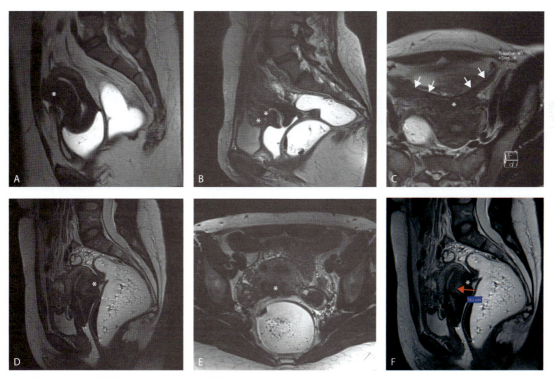

FIGURA 6.4-6 Imagens de RM ponderadas em T2 mostrando espessamento hipointenso do espaço vesicouterino com infiltração em manto da parede uterina anterior (*) em corte sagital (**A**), por extensão da lesão no espaço vesicouterino (*) (**B**), e com extensão para os ligamentos redondos *(setas)* (**C**). Infiltração em manto (*) da parede uterina posterior (**D**) (**E**), com medida da espessura de infiltração miometrial (*) (**F**).

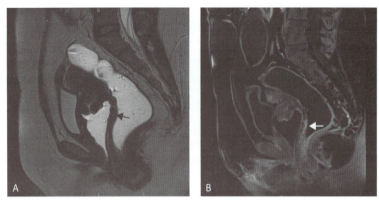

FIGURA 6.4-7 Imagens de RM mostrando lesão endometriótica incomum envolvendo o septo retovaginal *(seta)* por extensão do espessamento retrocervical e retrovaginal, em corte sagital T2 (**A**) e em sagital T1 com saturação de gordura, evidenciando focos de hipersinal em T1 *(seta)* (**B**).

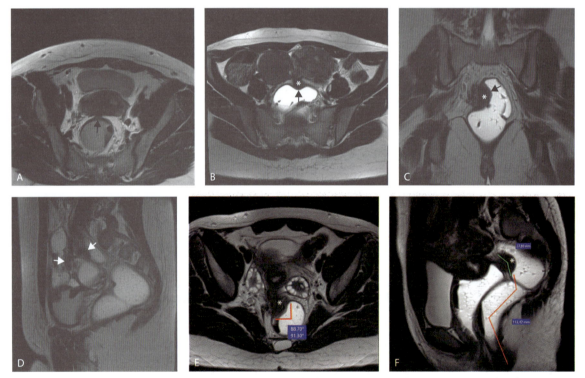

FIGURA 6.4-8 Imagens de RM ponderadas em T2 mostrando lesões envolvendo o reto, superficialmente *(seta)* (**A**) e lesão (*) que atinge a camada muscular superficial *(seta)* (**B**) e profunda (* e *seta*) (**C**), podendo ser multifocais, acometendo o reto e sigmoide *(setas)* (**D**). A avaliação das lesões (*) inclui as medidas da extensão *(traçado verde)* e distância até a borda anal *(traçado vermelho)* (**E**), e do ângulo de acometimento da alça (**F**).

LIGAMENTOS UTEROSSACROS

O comprometimento dos ligamentos uterossacros é identificado como espessamento, algumas vezes irregular e algumas vezes podendo apresentar-se como nódulo espiculado. O ligamento deve ser avaliado desde a sua inserção até os seus segmentos distais, próximo da parede pélvica posterior. Não é infrequente o achado de apenas pequenos segmentos de espessamento, daí a importância da avaliação em todas as orientações das sequências (Figura 6.4-10).

LIGAMENTOS LARGOS

Podemos identificar traves hipointensas em T2, algumas vezes espiculadas, e, menos frequentemente, a presença de nódulos. Nem sempre é possível a identificação direta dos nódulos ou do espessamento, mas um

Ressonância Magnética na Endometriose Profunda e de Vias Urinárias 117

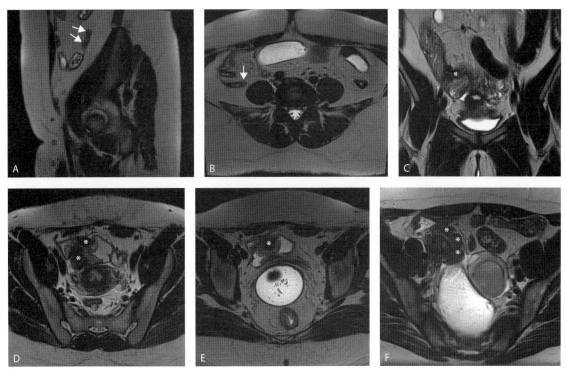

FIGURA 6.4-9 Imagens de RM mostrando lesão endometriótica acometendo o apêndice cecal *(setas)* (**A, B**), podendo mais incomumente atingir o ceco (*) (**C**), válvula ileocecal (*) (**D**) e o íleo distal (*) (**E, F**).

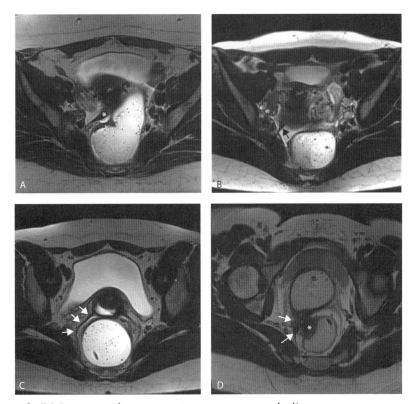

FIGURA 6.4-10 Imagens de RM mostrando espessamento segmentar do ligamento uterossacro, do aspecto proximal insercional (*) em corte sagital T2 oblíquo (**A**), espessamento nodular segmentar do ligamento uterossacro direito *(seta)* em corte axial T2 (**B**) e de toda sua extensão *(setas)* (**C**). A imagem (**D**) mostra lesão endometriótica espiculada do ligamento uterossacro direito atingindo a parede pélvica posterior *(setas)*, atingindo o reto (*) em corte axial T2. Nestes casos, a avaliação de acometimento dos nervos pélvicos pode ser complementada por tractografia.

dos principais sinais é a alteração posicional do ovário em relação ao tórus uterino, que indica a lesão na fossa ovárica. A presença de endometriomas é outro sinal indireto deste comprometimento (Figura 6.4-11).

CÁPSULAS OVARIANAS

Outro achado frequente em casos de endometriose é o comprometimento das cápsulas ovarianas. Podemos identificar pequenos focos ou traves de hipossinal em T2, muitas vezes em contiguidade com endometriomas periféricos, e nos casos mais severos, os ovários encontram-se medializados e posteriorizados em direção ao tórus uterino, indicando processo fibroaderencial (*kissing ovaries*) (Figura 6.4-12).

Compartimento Anterior

LIGAMENTO REDONDO

O comprometimento do ligamento redondo tem aspecto mais nodular e, por vezes, pode apresentar focos de hipersinal em T1. O ligamento deve ser avaliado desde a sua inserção próxima do útero até a região do canal inguinal (Figura 6.4-13).

BEXIGA

O comprometimento vesical ocorre em cerca de 2% das mulheres; no entanto, em 6% a 12%, esse pode ser o único sítio acometido. O aspecto de imagem mais frequente é o de nódulo irregular com hipossinal em T2 e, em alguns casos, com focos de hipersinal em T1. Deve-se também avaliar a extensão do foco, relação com o trígono e distância dos ureteres, além da camada envolvida.

Geralmente, a endometriose que acomete a bexiga está primariamente localizada na escavação vesicouterina e infiltra a parede vesical por contiguidade, podendo também, acometer a parede anterior do útero. Outro achado frequente é a identificação de uma placa extensa hipointensa em T2, envolvendo a bexiga e, simultaneamente, os ligamentos redondos (Figura 6.4-14).

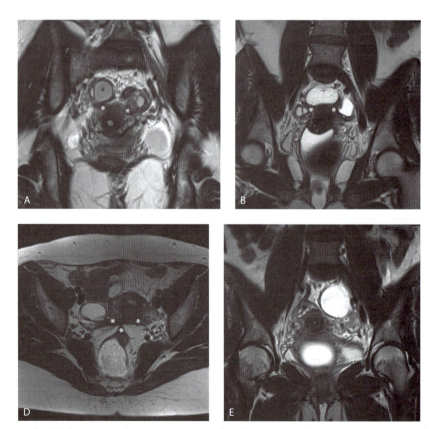

FIGURA 6.4-11 Imagens de RM mostrando espessamento dos ligamentos largos, por extensão distal do espessamento paracervical bilateral (* **brancos**), notando-se endometriomas à direita (* **pretos**), em cortes coronais T2 (**A,B**); com extensão posterior que atinge o reto, com imagem em "tridente" (*) em corte axial T2 (**C**). Alteração posicional do ovário direito que encontra-se posteriorizado e medializado em direção ao tórus uterino (* **preto**) em corte axial T2 (**D**).

Ressonância Magnética na Endometriose Profunda e de Vias Urinárias **119**

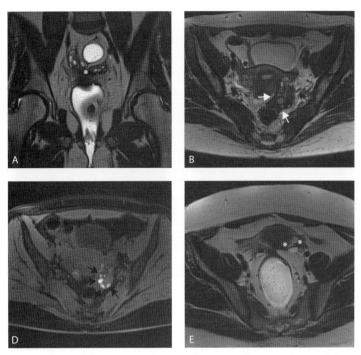

FIGURA 6.4-12 Imagens de RM mostrando acometimento das cápsulas ovarianas (*) com alteração posicional dos ovários, com imagem tipo *kissing ovaries* (**A**); lesão que acomete a cápsula ovariana esquerda *(seta)* (**B**), com endometriomas homolaterais *(setas pretas)* (**C**). Outra lesão que acomete os compartimentos posterior e lateral, atingindo o reto e a cápsula ovariana esquerda (*) (**D**).

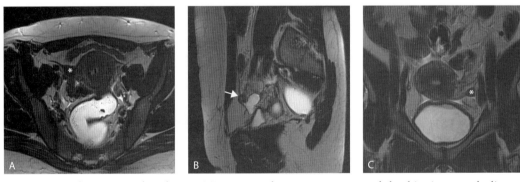

FIGURA 6.4-13 Imagens de RM ponderadas em T2 mostrando espessamento nodular hipointenso do ligamento redondo proximal direito (*), em corte axial (**A**) e do ligamento redondo distal esquerdo em corte sagital *(seta)* (**B**) e coronal (*) (**C**).

URETERES

Os ureteres devem ser cuidadosamente avaliados em todos os exames. As alterações são identificadas como focos ou nódulos de hipossinal em T2, geralmente transmurais, e que levam à dilatação a montante. No entanto, a endometriose pode encontra-se apenas próxima aos ureteres, e a distância deve ser mencionada para adequada programação cirúrgica (Figura 6.4-15).

NERVOS PÉLVICOS

A neuropatia pélvica está presente nas pacientes com endometriose em aproximadamente 50% dos casos.

O quadro de neuropatia *sensu latu*, para ser validado, necessita de um diagnóstico sindrômico, topográfico e etiológico. Hoje, vivemos a chamada "era das síndromes" e todos procuram "uma pílula milagrosa" para o tratamento das diferentes síndromes – dor pélvica crônica, dor vesical, cólon irritável, fibromialgia, neuralgia do pudendo etc. No entanto, é fundamental questionarmos a causa destas síndromes. Nem a literatura dá ênfase à busca da etiologia, apenas ao tratamento. Por definição, a neuropatia por compressão é uma condição clínica caracterizada pela compressão mecânica de um nervo/raiz nervosa.

Pacientes com endometriose podem apresentar diversos sintomas decorrentes da infiltração nervosa:

120 Endometriose

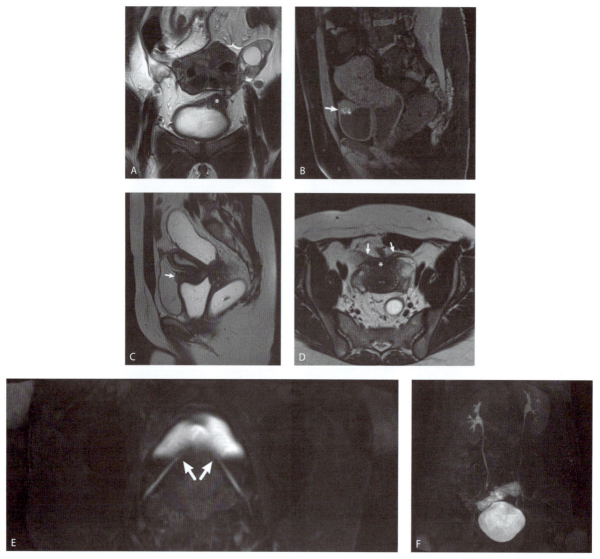

FIGURA 6.4-14 Imagens de RM mostrando lesões endometrióticas na bexiga em corte sagital T2 (**A**) e T1 com saturação de gordura (**B**); acometimento vesical por extensão de lesão na escavação vesicouterina (**C**), com infiltração em manto da parede uterina anterior (*) e extensão para os ligamentos redondos *(setas)*, em corte axial T2 (**D**). Reconstrução coronal oblíqua e coronal MIP de uroressonância magnética evidenciando meatos ureterais e região trigonal livres *(setas)* (**E**) (**F**).

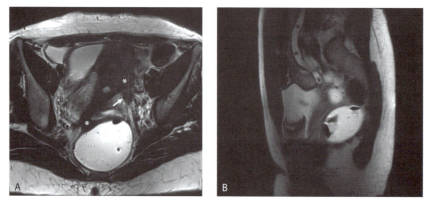

FIGURA 6.4-15 Imagens de RM mostrando lesão endometriótica extensa mal delimitada no espaço paracervical que o reto (*), infiltrando o ureter esquerdo *(seta)*, em corte axial T2 (**A**), determinando dilatação ureteral à montante (*) (**B**).

dor, parestesia, formigamento e fraqueza muscular no dermátomo do nervo afetado.

A avaliação deve incluir o reconhecimento destes sintomas assim como dos sinais ao exame físico dos dermátomos acometidos.

Hoje, o conhecimento anatômico dos nervos e plexos começa a fazer parte da propedêutica imagenológica no mapeamento da endometriose.

Os principais sítios de encarceramento neural segundo Lemos et al. 2017, incluem em 26% o nervo ciático, 28% o plexo lombossacral, 10% S1-S2, 20% S1,S2 e S3, e 8% o nervo pudendo. Dentre as apresentações, devemos destacar as fibroses parametriais, a proliferação vascular associada e os nódulos atingindo a parede pélvica posterior. Muitas vezes, não apenas os nervos estão acometidos, mais também a musculatura do assoalho pélvico do complexo do músculo elevador do ânus.

Apesar da presença das lesões acimas descritas nos exames, ainda assim é necessário estabelecer o comprometimento funcional dos tractos eventualmente acometidos pela doença. Sendo assim, podemos utilizar a ressonância magnética com estudo de tractografia e neurografia para avaliar a condução dos feixes nervosos e assim estabelecer o seu verdadeiro comprometimento. A tractografia inclui o estudo por sequencias de difusão tensor que estabelece a direção e a velocidade da condução nervosa que deve ser sempre comparada ao feixe contralateral (Figuras 6.4-16, 6.4-17, 6.4-18 e 6.4-19).

PAREDE ABDOMINAL ANTERIOR

A parede abdominal é uma das localizações extra pélvicas mais frequentes da endometriose. Os implantes endometrióticos estão geralmente na gordura subcutânea e nos músculos da parede abdominal próximos ou no local das cicatrizes cirúrgicas. A condição é frequentemente associada a um procedimento ginecológico, como parto cesárea, episiotomia, amniocentese, laparoscopia, ligadura de trompas ou histerectomia, mas pode ser encontrada em cicatrizes cirúrgicas não-

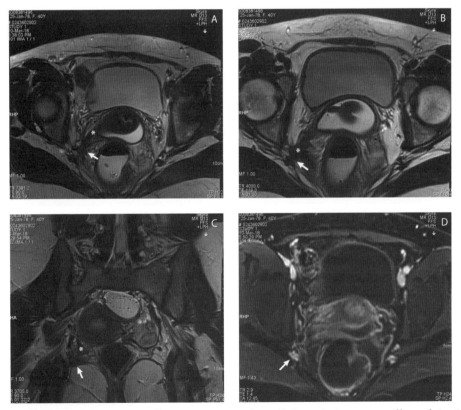

FIGURA 6.4-16 Imagens de RM de paciente de 40 anos, com dor pélvica crônica sem melhora há seis anos, com histórico de dor glútea à direita, evidenciando extenso componente endometriótico com espessamento do ligamento uterossacro (*), com aspecto nodular espiculado no seu aspecto distal, que atinge a parede pélvica posterior (*seta*), infiltrando os feixes nervosos de S2, S3 e pudendo à direita (**A-D**). A paciente foi submetida a infiltração do nervo pudendo e radiofrequência de raiz S4, com melhora parcial dos sintomas.

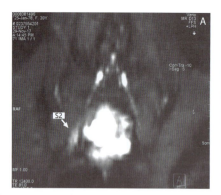 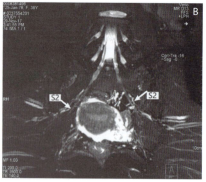

FIGURA 6.4-17 Análise comparativa entre a neurografia 3D (**A**) e neurografia pelo DTI (**B**) demonstrando espessamento do feixe de S2 intra e extrapélvico à direita no DTI ao nível da lesão endometriótica, não caracterizado à sequência 3D *(setas)*.

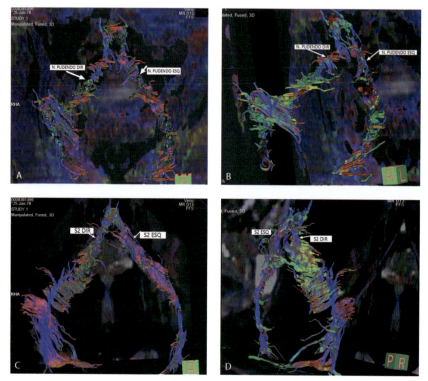

FIGURA 6.4-18 Imagens de RM mostrando a tractografia de S2 e pudendo evidenciando espessamento e afastamento dos tratos à direita no nível da lesão, com perda dos feixes craniocaudais e aumento feixes ântero-posteriores (**B, D**) e látero-laterais (**A, B**), quando comparados aos feixes contralaterais.

-ginecológicas como a apendicectomia ou hernioplastia umbilical.

A manifestação clínica típica da endometriose da parede abdominal é a dor que geralmente se inicia após o procedimento cirúrgico e é cíclica, piorando durante a primeira fase do ciclo menstrual.

As lesões geralmente apresentam hipossinal nas imagens ponderadas em T2, com pequenas áreas císticas de alta intensidade de sinal e margens espiculadas. Em T1, a intensidade de sinal é intermediária, com áreas de alto sinal, compatíveis com áreas de hemorragia e há realce pelo meio de contraste (Figura 6.4-20).

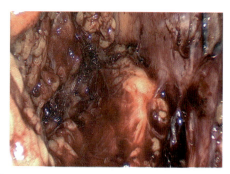

FIGURA 6.4.19 Imagem videolaparoscópica mostrando a lesão endometriótica na parede pélvica posterior, infiltrando os feixes de S2, S3 e pudendo.

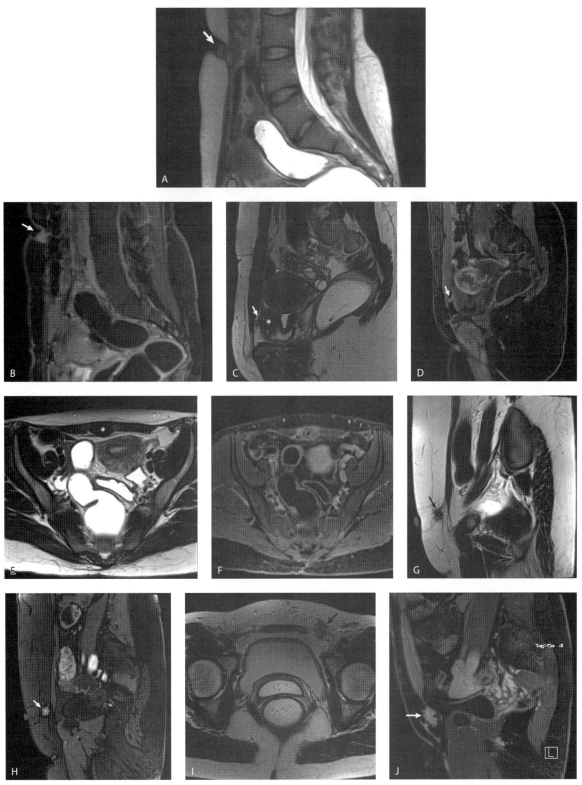

FIGURA 6.4-20 Imagens de RM mostrando acometimento da parede abdominal na região umbilical *(setas)*, em corte sagital T2 (**A**) e T1 pós-contraste (**B**); lesão endometriótica no compartimento anterior da pelve (*) que atinge a região subperitoneal da parede abdominal *(setas)* em T2 sagital (**C**) e T1 pós-contraste (**D**). Lesões endometrióticas na camada muscular do reto abdominal (*) em T2 axial e T1 pós contraste (**E, F**); lesão situada na cicatriz cirúrgica *(setas)*, em topografia de queixa álgica pela paciente (**marcador cutâneo**) em cortes sagitais T2 e T1 pós contraste (**G, H**). Destaque para lesão incomum *(setas)* evidenciada no canal inguinal esquerdo (**G, H**).

ENDOMETRIOSE EXTRAPÉLVICA

A endometriose extrapélvica é infrequente. Estima-se que a prevalência esteja próximo de 0,6%, sendo o diafragma o local mais acometido. Em casos no quais há extenso comprometimento da cavidade pélvica, deve-se buscar ativamente focos, em especial na topografia diafragmática peri-hepática. Algumas vezes, as pacientes sintomáticas referem dor periódica supraclavicular. O aspecto de imagem mais frequente é a presença de focos ou placas hiperintensas nas sequências ponderadas em T1 com saturação de gordura na superfície diafragmática junto à superfície diafragmática (Figura 6.4-21).

ACOMPANHAMENTO CLÍNICO E CIRÚRGICO

Hoje, é papel dos métodos de imagem, em especial da RM, avaliar a progressão, estabilidade ou a remissão da doença. O tratamento clínico ou clínico pós-cirúrgico precisa ser periodicamente avaliado uma vez que há uma dissociação entre sintomas e a progressão da doença. É fundamental verificar: a presença e a intensidade de sinal das lesões; o aparecimento de novos sítios; e os processos fibroaderenciais. No entanto, o que

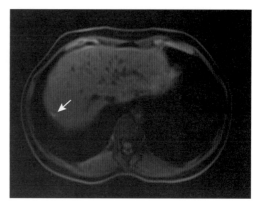

FIGURA 6.4.21 Imagem de RM mostrando acometimento diafragmático da endometriose, com foco hiperintenso em T1 *(seta)*, em corte axial do abdome superior.

diferencia a RM dos outros métodos é a possibilidade de comparação com exames anteriores, fundamental para a segurança do médico e da paciente no seguimento do tratamento.

A estabilidade da doença é avaliada pela semelhança de comprometimento dos sítios mapeados, devendo-se ressaltar a necessidade de protocolos semelhantes para essa comparação e pelo acentuado hipossinal nas sequências ponderadas em T2, demonstrando a evolução do componente fibrótico dos focos (Figuras 6.4-22 e 6.4-23).

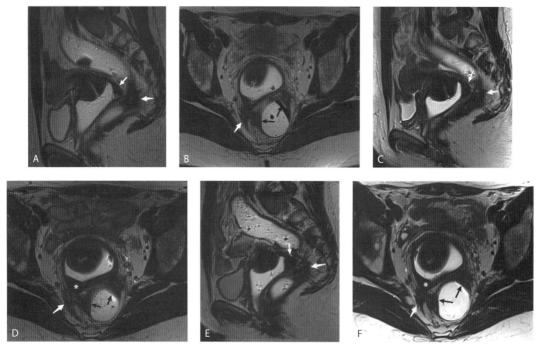

FIGURA 6.4-22 Imagem de RM para controle de tratamento clínico de endometriose de paciente com 42 anos com diagnóstico há 6 anos, evidenciando piora progressiva da endometriose em todos os sítios ao longo dos anos, em imagens de RM T2 sagitais e axiais dos anos 2013 (**A, B**), 2014 (**C, D**) e 2016 (**E, F**), sendo caracterizadas lesões nos espaços retrocervical *(seta curta)*, infiltrando os espaços pararretais (*), atingindo o reto *(setas pretas)* e a parede pélvica posterior *(seta espessa)*.

Ressonância Magnética na Endometriose Profunda e de Vias Urinárias

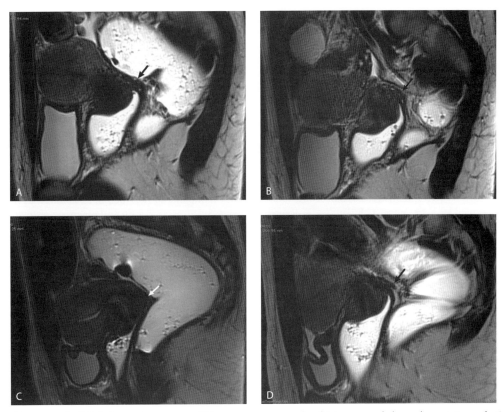

FIGURA 6.4.23 Imagem de RM de paciente com 35 anos em controle clínico anual de endometriose de 2014 (**A**), 2015 (**B**), 2016 (**C**) e 2018 (**D**), evidenciando redução da lesão endometriótica retrocervical *(setas pretas)* de 2014 a 2016 para espessamento em placa *(seta branca)* e evoluindo com piora da lesão em 2018 *(seta preta)*.

Referências Bibliográficas

1. Costa, B.R., Beraldo, F.B., Carvalho, M.S., Lopes, R.G., Pereira, A.M. Acurácia da ultrassonografia e da ressonância magnética no diagnóstico de endometriose profunda infiltrativa de retossigmoide [Internet]. Revista científica 2018;7: 8-15. Disponível em:http://www.iamspe.sp.gov.br/wp-content/uploads/ cedep/revistacientifica/revistacientificadoiamspevol07no02.pdf

2. Guerra, A., Daraï, E., Osório, F., Setúbal, A., Bendifallah, S., Loureiro, A. et al. Imaging of postoperative endometriosis. Diagn Interv Imaging [Internet]. 12 de fevereiro de 2019; Disponível em. http://dx.doi.org/10.1016/j.diii.2018.11.003

3. Exacoustos, C., Manganaro, L., Zupi, E. Imaging for the evaluation of endometriosis and adenomyosis [Internet]. Best Practice & Research Clinical Obstetrics & Gynaecology 2014;28: 655-681. Disponível em: http://dx.doi.org/10.1016/ j.bpobgyn.2014.04.010

4. Gonçalves, M.O.,D Podgaec, S., Dias, J.A., Gonzalez, M., Abrão, M.S. Transvaginal ultrasonography with bowel preparation is able to predict the number of lesions and rectosigmoid layers affected in cases of deep endometriosis, defining surgical strategy [Internet]. Human Reproduction 2010;25: 665-671. Disponível em: http://dx.doi.org/10.1093/ humrep/dep433

5. Gonçalves, M.O., Dias, J.A., Podgaec, S., Averbach, M., Abrão, M.S. Transvaginal ultrasound for diagnosis of deeply infiltrating endometriosis [Internet]. International Journal of Gynecology & Obstetrics 2009;104: 156-160. Disponível em: http://dx.doi.org/10.1016/j.ijgo.2008.10.005

6. Reid, S., Lu, C., Casikar, I., Reid, G., Abbott, J., Cario, G. et al. Prediction of pouch of Douglas obliteration in women with suspected endometriosis using a new real-time dynamic transvaginal ultrasound technique: the sliding sign [Internet]. Ultrasound in Obstetrics & Gynecology 2013;41: 685-691. Disponível em: http://dx.doi.org/10.1002/uog.12305

7. Chapron, C., Fauconnier, A., Vieira, M., Barakat, H., Dousset, B., Pansini, V. et al. Anatomical distribution of deeply infiltrating endometriosis: surgical implications and proposition for a classification [Internet]. Human Reproduction 2003;18: 157-161. Disponível em: http://dx.doi.org/10.1093/ humrep/deg009

8. Wall, D.J., Brown, D.L., Dudiak, K.M., Mandrekar, J. Echogenic Foci in the Ovary [Internet]. Journal of Ultrasound in Medicine 2011;30: 391-395. Disponível em: http://dx.doi.org/10.7863/jum.2011.30.3.391

9. Guerriero, S., Ajossa, S., Gerada, M., D'Aquila, M., Piras, B., Melis, G.B. "Tenderness-guided" transvaginal ultrasonography: a new method for the detection of deep endometriosis in patients with chronic pelvic pain [Internet]. Fertility and Sterility 2007;88: 1293-1297. Disponível em: http://dx.doi.org/10.1016/j.fertnstert.2006.12.060

10. Valentin, L. Use of morphology to characterize and manage common adnexal masses [Internet]. Best Practice & Research Clinical Obstetrics & Gynaecology 2004;18: 71-89. Disponível em: http://dx.doi.org/10.1016/j.bpobgyn.2003.10.002

11. Ghezzi, F., Raio, L., Cromi, A., Duwe, D., Beretta, P., Buttarelli, M. et al. Kissing ovaries?: A sonographic sign of moderate to severe endometriosis [Internet]. Fertility and Sterility

2005;83: 143-147. Disponível em: http://dx.doi.org/10.1016/j.fertnstert.2004.05.094

12. Edwards, A., Clarke, L., Piessens, S., Graham, E., Shekleton, P. Acoustic streaming: a new technique for assessing adnexal cysts [Internet]. Ultrasound in Obstetrics and Gynecology 2003;22: 74-78. Disponível em: http://dx.doi.org/10.1002/uog.156

13. Guerriero, S., Ajossa, S., Mais, V., Risalvato, A., Lai, M.P., Melis, G.B. The diagnosis of endometriomas using colour Doppler energy imaging [Internet]. Human Reproduction 1998;13: 1691-1695. Disponível em: http://dx.doi.org/10.1093/humrep/13.6.1691

14. Koninckx, P.R., Ussia, A., Adamyan, L., Wattiez, A., Donnez, J. Deep endometriosis: definition, diagnosis, and treatment [Internet]. Fertility and Sterility 2012;98: 564-571. Disponível em: http://dx.doi.org/10.1016/j.fertnstert.2012.07.1061

15. Hudelist, G., Oberwinkler, K.H., Singer, C.F., Tuttlies, F., Rauter, G., Ritter, O. et al. Combination of transvaginal sonography and clinical examination for preoperative diagnosis of pelvic endometriosis. Hum Reprod maio de 2009;24(5): 1018-1024.

16. Chapron, C., Chopin, N., Borghese, B., Foulot, H., Dousset, B., Vacher-Lavenu, M.C. et al. Deeply infiltrating endometriosis: pathogenetic implications of the anatomical distribution [Internet]. Human Reproduction 2006;21: 1839-1845. Disponível em: http://dx.doi.org/10.1093/humrep/del079

17. Donnez, J., Nisolle, M., Squifflet, J. Ureteral endometriosis: a complication of rectovaginal endometriotic (adenomyotic) nodules [Internet]. Fertility and Sterility 2002;77: 32-37. Disponível em: http://dx.doi.org/10.1016/s0015-0282 (01)02921-1

18. Crispi, C.P., de Souza, C.A.P., Oliveira, M.A.P., Dibi, R.P., Cardeman, L., Sato, H. et al. Endometriosis of the Round Ligament of the Uterus [Internet]. Journal of Minimally Invasive Gynecology 2012;19: 46-51. Disponível em: http://dx.doi.org/10.1016/j.jmig.2011.09.006

19. Abrão, M.S., Dias, J.A., Podgaec, S., Chamie, L.P., Blasbalg, R. Comparison between clinical examination, transvaginal sonography and magnetic resonance imaging for the diagnosis of deep endometriosis [Internet]. Human Reproduction 2007;22: p. 3092-3097. Disponível em: http://dx.doi.org/10.1093/humrep/dem187

20. Champaneria, R., Abedin, P., Daniels, J., Balogun, M., Khan, K.S. Ultrasound scan and magnetic resonance imaging for the diagnosis of adenomyosis: systematic review comparing test accuracy [Internet]. Acta Obstetricia et Gynecologica Scandinavica 2010;89: 1374-1384. Disponível em: http://dx.doi.org/10.3109/00016349.2010.512061

21. Exacoustos, C., Brienza, L., Di Giovanni, A., Szabolcs, B., Romanini, M.E., Zupi, E. et al. Adenomyosis: three-dimensional sonographic findings of the junctional zone and correlation with histology [Internet]. Ultrasound in Obstetrics & Gynecology 2011;37: 471-479. Disponível em: http://dx.doi.org/10.1002/uog.8900.

Capítulo 7

Tratamento Clínico da Endometriose

Capítulo 7.1 Tratamento Clínico Hormonal da Endometriose 128
Eduardo Schor e Alexander Kopelman

Capítulo 7.2 Tratamento Clínico Analgésico 135
Fabíola Peixoto Minson, Jamir Sardá Jr. e Marcia Morete

Capítulo 7.3 Fisioterapia no Tratamento da Endometriose 146
Christine Plöger

Capítulo 7.4 Orientação Nutricional no Tratamento da Endometriose 154
Simone G. Getz e Gabriela Halpern

Capítulo 7.5 Tratamento Fitoterápico na Paciente com Dor Pélvica Crônica e Endometriose 165
Ceci Mendes Carvalho Lopes e Sônia Maria Rolim Rosa Lima

Capítulo 7.6 A Terapia Hormonal no Climatério da Paciente com Endometriose 170
Cristina Laguna Benetti Pinto e Daniela Angerame Yela

Capítulo 7.1

Tratamento Clínico Hormonal da Endometriose

Eduardo Schor e Alexander Kopelman

INTRODUÇÃO

Apesar da discussão acerca do período no qual foram feitos os primeiros relatos sobre a endometriose, a moléstia, há muito tempo, foi caracterizada como sendo estrogênio-dependente. Com base neste conhecimento, os primeiros tratamentos apoiavam-se na indução de hipoestrogenismo, pseudomenopausa ou pseudogravidez, utilizando altas doses de progestagênios. No início da década de 1980, com o aumento da difusão da laparoscopia e, principalmente, com o advento da videolaparoscopia, tanto o diagnóstico como o tratamento da enfermidade passaram a ser eminentemente cirúrgicos.

Esta premissa, frente ao contexto epidemiológico atual da doença, levanta alguns pontos importantes que devem ser discutidos. A real prevalência da endometriose não é conhecida, visto que há necessidade de intervenção cirúrgica e consequente estudo anatomopatológico para confirmação diagnóstica. Com apoio em estudos epidemiológicos, acredita-se que aproximadamente 40% das mulheres com queixa de infertilidade ou dor pélvica crônica tenham a moléstia. Analisando também trabalhos que apontam ser a doença encontrada em 10% das mulheres submetidas à intervenção para ligadura tubária, acredita-se que cerca de 10% das mulheres vão ter endometriose durante algum momento do período reprodutivo.

Inserindo este dado na população feminina desta faixa etária, chegamos ao número de aproximadamente seis milhões de brasileiras com a doença, o que impossibilita a realização de laparoscopia em todas as mulheres com suspeita clínica. Diante desses números, das eventuais complicações cirúrgicas, do alto custo dos procedimentos minimamente invasivos e dos questionamentos sobre a real efetividade da cirurgia, inúmeros autores têm proposto que a primeira opção terapêutica em mulheres com suspeita clínica ou radiológica da doença seja medicamentosa.

O tratamento hormonal da endometriose visa eliminar o estímulo estrogênico, principal responsável pela manutenção e crescimento dos focos endometrióticos. Para isso, podemos utilizar medicamentos que provocam queda na produção estrogênica, como os análogos do GnRH ou inibidores da aromatase, ou os capazes de bloquear o efeito estrogênico. Este último grupo é representado pelos progestagênios que se encontram disponíveis puros ou associados a um estrogênio nos contraceptivos orais, injetáveis, adesivos, anel vaginal ou endoceptivo liberador de hormônio. É preciso salientar que o objetivo do tratamento hormonal não é a eliminação dos focos de doença, e sim o tratamento exclusivo dos sintomas, proporcionando, como consequência, melhor qualidade de vida para essas pacientes.

OPÇÕES TERAPÊUTICAS

Contraceptivos Orais Combinados e Progestagênios Isolados

O tratamento medicamentoso da endometriose exige medicamentos para uso no longo prazo, uma vez que eles devem ser mantidos mesmo quando levam a paciente a uma boa qualidade de vida, evitando-se, assim, recidiva do quadro clínico. Este aspecto restringe as opções terapêuticas a medicamentos que tenham baixo custo, poucos efeitos colaterais e fácil utilização. Neste contexto, os progestagênios isolados, assim como os contraceptivos hormonais, preenchem adequadamente esses pré-requisitos e foram comparados aos análogos do GnRH, danazol e inibidores da aromatase, mostrando efeitos similares em relação à melhora da dor pélvica, com menor incidência de efeitos colaterais e custo mais acessível. Devem ser, portanto, indicados como opção terapêutica de primeira linha no tratamento clínico da endometriose.

O Enovid® foi o primeiro medicamento utilizado no tratamento da endometriose. Kistner, na década de 1960, observou que a pílula de Enovid® (10 mg de noretinodrel associados a 0,15 de estrogênio sintético), na dose de 40 mg/dia, instituía um estado de pseudogravidez. O autor reportava alívio da dor em aproximadamente 85% das mulheres com endometriose.

Apesar de amplamente utilizado até meados da década de 1970, com o tempo, novas classes de progestagênios foram elaboradas e o regime de pseudogravidez foi caindo em desuso. Atualmente, o uso de progestagênios apoia-se em algumas propriedades, como o bloqueio do eixo hipotálamo-hipófise-ovariano, levando à anovulação e consequente diminuição dos estrogênios circulantes.

Seu uso está também relacionado com a sua influência sobre os mastócitos. Essas células são elementos centrais no processo inflamatório que caracteriza a doença e podem ser ativadas por citocinas, fatores de crescimento e hormônios, provocando a liberação de diversos mediadores, como interleucina-6, VEGF (fator de crescimento endotelial vascular) e NGF (fator de crescimento neural). Particularmente na endometriose profunda, foi relatada grande quantidade de mastócitos ativados junto às fibras nervosas. Estudos mostraram que o estradiol é capaz de ativar a síntese de mastócitos enquanto os progestagênios inibem sua produção.

Outro benefício dos progestagênios relaciona-se com o efeito antiestrogênico que ocorre por diversos mecanismos. O principal é o efeito inibitório sobre os receptores estrogênicos. Além disso, estimulam a expressão dos genes responsáveis pela produção da enzima 17-beta-hidroxiesteroide desidrogenase tipo II. Ela funciona como catalisador na transformação de estradiol em estrona, que é a versão mais fraca desse esteroide.

Este processo provoca a redução significativa da produção de prostaglandinas peritoneais responsáveis pelo estímulo dos nervos locais. Como consequência, diversos estudos demonstraram a eficácia do tratamento hormonal no combate ao quadro álgico, tanto na endometriose superficial como na profunda. Mostrou também alta eficácia em reduzir as chances de recidiva da doença após o tratamento cirúrgico.

O tratamento hormonal da endometriose profunda mostrou boa eficácia e deve ser encarado como a primeira opção terapêutica. Entretanto, cerca de 10% das mulheres não respondem ao tratamento com progestagênios. Acredita-se que essa resistência ao tratamento hormonal deva-se a um desequilíbrio na proporção dos seus receptores. A ação dos progestagênios se dá sobre dois isômeros proteicos chamados de receptor de progesterona (RP) A e B e sua síntese é controlada pela expressão de dois *promoters*, além da ação inibitória do RPA sobre a formação do RPB. Estudos sugerem que os mecanismos epigenéticos estão relacionados com o desequilíbrio entre as duas formas. O *promoter* responsável pela síntese do PRB encontra-se hipermetilado nas mulheres afetadas ocasionando menor síntese desse receptor.

O melhor regime de administração dos contraceptivos hormonais ainda é motivo de dúvida. Alguns estudos sugerem que o uso contínuo seria o de maior benefício, já que ocasiona amenorreia. Um estudo prospectivo avaliou a ingestão contínua de contraceptivos orais em mulheres que faziam uso cíclico sem melhora do quadro álgico e identificou redução significativa da dor após a mudança, sugerindo que o bloqueio da menstruação seria a opção mais eficiente. Entretanto, as principais revisões até o momento não foram capazes de elucidar de forma definitiva se há superioridade na forma contínua. Evidências indicam que mesmo em regimes cíclicos haveria benefício, pois a ação predominantemente progestacional da pílula atrofiaria o endométrio.

O tratamento via oral é o mais tolerado entre as opções disponíveis. Além disso, pode ser suspenso ou trocado de forma imediata, quando diante de algum efeito colateral, ao contrário das formulações injetáveis.

A noretisterona é um dos progestagênios orais mais utilizados até hoje no tratamento da endometriose. Trata-se de um derivado da 19-nor-testosterona, que tem estrogênios como metabólitos derivados e, portanto, não provoca perda óssea. O efeito colateral mais significativo é a alta incidência de sangramento de escape. Mostrou ser eficaz no tratamento da dor na endometriose intestinal, sendo que seu efeito foi mais expressivo sobre os quadros diarreicos do que sobre a obstipação. A formulação mais preconizada nos estudos é de 2,5 mg/dia, mas pode ser utilizada em outra dose desde que suficiente para produzir amenorreia.

Outra forma clássica de administração de progestagênios é a intramuscular. O acetato de medroxiprogesterona de depósito é um progestagênio de uso intramuscular trimestral que também tem boa eficácia sobre a dor pélvica decorrente da endometriose. Apresenta efeitos colaterais em cerca de 30% das pacientes, sendo o sangramento de escape o mais comum. Está associado também a aumento de peso, depressão e osteopenia, sendo a diminuição de massa óssea proporcional ao tempo de uso.

Outras formas de contraceptivos hormonais foram pesquisadas. O anel vaginal (15 mg de etinil estradiol e 120 mg de etonogestrel) foi comparado ao sistema transdérmico (0,6 mg de etinilestradiol e 17-deacetilnorgestimato, um metabólito do norgestimato) no tratamento da endometriose superficial e da profunda. A eficácia do anel vaginal foi superior nas pacientes com endometriose profunda, provavelmente por causa da proximidade entre o local de absorção hormonal e os focos profundos.

O sistema intrauterino (SIU) liberador de levonorgestrel atinge as lesões através da circulação ou diretamente por difusão a partir do útero. É capaz de provocar significativa atenuação dos sintomas e eventual redução no tamanho dos nódulos profundos. Em revisão de literatura sobre o assunto, Bahamondes et al. identificaram nove estudos, porém somente dois eram ensaios clínicos randomizados. Concluíram que, em mulheres que não desejam gestação, o sistema pode ser efetivo no controle da dismenorreia por um período de 5 anos. Atualmente, alguns especialistas propõem que o sistema, ao contrário de quando inserido com fins contraceptivos, deve ser substituído após 3 anos, pois parece que o efeito analgésico diminui após esse período, porém não há ainda dados suficientes na literatura para essa conclusão. O processo ovulatório é um evento fundamental na gênese dos endometriomas de ovário; estudos sugerem que o bloqueio da ovulação é essencial para impedir o surgimento dessa forma da doença. Portanto, o uso desse método deve ser evitado em mulheres na vigência ou em pós-operatório de endometriomas, pois há maior risco de recidiva quando comparado aos contraceptivos hormonais, que provocam *status* anovulatório.

No que se refere à comparação do SIU liberador de levonorgestrel com os análogos do GnRH, uma metanálise demonstrou que ambos têm eficácia semelhante na redução dos sintomas álgicos. O dispositivo intrauterino (DIU) apresentou melhor relação custo-benefício por apresentar efeitos colaterais mais leves e custo reduzido.

Em relação aos nódulos profundos intestinais, estudos recentes mostraram que o tratamento hormonal em mulheres com endometriose profunda é capaz de provocar redução no tamanho dos nódulos intestinais após 1 ano de uso. Análogos do GnRH, pílulas de progestagênios isolados ou combinados, assim como progestagênios associados aos inibidores da aromatase, de forma semelhante, mostraram esta capacidade. Vale ressaltar que, em cerca de 15% das pacientes, ocorre aumento dos nódulos durante o tratamento hormonal, mesmo na ausência de sintomas, o que obriga o acompanhamento cuidadoso destas mulheres, com exame clínico e métodos de imagem.

Um dos progestagênios mais estudados no tratamento da endometriose é o dienogeste. Estudos experimentais sugerem que este medicamento, além dos efeitos conhecidos de outros progestagênios, atua também em outros aspectos relacionados à etiopatogenia da endometriose, como inibição da angiogênese, diminuição do número de células inflamatórias no fluido peritoneal, dos macrófagos peritoneais, redução das citocinas, principalmente a interleucina-1, inibição da atividade da proteína C reativa. A medicação é comercializada na dose de 2 mg e deve ser usada continuamente.

Em estudo controlado, comparando o dienogeste com o acetato de leuprolide, observou-se que ambos são igualmente eficazes no alívio da dor após 6 meses de uso. O alívio dos sintomas álgicos também foi observado após 54 semanas de uso desta progesterona. Quando comparado com o análogo do GnRH, os efeitos colaterais foram significativamente menores nas mulheres que usaram dienogeste, já que a medicação não provoca o acentuado hipoestrogenismo produzido pelos análogos. O efeito adverso mais observado nas usuárias é o sangramento irregular e o aumento da oleosidade da pele. Estudo comparou o dienogeste (2 mg/dia) à noretisterona na dose de 2,5 mg/dia e mostrou nível de satisfação similar. Apesar de inibir a ovulação em 100% das mulheres que utilizam a dose de 2 mg, o medicamento não é considerado um contraceptivo, devendo-se associar um método de barreira durante o uso.

Danazol

O danazol é uma medicação oral de ação androgênica que induz amenorreia bloqueando a ovulação. Induz também estado de hiperandrogenismo e hipoestrogenismo. Era a medicação padrão para o tratamento da dor pélvica relacionada com a endometriose nos anos 1980, sendo sua efetividade comprovada por revisão sistemática e metanálise da Fundação Cochrane. O medicamento é apresentado em 100 e 200 mg por cápsula e a dose plena para mulheres com endometriose é de 600 a 800 mg por dia.

Apesar de o danazol produzir resultados semelhantes aos dos análogos do GnRH e ser de custo mais baixo, os efeitos colaterais arrenomiméticos desestimularam o uso do medicamento. Atualmente, este fármaco pode ser usado em doses baixas (100-200 mg por dia) como coadjuvante ao uso de outras formulações hormonais.

Gestrinona

A gestrinona é um derivado da 19-nortestosterona, que atua diminuindo a secreção de FSH e LH. Tem a vantagem de poder ser administrada apenas duas vezes por semana, sendo sua eficácia semelhante à do danazol. Como inconveniente, por ser derivado androgênico, há os efeitos colaterais virilizantes, o que dificulta a adesão ao tratamento. A medicação é apresentada na dose de 2,5 mg. Esta disponível atualmente em creme para administração vaginal, entretanto ainda carece de estudos acerca de sua eficácia ou efeitos colaterais.

Análogos do GnRH

Os agonistas do GnRH foram desenvolvidos na década de 1970 e, desde então, são frequentemente usados no tratamento medicamentoso da endometriose. O hormônio liberador de gonadotrofinas tem meia-vida extremamente curta, já que é rapidamente quebrado na posição entre os aminoácidos 5-6, 6-7 e 9-10. Os análogos foram produzidos alterando-se os aminoácidos nestas posições.

Os análogos do GnRH são opções eficazes no tratamento clínico da endometriose. Atuam bloqueando os receptores do GnRH hipofisário, causando queda acentuada na secreção de FSH e LH. Desta forma, o ovário deixa de produzir os esteroides habituais, criando o estado de hipoestrogenismo hipogonadotrófico desejado, o que provoca melhora clínica. São diversas as formulações dos análogos do GnRH, sendo todas igualmente eficazes. As opções de uso trimestral devem ser utilizadas com cautela em mulheres com desejo de gestação em curto ou médio prazo, já que o bloqueio ovariano pode se prolongar por longo período após o término do uso da medicação.

Esta formulação, por causar um estado de hipoestrogenismo absoluto, ocasiona sinais e sintomas semelhantes aos encontrados na pós-menopausa. Frente aos achados de que cada tecido, saudável ou não, responde a limiares distintos de estradiol, propõe-se a terapia de adição hormonal. Os limiares de resposta do sistema nervoso central, do epitélio vaginal e do osso, são menores do que os necessários para diminuir a ação dos análogos sobre os implantes de endometriose. Para tanto, diversas formulações de adição hormonal foram utilizadas. Desde compostos exclusivamente progestagênicos até estrogênios isolados, como os estrogênios equinos conjugados (0,625 mg/dia) ou tibolona (1,25-2,5mg/dia) devem ser sempre associados ao uso do análogo do GnRH.

Os análogos devem ser utilizados pelo período máximo de 6 meses, podendo associar-se à terapia de adição hormonal para aliviar os efeitos colaterais similares aos da menopausa. A terapia hormonal minimiza a perda óssea e não interfere no resultado terapêutico. Os estrogênios equinos conjugados (0,625 mg), noretisterona (5 mg) ou tibolona (2,5 mg) podem ser utilizados com esse objetivo. Nenhum estudo demonstrou que exista benefício em seu uso pré-cirúrgico e, portanto, não são recomendados para esse fim. As opções disponíveis são:

- Acetato de gosserrelina 3,6 ou 10,8 mg, subcutâneo, a cada 30 ou 90 dias, respectivamente.
- Acetato de nafarrelina, *spray* intranasal, uma a duas pulverizações a cada 12 horas.
- Acetato de leuprolide 3,75 ou 11,25 mg, intramuscular, a cada 28 ou 90 dias, respectivamente.

Inibidores da Aromatase

Outra categoria estudada é a dos inibidores da aromatase. Provocam bloqueio da enzima p450 aromatase, principal responsável pela produção estrogênica no organismo, a partir de precursores androgênicos. Entretanto, estudos mostraram que esta medicação não produz melhora clínica na menacme, pois nesta fase não produz efeito antiestrogênico. Inicialmente, leva a uma redução do *feedback* negativo estrogênico sobre a hipófise, com consequente elevação da secreção do FSH, que finalmente estimula aumento na produção ovariana de estrogênios. Por outro lado, podem ser usados com boa eficácia nos raros casos de endometriose pós-menopausa, quando a elevação dos níveis de estrogênos circulantes em resposta à medicação não ocorre.

Outra possibilidade é a utilização, no menacme, associada a outros medicamentos que inibam a ovulação, como os análogos do GnRH ou contraceptivos hormonais. Esta associação se justifica em pacientes que não respondem adequadamente ao tratamento medicamentoso habitual. Estudos relatam a presença da enzima aromatase no endométrio tópico e nas lesões de mulheres com endometriose, o que permite que os implantes façam a conversão de precursores estrogênicos da suprarrenal (testosterona e androstenediona) em estrona e estradiol, mantendo o implante de endometriose ativo, mesmo na vigência de hipoestrogenismo.

As opções disponíveis são:

- Letrozol 2,5 mg, um comprimido ao dia;
- Anastrozol 1 mg, um comprimido ao dia.

Se utilizados junto aos análogos do GnRH na menacme, podem provocar hipoestrogenismo mais acentuado. Estudos mostraram que o efeito dessa associação sobre a endometriose é superior ao dos análogos do GnRH utilizados isoladamente.

Um estudo prospectivo não randomizado comparou o uso isolado da noretisterona com a associação entre a noretisterona e o inibidor da aromatese (letrozol) no tratamento clínico da endometriose profunda. A opção combinada mostrou-se superior ao reduzir a dor pélvica crônica e a dispareunia de profundidade. Entretanto, a satisfação global das pacientes foi similar nos dois grupos, provavelmente por causa da maior incidência de efeitos colaterais causados pela associação medicamentosa.

Outro estudo comparou a associação letrozol e noretisterona com letrozol e triptorelina (análogo do GnRH) no tratamento clínico da endometriose profunda. As duas opções provocaram melhora clínica de forma semelhante, mas a primeira provocou efeitos colaterais significativamente mais brandos e consequentemente maior adesão ao tratamento.

Moduladores Seletivos dos Receptores de Progesterona

Os receptores de esteroides atuam interferindo na expressão de genes-alvo. Este processo é intermediado por moléculas chamadas correguladoras. Neste grupo, encontram-se os coativadores, que intensificam a expressão dos genes-alvo, e os correpressores, que atenuam ou bloqueiam este efeito. Alguns coativadores dos receptores de progesterona atuam modificando o formato das histonas, o que facilita a ação dos fatores de transcrição e, consequentemente, provoca aumento do estímulo hormonal. Os moduladores seletivos dos receptores de progesterona (MSRP) atuam no endométrio recrutando coativadores intensificando, assim, o efeito da progesterona. Sua ação depende da dose, da presença ou não de progesterona e do tecido.

Esta categoria possui ação mista agonista e antagonista sobre os receptores e se divide em três tipos. O tipo I atua como repressor sobre os receptores de progesterona; o tipo II intensifica a resposta endometrial à progesterona; e o tipo III possui resposta incerta. O papel importante da progesterona na fisiopatologia da endometriose incentivou estudos com os moduladores seletivos dos receptores de progesterona tipo II no tratamento da doença. São capazes de inibir a proliferação endometrial, induzir amenorreia e reduzir a produção de prostaglandina no endométrio.

O asoprisnil é o único MSRP que atingiu fases avançadas de estudos clínicos no tratamento da endometriose, sendo um modulador seletivo dos receptores de progesterona tipo II. Um estudo prospectivo, placebo-controlado, avaliou o efeito do asoprisnil no tratamento de mulheres com dor pélvica moderada e grave após laparoscopia para diagnóstico de endometriose. Doses de 5 mg, 10 mg e 25 mg por dia foram administradas para 120 mulheres durante 3 semanas. As três doses foram igualmente eficazes em reduzir a dor pélvica.

O asoprisnil também foi comparado, em estudo prospectivo, ao análogo do GnRH (acetato de leuprolida) e mostrou, na dose de 50 mg por dia, maior eficácia em reduzir a intensidade e o número de dias com dor.

Outro MSRP, o mifepristone, foi estudado como potencial opção terapêutica para a endometriose, devido a seu efeito antiproliferativo sobre o endométrio. Até o momento, nenhum estudo de impacto clínico conseguiu demonstrar sua eficácia.

Implantes Hormonais de Gestrinona

Até o momento, não há evidências científicas que demonstrem eficácia, bem como a incidência de efeitos colaterais no uso de implantes subcutâneos de gestrinona no tratamento da endometriose.

PERSPECTIVAS

Os medicamentos desenvolvidos até hoje para o tratamento clínico da endometriose baseiam-se exclusivamente na ação antiestrogênica e na inibição da ovulação. Medicamentos com ação diversa, com foco nos aspectos fisiopatogênicos da moléstia, ainda não têm aplicabilidade clínica e outros precisam ser desenvolvidos para esse fim.

Fármacos como imunomoduladores (pentoxifilina), inibidores da angiogênese e antioxidantes vêm sendo estudados. Entretanto, nenhum ensaio clínico controlado demonstrou efetividade desses medicamentos no alívio da dor pélvica. Neste sentido, um ensaio clínico controlado com melatonina, que possui propriedades imunomoduladoras, anti-inflamatórias e antioxidativas, demonstrou ser uma opção efetiva na diminuição da dor em mulheres com endometriose. Schwertner et al. analisaram aspectos relacionados à qualidade do sono em 40 mulheres com diagnóstico de endometriose. Eles reportaram melhora dos sintomas e da qualidade do sono nas que utilizaram a medicação quando comparadas com as do grupo placebo.

Inúmeros extratos botânicos, de diversos mecanismos de ação, já foram avaliados em mulheres com endometriose. Em nosso meio, Nogueira et al. utilizaram extrato de *Uncaria tomentosa* (unha-de-gato) em endometriose experimental e observaram diminuição significativa dos implantes da doença. Este fitoterápico possui ações anti-inflamatórias, imunomoduladoras e antioxidantes, além de exercer atividade pró-apoptose. A unha-de-gato vem sendo utilizada popularmente para este fim e, em algumas mulheres, os resultados parecem promissores.

CONTROLE DE TRATAMENTO CLÍNICO

O principal objetivo do tratamento medicamentoso é o alívio dos sintomas e restabelecimento da qualidade de vida das mulheres com endometriose. É fato que as manifestações anatômicas da endometriose permanecem e, portanto, merecem alguns cuidados clínicos. É muito importante frisar que, mesmo na ausência de sintomas ou na melhora clínica com tratamento hormonal, pode haver progressão da doença, com consequente comprometimento de outros órgãos ou do potencial de fertilidade futuro.

Portanto, o monitoramento semestral com exame clínico e de imagem é importante no acompanhamento dessas pacientes. No primeiro ano após a remissão dos sintomas, preconizamos que as pacientes realizem avaliação com método de imagem (ultrassonografia especializada ou ressonância magnética) com intervalo semestral. Após três exames, nos quais a moléstia permaneça estável, podemos repetir a cada 12 meses. Se, em algum momento, houver suspeita de crescimento dos implantes, uma mudança terapêutica deve ser instituída, e a opção de cirurgia deve ser considerada.

Tratamento Clínico Pós-cirurgia

Duas situações se impõem no tratamento pós-operatório. A primeira são os casos de endometriose profunda infiltrativa. Apesar de não dispormos de ensaios controlados que indiquem a diminuição da taxa de recorrência, nestes casos, a complementação da cirurgia com análogos do GnRH por 3 a 6 meses é interessante, visando a eliminação de eventuais implantes microscópicos não visíveis na cirurgia.

Outra situação seria a prevenção de recidiva. Apesar de inúmeros aspectos da etiopatogenia da doença ainda serem desconhecidos, sabe-se que a endometriose é uma doença que depende da menstruação. Portanto, nas pacientes que tiveram o diagnóstico e tratamento (cirúrgico ou não), a amenorreia deve ser instituída.

Para tanto, os contraceptivos hormonais são a primeira escola. Podem ser de progestagênio ou combinados, não havendo estudo que mostre superioridade de uma formulação sobre a outra. Da mesma forma, não dispomos de dados se a melhor forma de administração seria a cíclica ou a contínua; entretanto, com base na etiopatogenia da doença e na ausência de estudos, optamos pelo regime contínuo. Este deve ser estendido até que haja desejo de gestação.

Outras formulações, como os contraceptivos transdérmicos, vaginal ou o sistema liberador de levornorgestrel também são opções que devem ser consideradas.

CONCLUSÃO

Considerando que, atualmente, a endometriose é um problema de saúde pública, as opções terapêuticas devem levar em consideração o grande número de portadoras da doença. Entre as possibilidades, o tratamento medicamentoso se destaca. Apesar de não dispormos de ensaios clínicos que comparem a eficácia deste tipo de abordagem com o tratamento cirúrgico, é notório que muitas mulheres conseguem melhora significativa da qualidade de vida com esta modalidade terapêutica.

Referências Bibliográficas

1. Abou-Setta, A.M., Houston, B., Al-Inany, H.G., Farquhar, C. Levonorgestrel-releasing intrauterine device (LNG-IUD) for symptomatic endometriosis following surgery. Cochrane Database Syst Rev. Jan 31 2013;1:CD005072.
2. Bernardi, L.A., Pavone, M.E. Endometriosis: an update on management. Womens Health (LondEngl). 2013 May;9(3):233-50.

3. Burney, R.O., Giudice, L.C. Pathogenesis and pathophysiology of endometriosis. FertilSteril Sep 2012;98(3): 511-519.
4. Dunselman, G.A., Vermeulen, N., Becker, C., Calhaz-Jorge, C., D'Hooghe, T., De Bie, B., Heikinheimo, O., Horne, A.W., Kiesel, L., Nap, A., Prentice, A., Saridogan, E., Soriano, D., Nelen, W. ESHRE guideline: management of women with endometriosis. Hum Reprod Jan 15 2014.
5. Jadoul, P., Kitajima, M., Donnez, O., Squifflet, J., Donnez, J. Surgical treatment of ovarian endometriomas: state of the art? FertilSteril Sep 2012;98(3): 556-563.
6. Koga, K., Osuga, Y., Takemura, Y., Takamura, M., Taketani, Y. Recurrence of endometrioma after laparoscopic excision and its prevention by medical management. Front Biosci. Jan 2013;1;5: 676-683.
7. Macer, M.L., Taylor, H.S. Endometriosis and infertility: a review of the pathogenesis and treatment of endometriosis-associated infertility. ObstetGynecol Clin North Am Dec 2012;39(4): 535-549.
8. Nogueira Neto, J., Coelho, T.M., Aguiar, G.C., Carvalho, L.R., Araújo, A.G. de, Girão, M.J., Schor, E. Experimental endometriosis reduction in rats treated with Uncariatomentosa (cat's claw) extract. Eur J Obstet Gynecol Reprod Biol Feb 2011;154(2): 205-208.
9. Pavone, M.E., Bulun, S.E. Aromatase inhibitors for the treatment of endometriosis. FertilSteril Dec 2012;98(6): 1370-1379.
10. Schwertner, A., Conceição dos Santos, C.C., Costa, G.D., Deitos, A., Souza, A. de, Souza, I.C. de, Torres, I.L., Cunha Filho, J.S. da, Caumo, W. Efficacy of melatonin in the treatment of endometriosis: a phase II, randomized, double-blind, placebo-controlled trial. Pain Jun 2013;154(6): 874-881.
11. Soares, S.R., Martínez-Varea, A., Hidalgo-Mora, J.J., Pellicer, A. Pharmacologic therapies in endometriosis: a systematic review. FertilSteril Sep 2012;98(3): 529-555.
12. Streuli, I., de Ziegler, D., Santulli, P., Marcellin, L., Borghese, B., Batteux, F., Chapron, C. An update on the pharmacological management of endometriosis. Expert OpinPharmacother Feb 2013;14(3): 291-305.
13. Vercellini, P., Crosignani, P.G., Abbiati, A., Somigliana, E., Viganò, P., Fedele, L. The effect of surgery for symptomatic endometriosis: the other side of the story. Hum Reprod Update Mar-Apr2009;15(2): 177-188.
14. Vercellini, P., Crosignani, P.G., Somigliana, E., Berlanda, N., Barbara, G., Fedele, L. Medical treatment for rectovaginal endometriosis: what is the evidence? Hum Reprod Oct 2009; 24(10): 2504-2514.
15. Vercellini, P., Buggio, L., Frattaruolo, M.P., Borghi, A., Dridi, D., Somigliana, E. Medical treatment of endometriosis related pain. Best Practice & Research Clinical Obstetrics &Gynaecology. Best Pract Res Clin ObstetGynaecol. Aug 2018;51: 68-91. Epub Feb 15 2018.

Capítulo 7.2

Tratamento Clínico Analgésico

Fabíola Peixoto Minson, Jamir Sardá Jr. e Marcia Morete

DOR PÉLVICA CRÔNICA E SÍNDROME DA DOR PÉLVICA CRÔNICA

Mulheres com endometriose (EDT) apresentam, de forma predominante, queixa de dor pélvica. A dor, segundo a Associação Internacional para o Estudo da Dor (IASP), é uma experiência física e emocional desagradável, associada a uma lesão tecidual real ou potencial.

As dores que mais comumente relacionam-se à EDT são dismenorreia, dispareunia de profundidade, dor para evacuar, queixas urinárias cíclicas e dor pélvica acíclica. Dismenorreia é a dor em cólica no período menstrual; dispareunia de profundidade é definida pela dor pélvica no fundo da vagina durante a relação sexual; e dor pélvica acíclica não tem relação com ciclo menstrual.

É certo que existem mulheres assintomáticas, assim como há incompatibilidade entre quadro clínico de dor, estadiamento da doença, extensão e severidade dos focos de endometriose nos diferentes sítios. Dessa forma, existem mulheres com doença profunda e espalhada por vários locais e dor leve, assim como outras que apresentam doença superficial e dores incapacitantes. Não existe relação linear entre a dor e a quantidade ou tipo dos implantes de EDT.

A EDT está associada a uma grande morbidade física e emocional decorrente da dor, infertilidade, redução das atividades, isolamento social, impacto econômico e interferência nas relações afetivas e familiares, entre outros fatores. Dada a etiologia complexa da doença e a presença de aspectos multidimensionais, uma parcela das pacientes submetidas a intervenções cirúrgicas e medicamentosas com hormônios não apresenta remissão satisfatória dos sintomas, permanecendo com dor pélvica crônica (DPC), o que, em geral, contribui para a redução da qualidade de vida.

A DPC ou dor persistente é definida como aquela dor não cíclica, percebida na pelve, parede abdominal, região lombar e glútea por pelo menos seis meses. Existem estudos atuais que mostraram alterações morfológicas e funcionais nas vias nociceptivas em mulheres com dismenorreia primária de forte intensidade. Dessa forma, existe uma tendência em se considerar também como legítimas fontes de DPC a dismenorreia e outras dores cíclicas ou intermitentes que ocorrem na pelve por um período maior que seis meses.

A DPC afeta as mulheres com ou sem doença visceral identificável. Não é incomum a persistência de dores em mulheres que já realizaram a laparoscopia terapêutica uma ou mais vezes, sem endometriose ativa e com resolução do problema inicial.

A síndrome de dor pélvica crônica (SDPC) é a ocorrência de DPC quando não há comprovação da doença local, associada a alterações cognitivas, comportamentais, sexuais, emocionais e com disfunção do assoalho pélvico.

A SDPC possui causa multifatorial e requer o conhecimento de todos os órgãos pélvicos e sua associação a outros sistemas e condições, incluindo o musculoesquelético, neurológico, urológico, gastroenterológico, além de aspectos psicológicos e psiquiátricos, necessitando de abordagem multidisciplinar.

Uma paciente com histórico de EDT e SDPC apresenta maior prevalência de outras dores crônicas viscerais e somáticas, como síndrome do intestino irritável, cistite intersticial, fibromialgia, lombalgia, dores articulares, cefaleia e disfunção de articulação temporomandibular.

A prevalência da SDPC é de aproximadamente 4% em mulheres, similar à prevalência de enxaqueca, asma e dor lombar. Ela representa um grande desafio para os profissionais de saúde devido à sua etiologia complexa e má resposta às terapias tradicionais.

Entre 71% e 87% das mulheres com DPC apresentam lesões de endometriose laparoscopicamente comprovadas, mas o local da lesão correlaciona-se mal com os locais que as pacientes identificam como suas áreas mais intensas de dor. Os tratamentos para endometriose têm se concentrado em terapias hormonais e cirurgia. Esta abordagem pode controlar a extensão da doença, mas muitas vezes não fornece uma solução duradoura para a dor pélvica associada. A sensibilização central e a dor miofascial secundária a pontos-gatilho (PG) constituem provavelmente outra fonte de iniciação, amplificação e perpetuação da dor.

Infelizmente, tanto a sensibilização central quanto a disfunção miofascial são frequentemente negligenciadas na avaliação, diagnóstico e tratamento da DPC associada à endometriose. Além disso, muitos ginecologistas não receberam treinamento na avaliação da disfunção miofascial, avaliando a dor pélvica de acordo com a prática ginecológica padrão. Neste capítulo, examinaremos a DPC relacionada à endometriose a partir de uma perspectiva centrada na dor e discutiremos como a sensibilização e os PG são componentes cruciais na experiência de mulheres com dor crônica que necessitam de uma avaliação mais abrangente e tratamento direcionado.

SENSIBILIZAÇÃO CENTRAL

Por muitos anos, acreditou-se que as dores relacionadas à endometriose decorriam apenas do processo inflamatório na pelve e das estruturas envolvidas na nocicepção visceral. Atualmente considera-se que as dores decorrentes da endometriose sejam mantidas pela sensibilização do sistema nervoso central ou pela memória de dor.

Um provável mecanismo envolve a inervação das lesões de endometriose por meio de brotamento neural de fibras sensoriais e simpáticas que inervam os vasos sanguíneos próximos. A ramificação dos vasos sanguíneos durante o desenvolvimento da lesão permite a invasão simultânea dos nervos, pois os mesmos fatores que atuam em vasos sanguíneos que germinam atuam sobre fibras nervosas. Fator de crescimento neural é encontrado em altos níveis em lesões de endometriose peritoneal, adenomiose e implantes ovarianos; existe maior densidade de fibras nervosas nas lesões de endometriose e estas fibras nervosas podem facilitar a comunicação direta da lesão endometriótica e do SNC.

A inervação direta de lesões por fibras sensitivas e simpáticas tem sido confirmada em estudos utilizando modelos animais e em mulheres com endometriose.

Sabe-se que os aferentes viscerais primários entram na medula espinhal e arborizam extensivamente para penetrar em vários segmentos espinhais, acima e abaixo do segmento de entrada. Esses aferentes estabelecem contato sináptico com neurônios superficiais e profundos do corno dorsal ipsilateral e contralateral. O resultado é uma ativação ampla e difusa do sistema nervoso central.

O processamento de estímulos viscerais de segunda ordem ocorre em segmentos espinhais e em locais do tronco cerebral que recebem a entrada do aferente primário.

A informação nociceptiva visceral passa pelas vias espinotalâmicas, espino-hipotalâmicas e espinorreticulares. O processamento cortical da informação visceral tem sido observado nos córtex insular, cingulado anterior e somatossensorial.

A sensibilização central ou memória de dor é um processo resultante da atividade sustentada que ocorre na fibra aferente primária, após a sensibilização periférica, favorecendo a liberação excessiva de neurotransmissores excitatórios. Estes aumentam a eficácia da transmissão sináptica entre os neurônios aferentes primários e os do corno dorsal.

Embora o mecanismo de sensibilização visceral central não seja totalmente conhecido, acredita-se que alguns mediadores como a substância P, CGRP, aspartato, glutamato, neurocininas, somatostatina e VIP estejam envolvidos no desenvolvimento e manutenção da sensibilização central induzida inicialmente pela inflamação na pelve. A ação desses neuromediadores em receptores específicos ionotrópicos (AMPA, cainato) e metabotrópicos (NMDA) ativa segundos mensageiros (cAMP, PKC, fosfatidilinositol, fosfolipase C) para abertura de canais de cálcio e entrada dessas substâncias para o interior das membranas celulares. Ocorre, então, a produção de outros mediadores (óxido nítrico e metabólitos do ácido araquidônico), a formação de oncogenes (cfos, fos B, C jun, jun B e D), que provavelmente alteram a transmissão do potencial de ação e ultraestrutura dos nervos e suas sinapses, e ocorre sensibilização medular e fenômeno de *windup* (aumento da duração da resposta de certos neurônios).

Acredita-se, também, que as conexões entre estruturas espinhais e supraespinhais, as chamadas projeções supraespinhais, estejam envolvidas no processo de sensibilização para hiperalgesia visceral. Essas projeções estão relacionadas aos reflexos autonômicos e motores que acompanham a dor visceral e podem explicar a ocorrência de náuseas, alterações intestinais e urinárias, o caráter difuso e mal localizado da dor visceral e o aumento da tensão muscular da parede abdominal, decorrente da dor referida.

O conhecimento da fisiopatologia da dor pélvica crônica facilita o entendimento da dor referida e da hiperalgesia viscerovisceral, bastante comum nas pacientes com endometriose.

A dor referida é sentida em estruturas somáticas como pele, músculos e decorre da projeção comum das fibras aferentes das vísceras e das fibras somáticas que convergem para a medula e para os mesmos neurônios de segunda ordem. Os centros superiores são incapazes de separar os dois locais de origem do sinal nociceptivo e ambos se manifestam como dores.

A hiperalgesia refere-se a um aumento da percepção dos estímulos dolorosos. Dor a estímulos não dolorosos (alodinia) também pode estar presente em certos indivíduos. A síndrome de dor vulvar é um exemplo de alodinia cutânea, que, em certos casos, pode ser associada à EDT.

O aumento da percepção dos estímulos dolorosos em outras vísceras é conhecido como hiperalgesia viscerovisceral. As comorbidades, entre EDT e outras doenças funcionais, ocorrem por esse fenômeno, em associação à EDT e à síndrome do intestino irritável ou à síndrome da bexiga dolorosa. Dois ou mais órgãos sensoriais têm convergência de projeções de aferência no sistema nervoso central e causam sensibilização e percepção da dor em mais de um órgão visceral.

Dor Miofascial

A dor miofascial surge da disfunção no músculo e no tecido conjuntivo circundante. Apesar de ser um problema clínico comum com prevalência ao longo da vida de até 85% na população geral, a dor miofascial é um componente subdiagnosticado e muitas vezes negligenciado nos casos de dor pélvica crônica. Uma característica marcante do seu diagnóstico é a presença de PGs na região sintomática, que são pequenos nódulos musculares palpáveis, localizados em faixas do músculo esquelético e que estão em um estado de contratura sustentada. Eles podem ser dolorosos espontaneamente (isto é, ativos) ou dolorosos apenas após a palpação (ou seja, latentes). Os PGs também podem causar distúrbios motores e autonômicos e afetar a função dos órgãos viscerais.

Os PGs podem ser encontrados em todo o corpo, incluindo o assoalho pélvico, onde podem referir dor na uretra, vagina, reto, cóccix, sacro, região lombar, abdome inferior e face posterior das coxas. Dispareunia, disquezia e disúria são os sintomas mais comuns entre mulheres com dor pélvica miofascial, embora esses sintomas também possam refletir condições ginecológicas, gastrointestinais e urológicas coincidentes.

Em geral, os PGs ocorrem secundariamente à sobrecarga ou ao uso excessivo de músculos. Eles também estão associados a uma variedade de condições médicas, incluindo as de origem metabólica, visceral, endócrina, infecciosa e psicológica. No assoalho pélvico, cirurgias ginecológicas, parto, lesões, abuso sexual, dispareunia e mecânica inadequada podem contribuir para a formação de PGs. Eles podem se desenvolver secundariamente à doença visceral. Estudos mostraram que os PGs estão associados à endometriose e síndrome da bexiga dolorosa, bem como a outras condições ginecológicas, geniturinárias e gastrointestinais, como vulvodínia, síndrome do cólon irritavel, coccigodinia e síndrome uretral.

Reconhecer um componente miofascial para a dor pélvica acrescenta outra dimensão ao diagnóstico e tratamento. Uma vez formados, os PGs podem se tornar uma fonte autossustentável de dor, mesmo após o problema visceral ter sido resolvido. Eles servem como fonte de nocicepção contínua; podem reduzir o limiar de dor, aumentar a dor visceral e referida e sensibilizar o sistema nervoso. Em relação à endometriose, os PGs que se desenvolvem secundariamente à doença podem sustentar a dor por longos períodos após a remoção completa das lesões e do manejo hormonal adequado.

AVALIAÇÃO DA DOR

Ao abordar e avaliar a SDPC, esta deve ser compreendida como uma doença em si e não apenas um sintoma da endometriose.

Como a dor é subjetiva e individual, a mensuração baseada exclusivamente na sua intensidade (fraca, média, forte ou incapacitante) é insuficiente para reconhecer as dimensões avaliativa, emocional e sensorial e todos os outros aspectos biopsicossociais envolvidos.

Em geral, dado o longo período de instalação da EDT, existem importantes alterações psicossociais e na qualidade de vida. A Figura 7.2-1 ilustra a contribui-

138 Endometriose

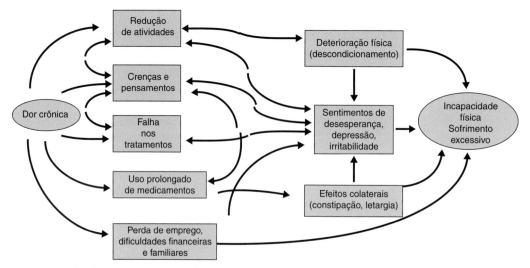

FIGURA 7.2-1 Impacto da dor crônica na qualidade de vida (Nicholas 1999, adaptado por Sardá, 2007).

ção de aspectos biológicos, cognitivos, afetivos e sociais no aumento da incapacidade e do sofrimento em pacientes acometidos por dores crônicas. A avaliação e o reconhecimento desse modelo de ciclo vicioso da dor crônica exigem uma abordagem multidisciplinar na avaliação inicial. Rotineiramente, após o encaminhamento da paciente com SDPC pela equipe de ginecologia, é realizado uma pré-consulta envolvendo enfermagem, fisioterapia, psicologia, além do médico especializado em dor.

A avaliação clínica detalhada de uma paciente com EDT e SDPC deve abordar:

- A localização da dor por meio do diagrama corporal (Figura 7.2-2).
- As características (pontadas, choque, queimação, cólicas, fisgadas, peso, aperto etc.).
- A intensidade da dor mensurada por meio de escalas unidimensionais como Escala Visual Analógica (VAS) ou Escala Verbal ou Visual Numérica (EVN) (Figura 7.2-3).

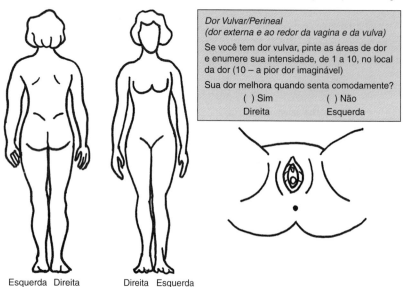

FIGURA 7.2-2 Diagrama corporal (Adaptado do "Questionário de Avaliação de Dor Pélvica" da International Pelvic Pain Society, 2012).

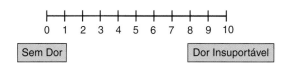

FIGURA 7.2-3 Escala verbal numérica de dor.

- A periodicidade (contínua ou intermitente).
- Os fatores desencadeantes.
- Os fatores de melhora (calor, repouso) e fatores de piora (estresse, posição, deambulação).

Existem diversos instrumentos multidimensionais de avaliação da dor passíveis de utilização nessa avaliação:

- SF-36 (*Questionário de Qualidade de Vida – Medical Outcomes Study 36 – Item Short Survey*): é um instrumento genérico de avaliação de qualidade de vida, de fácil administração e compreensão. É um questionário multidimensional formado por 36 itens, englobados em oito domínios: estado geral de saúde, vitalidade, capacidade funcional, aspecto físico, social, emocional e mental, além da dor.
- BPI (*Inventário Breve de Dor*): é rápido e autoaplicável. Quantifica tanto a intensidade da dor quanto a incapacidade associada. O questionário consiste em questões sobre a interferência da dor no sono, lazer, caminhar e captura aspectos vivenciados ao longo das últimas 24 horas.
- Questionário de McGill (*MPQ – McGill Pain Questionnaire*): é uma escala intensa, amplamente usada e testada em contextos clínicos e de pesquisa. Avalia a dor em três dimensões – sensorial, afetiva e avaliativa –, baseando-se em palavras que os pacientes selecionam para descrever sua dor.
- Escala de Pensamentos Catastróficos: a escala de Pensamentos Catastróficos sobre dor é composta de nove itens escalonados em uma escala Likert, que varia de 0 a 5 pontos associados às palavras "quase nunca" e "quase sempre" nas extremidades. O escore total é a soma dos itens dividida pelo número de itens respondidos, sendo que o escore mínimo pode ser 0 e o máximo 5, indicando maior catástrofe.
- Questionário de Avaliação de Dor Pélvica: esse instrumento é o único específico para essa população. Foi traduzido para português e autorizado para utilização pela Sociedade Internacional de Dor Pélvica (IPPS). Esse instrumento detalha o histórico ginecológico pregresso, o exame físico e ginecológico e a avaliação da dor em seus vários aspectos.
- HADS (*Hospital Anxiety and Depression Scale*): foi desenvolvida para identificar sintomas de ansiedade e depressão em pacientes de hospitais clínicos não psiquiátricos, sendo posteriormente utilizada em pacientes não internados e sem doenças diagnosticadas. Opta-se por essa escala por ser de fácil manuseio e de rápida execução, podendo ser realizada tanto pelo paciente quanto pelo entrevistador.

Além da avaliação da dor em si, devemos questionar e examinar outros órgãos e sistemas para diagnósticos diferenciais e/ou comorbidades. Em dores viscerais, ao se tratar uma estrutura envolvida, pode ocorrer melhora em outros órgãos. Por exemplo, ao se tratar a dismenorreia, pode-se melhorar as dores de cálculos renais e vice-versa.

Os exames clínico e ginecológico devem ser realizados rotineiramente e devem enfatizar a pesquisa de pontos-gatilho em músculos iliopsoas, quadrado lombar, reto abdominal, oblíquos, piriforme, além do elevador do ânus e coccígeo.

Pontos-gatilho são bandas tensas palpáveis em músculo esquelético com área de hipersensibilidade e reprodução da sensação de dor referida com estimulação do nódulo doloroso. Geralmente a paciente reconhece a dor que sente no exame de palpação muscular.

TRATAMENTO MULTIMODAL E MULTIDISCIPLINAR

Tratar a dor é um dever de todos os profissionais da saúde. Estes, ao exercerem suas atividades, devem dar suporte à busca pela qualidade de vida. Visto que a sensação dolorosa é determinada não apenas pelos estímulos nociceptivos, mas também pelas experiências prévias, emoções, crenças, atitudes e valores das mulheres com EDT e SDPC, o tratamento da dor deve ser de forma multimodal e multidisciplinar.

Por terapia multimodal entende-se a utilização e a combinação de diferentes modalidades terapêuticas farmacológicas ou não farmacológicas, incluindo os tratamentos cirúrgicos e anestesiológicos, a medicina física, a reabilitação e as terapias educativas, psicoemocionais e comportamentais.

Por tratamento multidisciplinar, entende-se a atuação de vários profissionais de especialidades diversas, incluindo-se médicos, enfermeiros, psicólogos, fisioterapeutas, educadores físicos, terapeutas ocupacionais, atuando com um objetivo comum.

Tratamento Farmacológico

Em 1986, a Organização Mundial de Saúde (OMS) propôs um método para alívio das dores: a Escada Analgésica, inicialmente desenvolvida para dores oncológicas, mas atualmente indicada também para outras síndromes dolorosas crônicas não oncológicas. Traduzida para 22 idiomas, foi revisada em 1996 e é utilizada até os dias atuais.

A OMS sugeriu a organização e a padronização do tratamento analgésico baseado em uma escada de três degraus de acordo com a intensidade da dor que o paciente apresenta (Figura 7.2.4).

O primeiro degrau recomenda o uso de medicamentos não opioides para dores fracas. O segundo degrau sugere opioides fracos para dores moderadas, que podem ser associados aos analgésicos simples do primeiro degrau. O terceiro degrau consiste em opioides fortes, associados ou não aos não opioides, a serem usados para dores fortes. Os adjuvantes podem ser utilizados nos três degraus da escada.

A escada de três degraus indica classes de medicamentos, proporcionando ao clínico e ao ginecologista flexibilidade e possibilidade de adaptação de acordo com as particularidades de sua paciente e da oferta de seu país.

A Escada Analgésica da OMS é um método simples, relativamente barato e eficaz em 70 a 90% das dores.

O tratamento inicia-se com uma explicação ao paciente sobre as causas das dores crônicas e, quando possível, deve ser aplicado simultaneamente ao tratamento da dor em si.

Analgésicos Não Opioides

Este grupo de analgésicos é representado pelos salicilatos, paracetamol, dipirona e anti-inflamatórios não esteroidais (AINES). A dipirona e o paracetamol atuam no sistema nervoso central e podem ser usados para dores leves de origem somáticas, ou seja, para as dores referidas para parede, músculos e ligamentos. Os AINES atuam através da inibição da enzima ciclo-oxigenase (COX), pois têm um efeito periférico. Consequentemente, a sua utilização em condições dolorosas que envolvem mecanismos periféricos ou dor inflamatória é válida.

Nenhuma evidência sugere que um AINES seja superior a outro para dor pélvica. Suas desvantagens estão relacionadas principalmente aos efeitos adversos como a doença péptica, a insuficiência renal, a disfunção plaquetária e a interação medicamentosa. Os analgésicos não opioides apresentam como vantagens mecanismo de ação e toxicidade diferentes e, portanto, podem ser associados aos opioides e adjuvantes. Não há desenvolvimento de tolerância.

Analgésicos Opioides

Este grupo age principalmente em receptores mu, delta e kapa no sistema nervoso central. Podem ser subdivididos em fracos e fortes, de acordo com sua potência. Os opioides fracos correspondem ao segundo degrau da escada analgésica e são representados pela codeína

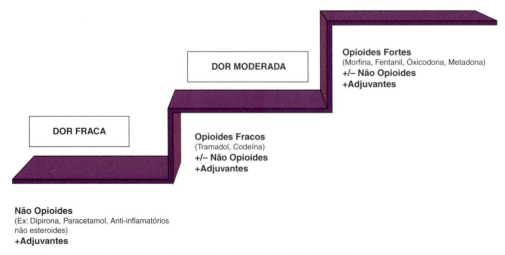

FIGURA 7.2-4 Escada analgésica da Organização Mundial de Saúde (OMS).

e tramadol. O uso de opioides fortes corresponde ao terceiro degrau e são representados pela morfina, metadona, oxicodona, fentanil e outros derivados. Recomenda-se utilizar analgésicos opioides agonistas puros como primeira opção terapêutica para um pequeno grupo de pacientes com SDPC e por um curto período. Não existe dose teto.

Adjuvantes

Este grupo heterogêneo de medicamentos contribui para o alívio da dor, trata os efeitos adversos dos analgésicos e melhora distúrbios psicológicos associados ao quadro álgico. Pode ser utilizado para dores crônicas com evidência de componentes neuropáticos da fisiopatologia, caso específico da EDT.

Antidepressivos

Inibem a recaptação das monoaminas nas fendas sinápticas, prolongando a ação das mesmas no tálamo, tronco encefálico e na medula espinal, potencializando a atividade do sistema modulatório descendente com analgesia e melhora da depressão. Os antidepressivos podem melhorar o sono, o humor, diminuem a ansiedade e, em alguns casos, aumentam o apetite. Controlam principalmente a dor crônica neuropática. Sua ação miorrelaxante contribui para melhora das dores musculares. Podem ser classificados como:

- Antidepressivos tricíclicos: aumentam os níveis sinápticos de dopamina, serotonina e/ou noradrenalina. São exemplos amitriptilina, imipramina e nortriptilina. A amitriptilina é a mais utilizada no tratamento da dor, porém a nortriptilina produz menos efeitos adversos. As doses analgésicas dos antidepressivos tricíclicos são menores que as doses antidepressivas. A amitriptilina tem efeito analgésico a partir de 25 mg e a dose antidepressiva necessária ultrapassa 75 mg. Os efeitos adversos incluem glaucoma, hipertireoidismo, arritmias cardíacas, insuficiência cardíaca, retenção urinária.
- Inibidores seletivos da recaptação de serotonina: aumentam os níveis de serotonina na fenda sináptica por bloqueio seletivo da sua recaptação. Não demonstram eficácia no alívio da dor, porém podem ser indicados nos casos de depressão. São exemplos fluoxetina, paroxetina e citalopram.
- Duais ou inibidores seletivos da recaptação de serotonina e noradrenalina: são os antidepressivos com duplo mecanismo de ação. Aumentam os níveis de serotonina e de noradrenalina na fenda sináptica por bloqueio seletivo da recaptação de ambas as aminas. São exemplos venlafaxina e duloxetina. Apresentam menos efeitos adversos quando comparados aos tricíclicos.

Anticonvulsivantes

A carbamazepina e a fenitoína são anticonvulsivantes prescritos desde a década de 1960 para o tratamento de dores neuropáticas. Atuam no bloqueio dos canais de sódio e na diminuição da liberação do glutamato no terminal nervoso pré-sináptico. Assim, diminuem as descargas ectópicas e encurtam o circuito neuronal envolvido na sensibilização central da SDPC.

A gabapentina e a pregabalina agem nos canais de cálcio dos neurônios pré-sinápticos promovendo sua modulação e diminuindo a liberação de mediadores excitatórios na fenda sináptica. Existem estudos sobre a utilização da gabapentina e da pregabalina, especificamente em mulheres com DPC, que se mostraram superiores ao placebo em relação ao controle da dor. O topiramato bloqueia canais de sódio, aumenta os níveis do GABA e diminui a liberação do glutamato no terminal nervoso, sendo mais utilizado para enxaqueca. Os efeitos adversos incluem sonolência, tontura, confusão mental, edema periférico.

Neurolépticos

Apresentam efeito serotoninérgico, anti-histamínico, anticolinérgico, bloqueio alfa adrenérgico e dos receptores DOPA. Exemplos incluem clorpromazina e haloperidol. São efeitos adversos tontura, sonolência, efeitos extrapiramidais, contrações involuntárias, tremor e rigidez muscular.

Benzodiazepínicos

Agem por inibição do GABA, abertura de canais de cloro, e diminuição de potencial de membrana. Não têm efeito analgésico, mas apresentam efeito sedativo, ansiolítico e melhoram o padrão do sono. Podem ser usados por um curto período (menos que oito semanas) para melhorar o ciclo sono-vigília. Dois exemplos são clonazepam e diazepam.

Antagonista NMDA

Diminui a resposta dos neurotransmissores excitatórios por meio do bloqueio do canal iônico do receptor NMDA, envolvido na sensibilização central, impedindo a saída do íon magnésio e a entrada de cálcio no neurônio. A cetamina é a representante dessa classe medicamentosa e seu enantiômero S apresenta bons efeitos na analgesia, principalmente em pacientes tolerantes aos opioides.

Anestésicos Locais

Agem por meio do bloqueio dos canais de sódio. São indicados para infiltração de pontos-gatilho, bloqueio de nervos periféricos, bloqueio de gânglios e plexos. Servem para controle de dor aguda e dor crônica miofascial, visceral e neuropática associadas à EDT. Existem adesivos de lidocaína a 5% para dores superficiais vendidos fora do Brasil. A ropivacaina apresenta duração maior que a lidocaína e menor cárdio e neurotoxicidade, sendo mais seguro e eficaz para utilização em técnicas de Medicina Intervencionista da Dor.

Relaxantes Musculares

O baclofeno é um relaxante muscular que atua nos receptores GABA e na medula espinhal. A substância deprime o sistema nervoso central por meio de uma diminuição dos neurotransmissores glutamato e aspartato, inibindo a ação reflexa e aliviando a dor da muscular espástica. A ciclobenzaprina relaciona-se estruturalmente aos antidepressivos tricíclicos, interagindo com a monoaminoxidase para o tratamento de espasmos musculares ligados ao círculo vicioso dor-contração-dor. Os relaxantes musculares de ação no sistema nervoso central podem causar sonolência.

Depletor de Substância P

A capsaicina é um alcaloide derivado da pimenta, causando depleção das reservas de substância P dos neurônios pré-sinápticos, sendo indicada no tratamento das neuralgias. Sua aplicação local provoca queimação, o que pode dificultar a aderência ao tratamento.

A Tabela 7.2-1 resume doses recomendadas e a posologia dos adjuvantes.

Questiona-se atualmente se já estamos no momento de modificar a Escada Analgésica da OMS. Apesar do alto índice de efetividade da analgesia para pacientes com a prescrição segundo a escada, existem falhas e particularidades para o tratamento das pacientes com EDT e SDPC. A escada não deve ser descontinuada, mas pode ser refinada após quase 30 anos de experiência clínica de uso da mesma.

TABELA 7.2-1 Doses e Posologia dos Medicamentos Adjuvantes para Tratamento da Dor

Medicamento	Dose	Precaução
Amitriptilina	25-75 mg VO/dia	Risco de confusão mental nos idosos, cuidado em pacientes com glaucoma e cardiopatias. Produz sonolência
Nortriptilina	10-50 mg VO/dia	Risco de confusão mental nos idosos, cuidado em pacientes com glaucoma e cardiopatias. Produz sonolência
Duloxetina	30 a 90 mg VO/dia	Náuseas, tonturas, disfunção sexual
Venlafaxina	75 a 150 mg VO/dia	Fadigas, tonturas, disfunção sexual
Haloperidol	0,5 a 15 mg EV ou VO/dia	Tontura, sonolência, efeitos extrapiramidais, contrações involuntárias, tremor e rigidez muscular
Clorpromazina	25 a 75 mg EV ou VO/dia	Tontura, sonolência, efeitos extrapiramidais, contrações involuntárias, tremor e rigidez muscular
Carbamazepina	200-1.200 mg VO/dia	Tontura, sonolência, hepatotoxidade
Gabapentina	300-3.600 mg VO/dia	Edema membros inferiores
Pregabalina	150-600 mg VO/dia	Ganho de peso, edema
Baclofeno	10 a 60 mg VO/dia	Sonolência, tremores, fadiga
Ciclobenzaprina	10 a 40 mg VO/dia	Sonolência, tremores, fadiga
Clonidina	0,1 a 0,2 mg EV ou VO/dia	Sonolência, hipotensão arterial
Cetamina	0,1 mg Ev hora	Taquicardia, hipertensão, alucinações
Capsaicina tópica	2 × dia	Dor no local da aplicação

Algoritmo DPC

O primeiro *guideline* publicado para as mais diferentes etiologias de DPC, incluindo as dores relacionadas à EDT, foi proposto em 2012 pela European Association of Urology. Foram 10 anos de estudos e publicações sobre o tema, compilados em forma de algoritmos de acordo com os critérios de medicina, baseados em evidência, como mostra a Figura 7.2.5.

O paracetamol pode ser indicado para dor somática de intensidade leve, enquanto os anti-inflamatórios não esteroides são indicados para dores de origem inflamatória por curtos períodos de tempo, como por exemplo, na dismenorreia. Já os antidepressivos (amitriptilina, nortriptilina, venlafaxina e duloxetina) têm indicação na dor neuropática, não sendo específicos para dor pélvica crônica. Da mesma forma, os anticonvulsivantes, como gabapentina e pregabalina, são indicados em dor de origem neuropática. Por fim, os opioides são boas opções na dor pélvica não oncológica, por períodos curtos de utilização. Todos esses dados têm nível de evidência 1A.

Medicina Intervencionista da Dor

Uma porção significante dos pacientes necessita receber outras estratégias como vias alternativas de administração de fármacos, bloqueios anestésicos e procedimentos neuroablativos ou neuromodulatórios. A realização desses procedimentos ocorre quando as medidas medicamentosas descritas anteriormente falham em obter analgesia ou causam efeitos adversos de difícil controle.

Estudos atuais sugerem que a aplicação precoce de alguns procedimentos anestésicos resulta em analgesia efetiva e menores efeitos adversos. Estes sugerem que a Medicina Intervencionista da Dor pode ser considerada adjuvante aos esquemas analgésicos tradicionais em qualquer estágio do tratamento e podem deixar de ser prescritos como a "última alternativa".

O bloqueio do plexo hipogástrico superior é um bloqueio do sistema nervoso simpático e pode ser realizado por meio de uma ou duas agulhas, em esquema de internação ambulatorial, pela técnica transdiscal entre L5 e S1, com a utilização de fluoroscopia e contraste não iônico. É indicado para pacientes com EDT que apresentam dores viscerais e neuropáticas.

O bloqueio de gânglio ímpar também corresponde a um bloqueio da aferência do sistema nervoso simpático, localizado na frente da junção sacrococcígea e está envolvido em dores perineais, como, por exemplo, dores vaginais crônicas ou dores anais. A fluoroscopia e a utilização de contraste não iônico garantem segurança e acurácia do método.

Os bloqueios anestésicos dos nervos periféricos, como pudendo ou genitofemoral, guiados por ultrassom, podem ser realizados como métodos diagnósticos ou terapêuticos quando há suspeita de lesão ou disfun-

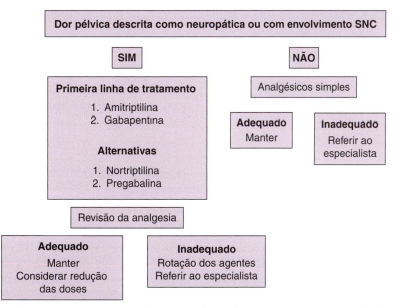

FIGURA 7.2-5 Algoritmo de tratamento farmacológico de dor pélvica crônica (Adaptado *do Guidelines on Chronic Pelvic Pain* publicado pelo *European Association of Urology*, 2012).

ção desses nervos. A aplicação de radiofrequência pulsátil como um método físico pode atuar neuromodulando a transmissão de dor após um bloqueio diagnóstico positivo em nervo periférico.

Os bloqueios anestésicos dos pontos-gatilho podem ser realizados às cegas após palpação minuciosa dos músculos superficiais. Devem ser guiados por fluoroscopia ou ultrassom em músculos mais profundos como piriforme ou iliopsoas. A aplicação de anestésico local (ou o simples agulhamento seco) quebra o ciclo de dor-contração, tendo duração e benefício analgésico superior ao tempo de ação do fármaco escolhido.

A base teórica da injeção de PGs é que a entrada em um músculo hipercontratado causa uma ruptura mecânica que interrompe os sinais sensoriais aberrantes que causam a formação destes nódulos dolorosos.

A toxina botulínica do tipo A é um inibidor da liberação da acetilcolina na junção neuromuscular, e tem efeito paralisante sobre os músculos estriados. Ensaios clínicos randomizados e controlados que avaliaram a eficácia da toxina botulínica no alívio da dor miofascial no pescoço, região cervicotorácica, ombro e parte superior das costas geraram resultados mistos. Houve um número limitado de estudos até o momento, incluindo dois estudos duplo-cegos, ensaios controlados por placebo, avaliando a injecção de toxina botulínica nos músculos do pavimento pélvico para DPC. Mais investigações são necessárias para explorar esta abordagem, incluindo a otimização da dose e técnica de injeção; no entanto, as evidências atuais sugerem que a toxina botulínica pode ser eficaz no tratamento da DPC associada à endometriose.

O uso de agentes neurolíticos como álcool ou fenol é, na maioria dos casos, contraindicado em dores benignas.

A neuromodulação no tratamento da dor pélvica deve ser considerada por especialistas em dor. Essas técnicas implantáveis são onerosas e utilizadas após tentativas sem sucesso de todas as técnicas descritas anteriormente. Existem relatos de estimulação da medula espinhal, de raízes sacrais, estimulação do gânglio da raiz dorsal ou estimulação do nervo periférico.

Tratamento Não Medicamentoso

Para pacientes com DPC e disfunção dos músculos do assoalho pélvico, são muito úteis as técnicas de terapias manuais, o aprendizado do relaxamento e o alongamento desses músculos com o trabalho conjunto da fisioterapia. O *biofeedback* e a eletroestimulação também devem ser realizados por fisioterapeutas especializados (Capítulo 7.3). Medidas físicas como calor, orientações de exercícios físicos regulares e de ergonomia também fazem parte do tratamento multidisciplinar.

Em termos de intervenção psicológica de caráter multidimensional, existem evidências de benefícios da terapia cognitivo-comportamental em pacientes com endometriose. As intervenções dessa natureza abordam, em geral, ansiedade, depressão, estresse, pensamentos catastróficos, mudanças na percepção da dor, engajamento em atividades, desenvolvimento de estratégias de enfrentamento, questões laborais, relacionamentos familiares, qualidade do sono e prevenção de recaídas. Técnicas de relaxamento ou meditação como a Atenção Plena também foram estudadas em SDPC com redução da necessidade diária de analgésicos.

A associação de psicoterapia individual ou em grupo delineada para essa população pode contribuir sobremaneira para redução da dor, incapacidade física, sofrimento mental e melhora da qualidade de vida das pessoas. As modalidades não medicamentosas devem ser realizadas em conjunto com as intervenções médicas.

Uma vez que uma fonte miofascial pode contribuir para a DPC associada à endometriose, mesmo após o tratamento hormonal e cirúrgico, um número crescente de profissionais está explorando métodos de tratamento da dor que abordam diretamente a dor miofascial.

Um conjunto de tratamentos é coletivamente conhecido como liberação miofascial, que envolve fisioterapia e outras técnicas manuais, incluindo massagem de pressão profunda, técnicas de alongamento, mobilização articular e rolos de espuma. Muitas vezes, sugere-se o ensino de outras estratégias para controle da dor, como respiração, relaxamento e exercícios. Essa é um forma de abordar os componentes fisiológicos e psicológicos da dor miofascial crônica, aliviar a dor relacionada aos PGs e fornecer aos pacientes estratégias de enfrentamento para redirecionar seu foco durante um episódio doloroso.

CONCLUSÃO

Compreender os mecanismos de sensibilização central e da dor miofascial envolvidos em EDT e DPC faz com que o tratamento atualmente não seja focado apenas na periferia (pelve), mas seja dedicado ao sistema nervoso central e à musculatura do assoalho pélvico concomitante. Por isso, a precocidade do tratamento da dor é fundamental no prognóstico e na efetividade dos resultados.

A participação do paciente de forma ativa deve ser estimulada desde a abordagem inicial. O controle da dor deve envolver também a melhora dos vários aspectos da qualidade de vida.

Referências Bibliográficas

1. Aredo, J.V., Heyrana, K.J., Karp, B.I., Shah, J.P., Stratton, P. Relating Chronic Pelvic Pain and Endometriosis to Signs of Sensitization and Myofascial Pain and Dysfunction. Semin Reprod Med January 2017; 35(1): 88-97.
2. Ballantyne, J.C. Primary Dysmenorrhea: An urgent mandate. Pain Clinical Updates 2013;XXI(3): 1-8.
3. Dubernard, G., Rouzier, R., David-Montefiore, E., Bazot, M., Darai, E. Use of the SF-36 questionnaire to predict quality-of--life improvement after laparoscopic colorectal resection for endometriosis. Human Reproduction 2008;23(4): 846-851.
4. Engeler, D., Baranowski, A.P., Elneil, S., Hughes, J., Messelink, E.J., Oliveira, P., van Ophoven, A., Williams, A.C.C. Guidelines on Chronic Pelvic Pain. European Association of Urology 2012.
5. Engeler, D.S., Baranowski, A.P., Dinis-Oliveira, P., Elneil, S., Hughes, J., Messelink, E.J., van Ophoven, A., Williams, A.C. The 2013 EAU Guidelines on Chronic Pelvic Pain: Is Management of Chronic Pelvic Pain a Habit, a Philosophy, or a Science? 10 Years of Development. Eur Urol (2013), http://dx.doi.org/10.1016/ j.eururo. 2013.04.035.
6. Evans, S., Moalem-Taylor, G.J.T.D. Pain and endometriosis. Pain. 2007 (132): 522-525.
7. Ferreira, K.A., Teixeira, M.J., Mendonza, T.R., Cleeland, C.S. Validation of brief pain inventory to Brazilian patients with pain. Support Care Center. 2011;19: 505-511.
8. Flor, H., Turk, D.C. Chronic Pain: An integrated biobehavioral approach. Seattle: IASP Press; 2011.
9. Jarrell, J.F., Vilos, G.A., Allaire, C., Burgess, S., Fortin, C., Gerwin, R.5., Lapensee, L., Lea, R.H, Leyland, N.A, Martyn, P, Shenassa, H, Taenzer, P. Consensus Guidelines for the Management of Chronic Pelvic Pain. J Obstet Gynaecol Can Nov 2018;40(11): e747-e787. doi: 10.1016/j.jogc.2018.08.015.
10. Marcolino, J.A.M., Mathias, L.A.S.T., Piccinini Filho, L., Guaratini, A.A., Suzuki, F.M., Alli, L.A.C. Escala hospitalar de ansiedade e depressão: estudo da validade de critério e da confiabilidade com pacientes no pré-operatório. Rev Bras Anestesiol 2007;57(1): 52-62.
11. Martin, C.E., Johnson, E., Wechter, M.E., Leserman, J., Zolnoun, D.A. Catastrophizing: a predictor of persistent pain among women with endometriosis at 1 year. Human Reproduction 2011;26(11): 3078-3084.
12. Mendes, N., Figueiredo, B. Psychological approach to endometriosis: Women's experiene and quality of life improvement. Psicologia, Saúde & Doenças 2012; 3(1): 36-48.
13. Minson, F.P., Abrão, M.S., Sardá, J.J.S., Kraychete, D.C., Podgaec, S., Assis, F.D. Importância da avaliação da qualidade de vida em pacientes com endometriose. Rev Bras Ginecol Obstet 2012;34(1): 11-15.
14. Sardá, J.J. Jr, Nicholas, M.K., Pereira, A.A., Pimenta, C.A.M. Validação da Escala de Pensamentos Catastróficos sobre Dor. Acta Fisiatr. 2008;15(1): 31-36.
15. Sepulcri, R.D.P., do Amaral, V.F. Depressive symptoms, anxiety, and quality of life in women with pelvic endometriosis Eur J Obstet Gynecol Reprod Biol 2009;142(1): 53-56.
16. Stratton, P., Khachikyan, I., Sinaii, N., Ortiz, R., Shah, J. Association of chronic pelvic pain and endometriosis with signs of sensitization and myofascial pain. Obstet Gynecol 2015; 125(3):719-728.
17. Tripp, D.A., Nickel, J.C. Psychosocial Aspects of Chronic Pelvic Pain. Pain Clinical Updates 2013;XXI(1): 1-7.
18. Zakka, T.M., Yeng, L.T., Teixeira, M.J. Tradução do Questionário de Dor Pelvica. Internacional Pelvic Society. 2010.

Capítulo 7.3

Fisioterapia no Tratamento da Endometriose

Christine Plöger

INTRODUÇÃO

A prevalência da endometriose vem crescendo de forma significativa e acredita-se que isto se deva à demora no diagnóstico da doença. Neste sentido, o período de tempo entre o início dos sintomas e o diagnóstico definitivo da moléstia, no Brasil, é de aproximadamente sete anos.

Durante este período, a mulher permanece sem diagnóstico e apresenta sintomas que se manifestam pela tríade clássica caracterizada por dismenorreia, dor genitopélvica/penetração (DGP) e dor pélvica crônica (DPC), o que acaba gerando inúmeras alterações secundárias à doença, como disfunções osteomusculares e emocionais. Segundo a nova classificação da DSM-V, os termos dispareunia e vaginismo foram substituídos por dor genitopélvica/penetração.

Com a demora no diagnóstico, a dor se instala de forma progressiva e pode não responder adequadamente ao tratamento tanto medicamentoso quanto cirúrgico. A manutenção e a evolução da dor estão associadas basicamente a três eventos:

- Mudanças neuroplásticas no corno posterior da medula, com aumento de liberação do fator de crescimento neural e da substância P na periferia, exacerbando o estímulo doloroso inicial.
- Reflexo viscerovisceral, no qual a sensibilidade é cruzada entre órgãos que dividem o mesmo segmento nervoso, o que dificulta a localização exata da dor.
- Reflexo visceromuscular, em que a dor de origem visceral causa alterações musculares, como a síndrome miofascial. Estes fenômenos, além de dificultarem a descoberta da origem da dor, também dificultam o tratamento.

Instala-se também um evento de neuroplasticidade no sistema nervoso central, conhecido por sensibilização central, tal sensibilização realiza o registro físico da dor em estruturas cerebrais. A intensidade e qualidade desse registro é diretamente proporcional ao tempo de exposição a dor.

A origem da dor pode ser multifatorial, já que a pelve abriga diferentes tecidos, devido a sua neurobiologia complexa. Dessa forma, a queixa álgica pode ser oriunda de estruturas e órgãos distintos ou da soma do acometimento de diversos sistemas.

Apesar de ser comumente relacionada com uma única causa, a queixa dolorosa raramente é produzida por apenas um agente causador de dor. Com frequência, há associação de vários fatores, gerando a síndrome da dor crônica, fato que interfere não somente no diagnóstico, mas também no tratamento.

A causa da dor acíclica em mulheres com DPC, na maioria dos casos, é desconhecida. Cerca de 30% delas não apresentam afecção ginecológica visível pela laparoscopia, e, naquelas que apresentam endometriose, a correlação da doença com o sintoma doloroso frequentemente não é clara. Desse modo, cirurgias bem planejadas e indicadas podem evoluir com insatisfação tanto do médico quanto da paciente por causa da manutenção do quadro doloroso.

Frente à alta prevalência de alterações miofasciais nas portadoras de endometriose, o tratamento fisioterapêutico de mulheres com a doença tem despertado crescente interesse nos profissionais da saúde que assistem essas pacientes.

ALTERAÇÕES MUSCULOESQUELÉTICAS E ENDOMETRIOSE

Cerca de 85% das mulheres com endometriose apresentam disfunções do sistema musculoesquelético, incluindo hiperlordose lombar, hiperextensão de joelhos e anteriorização pélvica, também conhecida como alteração postural típica da dor pélvica (*typical pelvic pain posture* – TPPP), bem como espasmo do músculo levantador do ânus e síndrome do piriforme.

As alterações musculoesqueléticas relacionadas à endometriose têm origem em desvios posturais, afecções musculares, articulares e ligamentares que afetam a pelve, o quadril e os membros inferiores. Na Tabela 7.3-1, podemos observar tais alterações.

Para estabilização da pelve, é necessário que haja sinergia entre os músculos reto abdominais, multífidos, o diafragma e a musculatura do assoalho pélvico. Uma vez instalado um desequilíbrio, a disfunção muscular vai se estabelecendo como um evento em cadeia. Frequentemente, observa-se que as mulheres com queixa de DPC, além de espasmo dos músculos do assoalho pélvico (MAP), podem apresentar, também, dor e encurtamento no músculo piriforme e no obturador interno.

Este conjunto de alterações pode ser explicado pelo princípio da globalidade. As fáscias musculares são formadas por tecidos conjuntivos que envolvem os músculos, permitindo que eles se conectem uns aos outros formando as cadeias musculares. Quando há alguma alteração nas fáscias, ela é transmitida aos músculos e, consequentemente, para a cadeia da qual fazem parte; por isso, as alterações em músculos específicos são transmitidas para todo o corpo. No caso de desequilíbrios posturais, podem-se observar compensações em outras estruturas osteomusculares próximas ou distantes, demonstrando a relação das fáscias no princípio da globalidade.

Na presença de dor crônica, instala-se um círculo vicioso que favorece a perpetuação do quadro e das alterações posturais. Neste círculo, o princípio da globalidade das fáscias e dos músculos está envolvido, pois a dor leva à postura antálgica que acarreta alteração das fáscias musculares, assim como outras alterações posturais. Esse processo intensifica o sintoma álgico e assim sucessivamente.

Esse ciclo de perpetuação da dor também se repete em outras disfunções musculares, como espasmos e pontos-gatilho (PG).

Os PG são pontos hipersensíveis dentro do músculo que o tornam incapaz de contrair e relaxar adequadamente; de modo geral, eles têm menos de um centímetro de circunferência, são dolorosos à compressão e podem causar dor referida em outra região que não a estimulada. Ocorrem por uma excessiva liberação de acetilcolina na fenda sináptica e outras substâncias inflamatórias após a contração crônica do sarcômero.

Os PG podem se desenvolver depois de uma lesão na fibra muscular, em virtude de eventos traumáticos ou microtraumas repetitivos no músculo, como o excesso de ativação muscular, também conhecido como *overuse*. Com o aumento da tensão, o músculo torna-se fatigado e mais suscetível à ativação de novos PG.

A sensibilização central também facilita o desarranjo muscular. Estudos mostram que, em mulheres com endometriose e dor miofascial, o registro álgico no sistema nervoso central é vizinho aos pontos de registro da dor miofascial.

Existem duas formas de apresentação do PG, o ativo e o latente. O ativo é caracterizado por dor constante, que pode ser referida em local distinto ao estimulado, contração do sarcômero, que pode ser ativada por estímulo mecânico, como a palpação; e é, frequentemente, acompanhado de alteração autonômica, como ereção pilosa, sudorese e náusea, podendo ser sintomático, mesmo em repouso. Já o latente é assintomático e não causa dor referida durante a palpação. Entretanto, ele é facilmente ativado por uma tensão mínima, por exemplo, acidentes ou alongamento excessivo.

O espasmo muscular é uma resposta motora involuntária que pode estimular os receptores de dor constantemente e causar isquemia local. Em geral, não apre-

TABELA 7.3-1 Alterações Osteomusculares

Estrutura	Localização	Alterações
Musculares	Abdome Glúteo médio Vértebras lombares Isquiotibiais Piriforme Rotadores internos Rotadores externos Iliopsoas Adutores Assoalho pélvico Quadrado lombar	Fraqueza Encurtamento Espasmo Pontos-gatilho Estiramento Contratura Distensão
Articulares	Lombares Lombossacra Sacroilíaca Quadril Sínfise	Hérnia de disco Instabilidade Frouxidão Bursite Doenças degenerativas Rigidez
Posturais	Pelve Membros inferiores	Anteversão pélvica Retroversão pélvica Obliquidade pélvica Hiperextensão de joelhos Hiperlordose lombar Hipercifose torácica

senta dor referida e, comumente, acomete um feixe muscular, quando comparado ao PG, permitindo que seja mais fácil percebê-lo à palpação. O espasmo pode também ser uma resposta do músculo à infecção viral, ao frio, a períodos prolongados de imobilização, tensão emocional ou trauma muscular direto.

Tanto um como o outro levam sofrimento à paciente que procura auxílio, sem diagnóstico preciso para a origem da queixa. Cerca de 30% dos diagnósticos de dor miofascial são realizados em centros primários *versus* 85 a 93%, que são realizados em centros especializados. Portanto, muitos profissionais da área de saúde ainda não reconhecem os distúrbios musculares relacionados com a queixa dolorosa.

A presença de PG ou espasmos musculares frequentemente pode confundir o diagnóstico médico. Alguns sintomas relacionados com as alterações musculares podem levar o médico a acreditar que a queixa possa estar relacionada a endometriose profunda com comprometimento intestinal e/ou vesical.

Na Tabela 7.3-2, pode-se observar a correlação das disfunções musculares com alguns sintomas específicos.

Além das alterações listadas, os espasmos e os PG nos MAP podem ocasionar queixa de dor genitopélvica à penetração (DGP) superficial e profunda, esvaziamento vesical incompleto, fluxo urinário intercortado, dificuldade em evacuar, além de dor local durante o exame ginecológico ou durante a prática de atividades esportivas como o ciclismo.

Em muitos casos, a persistência da DGP após o tratamento da doença é encarada como recidiva ou transtorno emocional e pouca atenção é dada a eventuais disfunções dos MAP.

Sabendo-se que as alterações osteomusculares, com frequência, afetam as mulheres com endometriose e que a DGP, queixa frequente nas portadoras da doença, pode acarretar ao longo do tempo disfunções na MAP, perpetuando a queixa mesmo após o tratamento da endometriose, é necessário que haja uma avaliação criteriosa a fim de identificar a correlação da queixa com a disfunção muscular.

AVALIAÇÃO FISIOTERAPÊUTICA

A avaliação fisioterapêutica em pacientes com endometriose é de suma importância, pois identifica as alterações osteomusculares e suas possíveis repercussões na fisiologia e biomecânica da pelve.

Os objetivos da avaliação são identificar alterações musculares e desvios posturais decorrentes da endome-

TABELA 7.3-2 Disfunção Muscular e Sintomas

Músculo	Sintoma
Puborretal	Dor na uretra e bexiga Dor abdominal inferior Aumento da frequência urinária Urgência miccional Sensação de esvaziamento retal incompleto
Pubococcígeo	Dor perineal
Iliococcígeo	Dor perineal Dor referida nas paredes laterais da vagina Dor no esfíncter anal
Isquiococcígeo	Dor após evacuação Sensação de volume retal
Esfíncter anal	Dor anal Dor próxima do púbis Formigamento/queimação na região anal
Coccígeo	Dor ao redor do cóccix Dor dentro do glúteo máximo Sensação de repleção intestinal Dor durante peristaltismo Sensação de volume retal Dor e pressão anal
Obturador interno	Dor vulvar Dor na uretra Dor em todo o assoalho pélvico Sensação de volume retal Dor semelhante a pinçamento de nervo pudendo Sensação de queimação local
Bulboesponjoso e Isquiocavernoso	Dor no períneo
Quadrado lombar	Dor inguinal Dor no abdome inferior Dor lombar
Iliopsoas	Dor inguinal
Reto abdominal	Dor lombar Hiperatividade detrusora
Oblíquo abdominal	Dor inguinal
Piramidal	Dor na uretra e na bexiga Dor na sínfise púbica Dor na articulação sacroilíaca, no quadril e nas nádegas, que piora na sedestação e bipedestação Dor ciática
Piriforme	Dor na articulação sacroilíaca Dor ciática Dor lombar
Glúteos (máximo, médio e mínimo)	Dor sacral Dor nos músculos isquiotibiais

triose e dor; relacionar as alterações encontradas com as queixas da paciente e verificar disfunções do assoalho pélvico.

A anamnese completa das mulheres é determinante para indicar se há algum fator de risco para as alterações osteomusculares e se, na queixa, existem características típicas de envolvimento dessas estruturas.

Informações como as listadas a seguir são extremamente importantes para direcionar o raciocínio do diagnóstico cinesiofuncional:

- Antecedentes de queda, principalmente sobre os ísquios
- Histórico de fraturas na pelve e no cóccix
- Tempo de queixa
- Características da dor, como piora ao movimento ou ao carregar peso, piora ao final do dia
- Correlação da atividade profissional com a queixa
- Fatores de melhora, como automassagem, repouso, compressas de calor
- Número de cirurgias pélvicas (ginecológicas ou não)
- Ganho exponencial de peso
- Histórico obstétrico (lesão perineal)
- Histórico sexual

O exame físico é composto por avaliação postural, palpação muscular, teste de força muscular, testes ortopédicos específicos e avaliação dos músculos de assoalho pélvico (MAP).

Na avaliação postural, observam-se os desvios já citados anteriormente, relacionados com a postura antálgica típica e, para isso, a paciente é vista em todos os planos (visão anterior, perfil, posterior).

Os músculos a serem avaliados são aqueles envolvidos na biomecânica da pelve, sendo importante que a paciente esteja com essa musculatura relaxada durante a palpação. Dessa forma, para a avaliação da musculatura da região dorsal, a paciente será posicionada em decúbito ventral ou lateral. Já para a avaliação da região ventral, a paciente deverá ficar em supino.

Para diagnosticar a síndrome da dor miofascial pélvica, o examinador precisa ter conhecimento para palpar os PG e espasmos na musculatura extrapélvica, bem como a intracavitária. Nos músculos que serão examinados, a palpação deve ser feita perpendicular à orientação da sua fibra para localização do ponto de tensão. A palpação desse ponto de tensão encontrado continua paralelamente à orientação anatômica da fibra, a fim de detectar o ponto de maior dor. Uma vez encontrado, é importante verificar sintomas como alteração visceral, dor referida ou se a queixa da paciente é deflagrada durante o estímulo manual desse ponto. Nos músculos abdominais, a manobra de Carnett, é importante a fim de diferenciar se a dor durante a palpação tem origem visceral ou muscular. Durante a palpação, no momento em que o examinador se deparar com um ponto de dor, solicita-se a paciente que eleve os ombros da maca realizando uma leve flexão de tronco (no caso de reto abmonial superior), ou eleve os pés com os joelhos estendidos no caso da porção inferior da musculatura citada. Caso haja alívio ou não se altere a característica da dor, o desconforto proveniente da palpação é possivelmente visceral. Caso haja agudização da dor, pode-se considerá-lo como muscular. Os músculos que merecem atenção durante a avaliação de mulheres com endometriose são:

- Quadrado lombar
- Eretores da espinha
- Piriforme
- Glúteos
- Adutores
- Iliopsoas
- Reto abdominal
- Transverso abdominal
- Diafragma

Essa musculatura também será avaliada em relação ao grau de força muscular, justamente pela estabilidade da pelve. Um músculo fraco pode trazer assimetria e descompensações articulares e, dessa forma, exacerbar a queixa inicial ou instalar uma nova disfunção dolorosa, como fixação sacroilíaca, sinfisite e bursites.

Os testes ortopédicos específicos destinam-se a sobrecarregar funcionalmente as estruturas teciduais isoladas. Eles não constituem isoladamente um diagnóstico, mas sim uma avaliação biomecânica a ser utilizada como parte de um exame clínico completo.

Nas mulheres com endometriose, os testes são aplicados nas articulações sacroilícas, no quadril, na sínfise púbica e na coluna lombar e em alterações musculares, como fraqueza de glúteo médio, encurtamentos dos músculos iliopsoas, retofemoral, sartório e isquiotibiais. Durante todo o teste, deve-se observar a dificuldade da paciente em executá-los em virtude do quadro álgico, uma vez que eles não devem ser prejudiciais à condição da paciente.

Após a avaliação da musculatura extrapélvica, dá-se continuidade à avaliação da musculatura intrapélvica por meio do exame físico ginecológico. A paciente deve ser posicionada em litotomia, com as pernas bem apoiadas, a fim de se alcançar o melhor relaxamento muscular possível.

No exame físico, observa-se a presença de cicatrizes e/ou secreções, distopias e contração muscular subjetiva. A palpação é iniciada externamente com toque no centro tendíneo do períneo para verificar o tônus. O tônus é avaliado de acordo com a resistência elástica do tecido, podendo ser avaliado como: resistência elástica (normotônico); sem resistência (hipotônico); muito resistente (hipertônico).

A palpação em busca de espasmos e PG deve ser feita preferencialmente de maneira unidigital. Introduz-se o primeiro dedo até o terço médio da vagina, percorrendo-se cerca de 3 a 4 cm, e procuram-se regiões dolorosas ao aumentar-se a tensão, realizando-se deslizamento sobre o ventre muscular dos levantadores do ânus.

Toda a MAP é alcançada com essa avaliação, com exceção dos obturadores internos. Para a palpação destes, é necessário solicitar à paciente, em posição de litotomia, que realize flexão e rotação externa do quadril, apoiando o pé no joelho contralateral. A palpação deve ser realizada na parede lateral da vagina, do mesmo lado que a perna for rodada; em seguida, o examinador produz uma resistência manual contrária ao movimento solicitado. Dessa forma, os músculos do elevador do ânus se afastam e o obturador interno entra em contato íntimo com o canal vaginal (Figuras 7.3-1 e 7.3-2).

Apesar de os músculos obturadores internos serem rotadores de quadril, sua avaliação é importante, uma vez que frequentemente estão relacionados à DGP profunda. Durante o coito, para permitir a penetração, o movimento do quadril em rotação externa, flexão e abdução é necessário. Nesse momento, o obturador interno entra em contato com o canal vaginal, e o pênis pode exercer pressão suficiente para deflagrar o sintoma.

É comum observamos, na avaliação dos MAP, a queixa de dor nas fossas ilíacas, na região interna de coxas e glúteos, cólica uterina e urgência miccional.

Após a palpação em busca de dor e tensão muscular, avalia-se também o desempenho dos MAP, uma vez que fazem parte da dinâmica pélvica. Nessa avaliação, observa-se força (escala de Oxford), duração (em segundos), resistência (número de contrações adequadas), coordenação, consciência perineal (uso ou não de musculatura acessória), simetria de contração, velocidade de contração e relaxamento e habilidade de relaxar adequadamente após a contração.

TRATAMENTO FISIOTERAPÊUTICO

Após a avaliação completa, a proposta de tratamento pode ser elaborada, levando em consideração o perfil da mulher, o grau de dor, o local da dor, a limitação física e a aceitação ao toque (histórico de abuso sexual).

Os princípios que procuram justificar a atuação do fisioterapeuta na reabilitação das disfunções musculoesqueléticas quando há dor, postura antálgica, desvios posturais e espasmos musculares, baseiam-se na ideia de que é necessário restaurar o equilíbrio muscular e favorecer a coordenação motora.

Basicamente, os tratamentos propostos às mulheres com endometriose podem ter dois objetivos: analgesia e reequilíbrio muscular. Em mulheres com dor incapacitante, frequentemente começa-se com técnicas analgésicas para depois evoluir-se para o fortalecimento e a reorganização muscular.

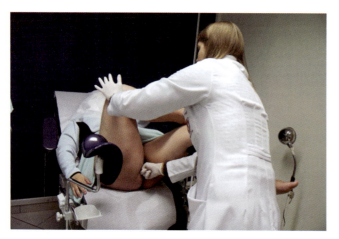

FIGURA 7.3-1 Avaliação do músculo obturador interno direito.

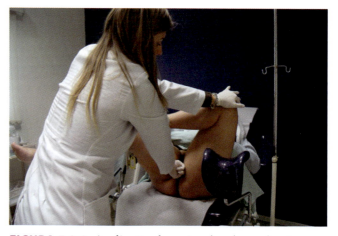

FIGURA 7.3-2 Avaliação do músculo obturador interno esquerdo.

Analgesia

Para o tratamento fisioterapêutico voltado à analgesia, temos alguns recursos como a eletroestimulação nervosa transcutânea (TENS), termoterapia, liberação miofascial, massagem do tecido conjuntivo, microcorrentes, corrente interferencial e *biofeedback*.

Na eletroterapia, a eletroestimulação nervosa transcutânea (TENS) é uma técnica de destaque nos tratamentos dolorosos, principalmente por ser indolor. A TENS é uma aplicação de corrente elétrica com frequência, intensidade e duração de pulso variáveis, de acordo com o tempo da queixa dolorosa (crônica/aguda).

Para que ocorra a redução da transmissão da dor, é necessária uma modulação na atividade do sistema nervoso central (neuromodulação). O mecanismo de ação da neuromodulação ainda é desconhecido, embora existam algumas teorias que tentem explicar este fenômeno. A teoria mais aceita é a teoria das comportas, na qual o estímulo periférico proporcionado pela TENS induz atividade elétrica inibitória à percepção cerebral da dor. Sempre que há um estímulo doloroso crônico em qualquer região do corpo, o estímulo percorre as fibras nervosas finas (fibras A-delta e C) por via aferente até o corno posterior medular, trazendo ao cérebro a representação dolorosa. Segundo a teoria das comportas, o estímulo elétrico produzido pela TENS usaria vias de maior calibre (fibra A-beta), e mais rápidas, e estimularia o corno posterior, não permitindo a chegada dos estímulos das vias finas. Consequentemente, o estímulo doloroso não consegue ativar o sistema nervoso central e o indivíduo tem diminuição da queixa.

Além disso, eleva os níveis de endorfina liberadas pelo cérebro perpetuando os efeitos da corrente, principalmente o estímulo de baixa frequência, além de provocar vasodilatação local. Tal fenômeno justifica também a aplicação dessa corrente mesmo em pacientes que não tenham alteração osteomuscular associada à dor.

Os eletrodos podem ser posicionados próximos da região da dor ou em território da sua segmentação nervosa. O estímulo pode, então, ser realizado no interior da vagina, no baixo ventre, na raiz nervosa (lombar e sacral, no caso da DPC) e no nervo tibial posterior (Figuras 7.3-3 e 7.3-4).

Atualmente, já estão disponíveis dispositivos de eletroestimulação, descartáveis, de fácil acesso que podem ser utilizados pela própria paciente após orientação adequada.

A liberação miofascial e a massagem do tecido conjuntivo também são indicadas, uma vez que a partir destas o relaxamento pode ser atingido e, assim, podem ser garantidas condições mais adequadas para a realização de exercícios posteriores, como, por exemplo, exercícios de mobilização pélvica, reeducação postural e estabilização lombopélvica.

A proposta da liberação miofascial é liberar restrições das camadas profundas da fáscia, favorecendo o estiramento das interligações fibrosas e as trocas de viscosidade das camadas miofasciais de um músculo sobre outro. A liberação é realizada de acordo com a localização da restrição, seguindo o princípio da globalidade, que é representada pela fáscia. Essa liberação pode ser feita tanto na superfície como no interior da vagina nos casos de DGP.

A crioterapia e a termoterapia também podem ser empregadas de forma adjunta ao tratamento contra a dor. O gelo possui propriedades anestésicas e ação anti-inflamatória. O calor, por sua vez, pode ser emprega-

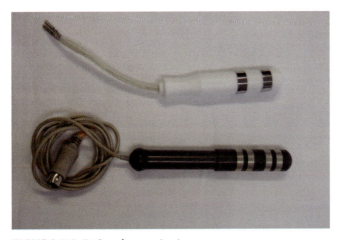

FIGURA 7.3-3 Sondas vaginais.

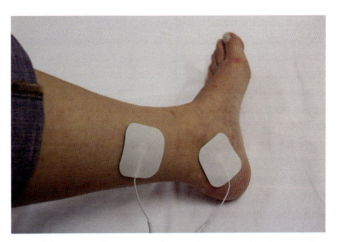

FIGURA 7.3-4 Eletroestimulação do nervo tibial posterior.

do a fim de aumentar o fluxo sanguíneo local e reduzir a produção de metabólitos que perpetuam a contração muscular crônica, como nos casos de espasmos e PG. A indicação de um ou outro deve considerar o perfil e a tolerância da paciente em relação às diferentes temperaturas; esses recursos devem ser aplicados em momentos distintos.

Para a normalização do tônus dos MAP, pode-se utilizar também o *biofeedback*. Existem dois tipos de dispositivos, o manométrico, que capta alterações de pressão dentro do canal vaginal/anal, e o eletromiográfico, que registra a atividade mioelétrica. Ambos são acoplados a uma sonda e podem ser posicionados dentro da vagina. O eletromiografo também pode ser realizado com o uso de eletrodos superficiais na borda do ânus ou na fúrcula vaginal. O treino, nos casos de normalização do tônus, é bem diferente daqueles empregados nos casos das pacientes com incontinência. Neste caso, é importante que a paciente aprenda a relaxar a musculatura adequadamente antes do treino de fortalecimento. Este tipo de tratamento também recebe o nome de *biofeedback* negativo.

Reequilíbrio Muscular

Uma vez que a queixa dolorosa deixe de ser incapacitante, é importante que o treino de reequilíbrio muscular seja iniciado. Pouco proveito há em reduzir apenas a dor e não abordar a causa, uma vez que a queixa poderá regressar.

Ao se pensar nos estabilizadores da pelve, alguns recursos poderão ser empregados, como a reeducação postural global, o método pilates, a cinesioterapia, a osteopatia, a terapia manual e o fortalecimento dos MAP.

O método pilates é um programa de treinamento físico e mental que considera o corpo e a mente como uma unidade, dedicando-se a explorar o potencial de mudança do corpo humano. Essa mudança tem como meta alcançar melhor funcionamento corporal e baseia-se no fortalecimento do centro de força. Este recurso surge como forma de condicionamento físico voltado, particularmente, a proporcionar bem-estar geral ao indivíduo, sendo assim capaz de propiciar força, boa postura, controle, consciência corporal e percepção do movimento.

Com base em princípios da cultura oriental, sobretudo os relacionados com as noções de concentração, equilíbrio, percepção, controle corporal e flexibilidade, e da cultura ocidental, destacando a ênfase relativa à força e ao tônus muscular, o pilates configura-se pela tentativa de controle consciente dos músculos envolvidos nos movimentos. O segundo pilar do método é a aplicação dos seis princípios básicos fundamentais: concentração, controle, centro, fluidez nos movimentos, respiração e precisão.

Apesar de ter sido desenvolvido visando interesses relativos à saúde, o pilates foi disseminado quase que exclusivamente entre atletas e dançarinos com a finalidade de melhorar o desempenho físico associado às suas práticas. Atualmente, tornou-se mais popular na reabilitação, correção postural e no condicionamento físico.

A reeducação postural global (RPG) tem como objetivo reequilibrar as cadeias musculares por meio de posturas, nas quais alguns grupos musculares são colocados em alongamento e outros em contração isométrica. Associados às posturas, são realizados exercícios respiratórios e algumas liberações miofasciais. Neste recurso, as assimetrias entre os hemicorpos também são trabalhadas para diminuir a sobrecarga articular, principalmente na pelve.

Diferentemente do método pilates, a RPG é um método com número menor de repetições e mais estático durante a sessão. Dessa forma, indivíduos com níveis mais elevados de ansiedade ou agitação podem ter dificuldade de se concentrar no método.

A osteopatia, a quiropraxia e a terapia manual frequentemente têm como objetivo alinhar as articulações. A junção dessas técnicas com recursos de fortalecimento muscular são de grande importância para que o realinhamento articular se mantenha. O motivo do desajuste articular, nos casos das mulheres com endometriose, provavelmente está associado ao desequilíbrio muscular estabelecido após o longo período de dor.

A cinesioterapia pode ser aplicada permitindo maior mobilidade pélvica e consciencia corporal. Ao ser associada a exercícios respiratórios, prepara a mulher a desenvolver estratégias de manejo de dor e estresse, bem como a controlar os desvios posturais compensatórios.

O fortalecimento dos MAP é muito importante nos casos de mulheres com endometriose, pois esses músculos fazem parte dos estabilizadores da pelve. Nesse momento, os recursos que podem ser utilizados são diversos, como cones, exercício de fortalecimento do assoalho pélvico, *biofeedback*, eletroestimulação (reforço muscular). A indicação de cada recurso vai depender do grau de consciência da musculatura, força, resistência e coordenação.

Mulheres com dor lombar baixa apresentam melhora da queixa quando, além do treino de fortalecimento de flexores e extensores de coluna, associa-se o treino dos MAP.

A prescrição e a liberação de exercícios aeróbicos surgem na sequência do restabelecimento do reequilíbrio muscular. Os efeitos do exercício físico no manejo da dor com liberação de serotonina e endorfina já são conhecidos e recomendados em indivíduos com dor crônica. Entretanto, no caso da mulher com endometriose e dor miofascial, a indicação precoce do exercício pode desencadear dor, dificultando a evolução do tratamento da paciente.

CONCLUSÃO

O diagnóstico tardio da endometriose acarreta disfunções em diversos órgãos e tecidos, podendo diminuir o sucesso de intervenções medicamentosas e cirúrgicas.

As disfunções osteomusculares são frequentes em mulheres com endometriose e merecem atenção de um profissional habilitado para tratar e acompanhar essas pacientes. A correta avaliação e o tratamento dessas disfunções são fundamentais para o restabelecimento da saúde e, consequentemente, da qualidade de vida dessas mulheres.

Referências Bibliográficas

1. Aladro-Gonzalvo, A.R., Araya-Vargas, G.A., Machado-Díaz, M. et al. Pilates-based exercise for persistent, non-specific low back pain and associated functional disability: a meta-analysis with meta-regression. J Bodyw Mov Ther 2013 Jan;17(1): 125-36.
2. Aredo, J.V., Heyrana, K.J., Karp, B.I., Shah, J.P., Stratton, P. Relating chronic pelvic pain and endometriosis to signs of sensitization and myofascial pain and Dysfunction. Semin Reprod Med Jan 2017;35(1): 88-97.
3. Bernardes, N.O., Marques, A., Ganunny, C. et al. Use of intravaginal electrical stimulation for the treatment of chronic pelvic pain: a randomized, double-blind, crossover clinical trial. J Reprod Med Jan-Feb 2010; 55(1-2): 19-24.
4. Bi, X., Zhao, J., Zhao, L. et al. Pelvic floor muscle exercise for chronic low back pain. J Int Med Res Feb 2013;41(1): 146-52.
5. Bonder, J.H., Chi, M., Rispoli, L. Myofascial pelvic pain and related disorders. Phys Med Rehabil Clin N Am Aug 2017;28(3): 501-515.
6. Bonetti, F., Curti, S., Mattioli, S. et al. Effectiveness of a Global Postural Reeducation program for persistent low back pain: a non-randomized controlled trial. BMC Musculoskelet Disord Dec 16 2010;11: 285.
7. Carinci, A.J., Pathak, R., Young, M. et al. Complementary and alternative treatments for chronic pelvic pain. Curr Pain Headache Rep Feb 2013;17(2): 316.
8. Dos Bispo, A.P., Ploger, C., Loureiro, A.F., Sato, H., Kopelman, A., Girão, M.J., Schor, E. Assessment of pelvic floor muscles in women with deep endometriosis. Arch Gynecol Obstet Sep 2016;294(3): 519-523.
9. FitzGerald, M.P., Anderson, R.U., Potts, J. et al. Randomized Multicenter Feasibility Trial of Myofascial Physical Therapy for the Treatment of Urological Chronic Pelvic Pain Syndromes. J Urol 2013;189: S75-S85.
10. George, S.E., Clinton, S.C., Borello-France, D.F. Physical therapy management of female chronic pelvic pain: Anatomic considerations. Clin Anat. Jan 2013;26(1): 77-88.
11. Gyang, A., Hartman, M., Lamvu, G. Musculoskeletal causes of chronic pelvic pain: what a gynecologist should know. Obstet Gynecol 2013;121: 645-650.
12. Kim, S.W., Paick, J.S., Ku, J.H. Percutaneous posterior tibial nerve stimulation in patients with chronic pelvic pain: a preliminary study. Urol Int 2007;78(1): 58-62.
13. Kotarinos R. Myofascial pelvic pain. Curr Pain Headache Rep (2012) 16:433-438.
14. Mira, T.A., Giraldo, P.C., Yela, D.A., Benetti-Pinto, C.L. Effectiveness of complementary pain treatment for women with deep endometriosis through Transcutaneous Electrical Nerve Stimulation (TENS): randomized controlled trial. Eur J Obstet Gynecol Reprod Biol. Nov 2015;194: 1-6
15. Moldwin, R.M., Fariello, J.Y. Myofascial trigger points of the pelvic floor: Associations with urological pain syndromes and treatment strategies including injection therapy. Curr Urol Rep Oct 2013;14(5): 409-417.
16. Stacy, J., Frawley, H., Powell, G. et al. Persistent pelvic pain: rising to the challenge.Aust N Z J Obstet Gynaecol Dec 2012;52(6): 502-507.
17. Tettambel, M.A. Using integrative therapies to treat women with chronic pelvic pain. J Am Osteopath Assoc Nov 2007; 107(10 Suppl 6): ES17-20.
18. Willard, F.H., Vleeming, A., Schuenke, M.D. et al. The thoracolumbar fascia: anatomy, function and clinical considerations. J. Anat 2012;221: 507-536.
19. Zhao, L., Wu, H., Zhou, X. et al. Effects of progressive muscular relaxation training on anxiety, depression and quality of life of endometriosis patients under gonadotrophin-releasing hormone agonist therapy. European Journal of Obstetrics & Gynecology and Reproductive Biology 2012;162: 211-215.

Capítulo 7.4

Orientação Nutricional no Tratamento da Endometriose

Simone G. Getz e Gabriela Halpern

INTRODUÇÃO

Há um grande interesse em identificar a relação entre alimentação e endometriose e quais modificações no padrão dietético podem ser benéficas aos objetivos terapêuticos, no sentido de:

- suprimir o avanço da afecção aos níveis mais severos;
- prevenir recidivas após intervenção cirúrgica;
- reduzir os sintomas de dor e melhorar a qualidade de vida.

A intervenção nutricional pode ser entendida como complementar ao tratamento da doença, visto que a mulher pode integrar novos hábitos e comportamentos à sua rotina, que contemplem evidências relatadas em estudos.

Algumas conclusões de pesquisas não convergem entre si, pois há de se considerar que os estudos são realizados em vários países, com seus diferentes padrões de alimentação, um viés para a epidemiologia nutricional. A forma de produção de determinados alimentos, a distância entre a área de cultivo e o mercado consumidor, o tempo de estocagem e o uso de pesticidas são alguns dos fatores que podem influenciar os resultados, além da presença de dor, fator que também determina a escolha alimentar (Parazzini et al., 2004).

Apesar de não haver consenso científico sobre a conduta dietética a ser orientada para as pacientes portadoras de endometriose, é plausível definir bases consistentes para o aconselhamento nutricional, alinhavando-se as evidências relatadas nos estudos específicos ao conhecimento das funcionalidades dos nutrientes e alimentos no organismo humano e à experiência clínica. É fundamental sensibilizar a paciente sobre como uma alimentação equilibrada e variada pode trazer impacto positivo à adequada nutrição celular e equilíbrio dos inúmeros processos metabólicos. A suplementação de nutrientes, quando necessária, deve ser individualizada e definida a partir do quadro clínico da paciente, da sua história alimentar e de resultados de exames bioquímicos.

Os pontos principais a serem observados na intervenção nutricional para endometriose são:

- Adequação do peso corporal.
- Melhora da saúde intestinal.
- Adequada resposta do sistema imune.
- Redução do perfil inflamatório da dieta, com foco no sistema antioxidante.
- Ingestão ou restrição no consumo de alimentos que podem estar relacionados à doença.

A anamnese nutricional visa conhecer dados clínicos, antropométricos e detalhes da rotina alimentar da paciente, principalmente no que diz respeito à organização das refeições, conhecendo os tipos de alimentos mais ingeridos, quantidade, forma de preparo, hora e local de consumo. A partir disso, podemos propor condutas condizentes à sua realidade e, consequentemente, garantir maior grau de adesão.

Os programas de acompanhamento nutricional são graduais e crescentes, justamente para a paciente conseguir incorporar de forma consistente e duradoura novos comportamentos e hábitos, adquirindo responsabilidade e consciência na tomada de decisão.

ÍNDICE DE MASSA CORPORAL

Vários estudos buscam estabelecer uma relação entre endometriose e índice de massa corporal (IMC). A tendência dos resultados indica que a presença da doença está inversamente relacionada com o IMC, ou seja, mulheres com endometriose tendem a ser mais magras (Calhaz-Jorge et al., 2004; Shah et al., 2008). Os estudos relacionam o grau de severidade da doença com baixo IMC, de maneira que se observa maior presença de lesões profundas em mulheres com IMC < 20 kg/m² (Calhaz-Jorge et al., 2004) ou 18,5 kg/m² (Laffay Pillet et al., 2012).

A menor incidência nas mulheres obesas pode ser explicada pela redução da frequência de episódios menstruais como um contraponto ao suposto ambiente de hiperestrogenismo nessas mulheres (Calhaz-Jorge et al., 2004). Clinicamente, essas conclusões podem ser utilizadas no diagnóstico e no acompanhamento, ao se intervir sobre o fator peso corporal de forma adjuvante a prevenir o avanço da moléstia para graus mais severos.

Contrastando com esses achados, verificou-se que mulheres com sobrepeso e obesidade teriam uma taxa significativamente maior de recidiva após o tratamento cirúrgico, quando comparadas com as pacientes com IMC saudável (Tabela 7.4-1). Em teoria, os autores do estudo postulam que isso poderia ocorrer devido ao fato de mulheres obesas apresentarem maior porcentagem de tecido adiposo e, consequentemente, maior produção estrogênica pela atividade da aromatase naqueles tecidos, conclusão essa consistente com a natureza estrogênio-dependente da doença (Nezhat et al., 2011).

SAÚDE INTESTINAL

A alimentação inadequada, xenobióticos (qualquer produto estranho ao organismo), excesso de medicamentos e estresse são algumas das causas para o desequilíbrio intestinal. Sabe-se que mulheres com endometriose, principalmente em estágios mais avançados da doença, fazem uso de vários medicamentos para controle da dor, mas alguns fármacos, como inibidores da bomba de prótons, anti-inflamatórios não esteroidais e antipsicóticos, podem alterar a microbiota intestinal e mimetizar sintomas de doenças inflamatórias intestinais, com repercussões negativas no diagnóstico e tratamento destas condições (Imhanna et al, 2017; Maier & Typas, 2017). Além do papel primordial de absorção, o intestino tem importante função imunológica por ser porta de entrada de toxinas imunossupressoras e microrganismos patógenos. Na submucosa intestinal, há a presença e ação de células dendríticas, macrófagos e linfócitos T e B.

TABELA 7.4-1 Classificação do IMC de acordo com a Organização Mundial de Saúde

Intervalo de IMC	Classificação
< 18,5	magreza
18,5 – 24,9	saudável
25 – 29,9	sobrepeso
30 – 34,9	obesidade grau I
35 – 39,9	obesidade grau II
> 40	obesidade grau III

Nota: O IMC é definido como o resultado da divisão do peso do indivíduo (em quilos) pelo quadrado de sua altura (em metros).

O intestino humano é povoado por mais de 400 tipos de bactérias que convivem em harmonia. Porém, quando há maior proporção de bactérias patogênicas, instala-se o estado de disbiose, comprometendo a adequada produção de muco, vitaminas K, complexo B, lisozimas e hormônios, afetando a capacidade de absorção de nutrientes e, principalmente, o papel imunológico esperado diante de antígenos. Mais de 70% da microbiota intestinal é composta por *Firmicutes*, *Bacteriodetes* e Proteobactérias, sendo que uma taxa maior de *Firmicutes/Bacteriodetes* é considerada um marcador de disbiose e pode refletir risco aumentado de obesidade, hipertensão arterial, síndrome do intestino irritável. Em modelo animal de endometriose induzida, foi observada taxa quase duas vezes maior de *Firmicutes/Bacteriodetes* do que no grupo controle, sugerindo que a endometriose pode induzir quadros de disbiose (Ming et al., 2018).

Pacientes com endometriose apresentam queixas frequentes relacionadas à alteração do ritmo e consistência das fezes e aumento da flatulência. Portanto, como ponto inicial ao tratamento nutricional, é recomendável avaliar o funcionamento intestinal e promover, quando necessário, a recolonização da flora local. Para esse fim, são utilizados probióticos, prebióticos e nutrientes que agem como substratos energéticos às células da mucosa intestinal.

Probióticos

As principais bactérias probióticas utilizadas atualmente para fins terapêuticos são os lactobacilos, especialmente as espécies *Lactobacillus acidophilus*, *casei*, *bulgaricus, gasseri, paracasei, reuteri, rhamnosus*, e as bifidobactérias, como a *bifidum, breve, infantis, longum*. Todas essas cepas são de origem humana, não são patogênicas e cada uma tem específica indicação de uso. Há no mercado produtos lácteos com probióticos em sua formulação, como também formulações magistrais na forma de sachês ou cápsulas, que possibilitam a associação benéfica de várias cepas.

O lactobacilo *gasseri* OLL 2809 é uma cepa com características imunoestimulatórias por aumentar a concentração de Interleucina-12 (IL-12) no fluido peritoneal e se mostrar supressora do desenvolvimento de lesões endometrióticas ectópicas em animais devido à maior ativação das células *natural killer* e da via Th1 da resposta imune (Itoh H et al., 2011a, Uchida & Kobayashi, 2013). A suplementação desse probiótico em mulheres com dismenorreia resultou na diminuição significativa da intensidade da dor durante o período menstrual no segundo mês e, mais eficientemente, no terceiro mês de uso. Assim, devido ao efeito terapêutico encontrado, e por não apresentarem efeitos adversos, esses lactobacilos podem ser uma alternativa no tratamento e na melhora da qualidade de vida dessas pacientes (Itoh H et al., 2011b).

Prebióticos e Fibras

Como substrato energético à replicação dos próbióticos, utiliza-se fibras solúveis e prebióticos, ou seja, carboidratos não digeríveis pelo intestino humano, cuja fermentação gera a produção de ácidos graxos de cadeia curta e diminuição do ph do cólon, condição essa desfavorável à sobrevivência das cepas patogênicas. Os prébióticos estimulam a multiplicação da população probiótica, principalmente a bifidogênica. A inulina e os fruto-oligossacarídeos são exemplos de prebióticos, sendo as frutas e vegetais uma ótima fonte, especialmente alcachofra, aspargos, chicória, cebola, alho, banana e tomate, além de centeio e cevada. Salienta-se que simbióticos são produtos que combinam em sua formulação probióticos e prebióticos.

Em relação às fibras dietéticas, recomenda-se a ingestão diária de 25 gramas de fibras para mulheres em idade reprodutiva. No entanto, é de conhecimento público o alto consumo de cereais refinados e alimentos processados, em detrimento dos integrais e vegetais, fontes de fibras.

Especificamente no grupo de mulheres com endometriose, constatou-se que aquelas nos estádios avançados da doença apresentavam consumo de fibras significativamente menor que aquelas nos estádios iniciais (Savaris e Amaral, 2011). O lento trânsito intestinal pode comprometer a saúde gastrointestinal e potencializar a ação das betaglicuronidases e sulfatases, o que acarreta em aumento da reabsorção dos esteroides, novo aproveitamento no ciclo êntero-hepático e menor excreção fecal (Naves, 2010).

Assim, o cuidado nutricional visando a integridade do ecossistema intestinal e seu adequado funcionamento podem colaborar para a homeostase do sistema imune, com maior excreção de toxinas imunossupressoras e menor absorção intestinal de metabólitos de esteroides.

Supercrescimento Bacteriano (SIBO)

A prevalência de síndrome do intestino irritável (SII) parece ser maior em mulheres com endometriose do que em mulheres sem a doença (Schomacker et al., 2018). Foi identificado que alguns carboidratos não absorvidos pelo trato gastrointestinal e fermentados por bactérias intestinais patogênicas, em pacientes com hipocloridria, podem provocar aumento na produção de gases resultando em distensão abdominal, além de alteração na motilidade intestinal (Dukowicz et al., 2007). Em metanálise realizada por Zhong et al., em 2017, sugeriu-se que o uso de probióticos ajuda a reduzir a concentração de hidrogênio expirado, descontaminar o supercrescimento de bactérias intestinais (SIBO) e aliviar o desconforto abdominal, apesar de não ser eficiente para sua prevenção.

Quando o supercrescimento de bactérias no intestino delgado é identificado pelo teste respiratório do hidrogênio expirado, sugere-se dieta pobre em FODMAPS (grupo de carboidratos – oligossacarídeos, dissacarídeos, monossacarídeos e polióis fermentados). Essa dieta é caracterizada pela exclusão e/ou menor consumo de determinadas frutas, verduras, legumes e grãos (Moore et al., 2017), devendo ser indicada e acompanhada por nutricionistas e médicos especializados, justamente por sugerir a restrição de alimentos importantes para o organismo, especialmente ricos em antioxidantes e fitoquímicos (Moore et al., 2017).

SISTEMA IMUNE

O sistema imune está envolvido na fisiopatologia da endometriose. A compreensão de que os nutrientes são componentes químicos envolvidos na produção e função das diversas células de defesa é importante para a proposição de intervenções que identifiquem e ajustem o aporte daqueles nutrientes que estão em falta ou em excesso, oferecendo a matéria-prima necessária à adequada imunocompetência. Os macro e micronutrientes atuam em sinergia e deficiências podem ter fortes impactos sobre a resposta inata e adaptativa. Destacam-se alguns desses nutrientes, muitos deles com propriedades antioxidantes: ácidos graxos poli-insaturados da série ômega-3 (alfa-linolênico), vitaminas lipossolúveis A, D e E, vitaminas hidrossolúveis C, B12, B6 e B9 e os minerais zinco, selênio e cobre.

Os ácidos graxos ômega-3 são compreendidos por ácido eicosapentaenoico (EPA) e ácido docosahexaenoico (DHA), ambos de origem marinha (óleo de peixe), e ácido alfalinolênico (ALA) de origem vegetal (sementes de linhaça e chia). Esse último, endogenamente, é fracamente convertido às formas mais ativas EPA e DHA. O ômega-3 tem seu papel imune relacionado a propriedades anti-inflamatórias.

As vitaminas lipossolúveis A, D e E também podem ter efeitos sobre o sistema imune. A vitamina A está envolvida com a atividade leucocitária, equilibrando a resposta imunológica como um todo (Pedruzzi e Teixeira, 2007). O ácido retinoico (AR – metabólito ativo da vitamina A) é um dos fatores parácrinos que, nas células epiteliais, estimulam a produção de HSD17β2 (17β-hidroxiesteroide desidrogenase do tipo 2), enzima que catalisa a conversão de estradiol em estrona, inativando o estradiol no endométrio. Assim, falhas na sinalização do AR, além de aumentar o estradiol, podem favorecer a invasão e proliferação celular que impede apoptose dos focos endometriais (Jiang et al., 2018).

A vitamina D tem efeitos imunomoduladores. Tal fato tem sido evidenciado pela observação da expressão do receptor de vitamina D em linfócitos T ativados e em células apresentadoras de antígenos, como macrófagos e células dendríticas (Rogero, 2012). O efeito positivo da vitamina D sobre a diminuição de dor pode estar associado à supressão da ciclo-oxigenase 2 e consequente síntese de prostaglandinas, assim como à maior expressão da 15-hidroxi-prostaglandina desidrogenase, enzima responsável pela inativação de prostaglandinas E2 (Anastasi et al., 2017).

Tem se estudado também o papel desta vitamina no próprio desenvolvimento da endometriose e avanço da doença. O nível sérico de 25(OH)D3 em portadores da forma severa mostrou-se significativamente mais baixo do que em mulheres sem a doença ou no estágio inicial (Miyashita et al., 2016), observando-se correlação linear positiva entre o nível sérico da 25(OH)D3 e o diâmetro de endometriomas ovarianos (Clavattini et al., 2016). Além dessas características imunomoduladoras, essa vitamina também parece apresentar características anti-inflamatórias, antiproliferativas e anti-invasivas, de maneira que sua deficiência pode promover a progressão da endometriose, e a sua suplementação quando necessária pode ser usada para controlar a doença (Miyashita et al., 2016). Conclusões contrárias a respeito da relação inversa entre a vitamina D e a endometriose já foram relatadas, mas é importante esclarecer que, nesses casos, as coletas séricas foram realizadas no período de diagnóstico ou logo após, restando dúvidas sobre a influência da doença sobre esses parâmetros ou se a concentração de vitamina D ativa no plasma foi influenciada pelo desenvolvimento da doença (Harris et al., 2013).

A vitamina E tem seu papel imune determinado pela sua forte capacidade antioxidante, prevenindo danos oxidativos e reduzindo o efeito da cascata de peroxidação das membranas celulares, inclusive das células do sistema imune.

A vitamina C é capaz de regenerar a vitamina E à sua forma anterior à oxidação, o que leva à diminuição da quantidade de radicais reativos de oxigênio liberados por fagócitos ativados no meio extracelular, sem repercussões na atividade intracelular dessas células. Assim, tem-se uma diminuição dos danos aos tecidos vizinhos, sem comprometer a capacidade de opsonização e o processamento antigênico (Pedruzzi & Teixeira, 2007).

A carência das vitaminas B9 e B12 leva à diminuição, nos fagócitos, da capacidade de gerar metabólitos reativos de oxigênio e de apresentação antigênica, comprometendo a ativação dos linfócitos T CD4+. A vitamina B6 está envolvida na síntese de ácidos nucleicos e proteínas e, quando deficiente, leva a um efeito em cascata supressivo da ativação de todas as populações linfocitárias que interagem com o antígeno (Pedruzzi & Teixeira, 2007).

O zinco, em níveis adequados, é necessário para a função das células *natural killer*, regula a expressão de citocinas em macrófagos e acentua a função das células T. Os efeitos do selênio não são tão bem definidos e parecem estar relacionados com à sua capacidade antioxidante (Fernandes et al., 2009). A deficiência de zinco pode causar significativa atrofia do timo e comprometer a resposta imunológica dependente de linfócitos T. As consequências da deficiência de cobre nas células fagocitárias, particularmente neutrófilos e macrófagos, foram descritas como comprometedoras do sistema de defesa imunológico inato (Pedrosa et al., 2012).

As enzimas do sistema antioxidante endógeno têm esses minerais como cofatores; superóxido dismutase é dependente de zinco, cobre e glutationa peroxidase de selênio.

O equilíbrio energético-proteico da dieta deve ser considerado na medida em que os aminoácidos essenciais, que não são produzidos no organismo e portanto devem ser oriundos da alimentação, também são a matéria-prima para fabricação das células do sistema imune. A glutamina, aminoácido presente nas reservas musculares, tem importante papel como metabólito energético aos enterócitos, linfócitos e macrófagos, sendo muito exigida durante os processos inflamatórios.

Observa-se, em anamnese nutricional, o frequente abuso por longos períodos de dietas restritivas e desequilibradas, seja devido à drástica redução do consumo de algum macronutriente, como por exemplo de carboidratos em programas para rápida perda de peso ou, de outra forma, pela preferência por preparações ricas e exclusivas de carboidratos (massas, pães), mais rápidas e práticas em detrimento de uma alimentação mais equilibrada. No entanto, preservar a adequada harmonia entre os macronutrientes é um fundamento básico da nutrição, que deve ser respeitado.

REDUÇÃO DO PERFIL INFLAMATÓRIO DA DIETA COM FOCO NO SISTEMA ANTIOXIDANTE

O estresse oxidativo é definido como um desequilíbrio entre a produção e a neutralização de espécies reativas de oxigênio, produzidos pela cadeia transportadora de elétrons da mitocôndria e como resultado do mecanismo de defesa antioxidante. Ele está presente nos diferentes processos implicados na endometriose, favorecendo a manutenção da doença, e, nesse caso, podemos citar duas enzimas antioxidantes com papel fundamental, a superóxido dismutase e a glutationa peroxidase, ambas altamente expressas no tecido endometrial ectópico (Chen et al., 2019).

Como o estresse oxidativo no ambiente peritoneal e a inflamação estão potencialmente no topo dos fatores associados à endometriose (Gupta et al., 2006), manter um *status* sistêmico menos inflamatório pode prevenir o avanço da patologia e/ou sua recorrência (Saguyod et al., 2018). Nesse contexto, a alimentação atual, baseada em produtos industrializados, rica em açúcares e gorduras saturadas, poli-insaturadas da série ômega-6 e trans, pode vir a ser mais um fator externo, mas modificável, de ativação da cascata inflamatória. Portanto, a inclusão de alimentos ricos em nutrientes antioxidantes e fitoquímicos pode contribuir na redução do *status* inflamatório da dieta.

Exemplos são folhas verde escuras, frutas vermelhas, vegetais vermelho-alaranjados, azeite extra virgem, oleaginosas, sementes, especiarias (açafrão, ervas, gengibre), chá verde, suco integral de uva e peixes fonte de ômega-3. Somado a isso, o sistema antioxidante endógeno, representado principalmente pelas enzimas catalase, superóxido dismutase, glutationa redutase e peroxidase, tem seu adequado funcionamento influenciado pelo consumo dietético de compostos antioxidantes não enzimáticos como manganês, cobre, selênio, zinco, betacaroteno, vitamina C e vitamina E.

Vitaminas, Minerais e Polifenóis

Várias intervenções nutricionais têm sido propostas para avaliar o impacto de nutrientes antioxidantes em aspectos que envolvem a endometriose, como redução de marcadores inflamatórios, aumento da capacidade de resposta imunológica no ambiente peritoneal, regressão ou não crescimento das lesões e melhora dos sintomas de dor, como mostra a Tabela 7.4-2. A suplementação de nutrientes é uma estratégia terapêutica segura e de baixo custo e que pode ser bem utilizada, especialmente quando há o desejo reprodutivo, evitando-se assim o efeito adverso dos fármacos hormonais normalmente utilizados.

Verifica-se, no Brasil, grande inadequação no consumo das vitaminas antioxidantes A, C e E. Respectivamente, 92,4%. 85,1% e 99,7% da população não atinge as recomendações de ingestão diária (DRI) para essas vitaminas (Pinheiro et al., 2011). Em consonância com esses achados, diferentes estudos observaram baixo aporte dos nutrientes antioxidantes nas mulheres com endometriose, especialmente para as vitaminas A, C e E (Mier-Cabrera et al., 2009; Savaris e Amaral, 2011), zinco e cobre, com o agravante de que o consumo das vitaminas C e E é 30% menor do que o observado em mulheres saudáveis (Mier-Cabrera et al., 2009). Em conformidade com esses dados, a inadequação dessas duas vitaminas e dos minerais zinco e selênio mostrou correlação positiva com a intensidade da doença, ou seja, quanto maior o grau de severidade, menor o consumo desses antioxidantes (Guerrero et al., 2006).

TABELA 7.4-2 Resultados Positivos do Uso de Antioxidantes em Mulheres com Endometriose

Nutrientes	Considerações
Vitaminas: A, C, E e piridoxina. Minerais: cálcio, magnésio, zinco, selênio, ferro Probióticos Ômegas 3 e 6	Suplementação antioxidante após cirurgia conservadora de endometriose estádios III-IV mostrou-se igualmente efetiva ao uso de terapia de supressão hormonal com GnRH-a na redução de dor pélvica não menstrual, na melhora da vitalidade e da percepção da saúde geral (Sesti et al., 2007).
Vitaminas C e E	O consumo de barras enriquecidas com vitaminas C e E teve significativa redução dos níveis de malondialdeído no fluido peritoneal e plasma após quatro meses de uso e nos hidroperóxidos lipídicos após seis meses de uso (Mier-Cabrera et al., 2008).
Vitaminas A, C e E	Dieta rica nas vitaminas A, C e E por dois meses ocasionou a redução dos marcadores plasmáticos de estresse oxidativo (malondialdeído e hidroperóxidos lipídicos) e o aumento da atividade das enzimas superóxido dismutase e glutationa peroxidase (Mier-Cabrera et al., 2009).
Vitaminas C e E	Suplementação por dois meses de vitaminas C e E, antes de intervenção cirúrgica, resultou em redução da dor pélvica crônica, dismenorreia e dispareunia. Observou-se redução de marcadores inflamatórios no fluido peritoneal: interleucina-6 e proteína-1 quimiotáxica dos monócitos (MCP-1) (Santanam et al., 2013).
Vitaminas nicotinamida e folato, ácidos graxos ômegas 3 e 6, associados a quercetina, curcumina, e a planta *Tanacetum parthenium*	A suplementação dietética em associação com mudanças alimentares mostrou redução acentuada de dismenorreia, dispareunia e dor pélvica crônica. Os níveis séricos da prostaglandina PGE2 e CA-125 também se mostraram reduzidos (Signorile et al., 2018).
N-acetil cisteína, ácido alfalipoico e bromelina	A suplementação resultou em melhora significativa da dor e na redução de uso de analgésicos (Lete et al., 2018).

Ácido Graxo Poli-insaturado Ômega-3

Mulheres com dor pélvica crônica parecem secretar significativamente mais prostaglandinas, e o ômega-3 tem efeitos importantes na atividade biológica desses mediadores inflamatórios. A incorporação de ácido eicosapentaenoico (EPA) nos fosfolipídios de membranas, em substituição ao ácido araquidônico, diminui a sua biodisponibilidade e a consequente lipoperoxidação das membranas, inclusive das células do sistema imune, contribuindo para a redução do *status* inflamatório no organismo. Estudo de 2014 observou que mulheres com altos níveis séricos de EPA tiveram 82% menor chance de ter endometriose que aquelas no menor quartil (Hoperman et al., 2014).

Quanto à progressão da endometriose, a suplementação de EPA em animais foi responsável pela redução do fator NF-kapaB e da IL-1beta, que estimula a síntese e secreção de macrófagos, outras citocinas e fatores de crescimento e, histologicamente, ocasionou a redução da espessura do interstício do tecido endometrial e supressão da progressão da afecção. Netsu et al. (2008) concluem o estudo demonstrando que o EPA está associado à redução da inflamação crônica. Segundo Herington et al. (2013), o ômega-3, ao reduzir a formação de aderências, pode ser uma terapia adjuvante efetiva após intervenção cirúrgica.

Fitoquímicos – Polifenóis

Fitoquímicos são compostos derivados das plantas com atividades terapêuticas anticarcinogênicas, antimutagênicas, anti-inflamatórias e antioxidantes (Huang et al., 2016). Alguns têm sido apontados como agentes terapêuticos promissores no tratamento complementar da endometriose.

A epigalocatequina-3-galato, encontrada no chá verde, reduziu a proliferação e a expressão das células endometriais, induzindo a regressão das lesões *in vitro* (Lascke et al., 2008). Em experimentos com animais, houve redução significativa do volume das lesões, aumento da apoptose interna (Ricci et al., 2012), supressão do fator de crescimento vascular endotelial (VEGF), inibição da angiogênese e da resposta inflamatória (Xu et al., 2011).

A curcumina, presente na *Curcuma longa*, tem efeito antiangiogênico, anti-inflamatório, antioxidante, antiviral e antidiabético. Acelera a apoptose celular, reduzindo mediadores como TNF alfa e interleucinas

(Schaffer et al., 2015). Tratamento com curcumina suprimiu a expressão de citocinas pró-inflamatórias, inibiu invasão, adesão e angiogênese de lesões endometriais *in vitro* e em animais (Arablou & Kolahdouz-Mohammadi, 2018)

Fitoquímicos – Fitoestrógenos

Os fitoestrógenos são fitoquímicos que podem induzir respostas biológicas ao mimetizar e modular a ação dos hormônios endógenos, com efeito agonista ou antagonista. Em função disso, há questionamentos sobre a ação desses compostos na fisiologia da endometriose.

O resveratrol é um fitoestrógeno, um composto polifenólico com ação antiproliferativa e anti-inflamatória, encontrado especialmente nas uvas, frutas vermelhas e vinho tinto. Vários estudos mostraram que este composto natural suprime a produção de radicais livres e inibe a expressão da enzima ciclo-oxigenase e a síntese de prostaglandinas (Dull et al., 2019). Em modelo animal, diminuiu a proliferação de células epiteliais endometriais e a densidade vascular (Ricci et al., 2012), reduzindo o número de implantes endometrióticos em 60% e o volume de lesões em 80% (Bruner-Tran et al., 2011).

Os produtos de soja tem altas quantidades de fitoestrógenos, principalmente das isoflavonas genisteína e daidzeína, cuja forma estrutural é similar ao estradiol, podendo assim ocupar os receptores de estrogênio. Estudo realizado com mulheres que foram regularmente alimentadas na infância com fórmulas à base de soja verificou que elas apresentaram mais que o dobro de incidência de endometriose na vida adulta (Upson et al., 2015). A relação positiva da exposição aos produtos de soja em idades mais jovens também foi observada em modelo animal, quando dietas com mais de 10% de soja durante a fase pré-puberdade promoveu na fase adulta o desenvolvimento e progresso da endometriose e maior exacerbação de dor (Mvondo et al., 2019). Em contraponto a esses achados, observa-se que menores concentrações urinárias de fitoestrógenos estão associadas a estádios mais avançados da doença, apresentando um possível efeito antagonista positivo (Tsuchiya et al., 2007 e Mumford et al., 2017).

ALIMENTOS ESPECÍFICOS RELACIONADOS À DOENÇA

Em se tratando da relação causal entre a frequência de consumo de determinados alimentos e a fisiopatologia da endometriose, há estudos a respeito dos tipos de gorduras, vegetais e frutas, leite e derivados, café e dietas isentas de glúten.

Vegetais e Frutas

Em estudo de 2004, o maior consumo de vegetais verdes e frutas frescas mostrou-se associado ao menor risco de desenvolvimento da endometriose (Parazzini et al., 2004). A ingestão diária e equilibrada de verduras, legumes e frutas tem impactos fortes e positivos sobre a promoção da saúde, por serem esses fontes de micronutrientes, prebióticos e compostos bioativos, com ênfase aos flavonoides, estruturas fenólicas que dão cor a esses alimentos e que têm ação antioxidante. A maior vulnerabilidade a danos oxidativos pode-se dar inclusive pela baixa ingestão desses componentes alimentares.

Estudo de coorte prospectivo com 70.835 mulheres na pré-menopausa identificou que mulheres que consomem cinco porções de frutas ao dia apresentam menor risco de desenvolver a doença, com destaque para as cítricas (laranja e toranja), que apresentaram redução de 22% do risco de endometriose em comparação às mulheres com frequência semanal menor que uma porção; tal fato se dá, provavelmente, por seu efeito antioxidante (Harris et al., 2018). Em função do reconhecido efeito protetor dos vegetais, há questionamentos sobre o método utilizado no único experimento que apresentou associação positiva entre o consumo de frutas e de beta-caroteno com a maior incidência da doença, de forma que o resultado obtido pode ter sido influenciado pela forte presença de organoclorados (inseticidas) nos vegetais, em especial nas frutas. (Parazzini et al., 2013).

Tipo de Gorduras Presentes nos Alimentos

A gordura da dieta parece não estar associada à endometriose de forma quantitativa, mas sim qualitativamente (Missmer et al., 2010). Há gorduras que podem conferir maior proteção e agir na melhora da dor pélvica e na redução do quadro inflamatório, como as da série ômega-3, e outras cujo maior consumo está associado à etiologia da endometriose, como as trans e saturadas.

Gorduras Poli-insaturadas Ômega-3

Em estudo publicado por Missmer et al., mulheres no mais alto quartil de consumo de ômega-3 apresentaram

23% menor chance de serem diagnosticadas com endometriose do que as no menor quartil (Missmer et al. 2010). Utilizando dados desse estudo como base de cálculo, o mais alto consumo consta de cerca de 1,6 grama de ômega-3 para um aporte diário de 1.800 calorias.

Na prática clínica, observa-se um desequilíbrio na razão de consumo dos ácidos graxos poli-insaturados (PUFAs) ômega-6 e ômega-3, com muito maior prevalência do primeiro, o qual, quando em excesso, é facilmente oxidado a ácido araquidônico, com maior produção de substâncias inflamatórias, como as prostaglandinas-2 e leucotrienos-4. Identificar essa tendência e fazer ajustes visando o aumento da ingestão de alimentos fonte de ômega-3 poderia reduzir essa relação a níveis mais baixos. Em termos práticos, recomenda-se uma razão de ômega-6: para ômega-3 variando de 2:1 a 5:1. Netsu et al. (2007) sugerem que um excessivo aporte lipídico ou um desequilíbrio no consumo é um dos fatores responsáveis pelo grande aumento do número de pacientes com endometriose, em função do envolvimento entre o metabolismo lipídico e as reações inflamatórias.

Gorduras Trans

Missmer observou que mulheres no mais alto quartil de consumo de gorduras trans (gordura vegetal hidrogenada) tinham 48% mais chance de desenvolver a doença (Missmer et al., 2010), dado importante para uma sociedade que está tendendo cada vez mais à compra de refeições prontas, em detrimento do preparo caseiro.

Há um esforço das indústrias alimentícias para reduzir o uso da gordura hidrogenada trans na fabricação de alimentos. Entretanto, ainda observa-se boa quantidade em biscoitos, margarinas, manteigas, refeições congeladas processadas e sorvetes, com variação entre as diferentes marcas. A Agência Nacional de Vigilância Sanitária exige a menção da gordura trans na tabela nutricional quando o produto contiver mais que 0,2 grama da gordura por porção. O consumo excessivo e diário de alimentos processados pode facilmente resultar na soma de 2 gramas desse ácido graxo, definida como quantidade diária máxima de consumo.

Gorduras Saturadas

A alta frequência de consumo de carnes vermelhas tem sido associada à gênese da endometriose (Parazini et al., 2004). Nesse contexto, mulheres que consomem mais que duas porções ao dia de carne vermelha apresentaram 56% mais chance de apresentar a doença que aquelas que consomem uma única porção na semana (Yamamoto et al., 2018). Esse efeito tem sido atribuído a vários fatores: ao ácido graxo saturado palmítico C16:0 (Missmer et al., 2010), o qual representa 50 a 60% do perfil de gorduras das carnes vermelhas (Carta et al., 2017); aos hormônios sexuais esterodais aos quais os animais são expostos, que poderiam reduzir as globulinas ligadoras de hormônios aumentando assim a concentração do estradiol; ou até mesmo à alta presença do ferro heme na carnes, com maior biodisponibilidade e compatível com estados inflamatórios. A redução do consumo de carnes vermelhas tem sido apontado com uma modificação importante principalmente em mulheres que apresentam dores (Yamamoto et al., 2018).

Considerando ainda que o aumento da ingesta de alimentos ricos em gorduras animais eleva a concentração de ácido araquidônico, gerando maior produção de mediadores pró-inflamatórios, é oportuno refletir sobre outras possibilidades proteicas, fonte de aminoácidos essenciais, que não somente a carne vermelha.

Álcool e Café

Na tentativa de compreender como os hábitos de vida e alimentares refletem na endometriose, as bebidas alcoólicas e o café estão entre os mais analisados. São necessários ainda mais estudos para identificar a efetiva relação entre o álcool e o risco de endometriose: há estudos que mostram associação positiva e maior risco quando do consumo de três doses por semana, sendo que uma dose corresponde a 350 mℓ de cerveja, 150 mℓ de vinho ou 45 mℓ de bebida destilada (Matalliotakis et al., 2008; Bérube et al., 1998; Saha et al., 2017; Hemmert et al, 2019).

O interesse pelo café está fortemente ligado a um de seus compostos químicos, a cafeína, a qual pode de alguma forma influenciar doenças hormônio-dependentes. Quanto ao café em específico, ele não aparece entre os alimentos envolvidos com a endometriose (Parazzini et al., 2004; Matalliotakis et al., 2008; Missmer et al., 2004). Ao que estudos recentes indicam, parece não haver também associação entre cafeína e endometriose (Saha et al., 2017; Chiaffarino et al., 2014; Hemmert et al., 2019). Ainda assim, é preciso considerar que o consumo excessivo de bebidas ricas em cafeína, como café, chás tipo mate, verde e branco, refrigerantes tipo cola, bebidas energéticas e chocolates, pode causar depleção de vitaminas e minerais, como tiamina, inositol, biotina, zinco, cálcio e ferro.

Glúten

O glúten é uma proteína presente no trigo, aveia, centeio, cevada e malte, e sua exclusão é preconizada após diagnóstico de doença celíaca, alergia ao glúten ou quadro de sensibilidade, também chamada de intolerância ao glúten não celíaca. Nessas ocasiões, tem-se descrito melhora dos sintomas gastrointestinais como distensão abdominal, flatulência, inchaço e ritmo evacuatório, entre outras repercussões orgânicas.

Na endometriose, quanto à melhora de sintomas, a exclusão dos alimentos fonte de glúten por 12 meses levou a melhora do quadro de dor em 75% das mulheres (Marziali et al., 2012). A associação de dieta sem glúten e dienogeste, 2 mg, mostrou-se significativamente mais eficiente na melhora de dor pélvica do que quando do uso exclusivo da medicação (Marziali et al., 2015).

Produtos Lácteos

Alguns estudos sugerem que o maior consumo de produtos lácteos está associado a menor risco de endometriose, especialmente o leite desnatado ou com baixo teor de gordura. O mesmo foi observado para o cálcio, a vitamina D e o magnésio provenientes de alimentos. Mulheres que consomem mais que três porções de produtos lácteos ao dia têm 18% menos chance de serem diagnosticadas com endometriose que as que consomem duas porções. Além disso, aumentar uma porção ao dia reduz em 5% o risco (Harris et al., 2013). Contudo, os suplementos de cálcio e vitamina D, amplamente utilizados nos dias de hoje, não mostraram a mesma relação benéfica. Há estudos anteriores que não mostram nenhuma associação do leite com a afecção (Parazzini et al., 2004).

AÇÃO DE XENOBIÓTICOS

Vários componentes químicos podem agir como disruptores endócrinos, desregulando, assim, a função hormonal. Foram observadas concentrações altas e significativas de metabólitos do ftalato, o mono 2 etil 5 hexil (MEHP), na urina de mulheres com endometriose quando comparadas ao grupo controle (Upson et al., 2013).

Foi encontrada associação entre mulheres que apresentam polimorfismo na enzima envolvida na fase I de detoxificação de xenobióticos (MspI) com endometriose. Altos níveis da enzima resultam em maior capacidade de ativar os hidrocarbonetos aromáticos policíclicos, produzindo metabólitos que geram danos ao DNA (Barbosa et al., 2016).

Os poluentes organoclorados, também chamados de poluentes orgânicos persistentes (POPs), são solúveis em meio lipídico e se acumulam no tecido animal. Esses compostos químicos têm sido associados à fisiopatologia da endometriose, com destaque às dioxinas e ao hexaclorociclohexano (γ-HCH), composto químico de pesticidas, que foi encontrado em alta concentração no omento de mulheres que passaram por intervenção cirúrgica para tratamento de endometriose (Buck Louis et al., 2012). As dioxinas são uma família de 210 compostos hidrocarbonetos clorados resultantes da atividade industrial (incineração e produção de agrotóxicos) que estão no solo e são incorporados à cadeia alimentar. Em animais, a exposição crônica às dioxinas via alimentação está relacionada à incidência de endometriose de forma dose-dependente (Aris & Paris, 2010).

No dia a dia, para atenuar os efeitos de xenobióticos, recomenda-se armazenar alimentos com maior teor de gordura, como as proteínas animais, em recipientes de vidro em vez de plástico e optar por alimentos orgânicos.

CONCLUSÃO

Ainda há muito a se estudar no campo da nutrição e endometriose, mas há muito a se aplicar. A alimentação é um fator modificável com boa adesão e alta relevância no dia a dia de mulheres portadoras de uma doença que, mesmo após intervenção cirúrgica e melhora dos sintomas, pode apresentar recidiva. Em termos práticos, a orientação nutricional personalizada pode ser entendida como mais uma ferramenta a ser utilizada pelos profissionais de saúde no tratamento da endometriose como forma de melhorar a qualidade de vida das mulheres em qualquer estádio da doença.

Referências Bibliográficas

1. Anastasi, E., Fuggetta, E., Vito, C. et al. Low levels of 25-OH vitamina D in women with endometriosis and associated pelvic pain. Clin Chem Lab Med Oct 26 2017;55(12): e282-284.
2. Arablou, T., Kolahdouz-Mohammadi, R. Curcumin and endometriosis: Review on potential roles and molecular mechanisms. Biomed Pharmacother Jan 2018; 97: 91-97.

3. Aris, A., Paris, K. Hypothetical link between endometriosis and xenobiotics-associated genetically modified food. Gynecol Obstet Fertil Dec 2010;38(12): 747-753.
4. Barbosa, A.M., Souza, S.R., Frare, A.B., Costa, E., Silva, R.C., Costa, I.R., Freitas, E., Silva, K.S., Ribeiro Júnior, C.L., Bordin, B.M., Moura, K.K. Association of CYP1A1 (cytochrome P450) MspI polymorphism in women with endometriosis. Genet Mol Res Aug 26 2016;15(3).
5. Bérube, S., Marcoux, S., Maheux, R. Characteristics related to the prevalence of minimal or mild endometriosis in infertile women.Epidemiology Sep 9 1998;(5): 504-510.
6. Bruner-Tran, K.L., Osteen, K.G., Taylor, H.S. et al. Resveratrol inhibits development of experimental endometriosis in vivo and reduces endometrial stromal cell invasiveness in vitro. Biol Reprod 2011;84(1): 106-112.
7. Buck Louis, G.M., Chen, Z., Peterson, C.M. et al. Persistent lipophilic environmental chemicals and endometriosis: the ENDO Study. Environ Health Perspect Jun 2012;120(6): 811-816.
8. Calhaz-Jorge, C., Mol, B.W., Nunes, J. et al. Clinical predictive factors for endometriosis in a Portuguese infertile population. Hum Reprod Sep 2004;19(9): 2126-2131.
9. Carta, G., Murru, E., Banni, S. et al. Palmitic acid: physiological role, metabolism and nutritional implications. Front Physiol Nov 8 2017;8: 902.
10. Chen, C., Zhou, Y., Hu, C. et al. Mitochondria and oxidative stress in ovarian endometriosis. Free Radic Biol Med Mar 27 2019;136: 22-34.
11. Chiaffarino, F., Bravi, F., Cipriani, S. et al.Coffee and caffeine intake and risk of endometriosis: a meta-analysis. Eur J Nutr Oct 2014;53(7): 1573-1579.
12. Clavattini, A., Serri, M., Carpini, G.D. et al. Ovarian endometriosis and vitamina D serum levels. Gynecol Endocrinol Feb 2017;33(2): 164-167.
13. Dukowicz, A.C., Lacy, B.E., Levine, G.M. Small intestinal bacterial overgrowth: a comprehensive review. Gastroenterol Hepatol (N Y) Feb 2007;3(2): 112-122.
14. Dull, A.M., Moga, M.A., Dimienescu, O.G. et al. Therapeutic approaches of resveratrol on endometriosis via anti-inflammatory and anti-angiogenic pathways. Molecules Feb 13 2019;24(4).
15. Fernandes, G., Jolly, C.A., Lawrence, R.A. Nutrição e o Sistema Imunológico. In: Nutrição Moderna na Saúde e na Doença. Shils ME, Shike M, Ross C et al. 2.ed. Barueri: Ed. Manole, 2009. p 717-732.
16. Guerrero, C.A.H., Montenegro, L.B., Diaz, J.J. et al. Endometriosis and deficient intake of antioxidants molecules related to peripheral and peritoneal oxidative stress. Ginecol Obstet Mex 2006;74: 20-28.
17. Gupta, S., Agarwal, A., Krajcir, N. et al. Role of oxidative stress in endometriosis. Reprod Biomed Online Jul 2006; 13(1): 126-134.
18. Harris, H.R., Chavarro, J.E., Malspeis, S. et al. Dairy-food, calcium, magnesium, and vitamin D intake and endometriosis: a prospective cohort study. Am J Epidemiol 2013;177(5): 420-430.
19. Harris, H.R., Eke, A.C., Chavarro, J.E., Missmer, S.A. Fruit and vegetable consumption and risk of endometriosis. Hum Reprod 2018;33(4): 715-727.
20. Hemmert, R., Schliep, K.C., Willis, S. et al. Modifiable life style factors and risk for incident endometriosis. Paediatr Perinat Epidemiol Jan 2019;33(1): 19-25.
21. Herington, J.L., Glore, D.R., Lucas, J.A. et al. Dietary fish oil supplementation inhibits formation of endometriosis-associated adhesions in a chimeric mouse model. Fertil Steril 2013;99(2): 543-550.
22. Hoperman, M.M., Riley, J.K., Frolova, A.I. et al. Serum polyunsaturated fatty acids and endometriosis. Reprod Sci Sep 2015;22(9): 1083-1087.
23. Huang, Y., Xiao, D., Burton-Freeman, B., Edirisinghe, I. Chemical Changes of Bioactive Phytochemicals during Thermal Processing. 2016. 10.1016/B978-0-08-100596-5.03055-9).
24. Imhanna, F., Vilaa, A.V. , Bonderb, M.J., Manosalva, A.G.L., Koonenc, D.P.Y. et al. The influence of proton pump inhibitors and other commonly used medication on the gut microbiota. Gut Microbes Jul 4 2017;8(4): 351-358.
25. Itoh, H., Sashihara, T., Hosono, A. et al. Lactobacillus gasseri OLL2809 inhibits development of ectopic endometrial cell in peritoneal cavity via activation of NK cells in a murine endometriosis model. Cytotechnology Mar 2011; 63(2): 205-210.
26. Itoh, H., Uchida, M., Sashihara, T. et al. Lactobacillus gasseri OLL2809 is effective especially on the menstrual pain and dysmenorrhea in endometriosis patients: randomized, double-blind,placebo-controlled study. Citotechnology March 2011;63(2): 153-161.
27. Jiang, Y., Chen, L., Taylor, R.N., Li, C., Zhou, X. Physiological and pathological implications of retinoid action in the endometrium. J Endocrinol Mar 2018;236(3): R169-188.
28. Lafay Pillet, M.C., Schneider, A., Borghese, B. et al. Deep infiltrating endometriosis is associated with markedly lower body massa index: a 476 case-control study. Hum Reprod Jan 2012;27(1): 265-272.
29. Laschke, M.W., Schwender, C., Scheuer, C. et al. Epigallocatechin-3-gallate inhibits estrogen-induced activation of endometrial cells in vitro and causes regression of endometriotic lesions in vivo. Human Reproduction 2008;23(10): 2308-2318.
30. Lete, I., Mendoza, N., Viuda, E. et al. Effectiveness of an antioxidant preparation with N-acetyl cysteine, alpha lipoic acid and bromelain in the treatment of endometriosis-associated pelvic pain: LEAP study. Eur J Obstet Gynecol Reprod Biol Sep 2018;228: 221-224.
31. Maier, L., Typas, A. Systematically investigating the impact of medication on the gut microbiome. Current Opinion in Microbiology Oct 2017;39: 128-135.
32. Marziali, M., Capozzolo, T. Role of gluten-free diet in the management of chronic pelvic pain of deep infiltranting endometriosis. T. J Minim Invasive Gynecol Nov-Dec 2015; 22(6S): S51-S52.
33. Marziali M, Venza M, Lazzaro S, et al.Gluten-free diet: a new strategy for management of painful endometriosis related symptoms? Minerva Chir. 2012 Dec;67(6):499-504.
34. Matalliotakis, I.M., Cakmak, H., Fragouli, Y.G. et al. Epidemiological characteristics in women with and without endometriosis in the Yale series. Arch Gynecol Obstet. May 2008;277(5): 389-393.
35. Mier-Cabrera, J., Aburto-Soto, T., Burrola-Méndez, S. et al. Women with endometriosis improved their peripheral antioxidant markers after the application of a high antioxidant diet. Reprod Biol Endocrinol May 28 2009;7: 54.
36. Mier-Cabrera, J., Genera-García, M., De la Jara-Díaz, J. et al. Effect of vitamins C and E supplementation on peripheral oxidative stress markers and pregnancy rate in women with endometriosis. Int J Gynaecol Obstet Mar 2008;100(3): 252-256.

37. Yuan, M., Li, D., Zhang, Z., Sun, H., An, M., Wang, G. Endometriosis induces gut microbiota alterations in mice,Human Reproduction Apr 1 2018;33(4): 607-616.
38. Missmer, S.A., Chavarro, J.E., Malspeis, S. et al. A prospective study of dietary fat consumption and endometriosis risk.Human Reproduction 2010;25(6): 1528-1535.
39. Missmer, S.A., Hankinson, S.E., Spiegelman, D. et al. Incidence of laparoscopically confirmed endometriosis by demographic, anthropometric, and lifestyle factors. American Journal of Epidemiology Oct 15 2004;160(8): 784-796.
40. Miyashita, M., Koga, K., Izumi, G. et al. Effects of 1,25-dihydroxy vitamin D3 on endometriosis. J Clin Endocrinol Metab Jun 2016;101(6): 2371-2379.
41. Moore, J.S., Gibson, P.R., Perry, R.E., Burgell, R.E. Endometriosis in patients with irritable bowel syndrome: Specific symptomatic and demographic profile, and response to the low FODMAP diet. Aust N Z L Obstet Gynaecol Apr 2017; 57(2): 201-205.
42. Mumford, S.L., Weck, J., Kannan, K., Louis, G.M.B. Urinary phytoestrogen concentrations are not associated with incident endometriosis in premenopausal women. J Nutr 2017; 147(2): 227-234.
43. Mvondo, M.A., Ekenfack, J.D., Essono, S.M. et al. Soy intake since the prepubertal age may contribute to the pathogenesis of endometriosis in adulthood. J Med Food. Mar 2019: 1-8.
44. Naves, A. Esteroides sexuais. In: Nutrição clínica funcional – modulação hormonal. São Paulo: VP Editora, 2010. p 121-174.
45. Netsu, S., Konno, R., Odagiri, K. et al. Oral eicosapentaenoic acid supplementation as possible therapy for endometriosis. Fertility and Sterility 2008;90(2):1496-1502.
46. Nezhat, C., Hajhosseini, B., King, L.P. Laparoscopic management of bowel endometriosis: predictors of severe disease and recurrence. JSLS Oct-Dec 2011;15(4): 431-438.
47. Parazzini, F., Chiaffarino, F., Surace, M. et al. Selected food intake and risk of endometriosis. Human Reproduction 2004;19(8): 1755-1759.
48. Parazzini, F., Viganò, P., Candiani, M. et al. Diet and endometriosis risk: a literature review. Reprod Biomed Online Apr 2013;26(4): 323-326.
49. Pedrosa, L.F.C., Cominetti, C., Bueno, R.B. et al. In: Cobre. Cozzolino SMF. Biodisponibilidade de nutrientes. São Paulo. 3 ed. Barueri: Manole; 2012. p. 675-694.
50. Pedruzi, M.B., Teixeira, G.A.P.B. Nutrição e sistema imune. In: Tratado de alimentação, nutrição & dietoterapia. Silva SMCS, Mura JPM. São Paulo: Roca; 2007. p. 503-514.
51. Pinheiro, M.M., Ciconelli, R.M., Chaves, G.V. et al. Antioxidant intake among Brazilian adults – The Brazilian Osteoporosis Study (BRAZOS): a cross-sectional study. Nutri J 2011; 10:39.
52. Ricci, A.G., Olivares, C.N., Bilotas, M.A. et al. Natural therapies assessment for the treatment of endometriosis.Hum Santanam N, Kavtaradze N, Murphy A, et al. Antioxidant supplementation reduces endometriosis-related pelvic pain in humans. Transl Res Mar 2013;161(3): 189-195.
53. Rogero, M.M. Nutrição e Sistema Imune. In: Cozzolino SMF. Biodisponibilidade de nutrientes. 4. ed. Barueri: Ed. Manole, 2012. p.917-943.
54. Saguyod, S.J.U., Kelley, A.S., Velarde, M.C. et al. Diet and endometriosis-revisiting the linkages to inflammation.J Endometr Pelvic Pain Disord 2018;10(2): 51-58.
55. Saha, R., Kuja-Halkola, R., Tornvall, P. et al. Reproductive and lifestyle factors associated with endometriosis in a large cross-sectional population sample. J Womens Health Feb 2017;26(2): 152-158.
56. Santanam, N., Kavtaradze, N., Murphy, A. et al. Antioxidant supplementation reduces endometriosis-related pelvic pain in humans. Transl Res Mar 2013;161(3): 189-195.
57. Savaris, A.L., Amaral, V. Nutrient intake, anthropometric data and correlations with the systemic antioxidant capacity of women with pelvic endometriosis. European Journal of Obstetrics & Ginecology and Reproductive Biology 2011; 158: 314-318.
58. Schaffer, M., Schaffer, P. M., Bar-Sela, G. An update on Curcuma as a functional food in the control of cancer and inflamation. Curr Opin Clin Nutr Metab Care Nov 2015;18(6): 605-611
59. Sesti, F., Pietropolli, A., Capozzolo, T. et al. Hormonal suppression treatment or dietary therapy versus placebo in the control of painful symptoms after conservative surgery for endometriosis stage III-IV. A randomized comparative trial. Fertil Steril 2007;88(6): 1541-1547.
60. Shah, D.K., Correia, K.F., Vitonis, A.F. et al. Body size and endometriosis: results from 20 years of follow-up within the Nurses' Health Study II prospective cohort. J Toxicol Environ Health B Crit Rev Mar 2008;11(3-4): 177-187.
61. Signorile, P.G., Viceconte, R., Baldi, A. Novel dietary supplement association reduces symptoms in endometriosis patients. J Cell Physiol Aug 2018;233(8): 5920-5925.
62. Schomacker, M.L. et al. Is endometriosis associated with irritable bowel syndrome? A cross-sectional study European Journal of Obstetrics and Gynecology and Reproductive Biology. –2018;231: 65-69.
63. Tsuchiya, M., Miura, T., Hanaoka, T., Iwasaki, M., Sasaki, H. et al. Effect of soy isoflavones on endometriosis. Epidemiology 2007; 18(3): 402-407.
64. Upson, K., Sathyanarayana, S., De Roos, A.J. et al. Phthalates and risk of endometriosis. Environ Res Oct 2013;126: 91-97.
65. Upson, K., Sathyanarayana, S., Scholes, D., Holt, V. Early-life factors and endometriosis risk. Fertil Steril Oct 2015;104(4): 964-971.
66. World Health Organization. Global Database on Body Mass Index. 2006. Disponível em http://www.assessmentpsychology.com/icbmi.htm . Acesso em 11 de maio de 2019.
67. Xu, H., Becker, C.M., Lui, W.T. et al. Green tea epigallocatechin-3-gallate inhibits angiogenesis and suppresses vascular endothelial growth factor C/vascular endothelial growth factor receptor 2 expression and signaling in experimental endometriosis in vivo.Fertil Steril Oct 2011;96(4): 1021-1028.
68. Yamamoto, A., Harris, H.R., Vitonis, A.F. et al. A prospective cohort study of meat and fish consumption and endometriosis risk. Am J Obstet Gynecol 2018 Aug; 219(2): 178.e1-178.e10.
69. Zhong, C., Qu, C., Wang, B., Liang, S., Zeng, B. Probiotics for preventing and treating small intestinal bacterial overgrowth: a meta-analysis and systematic review of current evidence. J Clin Gastroenterol 2017;51: 300-311.

Capítulo | 7.5 |

Tratamento Fitoterápico na Paciente com Dor Pélvica Crônica e Endometriose

Ceci Mendes Carvalho Lopes e Sônia Maria Rolim Rosa Lima

INTRODUÇÃO

A mulher portadora de endometriose apresenta um quadro sintomático variável, mas a dor pélvica é o sintoma mais vivenciado. O tratamento da endometriose também abrange vários esquemas, desde somente a observação, até tratamentos clínicos e cirúrgicos mais intensificados e às vezes complexos. Porém, apesar do tratamento, a dor pode reaparecer, ou mesmo persistir. Uma pessoa com dor quer auxílio imediato e eficiente. Se não o consegue, busca alternativas.

Em levantamento feito no Canadá, relata-se que entre as mulheres adultas com a doença, a dismenorreia chega a 76%, mas entre adolescentes, alcança 94%. Os vários esquemas terapêuticos, e seus prós e contras, são analisados, deixando claro que, mesmo após tratamento cirúrgico, a dor exige tratamento, e, além dos demais, o uso de anti-inflamatórios não hormonais é um recurso comumente adotado, como primeira linha, apesar de suas limitações. Há ênfase na necessidade do desenvolvimento de novos recursos, que precisam ser oferecidos para uso a longo prazo. De fato, nem todos os tratamentos alcançam sucesso do ponto de vista das pacientes, de forma que a procura por alternativas é grande, em busca de melhor qualidade de vida. Isso leva as mulheres afetadas a recorrer a práticas ditas "alternativas", ou "complementares", entre as quais há um lugar privilegiado para os tratamentos herbáceos.[1]

Essa é também a conclusão de pesquisadores europeus,[2] discorrendo sobre os diversos métodos procurados, como calor local, repouso e relaxamento, movimento e massagens, homeopatia, fitoterapia, acupuntura, medicina tradicional chinesa, cinesiologia e fisioterapia. Comentam que esses tratamentos costumam ser mais baratos e acessíveis, de baixo risco e mais fáceis de obter. Eles também lamentam que esses tratamentos sejam pouco estudados, pois às vezes acabam sendo indicados em função apenas da maior aceitação por parte das pacientes, e não por dados baseados em evidências científicas. Portanto, apresentaram estudo com mulheres portadoras da doença, tanto em continuidade de tratamento médico, como em grupos de autoajuda, confrontando dados de questionário com os dados dos respectivos prontuários médicos (os autores consideram ser o primeiro estudo com amostra numérica considerável sobre o uso desses tratamentos em endometriose). Entre 574 pacientes, 352 (62,5%) relataram uso de algum desses tratamentos alternativos, e o motivo geralmente foi insatisfação com o esquema terapêutico em uso. Um grupo significativo recorreu à fitoterapia (21,1% entre as ainda em seguimento e 40,3% entre as dos grupos de autoajuda), que consideraram efetiva (39,5% e 59,2%, respectivamente). Os autores comentam que plantas medicinais, homeopatia e massagens são largamente empregadas no tratamento da cólica menstrual e da tensão pré-menstrual, porém salientam que é preciso levar em consideração os eventuais eventos adversos, mas que, em termos de fitoterápicos, seria muito valioso o efeito angiogênico que muitos deles costumam promover, pois poderiam influenciar sobre a implantação ovulatória e as baixas chances de fertilidade. Vale salientar que são necessários mais estudos.

TRATAMENTO

Os anti-inflamatórios não hormonais são amplamente prescritos no tratamento dessa doença, e são efetivos, porém não devem ser utilizados no longo prazo, pelo risco de efeitos adversos, como processos inflamatórios gástricos, hipertensão, eventos cardiovasculares. Os *fitomedicamentos* e os *fitoterápicos* parecem trazer conforto equivalente sem oferecerem esses riscos. Podem ser associados a tratamentos com outras drogas, apesar de haver poucos estudos formais sobre essas associações. Podemos, ao menos, considerá-las promissoras, e o fato de terem longo uso tradicional nos encoraja a acreditar que sejam de bom efeito, com baixo risco, no longo prazo.[1]

De modo geral, não encontramos indicação específica dos produtos "alternativos" para a dismenorreia causada pela endometriose. Mas, obviamente, os recursos se equivalem, independentemente do motivo causador dessa dor.

Uma opção terapêutica são os *complementos*, ou mesmo os alimentos ricos em ômega-3, e existem algumas referências disponíveis. São boas fontes de ômega-3 os peixes de escama, especialmente os de águas frias, e sementes e nozes (usualmente encontramos óleo de peixe em cápsulas, evidentemente não sendo fitoterápicos, mas outras fontes desse ácido graxo essencial se comportam de igual modo, e nisso se encaixam as nozes, a linhaça, entre outros). Chamamos de ômega-3 os ácidos graxos essenciais monossaturados, cuja dupla-ligação fica no lugar numerado como 3 na cadeia de carbonos. Em estudo sobre a atuação dos ácidos graxos essenciais na dismenorreia, os autores relatam a atividade dos ômega-6 (óleo de borragem, óleo de prímula, entre outros) durante a fase lútea, levando a produção de prostaglandinas, a partir da cascata do ácido araquidônico, e recomendam aumento da ingestão de ômega-3, a fim de que a relação ômega-3/ômega-6 seja mais favorável. Relatam ainda que a ingestão de vitamina B12 (7 µg ao dia) potencializa o efeito dos ômega-3, salientando que essa complementação dietética pode resultar na diminuição do uso de analgésicos e anti-inflamatórios usados para tratar a cólica, diminuindo, assim, os efeitos adversos dessas drogas.[3]

Revisão sobre a ação dos ácidos graxos em vários problemas de saúde, ao abordar a dismenorreia, comenta sobre a cascata de secreção das prostaglandinas a partir dos ômega-6, e que vários estudos controlados por placebo atestam a eficácia dos ômega-3 no tratamento da cólica menstrual, visto que o ácido eicosapentanoico (EPA) e o docosaexanoico (DHA) competem com o ácido araquidônico interferindo na cascata, o que vai resultar em menor produção de prostaglandinas e leucotrienos. Assim, os sintomas decorrentes são menores.[4]

Há várias *plantas empregadas pela medicina tradicional chinesa*, porém os métodos de avaliação e de estudo diferem do padrão de medicina baseada em evidências utilizado no nosso meio, além do que muitas vezes usam-se misturas de várias delas. Em geral, o acesso à informação sobre elas é escasso, inclusive pelo desconhecimento da língua.

Para haver confiabilidade na eficácia dos fitoterápicos, é vital avaliar o que existe sobre eles que possa servir de base em função das evidências obtidas. Para tanto, autores procuraram avaliar o que existia sobre endometriose.[1] Comentam que, há cerca de 3.000 anos, os chineses já utilizavam plantas, fato este documentado. Consideravam também um quadro feminino, que chamavam *neiyi*, encarado como uma síndrome de estase sanguínea, e várias ervas utilizadas desde a Antiguidade para tratar esse problema ainda o são até os nossos dias, embora só tenham sido introduzidas nos Estados Unidos na década de 1980. A maioria delas apresenta atuação anti-inflamatória, antiproliferativa e analgésica, podendo também atuar sinergicamente entre si (é comum a associação delas na medicina tradicional chinesa, e esse parece ser o principal objetivo dessas associações). Nesse estudo, os autores enumeram 21 delas, com seus nomes em inglês e em chinês, além de seus constituintes principais, incluindo também o pó da concha da tartaruga (que relatam ser difícil introduzir nos Estados Unidos, pois é produto de origem animal).

No estudo,[1] os autores relatam a procura em várias bases de dados, abrangendo de 1969 a 2006, e também em publicações chinesas, uma vez que os dados sobre essas plantas, na sua maioria, são quase exclusivamente publicados em literatura chinesa. Entretanto, os métodos locais divergem da ciência baseada em evidências adotada no Ocidente, e como a associação de mais de uma planta é comum na medicina tradicional chinesa, atividades sinergísticas podem ser um dado relevante. Existem várias formulações disponíveis, nesse meio, além de poder haver preparações individualizadas. Relatam um estudo em que um produto contendo angélica chinesa, coridália, açafrão, pérsica, peônia vermelha, cártamo, raiz de sálvia e pó da concha de tartaruga mostrou-se tão eficaz quanto gestrinona na prevenção de recorrência pós-operatória de endometriose. Os autores referem, também, encontro de algumas comunicações de casos. Consideram que esses recursos são muito promissores, e mesmo que a atuação sinergética de plantas pode ser uma qualidade muito útil, minimizando a toxicidade.

Quanto aos efeitos adversos e toxicidade, a maioria dessas plantas é de baixo risco, embora algumas delas possam interagir com outras drogas (exemplo: *bupleurum* interagindo com tolbutamato e com *interferon*; angélica chinesa com varfarina; coridália com barbitúricos; e outros). Relatam, ainda, a escassez de pesquisas, nos países ocidentais, acerca dessas plantas.

Sobre sua atividade bioquímica, a maior parte delas tem atividade antiproliferativa, antinociceptiva, sedativa e anti-inflamatória (particularmente atuando sobre a COX-2, as citoquinas e NF-kappaB). Os autores relatam que muitas já foram estudadas, com outras aplicações, como doenças inflamatórias crônicas e câncer, e que muitas podem agir especificamente nos mecanismos de instalação da endometriose, pela via prostanoide (raiz de angélica, canela, alcaçuz, poria, scutellaria, açafrão, e outras), e citam alguns estudos. Consideram, portanto, a perspectiva da necessidade de mais estudos. Além disso, muitas dessas plantas atuam de forma marcante sobre o estado oxidativo, e este parece ter um papel importante em várias afecções, entre as quais se inclui a endometriose (angélica chinesa, açafrão, raiz de sálvia, turmérico). Salientam que as propriedades antinociceptivas e sedativas também podem ser favoráveis nesse tratamento, apesar de considerarem que o mecanismo neural na endometriose não está completamente esclarecido.[1]

Em outra revisão, a autora avalia a medicina tradicional chinesa quanto à infertilidade, e seu objetivo é verificar obtenção de gravidez, assim como sua evolução. Porém, entre os artigos incluídos, dois deles abrangiam mulheres inférteis e portadoras de endometriose. Relatou-se redução da dor e de massas tumorais pélvicas, com o uso desses preparados vegetais, e menos dor quando comparadas com o danazol ou ainda com a gestrinona. Em um desses tratamentos, as plantas utilizadas eram uma associação de *Linguisticum, Salvia mitiorrhiza, Cyathula officinalis, sanguis draconis, Commiphora myrrha, Angelica sinensis, Paeonia lactiflora rubra, Cyperus rotundus Cinnamomum cassia*.[5]

Entre os diversos fitoterápicos existentes atualmente, o *yam mexicano* (*Discorea villosa*) talvez seja aquele com maior aplicação prática na dismenorreia associada à endometriose. Sua ação antiespasmódica e anti-inflamatória é de grande auxílio no controle dos sintomas associados à endometriose. Além destes efeitos, atribui-se a ele ação estimuladora do humor e da disposição, controle da TPM, aumento da libido e redução do colesterol. O *dong quai* (*Angelica sinensis*), também conhecido como ginseng feminino, possui efeito similar, podendo ser utilizado como antiespasmódico e anti-inflamatório e, segundo alguns autores, empregado no controle dos sintomas de hipoestrogenisno e das disfunções. Seguindo a mesma linha de raciocínio, poder-se-ia recomendar o uso da *Vitex agnus castus L.* (Vitex) na correção das disfunções hormonais e da libido associadas à endometriose. Estudos demonstraram que a *Caulis Sargentodoxae* apresenta efeito atrófico sobre o endométrio. Os autores referiram também que a *Caulis Sargentodoxae* é mais eficaz que o Danazol em diminuir o volume do tecido endometriótico.[6] Entre os fitoterápicos que atuam contra a dor pélvica, por exemplo, na medicina ayurveda, utiliza-se *Vitex negundo*.[7]

O chá de rosa, feito com botões da flor ou com folhas de rosa (*Rosa gallica*), reduz a cólica menstrual. Em revisão sobre os vários tratamentos disponíveis para problemas femininos, os autores relatam terem encontrado um único estudo controlado, realizado em Taiwan, com 130 pacientes adolescentes às quais foi administrado o chá (2 xícaras ao dia, por 12 dias, com eficácia).[4] Em revisão Cochrane, menciona-se estudo iraniano com rosa de Damasco, considerado, na revisão, como de baixa qualidade.[8] Este tipo de tratamento tem sua popularidade em países asiáticos, especialmente no Oriente Médio.

Dois fitoterápicos bem descritos com atividade anti-inflamatória, e que atuam de forma muito semelhante aos anti-inflamatórios não hormonais sintéticos, são o harpagófito (*Harpagophyton procumbens*), planta africana, e a unha de gato (*Uncaria tomentosa*), planta amazônica. No dia a dia, podem ser muito úteis para o tratamento da cólica menstrual, porém não encontramos, até a presente data, nenhum estudo que se refira especificamente a essa ação. O harpagófito é uma planta nativa de regiões africanas desérticas, e é uma fonte de renda significativa na Namíbia, justamente para produção do fitoterápico, muito utilizado, em várias partes do mundo. Os africanos a empregam com muitos fins medicinais, por meio de infusões, decoctos, tinturas, pós, extratos e unguentos. Sua ação é pelo mesmo mecanismo descrito para os anti-inflamatório não hormonais, interferindo sobre a ação das prostaglandinas.[9] Existe, no Brasil, formulação com indicação para tratamento de problemas dolorosos, especialmente os articulares e reumáticos. Para a dismenorreia, na prática, é efetivo; porém, essa recomendação não está em bula, por não existirem estudos que a endossem. É uma das doze plantas aprovadas pelo Ministério da Saúde para uso no SUS.

Quanto à unha de gato (*Uncaria tomentosa*), planta amazônica muito utilizada pelas pessoas da região com vários fins, incluindo a dor menstrual, também prescinde de estudos para essa indicação. Também consta entre as plantas aprovadas para uso no SUS. Revisão sobre o seu mecanismo de ação confirma que o processo inflamatório nos processos artríticos libera citoquinas (mediadores catabólicos), IL-1, TNF-α e óxido nítrico. Inibe a expressão gênica de formação de nitratos, de prostaglandinas e de TNF-α. Tem alta eficiência no tratamento da osteoartrite, diminuindo a degradação do colágeno pela inibição das citoquinas.[10] Porém, há mais a ser descortinado no efeito dessa planta quanto à endometriose. Provavelmente, ainda ouviremos falar muito sobre ela. Há estudos em ratos, que demonstraram sua capacidade de inibir o ciclo ovulatório, e que obtiveram redução de endometriose experimental de modo muito semelhante ao que fariam os análogos do GnRH.[11,12]

Há revisão Cochrane avaliando *suplementos dietéticos* utilizados para tratar a dismenorreia (como nos países anglo-saxões os fitoterápicos são regulamentados como suplementos nutricionais, foram avaliados juntamente com os estudos feitos sobre o uso de vários tipos deles). A severidade nos conceitos dessa instituição é conhecida. Assim, chegou-se à conclusão de que os estudos foram de baixa qualidade e os resultados, não muito satisfatórios. Ainda assim, houve alguns dados favoráveis quanto a gengibre, valeriana e outros.[8]

Em ampla revisão avaliando as plantas medicinais e sua atuação na endometriose, os autores relatam que essa doença tem vários aspectos, sobre os quais a maioria das plantas estudadas pode atuar: proliferação celular e apoptose; angiogênese; inflamação; estresse oxidativo; invasão e aderência celular. Consideram que as plantas medicinais, assim como alguns fitoquímicos, são altamente promissoras no tratamento da moléstia, e que merecem ser mais estudados para sua efetiva aplicabilidade. Citam várias plantas, e os estudos realizados com elas. Vamos detalhar apenas as que têm estudos em humanos (ao menos em células humanas):

- *Achilea bierbersteinii Afan* – atuante por efeito antiangiogênico e atividade antiapoptótica;
- *Alchemilla* ssp. – antioxidante, anti-inflamatória e antiangiogênica;
- *Allium sativum* – utilizado para vários fins há cerca de quatro milênios, com atividade antitrombótica, antimicrobial, anti-inflamatória, anti-hiperglicêmica, anti-hipertensiva, antilipidêmica, antitumoral e estimuladora da imunidade, e que tem vários estudos em humanos, demonstrando essas capacidades;
- *Artemisia princeps Pamp* – contém cumarinas, terpenoides, flavonoides e outros, com propriedade antiviral, antitumoral, antimalárica, antipirética, anti-hemorrágica, antioxidante, antiespasmódica, entre outras, e que demonstrou apoptose em células endometriais humanas, por vários mecanismos moleculares, inibindo também a proliferação celular inflamatória;
- *Coccinia cordifolia L* – inibiu o crescimento de células endometriais murinas;
- *Copaifera landsdorffii Desf* – seu óleo inibiu acentuadamente o crescimento endometrial, em culturas de células humanas, via atuação anti-inflamatória, antioxidante e imunomodulatória;
- *Curcuma longa L* – antioxidante, anti-inflamatória, antiapoptótica e antiangiogênica;
- *Euterpe oleracea Mart* – antioxidante;
- *Pinus pinaster Aiton* – antioxidante e antirradicais livres, anti-inflamatória, cujo componente picnogenol influenciou sobre ciclos menstruais em humanos, diminuindo Ca125;
- *Prunella vulgaris L* – antioxidativa, antimicrobiana, antiviral;
- *Salvia miltiorrhiza Bunge* – antiviral, antimicrobiana, anti-inflamatória, anticâncer, e que, em vários estudos, demonstrou suas capacidades, inclusive na redução de invasão e crescimento de câncer mamário humano;
- *Tripterygium wilfordii Hook f* – antiangiogênico;
- *Uncaria tomentosa* – imunoestimulante, antioxidante, anti-inflamatória, diminuidora da peroxidação lipídica, tendo sido demonstrada atuação anti-inflamatória equivalente à da dexametasona;
- *Viburnum opulus L* – antioxidante supressora da peroxidação lipídica;
- *Vitex negundo L* – utilizada na medicina ayurveda para controle da inflamação e da dor. Demonstrou capacidade de prevenir a angiogênese.[7]

Foram também descritas as avaliações de mistura herbáceas, não só as utilizadas em medicina chinesa (já mencionadas anteriormente), mas também uma mistura de *Hypericum perforatum* e *Hippophae ramnoides*, com efeito antiendometriótico, por atuação por atividade antiangiogênica e anti-inflamatória, atribuídas ao carotenoide, esterol e hipericina. E também outra com *Curcuma zedoaria* e *Salviae milthiorrhizae*, comparando com danazol, que se mostrou eficiente e segura para o tratamento.[7]

Também foram estudados fitoquímicos, como apigenina, β-cariofileno, curcumina, epigalocatequina-3-galato, genisteína, ginsenosídeo (produto do *Panax ginseng*, que reduziu, via modulação do RNA, células endometriais humanas), puerarina, resveratrol, xantohumol. O estudo estabelece que os responsáveis pelo bom efeito dos fitoterápicos sobre a endometriose devem-se especialmente, ao que tudo indica, a compostos fenólicos, como ácidos fenólicos e flavonoides, mas também a sesquiterpenos, glicosídeos esteroidais e muitos fitoestrogênios, que atuam como supressores do crescimento e desenvolvimento endometrial.[7]

Ainda pensando em várias doenças femininas influenciadas pelo desequilíbrio estrogênico, autores mencionam várias plantas e seus produtos com afinidade pelos receptores estrogênicos. Embora não mencionem o tratamento de endometriose, eventualmente poderiam ter algum papel no seu tratamento, justamente por essa afinidade. São citadas soja (*Glycine max*), produtora de isoflavonas, *Terminalia chebula*, que produz flavona, *Passiflora caerulea*, *Passiflora incarnata*, *Oroxylum indicum*, várias frutas e grãos que produzem crisina, maçã, toranja e chá, que produzem campferol, vários frutos e vegetais que produzem apigenina, *Humulus lupulus*, que produz 8-prenil-narigenina e flavonoides, *Citrus Paradise*, que produz flavanonas, e vários outras.[13]

CONCLUSÃO

Seguindo um raciocínio holístico, devemos considerar a paciente e a doença de forma global, em que o ser biopsicossocial tem um papel central e preponderante. Nesse sentido, não há que se negar as terapias conhecidas e já estabelecidas. Assim, as terapias cirúrgica e hormonal permanecem como primeira opção, mas podem ser associadas a métodos alternativos. O objetivo da associação de métodos terapêuticos é promover o incremento da capacidade de regeneração e de compensação do organismo.

Diversos fatores podem interferir na gênese e no desenvolvimento da endometriose. Ressaltam-se, dentre eles, as alterações do sistema de desintoxicação, do sistema imunológico, da produção hormonal, da atividade intestinal e da digestão. Deve-se considerar também o papel fundamental do componente psicológico. O emprego das terapias alternativas no tratamento da endometriose consiste em integrar ao tratamento primário os vários fatores individuais concomitantes, favorecendo assim o efeito da terapia primária.[14]

Além de atuarem especificamente sobre a endometriose, nos seus vários aspectos, muitas plantas podem ser utilizadas como recurso adicional, dando suporte aos demais aspectos de cada caso. Por exemplo, com plantas indicadas e bem estudadas úteis para o emocional, tão abalado em muitas pacientes, ou contra a insônia. Mas isso seria motivo para um novo capítulo.

Enfim, podemos concluir que as plantas são fonte de recursos variáveis e muito promissoras para o tratamento da endometriose. No entanto, é essencial que sejam exploradas suas qualidades por meio de estudos, no intuito não só de se utilizarem os produtos vegetais, mas também seus fitoquímicos e até no desenvolvimento de outros medicamentos a partir deles. O campo é enorme, e praticamente inexplorado.

Referências Bibliográficas

1. Wieser, F., Cohen, M., Gaeddert, A., Yu, J., Burks-Wicks, C., Berga, S.L., Taylor, R.N. Evolution of medical treatment for endometriosis: back to the roots? Human Reproduction Update 2007;13(5): 487-499.
2. Schwartz, A.S.K., Gross, E., Geraedts, K., Rauchfuss, M., Wölfler, M.M., Häberlin, F., von Orelli, S., Eberhard, M., Imesch, P., Imthurn, B., Leeners, B. The use of home remedies and complementary health approaches in endometriosesis. RBMO 2019;38(2): 260-271.
3. Saldeen, P., Saldeen, T. Women and omega-3 fatty acids. Obstetrical and Gynecological Survey 2004;59(10): 722-730.
4. Zoorob, R.J., Sidani, M., Williams, J., Grief, S.N. Women's health: selected topic. Prim Care Clin Office Pract 2010;37: 367-387.
5. Ried, K. Chinese herbal medicine for female infertility: an updated meta-analysis. Complementary therapies in Medicine 2015;23: 116-128.
6. Zhang, T.T., Chen, Q., Zhu, K.M., Cao, L., He, G.L., Liu, G.M., Shu, L., Dai, D. Effects of *Caulis sargentodoxae* formula in experimental endometriosis in Rat. J Reprod Contracep 2005 16(4): 213-218.
7. Bina, F., Soleymani, S., Toliat, T., Hajimahmoodi, M. Plant-derived medicines for treatment of endometriosis: a comparative review of molecular mechanisms. Pharmacological Research 2019;139: 76-90.
8. Pattanitum, P., Kunyanone, N., Brown, J., Sangkomkamhang, U.S., Barnes, J., Seyfoddin, V., Marjorbanks, J. Dietary supplements for dysmenorrhea. Cochrane Library, 2016.
9. Mncwangi, N., Chen, W., Vermaak, I., Viljoen, A.M., Gericke, N. Devil's claw – a review of the ethnobotany, phytochemistry and biological activity of *Harpagophytum procumbens*. Journal of Ethnopharmacology 2012;143: 755-771.
10. Hardin, S.R. Cat's claw: an Amazonian vine decreases inflammation in osteoarthritis. Compl Ther Clin Prat 2007;13: 25-28.
11. Nogueira Neto, J., Coelho, T.M., Aguiar, G.C., Carvalho, L.R., Araujo, A.G.P., Girão, M.J.B.C., Schor, E. Experimental endometriosis reduction in rats treated with *Uncaria tomentosa* (cat's claw) extract. European Journal of Obstetrics and Reproduction Biology 2011;154: 205-208.
12. Nogueira Neto, J., Cavalcante, F.L.L.P., Carvalho, R.A.F., Rodrigues, T.G.P.M., Xavier, M.S., Furtado, P.G.R., Schor, E. Contraceptive effect of *Uncaria tomentosa* (cat's claw) in rats with experimental endometriosis. Acta Cirúrgica Brasileira 2011; 26(suppl 2): 15-19.
13. Thakur, A., Mandal, S.C., Banerjee, S. Compounds of natural origin and acupuncture for the treatment of diseases caused by estrogen deficiency. J Acupunct meridian Stud 2016;9(3): 109-117.
14. Ayroza, H.S.A., Ribeiro, P.A.G. In. Fitomedicamentos e endometriose. In: Lima SMRR. (Org.). Lima SMRR – Fitomedicamentos na prática médica. 1ª ed. São Paulo: Atheneu, 2019, in press.

Capítulo 7.6

A Terapia Hormonal no Climatério da Paciente com Endometriose

Cristina Laguna Benetti Pinto e Daniela Angerame Yela

INTRODUÇÃO

Endometriose é uma condição inflamatória crônica estrogênio-dependente, o que faz com que se manifeste principalmente durante os anos reprodutivos da mulher, geralmente com melhora dos sintomas após a menopausa, sendo rara após esse período, com prevalência difícil de ser estimada. Segundo estudos de literatura, ela se manifesta em cerca de 2 a 5% das mulheres com diagnóstico anterior de menopausa.[1] É importante considerar que os estudos que mencionam tais números têm métodos diagnósticos distintos ou consideram apenas o diagnóstico em mulheres submetidas a procedimento cirúrgico.

A endometriose após a menopausa tem fisiopatologia complexa, pois poderia representar uma continuação da doença previamente existente ou representar um novo desenvolvimento de focos da doença. Além disso, tem sido sugerido que a terapia de reposição hormonal (TH) contendo estrogênio também poderia reativar focos de endometriose residual ou até mesmo estimular novos implantes a se desenvolverem.[2]

Esses dados devem ser considerados do ponto de vista da terapêutica climatérica de mulheres com história pregressa de endometriose. Isso também é importante considerando-se que, no tratamento cirúrgico da endometriose, mulheres durante a menacme podem ser submetidas à ooforectomia, acompanhada ou não por histerectomia, fazendo com que estejam em situação de hipoestrogenismo precocemente e necessitando de terapia hormonal para reduzir as consequências da deficiência dos hormônios gonadais. A orientação da TH nestas situações deve ser debatida considerando o foco de reativação ou indução de implantes de endometriose e, ainda, sob a visão de potencial transformação maligna de focos de endometriose.[2]

REATIVAÇÃO DE FOCOS DE ENDOMETRIOSE

Uma grande preocupação com o uso da TH é o risco de reativação da endometriose residual que causa dor e a necessidade eventual de cirurgia. Existem vários relatos de casos sobre endometriose após a menopausa, especialmente localizados em locais não habituais como intestino, bexiga, ureter, pulmão, fígado, pele, além dos ovários. A endometriose após a menopausa tem sido também associada à obesidade.[3]

Um artigo de revisão de 32 relatos de casos de endometriose após a menopausa concluiu que a doença pode ocorrer tanto em usuárias de TH quanto em não usuárias. Nesta revisão um estudo estima um risco de recorrência de 2,9% após ooforectomia e 3,7% após menopausa natural, mas o uso TH não foi detalhado.[4] Outro estudo com 123 mulheres observou recidiva da endometriose após a menopausa quando as mulheres usavam apenas estrogênio como TH (um caso em 50 mulheres).[5]

Apesar disso, uma revisão da Cochrane sobre TH para mulheres com endometriose após a menopausa cirúrgica encontrou apenas dois ensaios clínicos randomizados com o objetivo de avaliar recorrência da dor e da doença e concluiu que não há evidências com significância para afirmar que a TH levaria à recidiva da endometriose. Um dos estudos avaliou 21 mulheres com endometriose pélvica residual após ooforectomia bilateral por 12 meses em uso de TH e observou que, após 1 ano, cinco mulheres apresentavam dor pélvica moderada.

No outro estudo com 172 mulheres com ooforectomia bilateral randomizados em dois grupos com TH (n = 115) e sem HT (n = 57), observou-se recidiva em quatro mulheres do grupo TH após 45 meses. Em ambos, os estudos havia endometriose residual, o que fez com que, nesta revisão, se concluísse que em mulheres com endometriose grave ou residual após a cirurgia, o uso de TH deva ser avaliado criteriosamente.[2]

Mais recentemente, outra revisão com inclusão de 13 publicações (relatos de casos) encontrou recorrência de endometriose em 17 mulheres após uso de TH, sendo que destas, 12 mulheres eram histerectomizadas e usaram estrogênio isolado; o restante usou TH combinada.[6]

Há, ainda, relatos de recorrência da endometriose em mulheres sem qualquer tratamento hormonal.[7] Nestas, outros fatores de risco, como o hiperestrogenismo e a obesidade, podem desempenhar papéis maiores na patogênese da doença. Cirurgia incompleta e ovários residuais também são considerados fatores de risco para o desenvolvimento da endometriose após a menopausa. Ainda aguardando confirmação científica, discute-se se uma predisposição genética, juntamente com fatores ambientais, medicação ou distribuição de gordura, aumentaria o risco de endometriose após a menopausa, à semelhança do que foi demonstrado para as mulheres em idade reprodutiva.[8]

NOVOS IMPLANTES ENDOMETRIÓTICOS

Endometriose após a menopausa tem fisiopatologia complexa porque não está claramente determinado se seria continuação de doença prévia ou se teria surgido neste período. Existem relatos de casos que demonstram não haver nenhum sintoma de endometriose no período reprodutivo e nem indícios em cirurgias prévias. Um estudo com 72 mulheres com endometriose após a menopausa mostrou que apenas 11 (15,3%) tinham história prévia de endometriose.[9] A teoria da metaplasia celômica poderia explicar casos sem história prévia da doença e endometriose. No entanto, esta teoria não pode explicar a endometriose extra pélvica.

Existem, ainda, alguns relatos de casos de diagnóstico de endometriose após o uso de TH. Também, há casos sobre detecção de endometriose em mulheres após a menopausa com câncer de mama e em uso de tamoxifeno. Como na literatura estão disponíveis apenas alguns relatos de casos, não se pode afirmar se tanto a TH como o tamoxifeno poderiam induzir ou promover a endometriose.[10]

POTENCIAL DE MALIGNIZAÇÃO DE FOCOS DE ENDOMETRIOSE

Uma grande preocupação é o risco de transformação maligna na endometriose residual. Em um estudo de mil casos da doença, a malignidade ocorreu em 0,9%.[11] A idade é um importante fator de risco para muitas neoplasias; portanto, pode-se questionar se a endometriose após a menopausa aumenta o risco de malignidade. Além disso, a TH poderia aumentar o risco de transformação maligna. Uma revisão de 33 relatos de casos de malignidade mostrou que todas as mulheres que apresentaram malignização dos focos de endometriose eram tratadas com estrogênio isolado.[12] Outro estudo mostrou que o uso de estrogênio isolado como TH seria fator de risco para malignização, embora também tenha sido observado casos de transformação maligna em não usuárias de TH. Também se descreve maior risco de transformação maligna com o uso de tamoxifeno.[13] Uma revisão com 20 estudos (relatos de casos) encontrou 25 mulheres com transformação maligna da endometriose após uso de TH (a maioria fazendo uso de TH com estrogênio isolado).[6]

Assim, embora os dados sejam limitados, parece que a transformação maligna é mais provável de ocorrer em usuárias de TH com estrogênio isolado.[14]

ENDOMETRIOSE E SINTOMAS DE HIPOESTROGENISMO

Mulheres com endometriose podem manifestar hipoestrogenismo principalmente em três situações:s

- Hipoestrogenismo medicamentoso, durante o uso de medicações como análogo do GnRH, utilizado para tratamento da endometriose.
- Hipoestrogenismo cirúrgico, secundariamente à ooforectomia realizada para o tratamento da endometriose.
- Hipoestrogenismo relacionado ao climatério em idade habitual.

O declínio dos níveis estrogênicos, embora frequentemente relacionado ao declínio dos sintomas dolorosos da endometriose, pode trazer consigo outros sintomas como fogachos, secura vaginal e dispareunia, alteração do sono e do humor, mas também está relacionado a perda óssea e maior risco de osteoporose, piora do metabolismo lipídico, maior risco cardiovascular e piora na qualidade de vida.[15] Tais sintomas não devem ser subestimados em qualquer das situações causadoras do hipoestrogenismo descritas anteriormente, em especial naquelas em que há hipoestrogenismo em fases precoces da vida, quando estudos têm evidenciado repercussões até mesmo com redução da expectativa de vida.

HIPOESTROGENISMO DURANTE TERAPIA MEDICAMENTOSA DA ENDOMETRIOSE

Os agonistas da GnRH são uma das terapêuticas aprovadas para tratamento da endometriose. O mecanismo de ação destes fármacos exerce-se na ligação contínua e não pulsátil aos receptores da GnRH, provocando, assim, a dessensibilização hipofisária e a interrupção do eixo hipófise-ovário, levando a um estado hormonal de hipogonadismo hipogonadotrófico. O hipoestrogenismo condiciona atrofia endometrial levando à amenorreia secundária e a uma ação direta local nos implantes de endometriose.[16]

A terapêutica hormonal *add-back*, isto é, a prescrição de hormônios gonadais associados ao tratamento com os agonistas, tem como objetivo aumentar a adesão ao tratamento e possibilitar o uso mais prolongado dos agonistas da GnRH nas mulheres com endometriose. Assim, a prescrição de tratamento hormonal para melhorar os níveis séricos de estrogênios tem como objetivo reduzir os efeitos adversos – perda de massa óssea e sintomatologia vasomotora – sem interferir na terapêutica

Embora os *guidelines* recomendem o uso da terapia *add-back*, isto só é feito em apenas em um terço dessas mulheres. Geralmente utiliza-se terapia estroprogestativa ou tibolona com esta finalidade. O Quadro 7.6-1 reflete as evidências da literatura.

TERAPIA HORMONAL EM MULHERES COM ENDOMETRIOSE

A fisiopatologia da endometriose é complexa e não totalmente entendida, porém algumas evidências norteiam a discussão sobre a utilização de TH: a endometriose é uma doença considerada estrogênio-dependente, progesterona-resistente, com predisposição genética e inflamatória, com hiperexpressão de receptores estrogênicos beta, além de alterações enzimáticas que favorecem a expressão local de estrogênio no foco endometriótico, fatores que evidenciam o maior risco de crescimento estrogênio-dependente.[17]

Para mulheres em idade de menopausa habitual, porém com antecedente de endometriose, as indicações para prescrição de TH são as mesmas de uma mulher climatérica sem o antecedente de endometriose. O questionamento é qual o risco desta prescrição e qual o esquema mais benéfico e com menor risco.

QUAL O TRATAMENTO HORMONAL MAIS APROPRIADO PARA MULHERES HIPOESTROGÊNICAS E COM ANTECEDENTE DE ENDOMETRIOSE?

Considerando a decisão de não utilizar terapia hormonal comparativamente a prescrever TH, Matorras et al. compararam mulheres mantidas sem TH em relação ao

QUADRO 7.6-1 Recomendações a respeito do Uso de Análogos de GnRH e Terapia *Add-back* para Pacientes com Dor Pélvica e Endometriose

Nível Evidência	Recomendações	Grau
I	A terapêutica com agonistas do GnRH é eficaz no controle da dor associada à endometriose e deve ser considerada como de segunda linha quando os estroprogestativos ou progestativos isolados estão contraindicados ou não são tolerados ou são ineficazes.	A
I	O uso de terapêutica *add-back* durante o tratamento com os agonistas do GnRH é recomendado.	A
I	O acetato de noretisterona, na dose de 5 mg, é a opção mais recomendada apesar da sua baixa tolerabilidade.	A
II	A tibolona, na dose de 2,5 mg/dia, é uma boa alternativa para a terapêutica *add-back*.	B
II	Não é recomendada a terapêutica com agonistas da GnRH por períodos superiores a 12 meses, mesmo quando se associa à terapêutica *add-back*.	B

uso de estradiol transdérmico na dose de 50 mcg por dia associado a 200 mg de progesterona oral micronizada por 14 dias do mês. Em seguimento médio de 45 meses, encontraram baixa taxa de recorrência no grupo que usou TH e nenhum caso no grupo não tratado. Apesar do pequeno número de recorrência, consideraram como fatores de risco para a recorrência da endometriose, não ter feiro histerectomia ou ter lesão endometriótica peritoneal maior do que 3 cm.[18]

Em um coorte retrospectivo, Acien et al. compararam mulheres submetidas a histerectomia com ooforectomia bilateral tratadas com TH contendo estrogênio associado a progestagênio por 1 a 2 anos, seguido por tibolona ou estrogênio isolado por em média 4,3 anos. Este grupo foi comparado a mulheres não tratadas com hormônios. Os autores não detectaram recorrência de endometriose em nenhum dos grupos. Da mesma forma, um outro estudo comparou mulheres às quais não foi prescrito TH a outros três grupos de usuárias de TH: estrogênio isolado, estrogênio associado a progestagênios cíclico e estrogênio associado a progestagênios contínuo. O número de casos de recorrência de endometriose foi baixo e maior no grupo que utilizou estrogênio isolado; nenhum no grupo sem TH. Também não foram vistos casos de transformação maligna. Estes resultados levaram os autores a concluir que, embora com pequeno número de recorrência de endometriose, a TH é segura.[5,10]

Considerando comparações entre diferentes esquemas hormonais, Fedele et al. compararam o uso de tibolona ao uso de estrogênio transdérmico associado a acetato de medroxiprogesterona. Embora com número pequeno de mulheres, no seguimento de 12 meses, eles concluíram que o número de mulheres que voltaram a reportar dor foi menor entre as que usaram tibolona.[19]

Como as evidências quanto à endometriose após a menopausa são restritas, diferentes sociedades mundiais têm emitido posição quanto a este tema. Assim, a European Menopause and Andropause Society (EMAS) reconhece e aceita que a terapia hormonal pode reativar lesões residuais e que o risco de transformação maligna deve ser considerado em mulheres após a menopausa.[14] No entanto, mulheres jovens ooforectomizadas ou aquelas com intensas manifestações do hipoestrogenismo não podem ser privadas de tratamento. Considerando que os riscos de recorrência ou de transformação maligna parecem mais associados ao uso do estrogênio isolado, a posição da EMAS é recomendar a adição de um progestagênio à TH.

Os dados de literatura são insuficientes para comparar com segurança regimes estroprogestativos cíclicos ou contínuos em endometriose. Considerando que regimes contínuos levam a atrofia endometrial e podem reverter hiperplasia de endométrio, embora o endométrio ectópico possa ter resposta diversa, a posição da EMAS é favorável ao uso do regime contínuo. A EMAS aponta, ainda, que a terapia estroprogestativa contínua ou utilizando tibolona parece ser segura, tanto a mulheres histerectomizadas como nas que tiveram o útero preservado, com baixo risco de recorrência de endometriose.[2]

A posição da European Society of Human Reproductive and Embriology (ESRHE) é muito semelhante a esta, e recomenda que, em mulheres com histerectomia e história de endometriose, evite-se o uso de estrogênio isolado.[20]

Com relação à menopausa cirúrgica, há uma brusca e dramática redução dos níveis séricos de estrogênio. Embora possa haver uma redução dos sintomas da endometriose após a ooforectomia, há o risco de aparecimento rápido de sintomas decorrentes do hipoestrogenismo, com fogachos, sudorese noturna, piora da qualidade do sono, sintomas urogenitais. Além disso, por se tratarem de mulheres no menacme, o hipoestrogenismo precoce traz consequências cardiovasculares e, no longo prazo, o risco de perda óssea.

Situações de hipoestrogenismo em faixa etária precoce constituem uma das indicações de terapia hormonal mais precisas, devendo ser instituída sempre que não houver contraindicação absoluta ao seu uso. Desta forma, a ESRHE se manifestou indicando, em mulheres cujo tratamento da endometriose tenha induzido menopausa cirúrgica, pela recomendação de terapia estroprogestativa ou tibolona ao menos até a menopausa.[20]

O Quadro 7.6-2 representa, de acordo com as *guidelines*, o grau de evidência das publicações disponíveis.

QUAL O MELHOR MOMENTO PARA INICIAR A TERAPIA HORMONAL?

Considerando que, teoricamente, o uso da terapia hormonal poderia estimular focos de endometriose remanescentes, isto é, tecido endometrial que possa ter permanecido nas pelves a crescer como novos focos, um possível questionamento diz respeito ao melhor momento para iniciar o uso de hormônios: é melhor que seja feito imediatamente após a cirurgia ou haveria necessidade de postergar o início? O que poderia reduzir esse risco?

QUADRO 7.6-2 Recomendações a respeito da Terapia de Reposição Hormonal em Pacientes com História de Endometriose

Nível Evidência	Recomendações	Grau
I	A terapêutica hormonal está indicada nas mulheres com história de endometriose e com menopausa prematura até a idade da menopausa natural e deve ainda ser considerada na mulher com sintomatologia vasomotora intensa independentemente da idade.	A
II	A associação de estrogênios com progestagênios ou tibolona são regimes adequados.	B
II	O regime de administração contínuo combinado é preferencial.	D
II	A utilização de estrogênios isolados, em mulheres histerectomizadas, deve ser evitada pelo risco de reativação das lesões.	D

Poucas evidências da literatura auxiliam nessa decisão. Um estudo retrospectivo que avaliou mulheres submetidas a histerectomia e ooforectomia bilateral analisou mulheres que iniciaram TH em até 6 semanas após a cirurgia, comparativamente a mulheres que iniciaram mais tardiamente o uso de hormônios (7 a 520 semanas após a cirurgia) e, surpreendentemente, os sintomas recrudesceram em 6,7% das mulheres do primeiro grupo e em 20% das que retardaram o uso da TH. Os autores concluíram que, após o ajuste de fatores como, por exemplo, estágio da endometriose, o início imediato do uso de TH não foi responsável pelo aumento no risco de recorrência.[21]

Em outro estudo com apenas 13 mulheres submetidas a histerectomia e salpingo-oforectomia bilateral e tratadas apenas com estrogênio conjugado diariamente, iniciado precoce ou tardiamente (3 ou 6 meses), os autores avaliaram a recidiva da endometriose através de dosagem de Ca-125 sérico pré cirurgia, pós cirurgia e, depois, durante o uso do hormônio. Os níveis de Ca-125 caíram após a cirurgia e não voltaram a se elevar em um período de 6 meses de seguimento da terapia hormonal.[22]

É preciso entender que são dados antigos, com baixo número de sujeitos incluídos e metodologicamente não comparáveis, o que mostra a falta de evidências que possam nortear de forma inequívoca a tomada de decisão. Desta forma, sociedades mundiais indicam que o uso da TH pode ser iniciado logo após a ooforectomia.[14]

CONDUÇÃO DO RISCO DE RECORRÊNCIA

Considerando o risco potencial de recorrência em mulheres sob terapia hormonal, tais mulheres devem ser monitorizadas quanto ao reaparecimento dos sintomas álgicos.

Para mulheres com contraindicação ao uso de hormônios ou que não queiram utilizá-los, mas apresentem sintomas climatéricos, devem ser oferecidos os tratamentos habitualmente aceitos para o tratamento do climatério, bem como medidas de proteção da massa óssea, tais como dieta e atividade física. Não há evidências suficientes para o uso de terapêuticas com ervas ou fito-hormônios para mulheres com endometriose.

CONCLUSÃO

- A endometriose é uma doença estrogênio dependente que usualmente acomete mulheres durante a vida reprodutiva.
- Os sintomas álgicos da endometriose tendem a regredir com a menopausa natural ou cirúrgica.
- Endometriose após a menopausa é uma forma relativamente pouco estudada. Embora com fisiopatologia não tão bem conhecida, é inequívoco o papel do estrogênio.
- A terapia hormonal deve obedecer aos critérios de indicação de prescrição descritos para as mulheres em geral, porém é necessário considerar que pode reativar lesões endometrióticas.
- Há evidências restritas quanto ao esquema a ser utilizado para terapia hormonal após a menopausa natural ou cirúrgica. Recomenda-se o uso de terapia estroprogetativa associada e contínua ou tibolona em mulheres histerectomizadas ou não histerectomizadas.

Referências Bibliográficas

1. Bulun, S.E. Endometriosis. N Engl J Med 2009; 360: 268-279.
2. Al Kadri, H., Hassan, S., Al-Fozan, H.M., Hajeer, A. Hormone therapy for endometriosis and surgical menopause. Cochrane Database Syst Rev 2009; 1: CD005997.

3. Punnonen, R., Klemi, P.J., Nikkanen, V. Postmenopausal endometriosis. Eur J Obstet Gynecol Reprod Biol 1980;11: 195-200.
4. Oxholm, D., Knudsen, U.B., Kryger-Baggesen, N., Ravn, P. Postmenopausal endometriosis. Acta Obstet Gynecol Scand 2007;86: 1158-1164.
5. Rattanachaiyanont, M., Tanmahasamut, P., Angsuwatthana, S., Techatraisak, K., Inthawiwat, S., Leerasiri, P. Hormonal replacement therapy in surgical menopause with underlying endometriosis. Med Assoc Thai 2003;86: 702-707.
6. Gemmell, L.C., Webster, K.E., Kirtley, S., Vincent, K., Zondervan, K.T., Becker, C.M. The management of menopause in women with a history of endometriosis: a systematic review. Human Reproduction Update. 2017; 23(4): 481-500.
7. Fujiu, K., Miyamoto, H., Hashimoto, S., Suzuki, N., Takano, Y., Teranishi, Y., Sakuma, H., Suzuki, H. A case of diaphragmatic clear cell carcinoma in a patient with a medical history of ovarian endometriosis. Int J Clin Oncol 2010; 15: 489-492.
8. Rahmioglu, N., Montgomery, G.W., Zondervan, K.T. Genetics of endometriosis Womens Health 2015;11: 577-586.
9. Morotti, M., Remorgida, V., Venturini, P.L., Ferrero, S. Endometriosis in menopause: a single institution experience. Arch Gynecol Obstet. 2012;286(6): 1571-1575.
10. Inceboz, U. Endometriosis after menopause. Womens Health 2015;11(5): 711-715
11. Tern, R.C., Dash, R., Bentley, R.C., Snyder, M.J., Haney, A.F., Robboy, S.J. Malignancy in endometriosis: frequency and comparison of ovarian and extraovarian types. Int J Gynecol Pathol 2001; 20: 133-139.
12. Soliman, N.F., Hillard, T.C. Hormone replacement therapy in women with past history of endometriosis. Climacteric 2006; 9:325-335.
13. Bese, T., Simsek, Y., Bese, N., Ilvan, S., Arvas, M. Extensive pelvic endometriosis with malignant change in tamoxifen-treated postmenopausal women. Int J Gynecol Cancer 2003; 13: 376-380.
14. Moen, M.H., Rees, M., Brincat, M., Erel, M., Gambacciani, M., Lambrinoudaki, I., Schenck-Gustafsson, K., Tremollieres, F., Vujovic, S., Rozenberg, S. EMAS position statement: Managing the menopause in women with a past history of endometriosis. Maturitas 2010;67: 94-97.
15. Rozenberg, S., Vandromme, J., Antoine, C. Postmenopausal hormone therapy: risks and benefits. Nat Rev Endocrinol 2013;9: 216-227.
16. Practice, T., Medicine, R. Treatment of pelvic pain associated with endometriosis: A committee opinion. Fertil. Steril. American Society for Reproductive Medicine; 2014;101: 927-935.
17. Burney, R.O., Giudice, L.C. Pathogenesis and pathophysiology of endometriosis1. Fertil Steril 2012;98: 511-519.
18. Matorras, R., Elorriaga, M.A., Pioan, J.I. et al. Recurrence of endometriosis im women with bilateral adnexectomy (with or without total hysterectomy) who received hormone replacement therapy. Fertil Steril. 2002;77(2): 303-308.
19. Fedele, L., Bianchi, S., Raffaelli, R., Zanconato, G. Comparison of transdermal estradiol and tibolone for the treatment of oophorectomized women with deep residual endometriosis. Maturitas 1999;32(3): 189-193.
20. Dunselman, G.A., Vermeulen, N., Becker, C., European Society of Human Reproduction and Embryology. ESHRE guideline: management of women with endometriosis. Hum Reprod. 2014;29(3): 400-412.
21. Hickman, T.N., Namnoum, A.B., Hinton, E.L., Zacur, H.A., Rock, J.A. Timing of estrogen replacement therapy following hysterectomy with oophorectomy for endometriosis. Obstet Gynecol 1998; 91: 673-677.
22. Arumugam, K., Damodaran, P. Endometriosis and estrogen replacement therapy. Med Sci Res 1998;26: 333.

Capítulo | 8 |

Tratamento Cirúrgico da Endometriose

Capítulo 8.1	Estratégias no Tratamento Cirúrgico da Endometriose *Arnaud Wattiez, Bedaya Amro, Shaima Ebrahim M. Alsuwaidi, Hanan, H. Gharbi e Razan Nasir*	178
Capítulo 8.2	Tratamento Cirúrgico da Endometriose Superficial *Marcos Tcherniacovsky e Ricardo de Almeida Quintairos*	182
Capítulo 8.3	Tratamento Cirúrgico do Endometrioma Ovariano *Paulo Ayroza Ribeiro, Helizabet Salomão Abdalla Ayroza Ribeiro e Anna Luisa Lobão*	188
Capítulo 8.4	Tratamento Cirúrgico da Endometriose Intestinal *Sidney Klajner, Marcelo Averbach, Marco Antonio Bassi e Renato Catojo Sampaio*	196
Capítulo 8.5	Tratamento Cirúrgico da Endometriose de Trato Urinário e Compartimento Pélvico Anterior *Marco Aurélio Pinho de Oliveira*	206
Capítulo 8.6	Tratamento Cirúrgico da Endometriose Profunda de Compartimento Pélvico Genital Posterior *Luciano Gibran, Camila Beckhauser Calegari, Carolina Machado Ribeiro e Mariana Lacerda Fava*	212
Capítulo 8.7	Cuidados com a Inervação Pélvica no Tratamento Cirúrgico da Endometriose *Nucelio Luiz de Barros Moreira Lemos, Gustavo Leme Fernandes, Reitan Ribeiro, Maurício Simões Abrão, Renato Moretti-Marques*	218
Capítulo 8.8	Cirurgia da Endometriose Pleural, Pulmonar e Diafragmática *William Kondo, Monica Tessmann Zomer Kondo, Carlos Henrique Trippia e Duarte Miguel Ferreira Rodrigues Ribeiro*	227
Capítulo 8.9	Cirurgia Robótica em Endometriose *Mariano Tamura Vieira Gomes, Gustavo Anderman Silva Barison e Renato Moretti Marques*	245
Capítulo 8.10	Prevenção da Recidiva Pós-operatória *Márcia Mendonça Carneiro, Ivete de Ávila e Márcia Cristina França Ferreira*	252
Capítulo 8.11	Qualidade de Vida em Pacientes com Endometriose *Raquel Silveira da Cunha Araújo, Mariana Costa Rossette, Eduardo Schor, Paulo Ayroza Ribeiro e Sérgio Podgaec*	258

Capítulo 8.1

Estratégias no Tratamento Cirúrgico da Endometriose

Arnaud Wattiez, Bedaya Amro, Shaima Ebrahim M. Alsuwaidi, Hanan, H. Gharbi e Razan Nasir

Estratégia sem tática é o caminho mais lento para a vitória. Tática sem estratégia é o som antes da derrota.

Sun Tzu

INTRODUÇÃO

Define-se endometriose como a presença de glândulas endometriais e estroma fora da cavidade uterina. Embora essa definição provavelmente seja importante para pesquisas, epidemiologias etc., falta-lhe interesse em cirurgias.

Na verdade, a presença de endométrio fora da cavidade uterina provoca, acima de tudo, várias reações dos tecidos e órgãos em torno, que criam a "doença endometriótica". Assim, além dos implantes endometrióticos, o cirurgião terá de enfrentar invasão, aderências, reação inflamatória, retrações, neovascularização, distorção anatômica, reação hipertrófica, estreitamentos e estenose. Como, além disso, a endometriose é uma doença de múltiplos órgãos, o cirurgião terá de lidar com essas diferentes estruturas e sua função específica. Isso exige remover a doença, mas respeitando os órgãos e sua função.

A falta de estratégia ao manejar a doença endometriose leva à cirurgia incompleta, ao tempo operatório mais longo e a complicações.

TRATAMENTO CIRÚRGICO

A endometriose profunda é uma doença benigna que afeta principalmente pacientes jovens em idade fértil. Mesmo que a endometriose não seja uma doença que coloque a vida em risco, ela compromete drasticamente a qualidade de vida das pacientes. A cirurgia não é necessariamente o tratamento de primeira escolha, e a indicação deve ser planejada cuidadosamente.

Considerando, porém, o terrível impacto da doença sobre a qualidade de vida e os bons resultados, em relação à dor e à fertilidade, que a cirurgia pode oferecer a pacientes resistentes ao tratamento clínico, os cirurgiões devem estar cientes das técnicas a serem usadas para obter um resultado favorável.

Esse resultado favorável só pode ser conseguido se a cirurgia for realizada completamente com uma estratégia elaborada por um cirurgião competente e treinado.

A cirurgia não é o tratamento de primeira escolha para todos os casos, com exceção das indicações cirúrgicas evidentes, como, por exemplo, hidronefrose e estenose intestinal. Em outras situações, a pergunta é: operar ou não? Se a resposta for afirmativa, as outras perguntas são: quando e como operar?

Operar: Sim ou Não?

A maioria das pacientes com endometriose apresenta sintomas específicos, como dor e/ou infertilidade. De fato, há grupos diferentes de pacientes. Em alguns grupos, é fácil decidir pela cirurgia, pois as pacientes têm dor insuportável que resiste a qualquer tratamento clínico. Outros grupos oferecem mais dificuldade, por tratar-se de pacientes jovens com doença ovariana ou pacientes inférteis sem dor que podem beneficiar-se apenas de observação, de tratamento clínico ou de técnicas de reprodução assistida (TRA).

A decisão de operar ou não é difícil, pois traz dois riscos:

1. O risco de operar e expor a paciente a complicações intra e pós-operatórias, ao comprometimento funcional e a sequelas pós-operatórias, como as aderências.
2. O risco de não operar e expor as pacientes à progressão da doença, a maior comprometimento funcional (perda silenciosa do rim ou oclusão intestinal) e à infertilidade.

Se Operar, Quando Operar?

Essa questão aborda as pacientes jovens com endometriose. Operar cedo demais as expõe ao risco global da cirurgia, ao risco de afetar sua reserva ovariana e de expô-las a cirurgias repetidas. Não operar as expõe à progressão da doença e a um pior prognóstico, à diminuição da função ovariana pela própria doença e à cronicidade da dor com a participação do sistema nervoso central.

Como Operar? Ou Seja, Quão Completa Deve Ser a Cirurgia?

O debate ainda não foi resolvido sobre excisão *versus* ablação. A cirurgia completa reduz o risco de recorrência e, subsequentemente, de cirurgias repetidas, mas tem-se o risco de comprometimento funcional, como um *deficit* neurológico e insuficiência ovariana. A cirurgia parcial expõe à progressão da doença e às cirurgias repetidas, mas protege de complicações cirúrgicas e dos efeitos colaterais, mantendo a reserva ovariana. A cirurgia com excisão oferece melhores resultados, como se comprova em muitos estudos. A excisão dos implantes peritoneais leva a uma taxa de fertilidade mais alta, em comparação com a coagulação simples. A excisão de lesões de bexiga inclui a ressecção parcial da parede vesical, que dá excelentes resultados com baixa taxa de recorrência, mas expõe a paciente à síndrome da bexiga pequena. A cistectomia ovariana dá menos recorrências, mas compromete mais a reserva ovariana. A ressecção intestinal é seguida por menos recorrência, mas expõe à disfunção intestinal e neural. É por isso que o radicalismo deve ser preferido à cirurgia incompleta, mas nossos conhecimentos anatômicos mais recentes e nosso progresso técnico devem nos empurrar para um radicalismo "econômico". A melhor ilustração é dada pela cistectomia ovariana, na qual a excisão da parede cística pode ser feita minimizando o tamanho e a localização da incisão ovariana e o sangramento ao se manipular delicadamente o ovário, respeitando os planos de clivagem e com uma coagulação precisa e limitada das áreas de sangramento. Também é esse o caso para a ressecção segmentar do intestino. Há uma década, a ressecção do intestino era feita de acordo com a técnica de excisão mesentérica total, resultando em longas partes de intestino ressecadas. No pós-operatório, as pacientes se deparavam com transtornos da função intestinal, comprometendo o resultado da cirurgia. Mais recentemente, o tamanho da peça ressecada se reduziu dramaticamente, graças ao uso de técnicas de excisão transmesentéricas. Como resultado, a qualidade de vida pós-operatória das pacientes tem melhorado sem comprometimento da qualidade dos resultados.

Portanto, quando se decide pela cirurgia, esta deve ser a mais completa possível, mas também a mais econômica possível, para se respeitar a função dos órgãos.

Durante décadas, essa cirurgia ficou reservada a um número limitado de especialistas, pois era considerada a mais difícil em Ginecologia. Nos últimos anos, as estratégias cirúrgicas têm sido meticulosamente descritas e se tornaram reproduzíveis.

A estratégia cirúrgica depende da integralidade da avaliação pré-operatória da paciente, da totalidade de informações fornecidas e da obtenção do termo de consentimento livre e esclarecido.

A investigação pré-operatória deve incluir uma anamnese completa com a coleta de todos os tipos de sintomas apresentados pela paciente. É importante ser exaustivo, pois, ao avaliar o caso, a decisão cirúrgica pode ser tomada ao se compararem as lesões encontradas e os sintomas descritos. As informações fornecidas devem ser completas, pois todos os cirurgiões passam pela experiência de achados intraoperatórios que não eram esperados. Nesse sentido, o consentimento deve ser amplo o suficiente para permitir que os cirurgiões prossigam em tais casos. Os melhores exemplos são a decisão intraoperatória de realizar salpingectomia ou apendicectomia.

A estratégia cirúrgica se baseia então no contrato que o cirurgião responsável fez com a paciente. Como o cirurgião responsável é o único que recebeu as queixas da paciente, que a examinou e que conhece os seus objetivos (tratamento da dor, da infertilidade ou de ambas), é ele quem obtém o consentimento e é o depositário da confiança da paciente para conseguir o melhor para ela, que estará privada da consciência durante a cirurgia. Portanto, o cirurgião é o único a decidir no intraoperatório.

Estratégia Cirúrgica

Ao optar-se por fazer a cirurgia, após terem sido oferecidas a alternativa de tratamento e as informações e o consentimento da paciente ter sido obtido, a estratégia cirúrgica se inicia pela etapa diagnóstica da laparoscopia.

No momento do diagnóstico laparoscópico, *o cirurgião é, pela primeira vez, confrontado com a situação real*. Pode, então, comparar o que soube da paciente (sintomas, queixas, objetivos, consentimento, avaliação pré-operatória) com a extensão exata das lesões. Nesse momento, há duas situações:

- *Situação 1:* a situação está refletindo exatamente o que é esperado, e as competências e os ambiente

cirúrgicos são compatíveis com a realização de um tratamento completo, podendo o cirurgião prosseguir com o dever de fazer o tratamento completo, cumprindo os objetivos e pedidos da paciente.
- *Situação 2:* a situação é pior do que se esperava e a paciente não deu consentimento completo ou não existe competência para obter o tratamento completo. O melhor, nesse caso, é remover o laparoscópio e reagendar a paciente para depois, quando ela tiver recebido mais explicações sobre o assunto ou o ambiente for mais especializado.

A **estratégia geral** inclui o seguinte:

- Reconhecimento.
- Exposição, incluindo lise de aderências.
- Lise de aderências.
- Identificação de estruturas importantes (ureteres, nervos etc.) e pontos de referência anatômicos.
- Dissecção dos espaços anatômicos cranial, lateral e caudal das lesões.
- Reavaliação das lesões e prosseguimento com a estratégia específica.
- Verificações de segurança ao final do procedimento.
- Evolução pós-operatória e seguimento.

A **estratégia específica** inclui o seguinte:

- Excisão de implantes peritoneais.
- Endometriose ovariana: drenagem simples, cistectomia, coagulação, vaporização, alcoolização.
- Tratamento de endometriose urinária: cistectomia parcial, *shaving*, ureterólise, secção/reanastomose ou reimplante do ureter.
- Dissecção retovaginal e ressecção vaginal/dos ligamentos uterossacros.
- Tratamento de endometriose intestinal, incluindo *shaving*, ressecção discoide, ressecção segmentar e reanastomose.

Todos esses tratamentos específicos não vão ser descritos neste capítulo, pois serão extensamente abordados em um capítulo destinado ao assunto. Apenas a estratégia geral a seguir:

1. **Reconhecimento:** É o que foi descrito anteriormente, quando o cirurgião compara o que sabe da paciente com o que encara no dia da cirurgia. Esse período é muito importante, pois abre a porta para suspensão do procedimento se não estiverem presentes todas as condições para o tratamento completo. Este é o famoso momento decisivo, quando começar significa terminar, chegar ao tratamento completo. A endometriose é, de fato, uma doença recorrente, e os principais fatores para recorrência são a idade da paciente e a realização incompleta da cirurgia.

2. **Exposição, incluindo lise de aderências:** "Cirurgia é a ciência da exposição" é uma frase comum dita pelos cirurgiões antigos. A laparoscopia não ignora essa regra. Em laparoscopia, a exposição não é apenas a posição de Trendelenburg e a ajuda do assistente, que deve sempre se manter livre para ajudar ativamente o cirurgião. Se o papel do assistente ficar limitado a segurar as estruturas para expor o campo cirúrgico, ele se tornará um assistente inativo, e o cirurgião perderá tempo e eficácia. Por isso, é recomendável que o cirurgião suspenda qualquer estrutura que caia em seu campo de visão. Tal estrutura poderia ser o sigmoide, os ovários e as tubas, alças de intestino delgado etc. A suspensão pode ser obtida por meio de suturas transparietais, suspensores (T-Lift®) ou pontos internos. É então que se deve realizar a lise de aderências para restaurar a anatomia. Na maioria dos casos, a dissecção se inicia no nível do ligamento infundíbulo pélvico esquerdo, permitindo a identificação imediata do ureter esquerdo. Medialmente ao ureter, identifica-se facilmente o plano do espaço pararretal, bem como a parte cranial do nervo hipogástrico esquerdo. Geralmente, não há doença nesse nível e a identificação das estruturas normais saudáveis permite ao cirurgião iniciar a dissecção no plano certo.

3. **Identificação das estruturas importantes e pontos de referência anatômicos:** Esta etapa é concomitante com a lise de aderências. Se os ureteres e os nervos não estiverem espontaneamente visíveis, deverão ser dissecados até que se afastem das lesões que serão ressecadas. Iniciar a partir do ligamento infundíbulo pélvico do lado esquerdo torna possível a fácil identificação do ureter esquerdo, que pode então ser seguido até o canal ureteral, onde desaparece. Medial e posteriormente aos ureteres, encontram-se os nervos hipogástricos, que são seguidos até que se separem das lesões. O ureter direito costuma ser visível por transparência do peritônio e não deve ser necessariamente dissecado, o que se faz apenas nos casos de dúvida se a dissecção completa deveria ser executada.

4. **Dissecção dos espaços anatômicos cranial, lateral e caudal das lesões.** A estratégia para fazer uma ressecção completa das lesões é dissecar primeiramente e liberar a lesão em todas as direções (cranial, caudal, anterior, posterior, medial e lateral) e depois ressecá-la. Para conseguir isso, é obrigatório um conhecimento aprofundado da anatomia pélvica. Para lesões posteriores, disseca-se o espaço pararretal,

permitindo a medialização da lesão. A dissecção deve prosseguir até os tecidos livres caudais à lesão. Para lesões anteriores, devem-se dissecar os espaços paravesicais em sua parte medial (medialmente à artéria umbilical obliterada) a fim de obter a mesma medialização da lesão. Para as mesmas lesões anteriores, pode ser útil identificar o espaço de Yabuki, o que permite visualizar o ureter em sua entrada na bexiga.

5. **Reavaliação das lesões e prosseguimento com a estratégia específica:** Quando todos os espaços necessários tiverem sido dissecados, e a anatomia, restaurada tanto quanto possível, a situação deverá ser reavaliada, a fim de se aplicar uma ressecção particularizada para cada paciente. Isso é feito reavaliando todos os compartimentos pela combinação de exames visual, vaginal e retal e pelo uso de diferentes *probes* para avaliar a vagina e o reto. Uma cistoscopia ou retoscopia final pode ser indicada para tornar mais precisa a decisão. Somente quando todas as avaliações tiverem sido feitas, decisões importantes, como ressecção segmentar do intestino, ressecção discoide ou *shaving*, cistectomia parcial ou reanastomose ou reimplante do ureter, poderão ser tomadas. Isso ocorre porque a estratégia global para esse tipo de doença deve incluir discussões pré-operatórias, em uma reunião multidisciplinar, se o cirurgião não tiver competência ou treinamentos transversais para passar por todas as etapas necessárias. Isso também se dá porque as pacientes terão melhor tratamento por um único cirurgião, que não apenas sabe tudo sobre a paciente porque a atendeu e conversou com ela, mas também porque tem as competências e os treinamentos para conseguir todos os procedimentos exigidos depois da reavaliação. Tal situação é comum em Ginecologia Oncológica, e as pacientes com endometriose merecem a mesma qualidade de tratamento. Depois da reavaliação, tomam-se decisões específicas e são implementados os tratamentos específicos, que serão extensamente discutidos neste livro em outros capítulos, não sendo, portanto, descritos aqui.

6. **Verificações de segurança ao final do procedimento:** A cirurgia para endometriose profunda é extensa e difícil, expondo as pacientes a um alto risco de complicações pós-operatórias importantes. A fim de minimizar esse risco, é importante verificar a integridade de todas as estruturas dissecadas, tais como o intestino, o ureter, a bexiga etc. Também se deve avaliar e completar a hemostasia, se necessário. Para avaliar a integridade dos órgãos, existem diferentes testes. Para o sigmoide e o reto, a insuflação de ar, colocando o intestino sob a água, detectará qualquer orifício. O mesmo teste repetido com azul de metileno detectará as zonas nas quais a mucosa poderia estar exposta e precisaria ser reforçada por suturas. A integridade vesical é facilmente verificada injetando-se também azul de metileno e procurando extravasamento. O ureter é mais difícil de testar, e a avaliação local da coloração do ureter ajuda a prevenir complicações por isquemia por meio da colocação de cateter duplo J ou por ressecção da área. Depois dessa cirurgia longa e difícil, é recomendável realizar uma cistoscopia. A identificação clara de urina proveniente de ambos os óstios é algo tranquilizador.

7. **Evolução pós-operatória e seguimento:** A evolução pós-operatória de uma cirurgia laparoscópica deve ser sem intercorrências e a paciente deve melhorar à medida que o tempo passa. Não há recomendações claras sobre quais marcadores pós-operatórios devam ser tomados para avaliar a boa evolução e, certamente, o exame clínico é a melhor informação dada aos cirurgiões. Não se recomenda uma avaliação sistemática da PCR (proteína C-reativa), mas ainda é um bom marcador da evolução da paciente. De qualquer modo, se o seguimento clínico divergir do normal, deve-se tomar uma decisão rápida de realizar uma segunda laparoscopia. Uma tomografia computadorizada da região pélvica pode ajudar, mas deve ser feita rapidamente e, se isso não for feito, o aspecto clínico deve prevalecer. Deve-se informar à paciente sobre a possibilidade de uma segunda laparoscopia antes da cirurgia e isso é parte importante das informações por escrito fornecidas às pacientes.

CONCLUSÃO

A estratégia cirúrgica é importante para as pacientes com endometriose infiltrativa profunda. A cirurgia é frequentemente comparada às cirurgias oncológicas, mas essa comparação é totalmente equivocada. Em Oncologia, a estratégia cirúrgica é fácil: cirurgia ou não, completa ou não. Nas pacientes com endometriose, as escolhas são mais amplas. Não é obrigatória uma citorredução completa e o espaço de decisão cirúrgica é aberto, não havendo margens de segurança. A ressecção limitada é permitida, a vida não está em risco e se deixa espaço para uma cirurgia particularizada. Assim, frente à complexidade das lesões, às distorções anatômicas e ao potencial de comprometimentos funcionais, é obrigatória a estratégia cirúrgica. É o único modo de se aconselhar a paciente corretamente e de tornar os resultados cirúrgicos previsíveis e aceitáveis para ela.

Capítulo 8.2

Tratamento Cirúrgico da Endometriose Superficial

Marcos Tcherniacovsky e Ricardo de Almeida Quintairos

INTRODUÇÃO

Endometriose peritoneal é um grande desafio à ginecologia moderna, pois, até o presente momento, seu diagnóstico definitivo depende de procedimento invasivo, videolaparoscopia, para realização de biópsia e confirmação histopatológica.

Conceitualmente, caracteriza-se pela presença de tecido similar ao endométrio, glândula e/ou estroma, fora do sítio normal, no caso a cavidade uterina, e proliferando-se sobre estruturas e órgãos pélvicos como peritôneo, vísceras abdominais e ligamentos. É importante salientar que a endometriose pode ser classificada de diversas formas. Neste capítulo, nós a classificaremos quanto à sua infiltração em: *superficial*, quando ela tem menos do que 5 mm de profundidade; e em *profunda*, quando apresenta mais do que 5 mm de profundidade (Cornillie et al., 1990),[1] ou quando há comprometimento de ligamentos ou órgãos como intestino, bexiga ou ureteres (Chapron et al., 2005).[2]

A prevalência da endometriose superficial é controversa e subestimada, pois a dificuldade na confirmação traz um viés importante. Estima-se sua presença em 0,7% a 11% da população que recebe assistência médica, ou em 2% a 22% em pacientes que realizam esterilização cirúrgica. Na população de pacientes inférteis, a prevalência da endometriose pode variar de 17% a 47%, enquanto nas mulheres com dor pélvica crônica, 2% a 74% podem apresentar a endometriose.[3]

Quanto à clínica, a endometriose peritoneal pode causar dor pélvica dependendo do local afetado, como localizações próximas a nervos, ou fibroses cicatriciais sobre os mesmos ou até infertilidade devido a vários mecanismos – de alterações anatômicas causadas pelo processo cicatricial e fibrose a alterações imunológicas e humorais (Vicky J.Young et al., 2013).[4]

O atraso no processo diagnóstico precisa ser melhorado em todo o mundo, inclusive nos países desenvolvidos. Na França, segundo Matzusaki et al. (2006),[5] houve um atraso de 6,6 anos, assim como de 9,3 anos nos Estados Unidos (Ballweg, 2004)[6] ou de 7 anos no Brasil (Arruda et al., 2003).[7]

DIAGNÓSTICO

A endometriose peritoneal, como dito anteriormente, necessita de confirmação histopatológica feita com biópsia na laparoscopia; porém, em 2014,[8] a European Society of Human Reproduction and Embryology (ESHRE) estimulou o tratamento clínico empírico para dor, evitando, assim, a laparoscopia, já que esta seria um método invasivo, principalmente em pacientes jovens e com melhora durante o uso de medicação. Desse modo, a laparoscopia ficou indicada para pacientes inférteis sem resultado no acompanhamento clínico, para estudo da anatomia pélvica e na ausência de melhora da dor ao tratamento clínico.

É importante relatar que o conhecimento das imagens da endometriose peritoneal tem importância crucial no diagnóstico, como afirmado pela ESHRE, em 2014, "você enxerga o que conhece", então fica claro que, não havendo experiência no olhar laparoscópico, vários tipos de lesões poderiam passar despercebidos, principalmente as chamadas atípicas. Trabalhos de Donnez et al. (2003)[9] e Wykes et al. (2004)[10] mostraram que a laparoscopia tem alta acurácia no diagnóstico de endometriose, principalmente quando não for encontrado nenhum foco na cavidade peritoneal, ou seja, para exclusão da mesma.

No diagnóstico laparoscópico da endometriose superficial, desde que Acosta et al. (1973)[11] descreveram a classificação dela, criou-se, para a procura da doença, uma sistematização para avaliar a pelve na qual visualiza-se, no sentido horário: todo o peritônio, a superfície dos órgãos pélvicos – como bexiga, útero, ovários, reto, ligamentos, apêndice cecal, intestino delgado e intestino grosso – e a superfície do diafragma, fazendo, assim, um verdadeiro inventário de toda a cavidade abdominal, pontuando e classificando a doença. Atualmente, essa classificação não é realizada, mas restou-nos o aprendizado da normatização diagnóstica.

ASPECTOS DAS LESÕES PERITONEAIS

Os trabalhos de Khan et al. (2004)[12] ofereceram grande contribuição no entendimento da formação das lesões superficiais da endometriose, mostrando de forma esquemática e bastante didática a mudança em tamanho, superfície e, sobretudo, cor e aspecto das lesões. Estas podem ter características diversas, como na coloração: translúcidas nas formas vesiculares iniciais; vermelhas quando há depósitos de hemoglobina no sangramento resultantes da existência de neoangiogênese; e negras quando ocorrem o desaparecimento do sangramento e a desoxigenação da lesão com transformação da hemoglobina em meta-hemoglobina ou hemossiderina (Figuras 8.2-1 e 8.2-2).

Não menos importantes, as lesões brancas, na fase final do processo evolutivo, apresentam aspecto como o de uma cicatriz local, porém, elas ainda poderão apresentar células ou escasso estroma endometrial subperitoneal circundado por tecido fibroso.

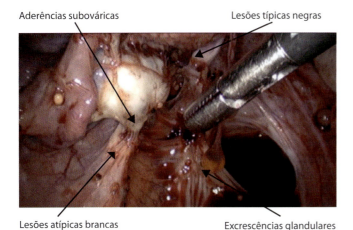

FIGURA 8.2-1 Lesões superficiais da endometriose.

Estes achados também foram descritos por Nisolle & Donnez, em 1997,[13] e são capazes de fazer o diagnóstico histopatológico quando biopsiados, além de haver a impregnação de bilirrubina e/ou biliverdina na lesão, podendo produzir um aspecto amarelo-esverdeado e opaco. Podemos ter, ainda, o aspecto de falhas peritoneais, já bem descritas na década de 1980, que podem apresentar, na metade dos casos, glândulas endometriais em seu interior. Chatman, em 1981,[14] descreveu uma série de 635 laparoscopias diagnósticas realizadas para dor pélvica. Nenhuma se enquadra nos critérios da síndrome de Allen-Masters, mas 68% dos casos tinham endometriose associada, então ficou sugerido que os defeitos peritoneais pélvicos podem estar causalmente relacionados à endometriose (Tabela 8.2-1).

TABELA 8.2-1 Diferentes Aparências das Lesões

Cor	Descrição
Pretas	• Lesões típicas
Vermelhas	• Lesões vermelhas semelhantes a chama de vela • Excrescências glandular • Petérquias peritoneais • Área de hipervascularizações
Brancas	• Opacificação branca • Aderências subovarianas • Falhas peritoneais amarelo-castanho • Defeitos circular peritoneal

METODOLOGIA LAPAROSCÓPICA NO DIAGNÓSTICO

Para que a laparoscopia diagnóstica tenha boa evidência e resultado, faz-se necessária uma rotina de investigação durante o ato cirúrgico, pois, assim, é possível reduzir a possibilidade de lesões atípicas profundas em *iceberg*, ou em locais de acesso que requerem a movimentação de estruturas ou órgãos, como, por exemplo, a fossa ovárica, passem despercebidas.

Após introdução do trocarte principal e ótica, é importante ver toda a cavidade peritoneal, iniciando pelo local da punção logo abaixo da região umbilical, apêndice cecal, subindo pelo cólon direito, sem deixar de olhar a válvula ileocecal, visualizar a vesícula biliar, superfície direita do fígado, diafragma do lado direito, ligamento falciforme, superfície esquerda do fígado, lado esquerdo do diafragma, baço, cólon esquerdo, sigmoide e reto. Deixamos a parte pélvica para ser visua-

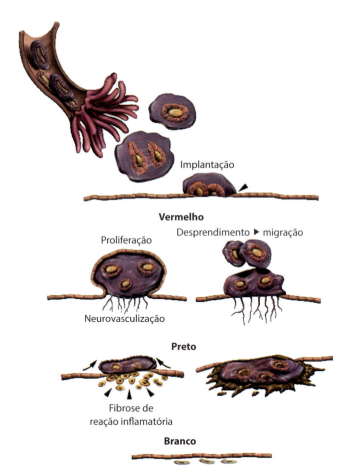

FIGURA 8.2-2 Lesões superficiais da endometriose.

lizada completamente na fase final do inventário, quando visualizaremos a superfície do útero, tubas, ovários, superfície da bexiga, ligamentos redondos, fossa ovárica bilateralmente, ligamentos uterossacro, nervos hipogástricos, ureteres, reto e fundo de saco de Douglas – lembrando que todo esse trajeto deve ser feito com auxílio de uma segunda punção da mão esquerda, avaliando cada segmento e examinando com palpação para evitar que lesões profundas não sejam visualizadas.

O cirurgião que realiza a laparoscopia deve ser conhecedor das formas típicas (negras), vermelhas e atípicas (brancas) da endometriose, e ainda observar as falhas peritoneais, aumento de vascularização, aderências pélvicas que podem ser dos aspectos mais variados possíveis, desde leves traves fibróticas até bloqueios completos do fundo de saco posterior, como uma pelve congelada. Entendendo este pleomorfismo da endometriose, o diagnóstico será mais evidente e, com isso, o resultado no tratamento cirúrgico será mais promissor.

TRATAMENTO CIRÚRGICO

Antes de optarmos pelo tratamento cirúrgico da endometriose sem sinais de doença profunda associada, ou seja, a suspeita de doença peritoneal, precisamos avaliar algumas condições muito importantes como história clínica, gravidade dos sintomas dolorosos, idade da paciente, reserva ovariana, parâmetros espermáticos e condição tubária, bem como mapeamento das lesões do endométrio e a dificuldade ou não aceitação do tratamento pela técnicas de fertilização.

No quadro clínico, podemos estar diante de um binômio entre a dor e a infertilidade. Didaticamente, devemos avaliar estas condições em separado, sempre que possível, pois há, também, um grupo de pacientes que apresentam ambos os sintomas.

Na infertilidade, a importância da laparoscopia não se prende somente à endometriose, mesmo porque muitas vezes, para completar a pesquisa, faz-se necessário avaliar as tubas através da cromotubagem e, com isso, temos a oportunidade de diagnosticar e tratar a doença peritoneal desconhecida, fato já descrito pela ESHRE, em 2014, "ver e tratar". A endometriose peritoneal pode ser tratada de três formas: exérese da lesão, ablação térmica e fulguração com *laser*.

A exérese da lesão, quando realizada, demanda bastante conhecimento anatômico e delicadeza, pois antes de ressecar o peritônio comprometido, é necessário separar as estruturas nobres que estão abaixo dele como ureter, vasos e nervos e, com isso, retirar visualmente a doença por completo, evitando complicações, assim como material para histopatológico.

As aderências pélvicas podem ocorrer devido ao sangramento na dissecção que estimula fatores inflamatórios e de coagulação, facilitando não somente as aderências, como também novos implantes peritoneais (Koninckx et al., 1999).[15]

A ablação térmica das lesões, no primeiro momento, nos parece ser a melhor técnica e mais fácil, pois basta acionar os pedais bipolares ou monopolares e destruí-las, mas podem ocorrer lesões térmicas próximas ou distantes do local cauterizado, particularmente quando é usado o monopolar que dissipa energia e pode lesar estruturas a distância, como alças intestinais. Na literatura, há vantagens no uso da energia bipolar para este fim, pois, além de não dissipar energia, pode reduzir o risco de aderências pélvicas (Radosa et al., 2010).[16]

O *laser* foi muito utilizado na década passada, mas, quanto aos resultados, não houve diferença nas taxas de gestação independentemente da técnica usada, exérese ou ablação (John Paulson et al., 2006).[17] Atualmente, alguns trabalhos mostram a presença de endometriose superficial e/ou profunda no diafragma, muitas vezes como achado no intraoperatório, mas o tratamento, caso não se tenha repercussão clínica, faz-se de forma expectante (Nezhat et al., 2009; Ceccaronni et al., 2013).[18,19]

RESULTADO DO TRATAMENTO CIRÚRGICO

O tratamento cirúrgico da endometriose superficial se baseia em dois alicerces: melhora da qualidade de vida e tratamento da infertilidade. Embora não se tenha um consenso entre as grandes sociedades que estudam a endometriose sobre a abordagem na doença peritoneal, a conduta inicial é realizar um tratamento clínico para pacientes com dor pélvica crônica. Caso não se tenha sucesso, a abordagem cirúrgica faz-se necessária. Existem poucos trabalhos na literatura que comparem a melhor técnica cirúrgica para retirada das lesões superficiais, mas pode-se realizar a exérese das lesões ou a ablação (cauterização). Existem vantagens e desvantagens para cada uma dessas técnicas (Tabela 8.2-2).

Em relação ao quadro de dor, Jeremy Wright et al., em 2004,[20] estudando, de forma randomizada, 24 mulheres portadoras de dor pélvica crônica (DPC), sendo 12 em cada grupo, ablação e excisão, fazendo um seguimento de seis meses, encontraram 67% do alívio da dor neste período, independentemente do tipo de tratamento cirúrgico ao qual o grupo foi submetido. Healey (2010)[21] comparou dois grupos com endometriose superficial diagnosticados por laparoscopia, sendo que em um grupo foi realizado exérese das lesões peritoneais superficiais e o outro grupo foi submetido a cauterização das lesões. Foi realizada avaliação antes e depois do procedimento por meio de um questionário sobre os sintomas de dor abdominal e pélvica pela Escala Analógica Visual de Dor (VAS) por um seguimento de 12 meses. O resultado demonstrou uma melhora significativa dos sintomas nos dois grupos após este período em comparação aos sintomas pré-operatórios. O alívio da dor foi de 56,4% no grupo de excisão das lesões superficiais e 48,4% no grupo de cauterização (Tabela 8.2-3).

TABELA 8.2-2 Excisão da Lesão *versus* Ablação da Lesão: Vantagens e Desvantagens

	Excisão da Lesão	Ablação da Lesão
Vantagens	• Extração completa da lesão • Produz material para histologia	• Mais fácil e mais rápido • Menor sangramento e menor chance de aderências pós-operatória
Desvantagens	• Possibilidade de sangramento e chance de aderência pós-operatória	• Maior chance de doença residual • Sem material para histologia • Risco de lesão térmica de estruturas próximas

TABELA 8.2-3 Comparação de Pontuações VAS de Pré-operatório e Pós-operatório (Ablação N = 49 *versus* Excisão N = 54).

Fator	Grupo excisão média de pré-operação (SD)	Grupo excisão média de pós-operação (SD)	Grupo ablação média de pré-operação (SD)	Grupo ablação média de pós-operação (SD)	TesteP valor
Dor geral	5,5 (2,8)	2,4 (3,1)	6,2 (2,5)	3,2 (3,2)	17
Dor pélvica	6,0 (3,0)	3,2 (3,3)	6,8 (1,7)	4,0 (3,2)	13
Dor menstrual	6,4 (2,8)	3,8 (3,3)	7,1 (2,8)	4,8 (3,2)	19
Dor nas costas	4,7 (2,8)	3,0 (3,3)	5,5 (2,8)	4,3 (3,3)	19
Dor retal	2,8 (3,4)	1,2 (2,4)	2,3 (2,8)	1,7 (2,4)	47
Dor nas coxas	2,7 (3,2)	1,8 (2,9)	2,1 (2,7)	1,7 (2,5)	26
Dor abdominal	5,3 (3,1)	2,7 (3,4)	5,9 (2,7)	4,0 (3,2)	27
Dor ao defecar	3,6 (3,4)	1,8 (2,8)	2,9 (3,0)	2,3 (3,0)	30
Dor ao urinar	1,2 (1,8)	0,6 (1,5)	1,7 (2,4)	0,9 (1,8)	27
Náusea	3,3 (3,0)	1,3 (2,0)	3,2 (2,7)	2,4 (3,0)	97
Inchaço abdominal	5,9 (2,8)	3,4 (3,2)	5,8 (2,5)	4,1 (3,2)	78
Vômito	1,6 (2,4)	0,5 (1,1)	1,4 (2,1)	0,5 (1,4)	73
Dispareunia	5,6 (3,5)	1,9 (2,5)	5,2 (3,3)	3,3 (3,2)	56

Healey et al. (2013)[22] reavaliaram esses mesmos grupos após cinco anos de seguimento de forma prospectiva, randomizada e duplo-cego, mostrando que as pacientes se mantinham sem dor, em particular a dispareunia, com melhores resultados para aquelas que realizaram excisão peritoneal.

Em casos de infertilidade, como o tratamento clínico não surte efeito, não melhorando as taxas de gravidez, o encaminhamento para técnicas de reprodução assistida demonstra bons resultados, e caso não tenha sucesso, a abordagem cirúrgica também pode beneficiar a mulher na busca da gravidez. Marcoux et al. (1997)[23] realizaram cirurgias laparoscópicas em mulheres inférteis com endometriose mínima e leve. Este estudo foi realizado em 25 hospitais com 341 mulheres com pelo menos um ano de infertilidade comprovada, dividas em 2 grupos, sendo 172 pacientes para ablação/excisão e 169 pacientes para laparoscopia diagnóstica. O grupo que fez ablação/excisão apresentou aumento em 73% da taxa cumulativa de gestação, justificando, assim, a indicação de laparoscopia cirúrgica na infertilidade.

Parazzini (Grupo Italiano para o Estudo da Endometriose, 1999)[24] fez um estudo randomizado nos mesmos moldes do grupo canadense e contrapôs os resultados, em mulheres cuja idade era igual ou menor a 36 anos, com laparoscopia diagnóstica de endometriose mínima ou leve pela American Fertility Society (AFS I/II) e infertilidade inexplicada por período igual ou maior que dois anos. Elas foram escolhidas de forma aleatória, sendo 54 para laparoscopia e ablação/excisão, e 47 para laparoscopia diagnóstica apenas. Após a laparoscopia, as mulheres tentaram engravidar pelo período de um ano (período de acompanhamento). Com as exclusões que ocorreram para cada lado, 51 mulheres fizeram a cirurgia e controle, e 45 realizaram apenas a laparoscopia diagnóstica. O resultado foi 12 (24%) para o grupo que fez cirurgia e 13 (29%) para o grupo que apenas fez laparoscopia diagnóstica, ou seja, o resultado não foi significativo e não suportava a hipótese de que a cirurgia melhora notavelmente a taxa de fertilidade.

Kho et al. publicaram, em 2018, um artigo no qual foi feita uma revisão das *guidelines* de cinco grandes sociedades: European Society of Human Reproduction and Embryology (ESHRE, 2014),[8] The American College of Obstetricians and Gynecologists (ACOG, 2010),[25] American Society for Reproductive Medicine (ASRM, 2012),[26] The Society of Obstetricians and Gynaecologists of Canada (SOGC, 2010)[27] e Federação Brasileira das Associações de Ginecologia e Obstetrícia (FEBRASGO, 2014).[28] Os autores propuseram um algoritmo para tratamento dos tipos de endometriose, entre eles a endometriose superficial, na tentativa de padronizar a conduta (Figura 8.2-3)

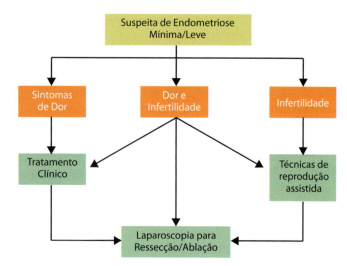

FIGURA 8.2-3 Algoritmo para tratamento dos tipos de endometriose.

CONCLUSÃO

A importância da laparoscopia no processo de confirmação diagnóstica para fins de biópsia e histopatológico é padrão-ouro e inconteste na endometriose superficial; porém, cada caso tem de ser individualizado e a necessidade de cirurgia para tratamento da endometriose superficial deverá se basear na progressão da doença e/ou na piora do quadro clínico, infertilidade e situações específicas, tais como comprometimento do diafragma, bexiga e intestino, entre outros.

A ressecção cirúrgica da endometriose superficial pode melhorar os resultados da fertilidade e os sintomas de dor; no entanto, não há diretrizes específicas sobre o tipo de procedimento a ser realizado para endometriose superficial. Há dados limitados de quando indicar a cirurgia e qual seria a melhor técnica a ser utilizada.

Como técnicas, temos a ablação ou excisão das lesões. Não há estudos científicos que suportem a superioridade de uma sobre a outra; porém, apesar de a ablação ser mais fácil, a excisão completa da lesão e consequente realização do exame histopatológico parece ser uma importante vantagem. Contudo, faltam estudos prospectivos, controlados, com longo tempo de acompanhamento para melhorar as evidências.

Referências Bibliográficas

1. Cornillie, F.J., Oosterlynck, D., Lauweryns, J.M., Koninckx, P.R. Deeply infiltrating pelvic endometriosis: histology and clinical significance. Fertility and Sterility 1990;53(6): 978-983.
2. Chapron, C., Barakat, H., Fritel, X., Dubuisson, J.B., Bréart, G., Fauconnier, A. Presurgical diagnosis of posterior deep infiltrating endometriosis based on a standardized questionnaire. Human Reproduction 2005;20(2): 507-513.
3. Peterson, C.M., Johnstone, E.B., Hammoud, A.O., Stanford, J.B., Varner, M.W., Kennedy, A., Chen, Z., Sun, L., Fujimoto, V.Y., Hediger, M.L., Buck Louis, B.M. Risk factors associated with endometriosis: importance of study population for characterizing disease in the ENDO study. Am J Obstet Gynecol 2013;208: 451.
4. Young, V.J., Brown, J.K., Saunders, P.T., Horne, A.W. The role of the peritoneum in the pathogenesis of endometriosis. Hum Reprod Update Sep-Oct 2013;19(5): 558-569.
5. Matsuzaki, S., Canis, M., Pouly, J.L., Rabischong, B., Botchorishvili, R., Mage, G. Relationship between delay of surgical diagnosis and severity of disease in patients with syntomatic deep infiltrating endometriosis. Fertil Steril Nov 2006;86(5): 1314-1316; discussion 1317. Epub Sep 14 2016.
6. Ballweg, M.L. Impact of endometriosis on women's health: comparative historical data show that the earlier the onset, the more severe the disease. Best Pract Res Clin Obstet Gynaecol Apr 2004;18(2): 201-218.
7. Arruda, M.S., Petta, C.A., Abrão, M.S., Benetti-Pinto, C.L. Time elapsed from onset of symptoms to diagnosis of endometriosis in a cohort study of Brazilian women. Hum Reprod Apr 2003;18(4): 756-759.
8. Dunselman, G.A.J., Vermeulen, N., Becker, C., Calhaz-Jorge, C., D'Hooghe, T., De Bie, B. et al. ESHRE guideline: management of women with endometriosis. Hum Reprod 2014;29(3): 400e12.
9. Donnez, J., Squifflet, J., Casanas-Roux, F., Pirard, C., Jadoul, P., Van Langendonckt, A. Typical and subtle atypical presentations of endometriosis. Obstet Gynecol Clin North Am Mar 2003;30(1): 83-93, viii. Review.
10. Wykes, C.B., Clark, T.J., Khan, K.S. Accuracy of laparoscopy in the diagnosis of endometriosis : a systematic quantitative review. BJOG 2004; 111: 1204-1212.
11. Acosta, A.A., Buttram, V.C. Jr, Besch, P.K., Malinak, L.R., Franklin, R.R., Vanderheyden, J.D. A proposed classification of pelvic endometriosis. Obstet Gynecol Jul 1973;42(1): 19-25.
12. Khan, K.N., Masuzaki, H., Fujishita, A., Kitajima, M., Sekine, I., Ishimaru, T. Higher activity by opaque endometriotic lesions than non-opaque lesions in women with endometriosis. Acta Obstet Gynecol Scand 2004;83: 375-382.
13. Nisolle, M., Donnez, J. Peritoneal endometriosis, ovarian endometriosis, and adenomyotic nodules of the rectovaginal septum are three different entities. Fertil Steril Oct 1997;68(4): 585-596.
14. Chatman, D.L. Pelvic peritoneal defects and endometriosis: Allen-Masters syndrome revisited. Fertil Steril Dec 1981; 36(6): 751-756.
15. Koninckx, P.R., Kennedy, S.H., Barlow, D.H. Pathogenesis of endometriosis: the role of peritoneal fluid. Gynecol Obstet Invest 1999;47 Suppl 1:23-33. Review.
16. Radosa, M.P., Bernardi, T.S., Georgiev, I., Diebolder, H., Camara, O., Runnebaum, I.B. Coagulation versus excision of primary superficial endometriosis: a 2-year follow-up. Eur J Obstet Gynecol Reprod Biol. 2010 Jun;150(2):195-8.
17. Paulson, J.D., Habli, M., Alizade, A., Borromeo, R. The treatment of mild endometriosis with laser laparoscopy: a two-step treatment analysis of patients whose primary therapy was successful. JSLS Jan-Mar2006;10(1): 30-36.
18. Nezhat, C., Nicoll, L.M., Bhagan, L., Huang, J.Q., Bosev, D., Hajhosseini, B., Beygui, R.E. Endometriosis of the diaphragm: four cases treated with a combination of laparoscopy and thoracoscopy. J Minim Invasive Gynecol. Sep-Oct 2009;16(5): 573-580.
19. Ceccaroni, M., Roviglione, G., Giampaolino, P., Clarizia, R., Bruni, F., Ruffo, G., Patrelli, T.S., De Placido, G., Minelli, L. Laparoscopic surgical treatment of diaphragmatic endometriosis: a 7-year single-institution retrospective review. Surg Endosc Feb 2013;27(2): 625-632.
20. Wright, J., Lotfallah, H., Jones, K., Lovell, D. A randomized trial of excision versus ablation for mild endometriosis. Fertil Steril 2005;83: 1830-1836.
21. Healey, M., Ang, C., Cheng, C. Surgical treatment of endometriosis: a prospective randomized double-blinded trial comparing excision and ablation. Fertil Steril. 2010;94:2536-2540
22. Healey, M., Cheng, C., Kaur, H. To excise or ablate endometriosis? A prospective randomized double-blinded trial after 5-year follow-up. J Minim Invasive Gynecol Nov-Dec 2014; 21(6): 999-1004.
23. Marcoux, S., Maheux, R., Berube, S. Laparoscopic surgery in infertile women with minimal or mild endometriosis. Canadian Collaborative Group on Endometriosis. N Engl J Med 1997;337: 217-222.
24. Parazzini, F. Ablation of lesions or no treatment in minimal-mild endometriosis in infertile women: a randomized trial. Gruppo Italiano per lo Studio dell'Endometriosi. Hum Reprod May 1999; 14(5): 1332-1334.
25. American College of Obstetricians and Gynecologists. Practice bulletin No. 114: management of endometriosis. Obstet Gynecol 2010;116(1): 223e36.
26. Practice, T., Medicine, R. Endometriosis and infertility: a committee opinion. Fertil Steril 2012;98(3): 591e8.
27. Leyland, N., Casper, R., Laberge, P., Singh, S.S., Allen, L., Arendas, K. et al. Endometriosis: diagnosis and management. J Obstet Gynaecol Can 2010;32(7): S1e3.
28. Podgaec, S. Manual de Endometriose. Federação Brasileira das Associações de Ginecologia e Obstetrícia (FEBRASGO) 2014; 1:1e104.

Capítulo 8.3

Tratamento Cirúrgico do Endometrioma Ovariano

Paulo Ayroza Ribeiro, Helizabet Salomão Abdalla Ayroza Ribeiro e Anna Luisa Lobão

INTRODUÇÃO

Habitualmente, os endometriomas se apresentam como uma massa pélvica decorrente do crescimento de tecido endometrial ectópico dentro do ovário (Figura 8.3-1). Em geral, eles contêm líquido marrom espesso (por isso, o nome "cisto de chocolate") e, muitas vezes, estão densamente aderidos às estruturas vizinhas, como o peritônio, as trompas e os diversos segmentos intestinais (Figuras 8.3-2, 8.3-3 e 8.3-4).

Os endometriomas podem estar associados a sintomas de endometriose (p. ex., dor pélvica, dismenorreia e dispareunia) ou identificados isoladamente, como um achado de exame físico, no momento da avaliação de uma massa pélvica ou infertilidade. Em algumas mulheres, os endometriomas tornam-se evidentes somente em situações de emergência, diante da rotura do cisto, com sinais e sintomas de irritação peritoneal, leucocitose e febre baixa, quadro clínico semelhante ao de pacientes com doença inflamatória pélvica ou apendicite.

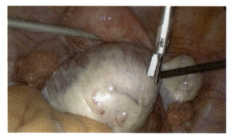

FIGURA 8.3-1 Imagem de endometrioma com aspecto típico sem sinais de envolvimento peritoneal.

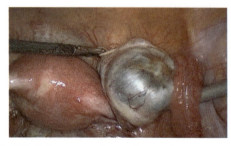

FIGURA 8.3-2 Imagem de endometrioma com aspecto pigmentado e doença peritoneal associada.

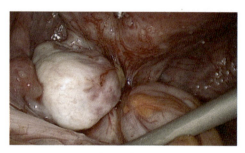

FIGURA 8.3-3 Imagem de endometrioma associado à endometriose profunda e aderências no reto.

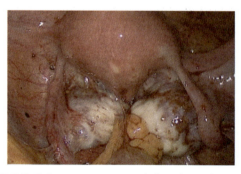

FIGURA 8.3-4 Imagem característica de endometriomas associados à endometriose profunda, formando aderência de ambos os ovários à parede posterior do colo uterino (*kissing ovaries*).

PATOGÊNESE

A patogênese dos endometriomas de ovário não é clara. A hipótese da menstruação retrógrada, com regurgitação de células endometriais dentro da cavidade pélvica, também é válida para os endometriomas, que sofreriam, a seguir, a invaginação progressiva do córtex ovariano sobre esses depósitos, causando assim a formação dessa estrutura, na verdade um pseudocisto.

Outra possibilidade para a gênese dos endometriomas seria a colonização dos cistos pós-ovulatórios, os corpos lúteos, por células endometriais oriundas do refluxo menstrual. Nesta hipótese, formar-se-ia um cisto verdadeiro com cápsula verdadeira e plano de clivagem com o tecido ovariano saudável.

O conteúdo dos endometriomas apresenta alta concentração de ferro, presumivelmente decorrente do sangramento crônico no interior do cisto, que ocorre possivelmente na época do fluxo menstrual.

DIAGNÓSTICO

Não obstante o clássico conceito que defende que o diagnóstico definitivo de qualquer tumor passe sempre pelos olhos atentos de um experiente histologista, no caso dos endometriomas o diagnóstico clínico pode, muitas vezes, ser feito com elevado grau de acerto nas mulheres sabidamente portadoras de endometriose, pois 50% dessas mulheres apresentam endometriomas. A ultrassonografia pélvica transvaginal é muito útil para sustentar o diagnóstico clínico de endometrioma, mas de valor limitado para a visualização de aderências ou de lesões ovarianas superficiais. Ressalta-se, no entanto, que, quando há sinais ecográficos sugestivos de endometriomas, é provável que essas mulheres apresentem estádios mais avançados da doença e a realização de cirurgia extensa possa ser necessária para o alívio da dor. Os achados ultrassonográficos sugestivos de endometrioma incluem ecos homogêneos, de nível baixo ou médio, em uma massa cística espessa (uni ou multilocular). Nos cistos multiloculados, pode-se observar diferentes graus de ecogenicidade entre as diferentes lojas císticas.

A ressonância magnética é outro método que vem se firmando como excelente opção no diagnóstico da endometriose, em especial no diagnóstico da endometriose ovariana e da endometriose infiltrativa profunda. Por se tratar de tópico de extrema importância, é abordado separadamente nos Capítulos 6.3 e 6.4.

DIAGNÓSTICO DIFERENCIAL

O aparecimento de cistos hemorrágicos de aparência benigna pode se sobrepor aos endometriomas ovarianos. Os endometriomas, às vezes, apresentam um componente sólido nodular em virtude dos coágulos ou da presença de tecido endometrial focal, tornando difícil distinguir um endometrioma de uma verdadeira neoplasia. A malignidade, apesar de rara, pode ocorrer em algumas situações e devemos estar preparados para identificá-la e tratá-la adequadamente. Os tipos histológicos mais comuns são o carcinoma de células claras e o endometrioide. A parede espessa dos endometriomas é uma característica comum também aos tumores malignos de ovário. O emprego da dosagem do CA 125 sérico pode auxiliar na detecção de massas anexiais com maior risco de malignidade e diferenciá-las dos endometriomas habituais, caso esse marcador mantenha-se em níveis muito acima da normalidade, considerada em 35U/mℓ. A ooforectomia é a conduta padrão nos casos suspeitos e, diante da malignidade, a conduta oncológica deve prevalecer.

CONDUTA

Sugerimos a cirurgia como a abordagem preferencial para o tratamento das mulheres portadoras de endometriomas sintomáticos ou em crescimento. A terapia clínica hormonal é pouco eficaz nos endometriomas com mais de 3 cm e não proporciona o diagnóstico histológico definitivo. Apesar de amplamente utilizado na atualidade, é controverso e há evidências limitadas de que o bloqueio hormonal ovariano, após a cirurgia, tenha algum efeito benéfico na redução da recidiva dos endometriomas.

Em estudo randomizado que acompanhou 239 mulheres por pelo menos dois anos, após a ressecção de endometriomas, a taxa de recidiva dos endometriomas foi significativamente menor nas mulheres que tomavam contraceptivos orais (15% para contraceptivos hormonais orais cíclicos e 8% para os de uso contínuo), em comparação com o grupo sem contraceptivo hormonal (29%).

Em resumo, as indicações para a cirurgia no tratamento dos endometriomas ovarianos são:

- Alívio da dor – endometriomas sintomáticos são removidos para aliviar a dor da paciente.
- Exclusão de malignidade – endometriomas assintomáticos são removidos para confirmar o diagnóstico e excluir a malignidade.

- Prevenir complicações – a ruptura de cistos ovarianos exige cirurgias de emergência.

Após uma cistectomia ovariana para tratamento de endometrioma, a taxa de recorrência é de aproximadamente 15% a 30%, em acompanhamento de até cinco anos. Sugere-se que diante de um quadro de recidiva de endometriomas, em pacientes assintomáticas, a conduta inicial seja conservadora e expectante. Uma boa proposta de acompanhamento dessas pacientes é a realização de exame físico e ultrassonografia pélvica transvaginal a cada seis meses, por um a dois anos, seguido por exame ultrassonográfico anual, sempre que o cisto mantenha suas características clínicas e ecográficas estáveis. Este protocolo de acompanhamento pode ser seguido por vários anos. No entanto, o aumento rápido do tamanho do cisto, a mudança na complexidade ecográfica do cisto ou o desenvolvimento de sintomas devem solicitar a intervenção cirúrgica.

Cabe ressaltar que a endometriose de ovário possui baixo risco de desenvolvimento ou de transformação para câncer de ovário. Quando isto ocorre, os tipos histológicos mais comuns são o carcinoma de células claras e o carcinoma endometrioide.

INFERTILIDADE

Outro ponto controverso em relação aos endometriomas é a sua capacidade de causar infertilidade e, ainda mais questionável, se a remoção de um endometrioma em mulheres assintomáticas melhora a fertilidade.

Por outro lado, questiona-se se a ressecção dos endometriomas causaria a perda de pequenos folículos adjacentes à parede do cisto, levando à redução do patrimônio ovariano, o que "por si" estaria associado à infertilidade. Esta possibilidade tem sido apoiada por diversos estudos que compararam a resposta do ovário operado com a do ovário contralateral, durante a hiperestimulação utilizada nas técnicas de reprodução assistida, em particular na fertilização *in vitro* (FIV), e observaram que o ovário operado produziu significativamente menos folículos dominantes, oócitos e embriões de boa qualidade que o ovário intacto.

Uma preocupação ainda maior advém de uma série de pacientes na qual relatou-se que três de 126 pacientes (média etária de 30,4 anos) desenvolveram falência ovariana imediatamente após a excisão bilateral de endometriomas.

Entre as pacientes submetidas à fertilização *in vitro*, a presença de endometriomas ovarianos está associada a pior resposta à estimulação das gonadotrofinas. No entanto, em metanálise de cinco estudos, comparando o tratamento cirúrgico com nenhum tratamento em mulheres com endometriomas, os autores não encontraram nenhuma diferença significativa nas taxas de gravidez clínica. Em outro estudo prospectivo randomizado, demonstrou-se que mulheres com endometriomas tiveram maior incidência de aborto.

Embora não haja consenso, o Grupo de Interesse Especial em Endometriose da Sociedade Europeia de Reprodução Humana e Embriologia (ESHRE) recomenda a cistectomia para endometriomas com diâmetro maior ou igual a 4 cm. Tal medida tem como objetivo confirmar o diagnóstico histológico, melhorar o acesso aos folículos e, eventualmente, melhorar a resposta ao estímulo ovariano.

TRATAMENTO CIRÚRGICO

Os objetivos principais do tratamento cirúrgico dos endometriomas são:

- melhorar sintomas de dor ou compressivos;
- prevenir complicações como rotura e torção;
- descartar malignidade;
- tratar estados de subfertilidade; e
- preservar a função ovariana.

Entre as opções terapêuticas cirúrgicas encontradas na literatura (aspiração ultrassonográfica do conteúdo achocolatado, drenagem laparoscópica do cisto seguida de coagulação bipolar, drenagem e fenestração laparoscópica seguida de ablação com *laser*, cistectomia com completa ressecção da parede do endometrioma e ooforectomia), parece ser consenso que a cistectomia é a técnica mais recomendada, excetuando-se os casos de cistos recorrentes, pacientes com risco de malignidade elevado e pacientes na perimenopausa. Não são recomendadas como primeira linha de tratamento as seguintes condutas: aspiração do cisto guiada por ultrassonografia, drenagem laparoscópica seguida de coagulação bipolar simples. A cirurgia conservadora (cistectomia), ou seja, a excisão do cisto inteiro por laparoscopia, parece ser a abordagem terapêutica ideal. A aspiração exclusiva é ineficaz e associada à taxa de recorrência de 88% em seis meses de acompanhamento. A fenestração e a ablação, ou seja, a remoção de parte da parede do cisto, seguida de coagulação ou vaporização a *laser* da face interna da parede, também é menos eficaz do que a excisão, tanto para melhorar a fertilidade, como para reduzir a dor. Entre as vantagens da cistectomia ressalta-se a melhora da dor pélvica e a redução da recidiva em relação às outras opções.

Técnica de realização da cistectomia:

1. mobilização do ovário;
2. drenagem do cisto;
3. incisão (tesoura fria) – identificação do plano de clivagem (área do cisto oposta ao hilo, área menos vascularizada e com menor parênquima ovariano) (Figura 8.3-5);
4. infusão, solução salina ou vasopressina entre parênquima e cisto para facilitar o plano e reduzir o sangramento;
5. identificado o plano – remoção da cápsula pela técnica tração e tração contrária (não usar pinça traumática no tecido ovariano e não aumentar sangramento) (Figura 8.3-6);
6. hemostasia pontual com bipolar durante o *stripping*;
7. hemostasia ovariana (bipolar, sutura ovariana ou agentes hemostáticos);
8. casos de remoção difícil da cápsula – realizar biópsia da cápsula e realizar ablação para reduzir risco ovariano;
9. endometriomas grandes – reconstruir ovário com sutura invertida;
10. endometriomas pequenos – não suturar.

Em comparação com a drenagem e a eletrocoagulação do cisto, a excisão laparoscópica da parede do cisto associou-se à redução da taxa de recorrência do endometrioma (OR 0,41, IC 95%: 0,18-0,93), menor necessidade de nova intervenção cirúrgica (OR 0,21, IC 95%: 0,05-0,79), taxa de recorrência reduzida de sintomas como dismenorreia (OR 0,15, IC 95%: 0,06-0,38), dispareunia de profundidade (OR 0,08, IC 95%: 0,01-0,51) e dor pélvica não associada à menstruação (OR 0,10, IC 95%: 0,02-0,56). A excisão da cápsula do cisto também refletiu no aumento da taxa de gravidez espontânea em mulheres que tinham subfertilidade prévia (OR 5,21, IC 95%: 2,04-13,29).

Recomenda-se a ressecção cirúrgica dos endometriomas nos casos suspeitos de malignidade ou em franco crescimento, nos tumores que crescem mesmo com uso de ACHO ou progestogênios como dienogeste, e nos cistos com diâmetro superior a 3 cm (ESRHE) ou 5 cm. Em pacientes submetidas a tratamento clínico hormonal, com persistência dos sintomas, sugere-se também a terapia cirúrgica.

Entre os mecanismos que possivelmente causam a redução da função ovariana, após o tratamento cirúrgico dos endometriomas, sugere-se:

- Lesão do tecido ovariano pela eletrocoagulação excessiva.
- Trauma de vasos ovarianos (particularmente no hilo).
- Grave inflamação local causada por reação autoimune.

A remoção excessiva de tecido ovariano normal, adjacente ao endometrioma, é outra possível causa de esgotamento folicular. Sugere-se também que a exérese da cápsula, empregando-se a técnica de *stripping* (tração e contratração) diretamente sobre a parede do cisto seja priorizada em detrimento da incisão circular seguida de *stripping*, uma vez que a primeira parece reduzir o número de folículos ovarianos normais removidos com o espécime cirúrgico.

A análise histológica da parede dos endometriomas demonstrou que a doença raramente penetra mais de

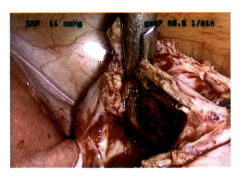

FIGURA 8.3-5 Imagem de endometrioma aberto para identificação do plano de clivagem.

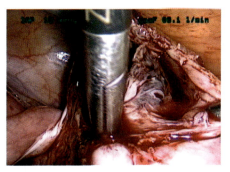

FIGURA 8.3-6 Aplicação da técnica de tração e contratração para exérese da cápsula do endometrioma (técnica de *stripping*).

1,5 mm na cápsula do cisto. Assim, a atenção para a técnica parece ser crucial para preservar a função ovariana. Sabe-se também que a cistectomia dos endometriomas frequentemente é mais difícil do que a dos outros tipos de cistos ovarianos benignos. O conteúdo dos endometriomas pode vazar cronicamente para a cavidade peritoneal, resultando em densas aderências às estruturas adjacentes ao cisto, tornando a cistectomia um desafio ainda maior.

A cirurgia definitiva (ooforectomia) é uma alternativa à cistectomia, que deve ser discutida amplamente com a paciente antes da cirurgia. Como vantagem da ooforectomia, ressalta-se a menor formação de endometriomas recorrentes. Trata-se, no entanto, de opção dedicada quase que exclusivamente às mulheres que não desejam mais engravidar e depende, sem dúvida, da idade da paciente.

Quando há extenso processo fibrótico ao redor do ovário, o cirurgião pode optar pela dissecção "em bloco" do tecido ovariano, evitando assim deixar resquícios ovarianos não tratados. Para a realização de um procedimento efetivo e seguro, pode-se fazer necessária a abertura do retroperitônio, seguida da identificação de marcos anatômicos fundamentais para esse tipo de procedimento, como o ureter, a artéria umbilical obliterada e o infuldíbulo pélvico. Assim, a ligadura dos pedículos vasculares é feita em total segurança, após o isolamento da massa e das estruturas adjacentes.

Infelizmente, mesmo após o tratamento de endometriomas com ooforectomia, a paciente pode desenvolver uma massa ipsilateral por causa da persistência de focos remanescentes retidos no peritônio ou no retroperitônio.

A potencial capacidade de recidiva da endometriose é um tópico de extrema importância e que deve ser considerado por aqueles que se propõem a tratar esta enfermidade. Se, por um lado, a prevenção da recidiva depende diretamente de fatores genéticos e hormonais, por outro, sabe-se que a taxa de recidiva da moléstia está diretamente ligada ao rigor técnico empregado por ocasião do tratamento cirúrgico. Alguns estudos relatam que a formação de novos endometriomas pode ocorrer em até 30% das pacientes em acompanhamento de dois a cinco anos após a cirurgia para excisão. Segundo estas séries, as mulheres mais jovens, as portadoras de doença mais avançada e aquelas submetidas a tratamento medicamentoso prévio, apresentaram maior risco de recidiva dos endometriomas.

Após a cirurgia de endometriose, a gestação e o aleitamento materno parecem reduzir o risco de recorrência. Para mulheres que não pretendam engravidar, há poucos estudos clínicos para orientar o tratamento após a ressecção de um endometrioma. Contraceptivos hormonais à base de estrogênio e progestagênio são comumente prescritos no acompanhamento após a cirurgia de endometriose, pois estes agregam o potencial contraceptivo e impedem o crescimento de cistos funcionais. Advoga-se que esta terapia com contraceptivos hormonais teria potencial de reduzir a formação futura de endometriomas.

Em oposição a esta teoria, observou-se, em ensaio clínico randomizado com 70 mulheres submetidas à excisão de endometriomas, que o uso ou não de contraceptivos de baixa dose estrogênica, por seis meses após a cirurgia, não interferiu na formação de novos endometriomas. Nesse estudo, o acompanhamento pós-operatório variou entre 24 e 36 meses. A recidiva nas mulheres que usaram contraceptivos foi de 66%, e naquelas que não usaram qualquer tipo de terapia hormonal após a cirurgia, foi de 3%. Os autores sugeriram que o tratamento contraceptivo poderia retardar o aparecimento dos sintomas ou de novos endometriomas.

A Figura 8.3-7 mostra o algoritmo sugerido para o tratamento do endometrioma ovariano. Lembrar que em pacientes com endometriomas pequenos (com menos de 3 cm) e com desejo reprodutivo, deve-se sempre avaliar a possibilidade de realizar a fertilização *in vitro* antes da cirurgia.

RESERVA FOLICULAR OVARIANA E TRATAMENTO CIRÚRGICO DOS ENDOMETRIOMAS

Antes de indicar o tratamento cirúrgico dos endometriomas ovarianos, o especialista deve considerar, além dos riscos anestésicos e operatórios, três principais preocupações associadas à cirurgia ovariana na mulher em idade fértil, que são: o risco de aderências periovarianas, a recorrência da lesão e a possibilidade de diminuição da reserva ovariana (Uncu et al., 2013).

A reserva ovariana é definida como o potencial funcional do ovário, refletindo a qualidade dos folículos remanescentes em um determinado período (Iwase et al., 2010). Na prática clínica, é apenas possível aferir a reserva ovariana funcional, a qual se refere aos folículos maduros e em crescimento (Gleicher et al., 2011).

Para a avaliação da reserva ovariana podemos utilizar marcadores séricos, tais como o hormônio folículo estimulante basal, a inibina B, o hormônio luteinizante,

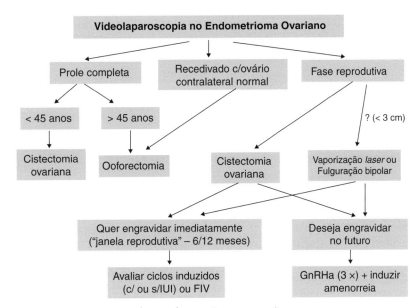

FIGURA 8.3-7 Algoritmo para o tratamento dos endometriomas ovarianos.

o estradiol, ou o hormônio antimülleriano (AMH) e variáveis ultrassonográficas, como o volume ovariano, o diâmetro ovariano, o pico de velocidade sistólica da artéria ovariana e a contagem de folículos antrais (AFC) (Lukaszuk et al., 2013). Entre todos os marcadores citados, a contagem de folículos antrais e a dosagem do AMH são considerados os mais sensíveis (Lukaszuk et al., 2013; Vural et al., 2014) e com a melhor correlação histológica com a perda dos oócitos no pós-operatório (Hansen et al., 2011; Rosen et al., 2012).

Apesar de o AFC poder controlar a lateralidade da doença, a aferição do AMH tem sido considerada o método mais fidedigno para a avaliação da reserva ovariana pós-operatória (Seifer et al., 2002; Fanchin et al., 2003; McIlveen, 2007; Kwee et al., 2008).

Revisões sistemáticas prévias comprovaram que o tratamento cirúrgico de cistos ovarianos altera a sua reserva folicular (Somigliana et al., 2003; Raffi et al., 2012), podendo inclusive levar à falência ovariana prematura (Canis et al., 2001; Hwu et al., 2011). Porém, não há na literatura indícios claros de quais são os mecanismos causadores desse dano (Garcia-Velasco, Somigliana, 2009). Algumas teorias incluem a remoção inadvertida de tecido ovariano sadio durante o procedimento cirúrgico e outras apontam para uma relação entre as diferentes técnicas hemostáticas disponíveis com a queda da função ovariana (Vercellini et al., 2003; Mohamed et al., 2011).

O método hemostático mais comumente utilizado é a aplicação de energia elétrica bipolar, devido às suas características de conveniência e eficiência. Esta modalidade apresenta um efeito preciso, além de ser de rápida aplicação e de fácil manejo (Zhang, et al., 2016). Entretanto, esse tipo de método hemostático, por ser utilizado em local próximo ao parênquima ovariano saudável, pode resultar em um dano térmico aos folículos normais, comprometendo assim a reserva ovariana, principalmente se realizada perto do hilo, por prejudicar a vascularização do órgão (Ata et al., 2015). Ensaios clínicos estudando a energia harmônica estão sendo realizados com o intuito de questionar se a lesão térmica, e a consequente alteração folicular, seria menor com esta modalidade de energia (Zhang, 2016).

Uma opção interessante para a hemostasia do leito ovariano é a sutura laparoscópica. Ela certamente demanda maior habilidade técnica, porém ao evitar o dano térmico, causaria menor prejuízo na reserva ovariana. Entretanto, há a hipótese de que a compressão provocada pelos pontos possa aumentar a pressão intraovariana, resultando em isquemia local, o que também acarretaria um dano folicular (Ding et al., 2015).

Um método novo e alternativo, porém com maior custo, é a aplicação local de agentes hemostáticos. Entre os produtos existentes, há o selante hemostático FloSeal® (Baxter Healthcare Corporation, Deerfield, IL, Estados Unidos), que consiste em dois componentes: uma matriz gelatinosa e uma solução de trombina. Em contato com o sangue, as partículas gelatinosas se dissolvem e tamponam o sangramento. Este produto é considerado capaz de alcançar a hemostasia rapidamente devido à interação entre os seus componentes e a cascata de coagulação (Song et al., 2004).

Além destas opções, o FloSeal® (Johnson & Johnson) é uma matriz que fornece uma base para a adesão das plaquetas, acelerando a formação do tampão plaquetário e auxiliando na formação do coágulo de fibrina. Por não apresentar efeitos adversos no pós-operatório, ele pode ser uma opção útil como auxílio à hemostasia em cirurgias mais complicadas (Obermair et al., 2016).

Nas últimas décadas, tem-se valorizado o estudo e o aprimoramento das técnicas hemostáticas na cirurgia laparoscópica. Como durante a realização da ooforoplastia prioriza-se a manutenção de um tecido ovariano saudável e funcionante, é essencial compreender qual é a técnica hemostática menos agressiva à reserva folicular.

A sutura do leito ovariano é uma alternativa ao uso da energia elétrica bipolar para a contenção do sangramento. Em revisão sistemática realizada por nosso grupo, observou-se que nos estudos que confrontaram a sutura com a energia bipolar, a avaliação da reserva ovariana foi favorável à técnica de sutura em praticamente todas as análises, confirmadas inclusive após a aplicação das técnicas de análise de sensibilidade. Ainda com relação à comparação entre a energia bipolar e a sutura, agora por meio da contagem dos folículos antrais como avaliador da reserva ovariana, também obtivemos resultados favoráveis à sutura, quando realizada três e doze meses após a ooforoplastia. Na avaliação após três meses, foi constatada alta heterogeneidade e a análise de sensibilidade evidenciou serem Takashima et al. (2013) e Özgönen et al. (2013) os estudos discrepantes.

Esse resultado consistente serve como incentivo ao cirurgião para aprimoramento da sua técnica cirúrgica. Isto porque a sutura laparoscópica demanda um tempo de aprendizado maior para poder ser aplicada, e pode acarretar um aumento do tempo cirúrgico, se não for bem dominada. Além de ser menos danosa à reserva ovariana, a aplicação da sutura laparoscópica, quando comparada ao uso da energia bipolar, apresentou menor associação com a formação de aderências pélvicas no pós-operatório evidenciada no estudo de Pellicano et al. (2008).

Outra técnica utilizada para a realização da hemostasia da ooforoplastia foi a aplicação da energia ultrassônica. Apenas um estudo comparou energia bipolar *versus* energia ultrassônica e seus resultados não apresentaram diferença estatística. O fato de quase não encontrarmos estudos que envolvam esse tipo de energia é esperado se considerarmos que a energia ultrassônica apresenta outras utilidades primordiais que não a hemostasia. Entretanto, como há casos em que a ooforoplastia é realizada juntamente com a ressecção de focos de endometriose, por exemplo, na qual a energia ultrassônica tem boa aplicabilidade, seria interessante saber se o uso dessa energia para a hemostasia do leito ovariano traz benefícios ou não. Portanto, novos estudos poderão ser somados a essa análise para resultados mais consistentes.

CONCLUSÃO

A endometriose ovariana apresenta-se, usualmente, na forma de endometrioma, que consiste em massa ovariana cística decorrente do crescimento de tecido endometrial ectópico no interior do ovário. O tumor geralmente contém líquido marrom espesso ("cisto de chocolate") e, muitas vezes, apresenta-se fortemente aderido às estruturas vizinhas, isto é, peritônio, tuba uterina e segmentos intestinais.

Para o diagnóstico, o achado clínico de tumor anexial em mulheres sabidamente portadoras de endometriose superficial levanta forte suspeita de endometrioma do ovário, tendo em vista que em cerca de 50% dos casos existe esta associação. A ultrassonografia pélvica transvaginal tem elevada especificidade para o diagnóstico de endometrioma do ovário e a ressonância magnética tem acurácia mais elevada do que aquela proporcionada pelo USTV (ultrassom pélvico transvaginal).

Em relação ao tratamento, a cirurgia conservadora parece ser, na prática de cistectomia, com excisão completa da cápsula, por meio de cirurgia laparoscópica, a abordagem terapêutica ideal para os endometriomas sintomáticos ou em crescimento. As indicações de cirurgia são: alívio da dor, exclusão de malignidade e preservação ou melhora da fertilidade. A ooforectomia é um procedimento de exceção, adotado apenas em pacientes com prole constituída, com idade superior a 45 anos, ou naquelas com várias recidivas da doença.

Referências Bibliográficas

1. Abbott, J.A., Hawe, J., Clayton, R.D., Garry, R. The effects and effectiveness of laparoscopic excision of endometriosis: a prospective study with 2-5 year follow-up. Hum Reprod 2003;18: 1922.
2. Alborzi, S., Zarei, A., Alborzi, S., Alborzi, M. Management of ovarian endometrioma. Clin Obstet Gynecol 2006;49: 480.
3. Bateman, B.G,. Kolp, L.A., Mills, S. Endoscopic versus laparotomy management of endometriomas. Fertil Steril 1994;62: 690.
4. Benschop, L., Farquhar, C., van der Poel, N., Heineman, M.J. Interventions for women with endometrioma prior to assisted reproductive technology. Cochrane Database Syst Rev 2010; CD008571.

5. Beretta, P., Franchi, M., Ghezzi, F., et al. Randomized clinical trial of two laparoscopic treatments of endometriomas: cystectomy versus drainage and coagulation. Fertil Steril 1998;70: 1176.
6. Brosens, I.A., Puttemans, P.J., Deprest, J. The endoscopic localization of endometrial implants in the ovarian chocolate cyst. Fertil Steril 1994;61: 1034.
7. Busacca, M., Chiaffarino, F., Candiani, M. et al. Determinants of long-term clinically detected recurrence rates of deep, ovarian, and pelvic endometriosis. Am J Obstet Gynecol 2006; 195: 426.
8. Busacca, M., Riparini, J., Somigliana, E. et al. Postsurgical ovarian failure after laparoscopic excision of bilateral endometriomas. Am J Obstet Gynecol 2006;195: 421.
9. Chapron, C., Vercellini, P., Barakat, H. et al. Management of ovarian endometriomas. Hum Reprod Update 2002; 8: 591.
10. Cheng, Y.M., Wang, S.T., Chou, C.Y. Serum CA-125 in preoperative patients at high risk for endometriosis. Obstet Gynecol 2002;99: 375.
11. Demirol, A., Guven, S., Baykal, C., Gurgan, T. Effect of endometrioma cystectomy on IVF outcome: a prospective randomized study. Reprod Biomed Online 2006;12: 639.
12. Donnez, J., Wyns, C., Nisolle, M. Does ovarian surgery for endometriomas impair the ovarian response to gonadotropin? Fertil Steril 2001;76: 662.
13. Exacoustos, C., Zupi, E., Amadio, A. et al. Laparoscopic removal of endometriomas: sonographic evaluation of residual functioning ovarian tissue. Am J Obstet Gynecol 2004;191: 68.
14. Fedele, L., Bianchi, S., Zanconato, G. et al. Laparoscopic excision of recurrent endometriomas: long-term outcome and comparison with primary surgery. Fertil Steril 2006;85: 694.
15. Flyckt, R., Soto, E., Falcone, T. Endometriomas and assisted reproductive technology. Semin Reprod Med 2013;31: 164.
16. Ghezzi, F., Raio, L., Cromi, A. et al. "Kissing ovaries": a sonographic sign of moderate to severe endometriosis. Fertil Steril 2005;83: 143.
17. Hart, R.J., Hickey, M., Maouris, P. et al. Excisional surgery versus ablative surgery for ovarian endometriomata. Cochrane Database Syst Rev 2005; CD004992.
18. Hemmings, R., Bissonnette, F., Bouzayen, R. Results of laparoscopic treatments of ovarian endometriomas: laparoscopic ovarian fenestration and coagulation. Fertil Steril 1998;70: 527.
19. Ho, H.Y., Lee, R.K., Hwu, Y.M. et al. Poor response of ovaries with endometrioma previously treated with cystectomy to controlled ovarian hyperstimulation. J Assist Reprod Genet 2002;19: 507.
20. Kennedy, S., Bergqvist, A., Chapron, C. et al. ESHRE guideline for the diagnosis and treatment of endometriosis. Hum Reprod 2005;20: 2698.
21. Kikuchi, I., Takeuchi, H., Kitade, M. et al. Recurrence rate of endometriomas following a laparoscopic cystectomy. Acta Obstet Gynecol Scand 2006;85: 1120.
22. Koga, K., Takemura, Y., Osuga, Y. et al. Recurrence of ovarian endometrioma after laparoscopic excision. Hum Reprod 2006;21: 2171.
23. Liu, X., Yuan, L., Shen, F. et al. Patterns of and risk factors for recurrence in women with ovarian endometriomas. Obstet Gynecol 2007;109: 1411.
24. Loh, F.H., Tan, A.T., Kumar, J., Ng, S.C. Ovarian response after laparoscopic ovarian cystectomy for endometriotic cysts in 132 monitored cycles. Fertil Steril 1999;72: 316.
25. Muzii, L., Bellati, F., Palaia, I. et al. Laparoscopic stripping of endometriomas: a randomized trial on different surgical techniques. Part I: clinical results. Hum Reprod 2005;20: 1981.
26. Muzii, L., Bianchi, A., Bellati, F. et al. Histologic analysis of endometriomas: what the surgeon needs to know. Fertil Steril 2007;87: 362.
27. Muzii, L., Marana, R., Caruana, P. et al. Postoperative administration of monophasic combined oral contraceptives after laparoscopic treatment of ovarian endometriomas: a prospective, randomized trial. Am J Obstet Gynecol 2000;183: 588.
28. Nargund, G., Cheng, W.C., Parsons, J. The impact of ovarian cystectomy on ovarian response to stimulation during in-vitro fertilization cycles. Hum Reprod 1996;11: 81.
29. Raffi, F., Metwally, M., Amer, S. The impact of excision of ovarian endometrioma on ovarian reserve: a systematic review and meta-analysis. J Clin Endocrinol Metab 2012;97: 3146.
30. Ragni, G., Somigliana, E., Benedetti, F. et al. Damage to ovarian reserve associated with laparoscopic excision of endometriomas: a quantitative rather than a qualitative injury. Am J Obstet Gynecol 2005;193: 1908.
31. Reich, H., Abrão, M.S. Post-surgical ovarian failure after laparoscopic excision of bilateral endometriomas: is this rare problem preventable? Am J Obstet Gynecol 2006;195: 339.
32. Saleh, A., Tulandi, T. Reoperation after laparoscopic treatment of ovarian endometriomas by excision and by fenestration. Fertil Steril 1999;72: 322.
33. Saleh, A., Tulandi, T. Surgical management of ovarian endometrioma. Infertil Reprod Med Clin North Am 2000;11: 61.
34. Seracchioli, R., Mabrouk, M., Frasca, C. et al. Long-term cyclic and continuous oral contraceptive therapy and endometrioma recurrence: a randomized controlled trial. Fertil Steril 2010;93(1): 52-56.
35. Somigliana, E., Berlanda, N., Benaglia, L. et al. Surgical excision of endometriomas and ovarian reserve: a systematic review on serum antimüllerian hormone level modifications. Fertil Steril 2012;98: 1531.
36. Somigliana, E., Infantino, M., Benedetti, F. et al. The presence of ovarian endometriomas is associated with a reduced responsiveness to gonadotropins. Fertil Steril 2006;86: 192.
37. Somigliana, E., Ragni, G., Benedetti, F. et al. Does laparoscopic excision of endometriotic ovarian cysts significantly affect ovarian reserve? Insights from IVF cycles. Hum Reprod 2003; 18: 2450.
38. Tsoumpou, I., Kyrgiou, M., Gelbaya, T.A., Nardo, L.G. The effect of surgical treatment for endometrioma on in vitro fertilization outcomes: a systematic review and meta-analysis. Fertil Steril 2009;92: 75.
39. Uncu, G., Kasapoglu, I., Ozerkan, K. et al. Prospective assessment of the impact of endometriomas and their removal on ovarian reserve and determinants of the rate of decline in ovarian reserve. Hum Reprod 2013;28: 2140.
40. Vercellini, P., Chapron, C., De Giorgi, O., Consonni, D., Frontino, G., Crosignani, P. Coagulation or excision of ovarian endometriomas? Am J Obstet Gynecol 2003;188: 606.
41. Vercellini, P., De Matteis, S., Somigliana, E. et al. Long-term adjuvant therapy for the prevention of postoperative endometrioma recurrence: a systematic review and meta-analysis. Acta Obstet Gynecol Scand 2013;92: 8
42. Vercellini, P., Somigliana, E., Daguati, R. et al. Postoperative oral contraceptive exposure and risk of endometrioma recurrence. Am J Obstet Gynecol 2008; 198: 504.
43. Vercellini, P., Vendola, N., Bocciolone, L. et al. Laparoscopic aspiration of ovarian endometriomas. Effect with postoperative gonadotropin releasing hormone agonist treatment. J Reprod Med 1992;37: 577.
44. Yanushpolsky, E.H., Best, C.L., Jackson, K.V. et al. Effects of endometriomas on oocyte quality, embryo quality, and pregnancy rates in in vitro fertilization cycles: a prospective, case-controlled study. J Assist Reprod Genet 1.

Capítulo 8.4

Tratamento Cirúrgico da Endometriose Intestinal

Sidney Klajner, Marcelo Averbach, Marco Antonio Bassi e Renato Catojo Sampaio

INTRODUÇÃO

A endometriose intestinal é definida quando há presença deste tecido em sua camada muscular própria (Figura 8.4-1), podendo ser considerada peritoneal, e não intestinal, quando o comprometimento é restrito à serosa. É uma doença de evolução lenta e, muitas vezes, os sinais e os sintomas são inespecíficos, o que faz com que o diagnóstico da endometriose intestinal comumente seja realizado em fases avançadas da doença. Acredita-se que parte das pacientes tenha um diagnóstico equivocado e seja tratada por muito tempo de maneira inadequada. Desta forma, vários estudos já demonstraram que há um intervalo de 7 a 9 anos entre o início do quadro clínico e o diagnóstico correto.

Embora a endometriose intestinal possa causar sintomas gastrointestinais graves e dor pélvica, frequentemente estas queixas não são investigadas no momento da avaliação ginecológica, tornando-se um achado cirúrgico inesperado, culminando com a falha na abordagem da doença.

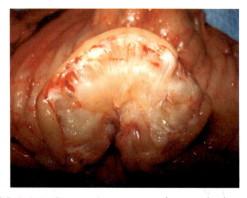

FIGURA 8.4-1 Comprometimento da parede do reto por foco de endometriose. Observa-se a infiltração da muscular própria que causa distorção do segmento.

Isso ocorre por causa da falta de experiência do ginecologista, da ausência de equipe multidisciplinar, bem como da ausência de consentimento prévio da paciente. Além disso, a avaliação intraoperatória, por um cirurgião geral, pode ser frustrante pela falta de experiência deste profissional no tratamento das lesões endometrióticas colorretais. Em estudo retrospectivo que analisou os laudos anatomopatológicos compatíveis com endometriose de 30 pacientes submetidas a ressecção intestinal, correlacionando-os à sintomatologia do pré-operatório, evidenciou-se que 76,6% das mesmas apresentavam sintomas compatíveis com endometriose, principalmente dispareunia (30%). Previamente ao tratamento cirúrgico, no entanto, apenas 43,3% tinham diagnóstico de endometriose, e as restantes apresentavam outras hipóteses diagnósticas. Assim, pacientes em idade reprodutiva que apresentem sintomas abdominais ambíguos e cujos achados de imagem ou endoscópicos sejam inconclusivos devem sempre levantar a suspeita de endometriose intestinal.

Ainda, a obstrução intestinal por endometriose, que exige cirurgia de urgência, pode ser confundida com lesão neoplásica (Figura 8.4-2).

Portanto, o conhecimento da doença, do seu quadro clínico e das estratégias diagnósticas e terapêuticas é fundamental na condução clínica destas pacientes, que podem desenvolver exuberantes manifestações clínicas, assim como infertilidade.

PREVALÊNCIA DA ENDOMETRIOSE INTESTINAL

O diagnóstico definitivo da endometriose é histológico e a suspeita da doença surge de acordo com os sintomas referidos pelas pacientes. O exame clínico pode

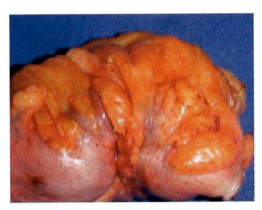

FIGURA 8.4-2 Comprometimento do reto: é necessário o diagnóstico diferencial com doenças neoplásicas.

ser sugestivo pela presença de nódulos vaginais ou retais, porém somente os exames de imagem trazem informações concretas quando realizados com protocolo específico e por profissionais especializados. Dessa forma, a prevalência exata da endometriose é desconhecida devido a alguns fatores:

- Presença de pacientes assintomáticas;
- Dificuldade diagnóstica limitada por exames de imagem não acessíveis de forma disseminada;
- Dependência de procedimento cirúrgico para o diagnóstico de certeza.

Chapron et al. relataram que, das pacientes portadoras de endometriose analisadas pelo grupo, 9,5% apresentavam doença infiltrativa intestinal, tendo, em média, 1,48 +/– 0,73 lesão. Redwine publicou números diferentes, com 25,4% de casos de endometriose intestinal histologicamente comprovados em 1.785 mulheres operadas em centro terciário de tratamento cirúrgico de endometriose.

De modo geral, a incidência de doença intestinal pode ser estimada em até 37% das pacientes com diagnóstico de endometriose. Os principais sítios acometidos são o reto, com 79% das lesões, seguido pelo sigmoide (24%), o apêndice (5%), o íleo terminal (2%) e o ceco (1%), sendo que as outras porções do intestino delgado e do cólon raramente são acometidas. Em outros relatos, as incidências para septo retovaginal, apêndice, ceco e íleo distal são de 12%, 3-18%, 2-3% e 2-16%, respectivamente. O reto e a junção retossigmoide devem corresponder, em conjunto, a 70% a 93% das lesões intestinais. Lesões intestinais concomitantes, em segmentos diferentes, ocorrem em 38% dos casos com acometimento intestinal, sendo 31% com duas, 7,1% com três e 0,6% com cinco lesões.

Quadro Clínico

O quadro clínico referido pela paciente traz substrato para a hipótese diagnóstica, porém a confirmação da endometriose é histológica. Como exposto, a extensão da endometriose intestinal é variável e pode estar presente em diversas regiões do intestino. Consequentemente, existe considerável variedade de sintomas. Nódulos grandes de endometriose podem causar dor e vários outros sintomas gastrointestinais, como diarreia, aumento do número de evacuações, obstipação, flatulência, distensão e cólicas, que podem imitar a síndrome do intestino irritável. Puxo, tenesmo e urgência evacuatória podem existir quando há envolvimento da porção distal do reto. A queixa mais comum é a dor pélvica (76,5%), que se relaciona ao período menstrual em até 41,2% das vezes.

Os sintomas mais específicos dependem da profundidade da parede e da porcentagem de luz intestinal acometida pela lesão, assim como da extensão da lesão. Dependendo do envolvimento da parede intestinal retal, pode-se ter dor durante a defecação que se irradia para o períneo (52%), obstipação ou diarreia (25% a 40%) e sangramento nas fezes durante o período menstrual (14%). Este sintoma é mais raro em virtude de a mucosa não estar frequentemente infiltrada por endometriose, tendo em vista que as lesões infiltram a parede intestinal a partir da serosa em direção às camadas mais profundas. Assim, sangramento às evacuações ciclicamente, durante o período menstrual, é um forte sinal de envolvimento profundo da parede intestinal atingindo a mucosa (Figura 8.4-3).

Em cerca de 2% dos casos, as pacientes apresentam sintomas característicos de obstrução intestinal aguda ou subaguda. Eles não são muito frequentes, mas podem

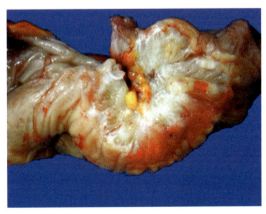

FIGURA 8.4-3 Envolvimento profundo da parede do reto por endometriose comprometendo a mucosa intestinal.

acontecer quando há distorção segmentar com redução da luz intestinal e representam situação emergencial.

A lesão que acomete o intestino pode estender-se lateralmente e comprometer os ureteres, podendo, em casos graves, provocar sintomas urinários obstrutivos. Lesões endometrióticas podem, eventualmente, cursar com outros sintomas, como epigastralgia durante a menstruação, principalmente se acometerem o apêndice cecal, podendo mimetizar quadro de apendicite durante o período menstrual, de forma cíclica e recorrente. Ainda, a infertilidade, como ocorre em todos os casos de endometriose, pode ser o único sintoma de pacientes com endometriose intestinal.

É muito importante considerar que o diagnóstico diferencial da endometriose intestinal deve incluir síndrome do intestino irritável, doença inflamatória intestinal, diverticulite e carcinoma intestinal. É importante, também, citar que há evidências de que a síndrome do intestino irritável seja mais prevalente em pacientes portadoras de endometriose, portanto os diagnósticos não são excludentes.

Tratamento Cirúrgico

A indicação do tratamento cirúrgico da endometriose intestinal apresenta certo consenso quando a paciente refere quadro álgico grave que não responde aos tratamentos hormonais ou na vigência de crescimento das lesões, observadas nos exames de imagem, mesmo durante o bloqueio hormonal. Cabe ressaltar que a terapêutica clínica é contraceptiva, o que traz discussão para os casos que envolvem infertilidade, além de dor pélvica.

Obviamente, quando existem sinais e sintomas de obstrução, a cirurgia é mandatória. Já na ausência de obstrução, o tratamento cirúrgico tem por objetivo a remissão dos sintomas de dor, seja ela cíclica ou acíclica, e, cada vez mais, a literatura tem mostrado a eficácia do tratamento cirúrgico neste sentido.

Até o momento, a remoção cirúrgica da endometriose intestinal parece ser o tratamento mais eficaz para as pacientes muito sintomáticas, especialmente aquelas que não respondem ao tratamento hormonal. Vários estudos têm demonstrado que a exérese de todas as lesões endometrióticas, incluindo aquelas no intestino, é associada a uma melhora significativa nos sintomas gastrointestinais e na qualidade de vida. Porém, o tratamento cirúrgico da endometriose é associado a um índice de complicações que deve ser avaliado criteriosamente. Por isso, toda paciente indicada ao tratamento cirúrgico deve ser informada a respeito dos riscos e das complicações e os cirurgiões devem ser treinados e experientes.

O estadiamento pré-operatório com exames de imagem especializados é fundamental na definição da melhor estratégia para o tratamento da endometriose intestinal. Ele propicia ao médico discutir e decidir o tratamento com a paciente e, se cirúrgico, pode-se planejar a abordagem e montar a equipe multidisciplinar. A ressonância magnética e o ultrassom transvaginal com preparo intestinal são exames adequados à avaliação da endometriose intestinal, porém estudos evidenciam que o ultrassom apresenta maior sensibilidade e maior valor preditivo negativo comparado à ressonância. A decisão sobre a realização de tratamento clínico ou cirúrgico depende, de forma preponderante, do quadro clínico, assim como do desejo reprodutivo, da idade da paciente e das características das lesões.

Quando o tratamento cirúrgico é indicado, diferentes acessos e técnicas podem ser utilizados. O acesso (laparoscópico, abdominal, vaginal ou combinado) é determinado pela localização e extensão das lesões e pelo treinamento da equipe. As informações necessárias para o planejamento cirúrgico são: tamanho e número de lesões, camada da parede intestinal mais profundamente comprometida pela lesão, circunferência da alça envolvida pela lesão e a distância entre a lesão e a borda anal. Em estudo retrospectivo contemplando 73 pacientes avaliadas com ultrassonografia transvaginal com preparo intestinal no pré-operatório, uma análise multivariada evidenciou que o único preditor da necessidade de ressecção colorretal foi a espessura da lesão. Nessa casuística, espessura superior a 5,2 mm correlacionou-se com a necessidade de ressecção segmentar, com sensibilidade de 76% e especificidade de 81% (o *cut off* para sensibilidade de 100% foi 9 mm e para especificidade de 100% foi de 1 cm).

Conforme o estadiamento pré-operatório da endometriose profunda, que fornecerá as informações citadas anteriormente, o planejamento cirúrgico é feito, optando-se pela técnica a ser utilizada, por via laparoscópica ou laparotômica, com ressecção segmentar ou discoide do reto ou sigmoide acometido. Os resultados e as complicações variam conforme o estadiamento e a técnica utilizada.

Lesões superficiais envolvendo a camada serosa ou adventícia podem ser removidas utilizando-se uma tesoura para seccionar a parede normal do intestino adjacente à lesão. A lesão é então levantada com pinça de preensão e dissecada com instrumentos rombos ou cortantes de maneira combinada, na junção do tecido fibrótico esbranquiçado com o tecido normal. A corrente elétrica monopolar deve ser usada com cautela, pois a lesão térmica do intestino pode resultar em fístula no pós-operatório tardio. O defeito na parede intestinal deve ser corrigido com sutura, utilizando-se pontos simples e fio absorvível.

A ressecção de disco de espessura total é utilizada quando a fibrose da submucosa torna inevitável a penetração na luz intestinal. Dois pontos de sutura podem ser aplicados nas extremidades do defeito da parede, transformando-o em uma abertura transversal. A luz é fechada em dois planos, com utilização de fio absorvível e permanente, respectivamente.

Em lesões do reto baixo, pode ser utilizada a técnica de ressecção de disco, utilizando-se grampeador circular. Esta técnica tem sido proposta para lesões não maiores que um terço da circunferência do reto e menores que 3 cm em extensão. Após mobilizar o reto ao redor da lesão, o grampeador é introduzido por via transanal e aberto, cuidadosamente, observando-se a área a ser ressecada, apoiando-se por baixo da lesão e, com auxílio do ponto, a mesma é introduzida no interior do grampeador. A lesão deve estar inteiramente dentro do dispositivo, que deverá estar erguido para evitar a parede posterior do reto. O aparelho é então disparado e retirado através do ânus. O resultado é uma ressecção anterior discoide da parede anterior do reto contendo o nódulo. Apesar da possibilidade de as margens após a ressecção em disco estarem comprometidas em até 40% dos casos, não existem estudos controlados que comparem a ressecção em disco com as ressecções segmentares, em relação a pós-operatório tardio, qualidade de vida e remissão perene dos sintomas.

A mesma técnica utilizada há décadas por cirurgiões nas ressecções de sigmoide e reto por neoplasia é usada no tratamento da endometriose intestinal. A única diferença é o grau de radicalidade. Pode ser utilizada a laparoscopia ou a laparotomia. A ressecção laparoscópica foi descrita pela primeira vez por Redwine e Sharpe nos anos 1990. Desde então, tem se comprovado ser factível e segura por vários autores. A ressecção intestinal geralmente é realizada no caso de lesão única com mais de 3 cm de diâmetro, lesão única infiltrando mais de 50% da parede intestinal e se há presença de duas ou mais lesões infiltrando a camada muscular da alça.

A preparação do retossigmoide para a ressecção inclui a dissecção pararretal. Quando há intenção da remoção em bloco, não há necessidade de dissecar o nódulo para separá-lo do intestino. No caso de dissecção lateral mais profunda, é preciso identificar os ramos nervosos para se evitar complicações urinárias. Por não se tratar de malignidade, a dissecção do meso pode ser realizada junto ao intestino e sem necessidade de ressecção de margens cirúrgicas grandes.

O intestino dissecado é então seccionado por grampeador linear laparoscópico, em situação caudal à lesão, e sua porção cefálica é exteriorizada por incisão suprapúbica, que pode ser obtida com o prolongamento da incisão de um dos trocartes, em geral na fossa ilíaca direita ou na região suprapúbica.

A área do intestino afetada pela lesão é então ressecada após palpação e delimitação extra-abdominal, e a ogiva do grampeador é introduzida para posterior reintrodução à cavidade. Fecha-se a incisão da parede abdominal por planos, para conter o gás que será reinsuflado para continuação do procedimento laparoscópico. A anastomose terminoterminal é realizada com grampeador introduzido por via transanal e disparado. Após sua realização, testes para verificação de extravasamento com ar e azul de metileno são realizados, comprovando que a anastomose está adequada.

Redwine et al. descreveram a retirada transvaginal do intestino previamente dissecado por via laparoscópica, através de incisão posterior do fundo de saco. O segmento é ressecado externamente, a anastomose é realizada antes de ele ser devolvido à pelve e a incisão fechada. Em nosso meio, Sagae et al. também publicaram experiência inicial com essa técnica.

A escolha entre ressecção segmentar e ressecção de disco de espessura total é controversa. Remorgida et al. em estudo prospectivo de aspectos cirúrgicos e histológicos da doença, encontraram ressecções de disco incompletas em mais de 40% das mulheres com endometriose intestinal. Os autores sugeriram que os achados de fibrose na camada muscular, que caracterizam o limite da lesão, nem sempre estão presentes em sua periferia, dificultando a determinação do seu tamanho.

Já Jinushi et al., utilizando estudo histopatológico após ressecção segmentar, mostraram que focos da lesão endometriótica tendem a se espalhar de modo concêntrico ao redor da lesão primária e, em 50% dos casos analisados, havia lesões satélites distantes da primária, comprometendo grande espessura da parede retal. Nessas lesões foram comprovados vários focos de endometriose. Os autores sugeriram então a ressecção segmentar como única forma de remoção completa da doença.

Resultados

Uma revisão de literatura mostrou que os resultados das diferentes técnicas de tratamento cirúrgico da endometriose intestinal – ressecção segmentar, excisão de disco de espessura total e excisão de lesão superficial – diferem de modo significativo entre os estudos publicados, tornando difícil a comparação de resultados e morbidade (Tabela 8.4-1). A maioria das mulheres com endometriose intestinal foi submetida à ressecção colorretal por via laparoscópica (57,5%), enquanto 13,7 e 28,8% das pacientes foram tratadas com excisão de disco de espessura total e superficial, respectivamente.

TABELA 8.4.1 Revisão de Literatura Relativa ao Tipo de Cirurgia Laparoscópica Colorretal Realizada para Tratamento da Endometriose Intestinal

Autores	Ressecção Segmentar	Excisão de Espessura Total	Excisão Superficial
Nezhat et al.	10	5	0
Redwine e Wright	6	21	23
Jerby et al.	7	5	18
Possover et al.	34	0	0
Duepree et al.	18	5	26
Darai et al.	40	0	0
Campagnacci et al.	3	4	0
Ribeiro et al.	115	2	8
Panel et al.	18	3	0
Jatan et al.	14	20	61
Lyons et al.	7	0	0
Total de cirurgias	272	65	136

Enquanto a excisão de lesões superficiais (*shaving*) vem perdendo popularidade, ainda não há consenso sobre quando a ressecção discoide ou a segmentar devem ser realizadas. O argumento em favor da ressecção segmentar é a completa remoção da endometriose, especialmente se a área afetada tiver mais de 3 cm, mas para os nódulos menores, a ressecção discoide deve ser considerada.

A maioria dos estudos de ressecção colorretal laparoscópica para endometriose teve como foco principal demonstrar que ela é factível e mostrar o índice de complicações. A eficácia tem sido medida em função da melhora dos sintomas. Redwine e Wright relataram que nem todos os sintomas atribuídos à infiltração do fundo de saco de Douglas melhoraram de modo semelhante após a cirurgia e que alguns sintomas permaneciam inalterados ou pioravam. Alguns estudos baseados em escala visual de sintomas referidos pelas pacientes confirmaram que diarreia, obstipação, dispareunia e dismenorreia, em alguns casos, permaneciam inalteradas.

No entanto, diversos outros autores demonstraram que a dor pélvica e os sintomas ginecológicos e digestivos melhoram de modo marcante na maioria dos casos.

Kent et al., em estudo prospectivo visando avaliar os resultados funcionais de qualidade de vida após ressecção colorretal por endometriose, com seguimento de 2, 6 e 12 meses, avaliaram dismenorreia, dispareunia, disquezia e dor crônica. Os sintomas gastrointestinais foram analisados utilizando o questionário GIQLI (*Gastrointestinal Quality of Life Index*). Um total de 100 pacientes completaram o seguimento de 12 meses, entre 137 operadas, com taxa de complicação maior de 7,3%. Houve significativa melhora da qualidade de vida em 12 meses para todas as variáveis analisadas, independentemente do tipo de ressecção intestinal realizado.

Considerando que a endometriose intestinal é definida quando há presença deste tecido em sua camada muscular própria, não restrito somente à serosa, abordaremos aqui os resultados referentes à ressecção discoide e segmentar.

Ressecção de Disco de Espessura Total

Fanfani et al. estudaram 48 pacientes sintomáticas submetidas à ressecção discoide de espessura total, utilizando grampeador circular, por via laparoscópica. O diâmetro máximo das lesões era ≤ 3 cm e a estenose ≤ 60%. Em duas pacientes foram realizados dois grampeamentos. O tempo médio de íleo pós-operatório foi de 3 dias e o de internação, de 7 dias. O acompanhamento foi possível em 36 pacientes (75%), com média de 33 meses. O escore médio (questionário com escala analógica de sintomas relacionados à endometriose) de dispareunia antes e após a cirurgia foi de 8 (5-10) e 3 (0-5), respectivamente ($p < 0,019$), e a média de sintomas gastrointestinais pré e pós-operatórios foram de 7 (1-10) e 2 (0-10), respectivamente ($p < 0,022$).

A satisfação subjetiva classificada como total foi de 75%, total com sintomas leves, 13,8% e sem mudança 11,2%. A taxa de melhora, em relação aos sintomas, foi de 88% (melhora total e total com sintomas discretos *versus* sem mudança) e nenhuma paciente referiu piora. No subgrupo de pacientes com infertilidade (61,1%), observou-se gravidez espontânea em 27,3%. A taxa de recidiva foi de 13,8%, comparável ao encontrado nas ressecções segmentares (11,5%).

Roman et al., em estudo retrospectivo comparativo entre ressecção discoide e segmentar, mostraram taxa de melhora dos sintomas bastante semelhantes, com probabilidade de estar livre de sintomas de dismenorreia, dispareunia e dor acíclica em 24 meses de 62, 81 e 69%, respectivamente para ressecção discoide e 80, 65, 43%, respectivamente, para ressecção segmentar. A incidência de sintomas digestivos pós-operatórios, como aumento no número de evacuações (mais de três ao dia) e obstipação grave, foi maior nos casos submetidos à ressecção segmentar.

Donnez et al., em revisão de literatura comparando as técnicas de *shaving*, ressecção discoide e ressecção segmentar, evidenciaram que as taxas de recorrência da dor foram maiores nas pacientes submetidas a ressecção segmentar (17,2%) em relação às submetidas a ressecção discoide e *shaving* (respectivamente 11,7% e 7,9% respectivamente), porém deve-se ressaltar que isso provavelmente resulta de doença pélvica (não intestinal) mais extensa nas pacientes que necessitaram ressecção intestinal maior. Nesta revisão, o *shaving* é recomendado como técnica de primeira linha no tratamento das lesões intestinais, tendo sido utilizado em lesões de até 3 cm, devendo-se reservar as ressecções discoide e segmentar para os casos em que a ressecção superficial não seja factível (lesões maiores, multifocais ou estenosantes).

Em um estudo prospectivo contemplando 111 pacientes submetidas a ressecção discoide, Roman et al. evidenciaram melhora importante na sintomatologia digestiva utilizando o questionário QIGLI em 1 e 3 anos de seguimento, porém não houve modificação significativa nas taxas de constipação intestinal. O prognóstico em relação à fertilidade também foi favorável, com 2/3 das pacientes chegando à gestação no seguimento até 3 anos, sendo a maioria de forma espontânea.

Apesar de os estudos preliminares com ressecção discoide de nódulos menores (≤ 3 cm) mostrarem bons resultados em relação à taxa de recorrência e resolução dos sintomas, há necessidade de novos estudos prospectivos com maior número de pacientes para avaliação dos resultados desta forma de abordagem.

Ressecção Segmentar

Tem sido demonstrado que os melhores resultados em relação à taxa de recorrência e melhora dos sintomas são conseguidos com a ressecção intestinal. A ressecção colorretal por via laparoscópica para o tratamento da endometriose profunda tem sido considerada por vários estudos desde o início dos anos 1990, como o tratamento de primeira linha. De fato, o tratamento por via laparoscópica, comparado à cirurgia aberta tradicional, consegue os mesmos resultados com menor trauma cirúrgico e melhora a acurácia do diagnóstico com melhor visualização das estruturas pélvicas mais profundas, sem comprometer a efetividade do procedimento.

Embora vários estudos tenham descrito o acompanhamento de mulheres tratadas por endometriose intestinal, a maioria deles foram retrospectivos e/ou incluíram um número limitado de pacientes. Bailey et al. relataram um acompanhamento de 130 mulheres submetidas a tratamento cirúrgico agressivo para endometriose colorretal. Após 60 meses da cirurgia, 86% das pacientes reportaram alívio completo ou quase completo dos sintomas e nenhuma recidiva foi observada.

Darai et al., em estudo com 36 mulheres submetidas à ressecção colorretal, mostraram melhora de modo significativo nos sintomas de dismenorreia, dispareunia, dor pélvica acíclica e sintomas digestivos. O sangramento retal desapareceu em todas as pacientes que o apresentavam no pré-operatório.

De Cicco et al., em revisão sistemática que incluiu 34 artigos com 1.889 ressecções intestinais, mostraram alívio da dor pélvica por pelo menos 1 ano em 71,4% a 93,6% das mulheres (Tabela 8.4-2) após a realização do procedimento cirúrgico. A recorrência dos sintomas por um período de acompanhamento de 2 a 5 anos variou entre 4% e 54%, possivelmente por não haver definição precisa do que efetivamente foi considerado recorrência nos diferentes estudos. A recorrência da dor pélvica necessitando de nova cirurgia foi de 0% a 34% e a presença de lesões que indicaram nova intervenção ocorreu em 0% a 25%.

Kavallaris et al. demonstraram, em estudo com 55 pacientes submetidas à ressecção segmentar intestinal por via laparoscópica combinada com técnica vaginal, e acompanhamento de 94 meses, redução significativa

TABELA 8.4-2 Redução da Dor após Ressecção Intestinal Segmentar por Endometriose Profunda, Avaliada Após Um Ano (Adaptado de De Cicco et al.)

	Alívio Completo	Melhora	Inalterada	Piora
Dor em geral	81,5% (111/135)	17% (19/112)	2,7% (3/112)	0% (0/112)
Dismenorreia	54,9% (45/82)	37,8% (31/82)	7,3% (6/82)	0% (0/79)
Dispareunia de profundidade	62% (62/100)	33,3% (25/75)	8% (6/75)	2,7% (2/75)
Dor pélvica crônica	31,3% (5/16)	43,8% (7/16)	25% (4/16)	0% (0/16)
Disquezia	46,3% (19/41)	51,2% (21/41)	9,8% (4/41)	4,9% (2/41)

da dismenorreia (93,3%), dispareunia (86,7%), dor pélvica (90%) e sintomas intestinais (100%) após a cirurgia. Além disso, houve baixa taxa de recidiva (6,6%) e alta taxa de gravidez (36,6%). Não houve mais queixa de disquezia ou dor à evacuação em nenhuma paciente no período de acompanhamento.

Dousset et al. concluíram que a cirurgia completa com ressecção do reto e lesões associadas, em pacientes com endometriose de reto baixo, por via laparotômica, promoveu excelentes resultados funcionais no longo prazo em 94% das pacientes, acompanhadas por 5 anos. Neste período, a taxa de recidiva foi bastante baixa. Estudo prospectivo de Thomassin et al. incluiu 27 mulheres que foram submetidas à ressecção colorretal e relatou melhora significativa da dor pélvica não relacionada com menstruação, dismenorreia, dispareunia e dor à evacuação. Também Ferrero et al. demonstraram que a remoção completa das lesões de endometriose estava associada à melhora da qualidade de vida e da vida sexual.

Soto et al., em estudo caso controle com 71 pacientes (36 casos e 35 controles), visando acessar os sintomas intestinais a longo prazo com seguimento mínimo de 4 anos e média de 10 anos (4-18 anos) em pacientes submetidas a ressecção segmentar por endometriose profunda comparadas a mulheres submetidas a tratamento de endometriose sem ressecção intestinal, concluíram que as pacientes submetidas a ressecção apresentaram maior incidência de novos sintomas abdominais, como dor, sensação de evacuação incompleta e "alarmes falsos" em relação aos controles, mas não houve alteração em relação à constipação ou consistência fecal, assim como incontinência.

A presença de adenomiose em pacientes com endometriose intestinal pode se relacionar com queixas clínicas de dismenorreia e dor pélvica acíclica persistente no pós-operatório. Estudos mostram haver benefício na aplicação no sistema intrauterino de levonorgestrel nas pacientes sem desejo reprodutivo.

A associação de endometriose com a síndrome do intestino irritável e constipação intestinal fisiológica pode ser causa de persistência de sintomas gastroenterológicos pós-operatórios, necessitando de acompanhamento especializado para melhora do quadro clínico.

Os resultados sobre a fertilidade foram reportados em sete artigos científicos. A taxa de gestação espontânea foi descrita em dois estudos, com resultados pós-operatórios de 10% e 13%. A taxa de nascidos vivos após gestação espontânea foi relatada em três artigos, sendo 10%, 12% e 31%. Outros quatro trabalhos demonstraram taxas após fertilização *in vitro* de 18%, 50%, 50% e 100%, respectivamente.

Stepniewska et al. concluíram que a remoção total da endometriose profunda por meio de ressecção colorretal oferece resultados melhores em relação à fertilidade. Em seu trabalho, eles estudaram 62 pacientes submetidas à ressecção colorretal por endometriose profunda com sintomas intestinais graves. A taxa de gravidez nas mulheres abaixo de 30 anos foi de 58% e naquelas entre 30 e 34 anos, 45%. A taxa de recidiva da dor foi de 9,7%.

A supressão hormonal pós-operatória não mostrou benefícios quanto ao controle da dor ou melhores taxas de gravidez quando comparada com a cirurgia isolada, mas se mostrou efetiva em relação à menor recorrência da doença. Não há estudos que comparem, isoladamente, a supressão hormonal pré-operatória e pós-operatória, o que poderia ser útil para identificar se há vantagens e em qual fase a supressão hormonal estaria mais bem indicada.

Complicações

As principais complicações do tratamento cirúrgico da endometriose intestinal podem ser divididas entre as relacionadas ao procedimento videolaparoscópico abdominal inespecífico, as intraoperatórias e as pós-operatórias. Vale reforçar que os índices de complicações da cirurgia colorretal são semelhantes entre a cirurgia convencional e a videolaparoscopia.

As complicações comuns associadas a todos os procedimentos abdominais laparoscópicos podem ser relacionadas com o pneumoperitônio e as punções de agulha de Veress e dos trocartes. Em relação ao pneumoperitônio, pode ocorrer hipercapnia, embolia gasosa, enfisema de subcutâneo, pneumotórax, arritmias cardíacas e diminuição do retorno venoso, variando de 0,3% a 2,3% dos casos. As complicações relativas às punções são: perfuração de vísceras sólidas e ocas, lesão de vasos sanguíneos e infecção e hérnias dos portes dos trocartes, variando de 0,1% a 1,5%.

Além das complicações típicas da realização de qualquer cirurgia laparoscópica, duas complicações principais são mais frequentes durante o tratamento cirúrgico da endometriose intestinal: lesão inadvertida do ureter e deiscência da sutura da anastomose, que pode levar à formação de abscessos intracavitários, peritonite ou fístulas. A lesão ureteral pode ser evitada com a identificação cuidadosa do ureter, quando as lesões de endometriose acometem a lateral pélvica. O ureter deve ser identificado longe da lesão e seu trajeto deve ser seguido de forma segura até ultrapassar a área da lesão.

Embora não existam estudos controlados comparando as técnicas de *shaving*, ressecção discoide de espessura total e ressecção segmentar, uma revisão de literatura comparou os resultados das diferentes técnicas em diversas publicações, evidenciando que a ressecção segmentar apresenta maiores índices de deiscência intestinal, fístula retovaginal e sangramento. A fístula retovaginal ocorreu em 0,25% das pacientes tratadas com *shaving*, 2,8% nas ressecções discoides e em 4,3% das ressecções segmentares. O índice de deiscência de anastomose nas ressecções segmentares foi de 3,7%.

As taxas de complicações associadas aos diferentes tipos de cirurgias são difíceis de estimar, por causa da natureza heterogênea das séries publicadas. Duepree et al. observaram que as complicações intra e pós-operatórias nas pacientes submetidas à cirurgia laparoscópica por endometriose colorretal eram de 11,8% e 7,8%, respectivamente. Também observaram que as complicações intra e pós-operatórias nas pacientes submetidas à ressecção superficial e à ressecção segmentar eram de 7,7% e 16,7%, e 3,8% e 11,1%, respectivamente. Darai et al. reportaram quatro casos de fístula retovaginal (10%); todos ocorreram porque houve ressecção colorretal e vaginal concomitantemente, sem colostomia de proteção.

Dousset et al., em estudo prospectivo de 100 casos submetidos à ressecção colorretal por endometriose em reto baixo, mostraram índice total de complicações perioperatórias de 16%. Deiscência de anastomose ocorreu em seis casos (6%) e, destes, quatro evoluíram para fístula retovaginal. Fístula urinária ocorreu em dois casos, após dissecção de lesão periureteral, por necrose. Duas pacientes necessitaram de reoperação por sangramento.

Em revisão sistemática de ressecção colorretal segmentar realizada por De Cicco et al., as complicações cirúrgicas chegaram a 22,2%. Complicações maiores ocorreram em 11% das mulheres, com 6,4% relacionadas com o intestino2 (deiscência, 1,9%; fístula, 1,8%; obstrução, 2,7%), 2,5% relacionadas com hemorragia e 1%, com infecção.

Mereu et al. relataram índice de complicações maiores em 10,4% de 192 pacientes submetidas à ressecção colorretal por endometriose: 4,7% de deiscência de anastomose, 1,6% de peritonite urinosa, 2,1% de hemoperitônio e 0,5% de abscesso pélvico.

De modo bastante semelhante, Ruffo et al., em estudo que incluiu 436 casos de ressecção laparoscópica, reportaram taxa de fístula de anastomose, fístula retal e retovaginal de 4,7%, 0,4% de perfuração acidental de intestino e 2,1% de hemorragia pós-operatória grave.

Em relação à ressecção discoide de espessura total, que atualmente vem sendo realizada em maior frequência com auxílio de grampeador circular, Fanfani et al. reportaram índice de complicações menores que aquelas observadas na ressecção segmentar, exceto no que diz respeito ao sangramento retal na linha de anastomose. Essa complicação correspondeu a 8,4% dos casos graves e, em toda a série de 48 pacientes, 10,4% necessitaram de transfusão. Landi et al., após encontrarem sete pacientes em 35 com queda de hemoglobina superior a 3 g/dL, sugeriram que o controle do sangramento deve ser feito através de endoscopia retal, de modo conservador, com aplicação de clipes ou injeção de epinefrina, com bons resultados.

No estudo FRIENDS, publicado em 2017, a taxa de deiscência da ressecção discoide foi de 3,6%, semelhante à da ressecção segmentar (3,9%), sendo ambas superiores à taxa de deiscência do *shaving* nesse estudo (1,3%).

Em relação ao pós-operatório tardio, foi relatada atonia vesical importante com relativa frequência por Kavallaris et al., o que vai de encontro ao resultado obtido por outros grupos. Todas as mulheres foram tratadas com autossondagem e tiveram o problema resolvido em algumas semanas. Nervos que atuam na bexiga podem ser lesados durante a dissecção do retossigmoide e ligamentos uterossacros. Bexiga neurogênica, mais rara, causando retenção urinária ou disúria de forma mais prolongada, foi observada em dois casos por Kavallaris et al. As novas técnicas de dissecção, tendo os nervos como objeto de atenção, separando principalmente o plexo hipogástrico inferior, podem reduzir a incidência desta complicação. Fedele et al. observaram atonia vesical em três de 86 mulheres, enquanto Darai et al., em sua série de 40 mulheres, reportaram retenção urinária em sete. Seracchioli et al. observaram retenção urinária em cinco pacientes.

Sintomas digestivos, como obstipação, dificuldade evacuatória e diarreia, podem ser observados especialmente após a ressecção da ampola retal. Toda paciente submetida a tratamento cirúrgico de endometriose intestinal deve ser informada a respeito da variedade de procedimentos que podem ser realizados, além de avisada quanto à possibilidade da realização de colostomia de proteção, especialmente nos casos de anastomoses muito baixas.

Por fim, a infecção por *Clostridium difficile*, complicação associada às cirurgias colorretais, ao preparo intestinal e ao uso de antibióticos e que provoca diarreia de grande volume e dor abdominal, é relatada e, em sua grande maioria, está relacionada às ressecções segmentares de retossigmoide. O tratamento antibiótico com metronidazol ou vancomicina via oral resolve na maior parte dos casos. Recentemente, tem sido proposta e utilizada com sucesso, a infusão, por via endoscópica, de fezes de doadores, em sua forma centrifugada, nos pacientes por-

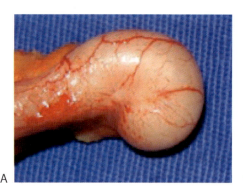 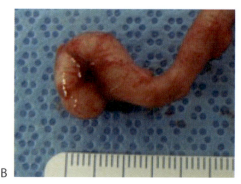

FIGURA 8.4-4 A e B. Comprometimento do apêndice por endometriose conferindo o aspecto de bengala.

tadores de colite pseudomembranosa por *Clostridium* sp. O objetivo é promover a recomposição da flora intestinal, o que inibiria o avanço da infecção. Estudos maiores, prospectivos e randomizados são aguardados para a melhor evidência desta forma de tratamento.

ENDOMETRIOSE DE APÊNDICE, ÍLEO TERMINAL E CECO

As lesões de apêndice, caracterizadas em sua maior parte por nódulos na extremidade distal do apêndice, retorcendo essa região e deixando-a com aspecto de "bengala" (Figura 8.4-4 A e B), são indicação de apendicectomia, principalmente por causa do diagnóstico diferencial com tumor carcinoide. Nos casos em que o carcinoide é encontrado, seu estadiamento pode determinar a complementação do procedimento cirúrgico com colectomia direita. Além disso, a endometriose apendicular pode ser causa de apendicite, perfuração, intussuscepção e mucocele de apêndice. Pode também ocorrer metaplasia intestinal mimetizando neoplasia mucinosa de apêndice.

Em relação aos casos de lesões de íleo terminal e ceco, a indicação cirúrgica igualmente se baseia no quadro clínico e nos exames de imagem, mas também em risco maior de obstrução intestinal dessas lesões nessa localização, por causa do menor calibre do íleo em relação ao reto e à possibilidade de intussuscepção ileocólica. Aqui, vale salientar que é possível ser conservador na conduta clínica nos casos de lesões em reto e sigmoide, que é um fator importante na decisão terapêutica, mas que não se aplica às lesões de íleo terminal (Figura 8.4-5). Na eventualidade de suboclusão ou obstrução intestinal, é indicada cirurgia de urgência (Figura 8.4-6).

CONCLUSÃO

É importante reforçar que a endometriose é uma doença multifocal e que a realização de vários procedimentos nesse tipo de cirurgia, como exérese de lesões profundas retrocervicais, cistos ovarianos e cistectomias parciais, é extremamente comum, pois sabe-se que o principal fator determinante para o sucesso terapêutico da cirurgia é a ressecção completa dos focos da doença.

Vignali et al. (2005) avaliaram 110 pacientes submetidas à cirurgia para tratamento de endometriose

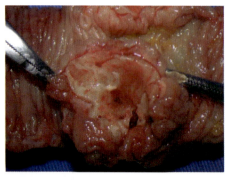

FIGURA 8.4-5 Envolvimento do íleo terminal por lesão endometriótica com redução da luz do órgão.

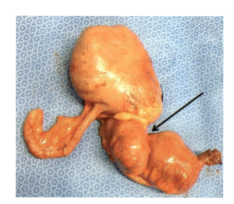

FIGURA 8.4-6 Produto de tratamento cirúrgico (ceco, apêndice cecal e íleo terminal) da obstrução intestinal causada por endometriose em íleo terminal (*seta*).

infiltrativa profunda em diversos sítios pélvicos: a principal causa de reoperação foi a ressecção incompleta da doença, o que reforça a importância dos métodos de imagem adequados no pré-operatório e a experiência da equipe cirúrgica integrada e multidisciplinar nesses casos. Esse conceito é fundamental na diferenciação de um estigma que existe na abordagem de mulheres com endometriose: muitos casos de persistência da doença após operações incompletas são confundidos com recorrência da doença.

Referências Bibliográficas

1. Bailey, H., Ott, M., Hartendorp, P. Aggressive surgical management for advanced colorectal endometriosis. Dis Colon Rectum 1994;37: 747-753.
2. Chapron, C., Fauconnier, A., Vieira, M. et al. Anatomical distribution of deeply infiltrating endometriosis: surgical implications and proposition for a classification. Hum Reprod 2003;18: 157-161.
3. Darai, E., Bazot, M., Rouzier, R., Coutant, C., Ballester, M. Colorectal endometriosis and fertility. Gynecol Obstet Fertil 2008;36: 1214-1217.
4. Darai, E., Bazot, M., Rouzier, R., Houry, S., Dubernard, G. Outcome of laparoscopic colorectal resection for endometriosis. Curr Opin Obstet Gynecol 2007;19: 308-313.
5. Darai, E., Thomassin, I., Barranger, E., et al. Feasibility and clinical outcome of laparoscopic colorectal resection for endometriosis. Am J Obstet Gynecol 2005;192: 394-400.
6. Fanfani, F., Fagotti, A., Gagliardi, M.L., Ruffo, G., Ceccaroni, M., Scambia, G., Minelli, L. Discoid or segmental rectosigmoid resection for deep infiltrating endometriosis: a case-control study. Fertil Steril 2010;94: 444-449.
7. Ferrero, S., Abbamonte, L.H., Giordano, M., Ragni, N., Remorgida, V. Deep Dyspareunia and sex life after laparoscopic excision of endometriosis. Hum Reprod 2007; 22: 1142-1148.
8. Ferrero, S., Ragni, N., Remorgida, V. Post-operative digestive symptoms after colorectal resection for endometriosis. Hum Reprod 2006;21: 1941-1942.
9. Jinushi, M., Arakawa, A., Matsumoto, T., Kumakiri, J., Kitade, M., Kikuchi, I., Sakamoto, K., Takeda, S. Histopathologic analysis of intestinal endometriosis after laparoscopic low anterior resection. J Minim Invasive Gynecol 2010. Article in Press. Doi:10.1016/j.jmig.2010.08.696.
10. Kavallaris, A., Chalvatzas, N., Hornemann, A., Banz, C., Diedrich, K., Agic, A. 94 months follow-up after laparoscopic assisted vaginal resection of septum rectovaginale and rectosigmoid in women with deep infiltrating endometriosis. Arch Gynecol Obstet 2010; In press. DOI 10.1007/s00404-010-1499-9.
11. Minelli, L., Fanfani, F., Fagotti, A., Ruffo, G., Ceccaroni, M., Mereu, L. et al. Laparoscopic colorectal resection for bowel endometriosis: feasibility, complications and clinical outcome. Arch Surg 2009;144: 234-239.
12. Redwine, D.B., Sharpe, D.R. Laparoscopic segmental resection of the sigmoid colon for endometriosis. J Laparoendosc Surg 1991;1: 217-220.
13. Remorgida, V., Ragni, N., Ferrero, S. et al. How complete is full thickness disc resection of bowel endometriotic lesions? A prospective surgical and histological study. Hum Reprod 2005;20: 2317-2320.
14. Ruffo, G., Scopelliti, F., Scioscia, M., Ceccaroni, M., Mainardi, P., Minelli, L. Laparoscopic colorectal resection for deep infiltrating endometriosis: analysis of 436 cases. Surg Endosc 2010:24: 63-67.
15. Thomassin, I., Bazot, M., Detchev, R. et al. Symptoms before and after surgical removal of colorectal endometriosis that are assessed by magnetic resonance imaging and rectal endoscopic sonography. Am J Obstet Gynecol 2004;190: 1264-1271.
16. Vignali, M., Bianchi, S., Candiani, M., Spadaccini, G., Oggioni, G., Busacca, M. Surgical treatment of deep endometriosis and risk of recurrence. J Minim Invasive Gynecol. 2005 Nov-Dec;12(6): 508-513.
17. Bong, J.W., Yu, C.S., Lee, J.L., Kim, C.W., Yoon, Y.S., Park, I.J., Lim, S., Kim, J.C. Intestinal endometriosis: Diagnostic ambiguities and surgical outcome. World J Clin Cases February 2019; 7(4): 441-451
18. Schomacker, M.L., Hansen, K.E., Ramlau-Hansen, C.H., Forman, A. Is endometriosis associated with irritable bowel syndrome? A cross-sectional study. Eur J Obstet Gynecol Reprod Biol. 2018 Dec;231: 65-69. doi: 10.1016/j.ejogrb.2018. 10.023. Epub 2018 Oct 9.
19. Alborzi, S., Rasekhi, A., Shomali, Z., Madadi, G., Alborzi, M., Kazemi, M., Hosseini Nohandani, A. Diagnostic accuracy of magnetic resonance imaging, transvaginal, and transrectal ultrasonography in deep infiltrating endometriosis. Medicine (Baltimore) 2018;97: e9536 [PMID: 29465552 DOI: 10.1097/MD.0000000000009536]
20. Desplats, V., Vitte, R., Cheyron, J., Roseau, G., Fauconnier, A., Moryoussef, F. Preoperative rectosigmoid endoscopic ultrasonography predicts the need for bowel resection in endometriosis World J Gastroenterol. 2019 Feb 14;25(6): 696-706.
21. Roman, H. FRIENDS group (French Colorectal Infiltrating Endometriosis Study group). A national snapshot of the surgical management of deep infiltrating endometriosis of the rectum and colon in France in 2015: a multicenter series of 1135 cases. J Gynecol Obstet Hum Reprod. 2017;46: 159-165.
22. Olivier D., Horace, R.Choosing the right technique for deep endometriosis: Shaving, disc excision or bowel resection. Fertil Steril 2017 Dec;108(6): 931-942.
23. Kent, A., Shakir, F., Rockall, T., Haines, P., Pearson, C., Era-Mitchell, W., Jan, H. Laparoscopic surgery for severer rectovaginal endometriosis compromising the bowel: a prospective cohort study. J Minim Invasive Gynecol 2016 May-Jun; 23(4): 526-534.
24. Soto, E., Catenacci, M., Bedient, C., Jelovsek, J.E., Falcone, T. Assessment of long-term bowel symptoms after segmental resection of deeply infiltrating endometriosis: a matched cohort study. J Minim Invasive Gynecol. 2016 Jul-Aug;23(5): 753-759. doi: 10.1016.
25. Roman, H., Darwish, B., Bridoux, V.,.Chati, R., Kermiche, Coget,J. Huet, E., Tuech, J. Functional outcomes after disc excision in deep endometriosis of the rectum using transanal staplers: a series of 111 consecutive patients. Fertil Steril 2017 April; 107(4): 977-986.e2.
26. Nieveen van Dijkum, E.J., Terwee, C.B., Oosterveld, P., van der Meulen, J.H., Gouma, D.J., de Haes, J.C. Validation of the gastrointestinal quality of life index for patients with potentially operable periampullary carcinoma. Br J Surg 2000;87: 110-115.
27. Vyas, M., Wong, S., Zhang, X. Intestinal metaplasia of appendiceal endometriosis is not uncommon and may mimic appendicealmucinous neoplasm. Pathol Res Pract. 2017 Jan;213(1): 39-44. doi: 10.1016/j.prp.2016.10.011. Epub 2016 Oct 25.

Capítulo 8.5

Tratamento Cirúrgico da Endometriose de Trato Urinário e Compartimento Pélvico Anterior

Marco Aurélio Pinho de Oliveira

EPIDEMIOLOGIA

Considerando todos os tipos de endometriose (incluindo formas peritoneais), a endometriose infiltrativa do trato urinário é pouco frequente, ocorrendo em aproximadamente 1% dos casos (Berlanda et al., 2009), mas sua prevalência aumenta para 19-53% entre pacientes com EIP (Knabben et al., 2015). Lesões do aparelho urinário envolvem a bexiga em cerca de 80 a 85% dos casos (Vercellini et al., 1996), seguida pelo ureter, atingido em 15% dos casos (Giudice & Kao, 2004; Kerr, 1966; Abeshouse & Abeshouse, 1960). A literatura registra que o acometimento à esquerda é mais frequente (65% dos casos), enquanto o acometimento bilateral ocorre em 20% dos casos (Vercellini et al., 2000).

ENDOMETRIOSE DE BEXIGA

A endometriose de bexiga (Figura 8.5-1) não é uma condição muito frequente nas pacientes com endometriose de um modo geral, mas não tão infrequente nas pacientes com EIP (Donnez et al., 2000; Westney et al., 2000). Normalmente, está associada a outras formas de endometriose, incluindo as formas intestinais (Somigliana et al., 2007). O diagnóstico geralmente demora a ser feito, pois os sintomas da doença parecem coincidir com os de infecções do trato urinário, síndrome uretral crônica, bexiga hiperativa, vulvodínia e cistite intersticial/síndrome da bexiga dolorosa (Bogart et al., 2007). Quando um nódulo da bexiga é diagnosticado, ele tem que ser diferenciado do carcinoma de bexiga. Por esta razão, a confirmação do diagnóstico por biópsia deve ser tentada por cistoscopia, nem sempre possível pela localização da doença, que pode não atingir a mucosa.

Westney et al. (2000), relatam melhora dos sintomas em aproximadamente 90% das pacientes que usaram tratamento hormonal para endometriose de bexiga. Porém, a terapia medicamentosa é considerada apenas paliativa, já que os sintomas geralmente retornam após a sua suspensão (Vitagliano et al., 2006). Em contraste, o tratamento cirúrgico geralmente é considerado eficaz, assegurando alívio em longo prazo em quase todos os casos. A ressecção da endometriose é feita por meio da cistectomia parcial ou com a ressecção apenas do nódulo, sem a necessidade de abertura da mucosa (nodulectomia, ou *shaving*). A recidiva dos sintomas após a ressecção transuretral é proibitiva, pois apenas pequena parte da lesão pode ser retirada com esta técnica (Sanchez et al., 2005; Dubuisson et al., 1994).

A abordagem laparoscópica ou robótica são consideradas tão seguras e eficazes quanto a laparotomia para o tratamento da endometriose de bexiga (Nezhat et al., 1996; Chapron et al., 1999; Chapron et al.,

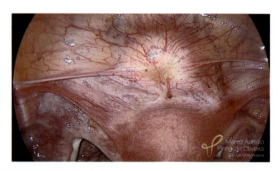

FIGURA 8.5-1 Nódulo de endometriose de bexiga com aproximadamente 5 cm.

2000; Nezhat et al., 2011, Morselli et al., 2018). Recentemente, Kovoor et al. (2010) publicaram o resultado do tratamento laparoscópico de 21 pacientes acompanhadas por um tempo mediano de 20 meses. Dez pacientes foram submetidas a cistectomia parcial e 11 pacientes a nodulectomia. Os autores observaram que 16 pacientes (76%) tinham outras áreas infiltradas por endometriose na pelve, sendo 38% de nódulos retovaginais e 14% de doença ureteral, com sinais de obstrução do trato urinário. Complicações ocorreram em três pacientes (14%) em virtude da cirurgia intestinal associada. Nenhuma paciente apresentou recorrência da doença. Das 10 pacientes com queixa de infertilidade, seis (60%) obtiveram a gravidez; cinco, espontaneamente, e uma através de fertilização *in vitro* (FIV).

Na técnica laparoscópica ou robótica para tratamento da EIP de bexiga, deve-se dar preferência à nodulectomia sempre que possível. A mobilização da bexiga normalmente é necessária, o que pode ser conseguido após incisão da prega vesicouterina e dissecção craniocaudal da bexiga junto à fascia vesicouterina. A dissecção dos espaços paravesicais costuma ser útil, pois o cirurgião passa a ter domínio da parte lateral da bexiga em ambos os lados.

Em seguida, o nódulo deve ser apreendido com uma pinça e tracionado. Desta forma, é possível, mudando a direção sempre que necessário, identificar o plano de clivagem entre o tecido anormal e o músculo detrusor. Para a secção, pode ser usada a tesoura de Metzenbaum, o bisturi ultrassônico ou a corrente monopolar em corte, com potência suficiente parar cortar sem causar dano térmico desnecessário. Com cortes progressivos, é possível a retirada de todo o nódulo, muitas vezes evitando a abertura da mucosa. O defeito da musculatura vesical pode ser fechado com fio de Vicryl® 3-0 em plano único. Recomenda-se o uso do cateter vesical durante 5 a 7 dias. Quando a lesão é mais extensa e atinge a mucosa ou a submucosa, opta-se pela cistectomia parcial, caracterizada pela retirada de toda a parede vesical da área afetada. A sutura pode ser feita em dois planos, usualmente contínua. A primeira camada, interessando a mucosa e a submucosa, deve ser feita com fio de absorção rápida como o Caprofyl® 3-0 ou 4-0 (Figura 8.5-2). A segunda camada, seromuscular, pode ser feita com Vicryl® 3-0 ou 4-0 (Figura 8.5-3). Nesses casos, recomenda-se o uso do cateter vesical por 7 a 10 dias.

Além da ressecção de toda a lesão da bexiga, a remoção do miométrio subjacente pode ser importante para evitar recidivas da doença. Fedele et al. (2005) analisaram o resultado da cirurgia conservadora de 47 pacientes (29 por laparotomia e 18 por laparoscopia) portadoras de endometriose do detrusor e observaram que 70% dos nódulos se situavam na base da bexiga e 30% na cúpula vesical. Nos casos dos nódulos da base, a recorrência foi de 37%, quando apenas o nódulo era ressecado *versus* 7%, quando, além do nódulo, o miométrio subjacente ao nódulo era ressecado de 5 a 10 mm.

A utilização de cateter ureteral ("duplo J") é uma opção a ser considerada quando da excisão de nódulos volumosos que se aproximem dos meatos ureterais. Entre os benefícios da utilização do cateter duplo J no tratamento da endometriose de bexiga sugere-se: identificação facilitada dos meatos ureterais e redução do risco de acotovelamento durante a sutura.

ENDOMETRIOSE URETERAL

Endometriose dos Óstios Ureterais

Os ureteres estão mais envolvidos quando há lesões em compartimento posterior da pelve, quando comparado à presença de lesões em compartimento anterior (Abrão et al., 2009). Porém, algumas lesões vesicais de compartimento anterior podem se estender até um ou ambos os óstios ureterais (Figura 8.5-4).

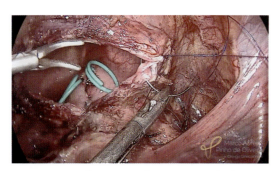

FIGURA 8.5-2 Fechamento da mucosa da bexiga com Caproyl® 3-0.

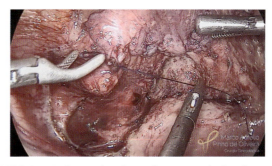

FIGURA 8.5-3 Segundo plano de sutura da bexiga sendo concluído (uso do Vicryl® 3-0).

Nos casos de envolvimento parcial do ureter, o cirurgião deve analisar se é possível ressecar toda a lesão sem a necessidade de reimplantá-lo. O reimplante deve ser evitado sempre que possível, pois o refluxo de urina, mesmo usando técnicas antirrefluxo, pode causar danos renais no longo prazo. Quando existe comprometimento extenso do óstio ureteral, o reimplante (ureteroneocistostomia), seja laparoscópico (Figura 8.5-5) ou robótico (Figuras 8.5-6, 8.5-7, 8.5-8 e 8.5-9), está bem indicado.

Para a realização da ureteroneocistostomia, pode ser usada uma adaptação da técnica descrita por Nezhat (2004):

1. Após a identificação da área ureteral afetada, esta é incisada acima da estenose com tesoura laparoscópica, sem dano diatérmico, de forma oblíqua (mais ou menos 45º).
2. A porção distal é ligada com sutura ou coagulada com energia monopolar ou ultrassônica.

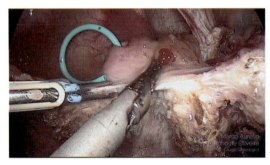

FIGURA 8.5-4 Nódulo de endometriose vesical em contato com óstio ureteral esquerdo.

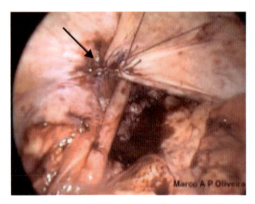

FIGURA 8.5-5 Reimplante ureteral à esquerda completado (*seta* apontando para o psoas *hitch*).

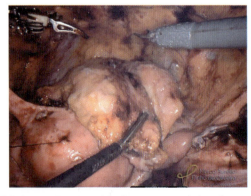

FIGURA 8.5-6 Bexiga amplamente mobilizada para permitir o psoas *hitch*.

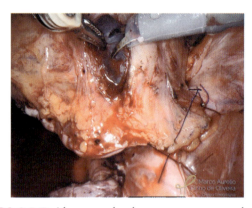

FIGURA 8.5-7 Abertura do detrusor por cerca de 3 cm. Nota-se o abaulamento da mucosa.

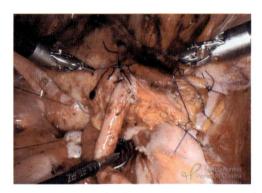

FIGURA 8.5-8 Sutura do detrusor, com criação do "túnel" ureteral (técnica de Licht-Gregoire).

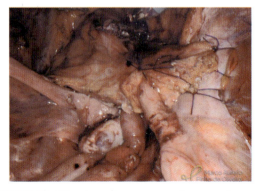

FIGURA 8.5-9 Término da uteroneocistostomia.

3. Para fornecer uma ureteroneocistostomia livre de tensão é realizada uma mobilização ureteral adequada, com o cuidado de preservar sua vascularização.
4. O espaço de Retzius é incisado entre os ligamentos umbilicais obliterados, semelhante à técnica utilizada para uretropexia retropúbica.
5. A dissecção e a mobilização prosseguem inferiormente para permitir a mobilização da bexiga facilmente até o músculo psoas homolateral ao ureter afetado.
6. O peritônio lateral aos vasos ilíacos externos é incisado para exposição do músculo psoas. Em seguida, é introduzido um cateter ureteral de 6F.
7. O ureter deve ser colocado na parede posterior da bexiga, longe do local da dissecção e de qualquer área potencial de endometriose residual.
8. Com a orientação cistoscópica, o local da cistostomia é aberto com uma incisão de 2 a 3 cm, com tesoura laparoscópica.
9. O ureter é fixado à bexiga aplicando sutura de polidioxanona (fio inabsorvível de polipropileno) 4-0, em plano total incorporando todas as camadas da bexiga e do ureter em 3, 6, 9 e 12 horas.
10. Recomenda-se a colocação de um cateter duplo J após a ureteroneocistostomia.
11. Se necessário, a bexiga mobilizada é fixada ao tendão do músculo psoas maior com dois ou três pontos de Vicryl® 2-0 (*psoas hitch*), garantindo uma anastomose livre de tensão.

Durante esta técnica, deve-se evitar o envolvimento do nervo genitofemoral na sutura. A cavidade é drenada com a utilização de mecanismo ativo de pressão negativa, como, por exemplo, através do dreno de Jackson-Pratt® (Allegiance Saúde Corporation, McGraw, Illinois), colocado na pelve.

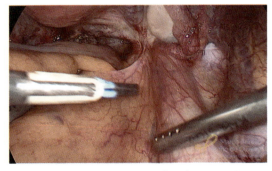

FIGURA 8.5-10 Diltação ureteral à direita pela presença de endometriose em nível de paramétrio e fossa ovárica.

Endometriose Ureteral

O ureter pode ser afetado diretamente na EIP de compartimento posterior ou lateral (paramétrios). Os endometriomas ovarianos, especialmente quando aderidos nas fossas ováricas, podem promover intensa reação inflamatória no peritônio adjacente, espessando-o e com possibilidade de comprimir o ureter (Figura 8.5-10).

No acometimento parametrial, a endometriose desenvolve um tecido fibrótico, com possível envolvimento ureteral consequente. Encontra-se, nessa situação, com maior frequência, estenose do ureter com comprometimento funcional. Nos casos de endometriose retrocervical e de ligamentos uterossacros, a extensão lateral da doença pode ocorrer, com envolvimento do ureter, geralmente em nódulos acima de 2,5 cm. (Frenna et al., 2007). Quando há nódulos retrocervicais acima de 3 cm, a prevalência de comprometimento ureteral é de 11,3% (Berlanda et al., 2009).

A endometriose com comprometimento funcional do ureter é observada em 0,08% a 1% das pacientes com endometriose profunda (Donnez et al., 2002). A endometriose ureteral pode ser classificada como intrínseca ou extrínseca. No envolvimento extrínseco, as lesões de endometriose comprometem a adventícia e/ou a submucosa ureteral e representam 80% a 90% das ocorrências. No envolvimento intrínseco, a doença compromete a mucosa e a submucosa e representa entre 10% e 20% das ocorrências (Paulos et al., 2003). O ureter esquerdo está comprometido em 53% dos casos, o direito em 36% e os dois em 10% e, na grande maioria dos casos, em seu terço distal (Bosev et al., 2009).

As técnicas para o tratamento cirúrgico variam conforme o comprometimento funcional das vias urinárias e a altura da lesão.

Ureterólise

Consiste na separação entre a doença e a parede normal do ureter (Figura 8.5-11). É o tratamento suficiente na maioria dos casos. Porém, quando esta manobra não é tecnicamente possível ou quando a dilatação do ureter e/ou a estenose do segmento comprometido não são solucionadas após a lise das aderências, outras técnicas devem ser adotadas (Nezhat et al., 1996). A dissecção inicial dos ureteres deve ser iniciada na altura do infundíbulo pélvico, em tecido normal, longe da área de fibrose. Realiza-se incisão peritoneal paralela ao ureter (manobra facilitada pela observação dos mo-

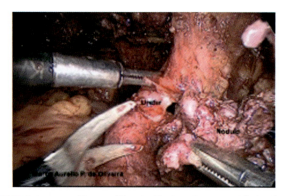

FIGURA 8.5-11 Ureterólise à direita de um nódulo de endometriose de 3 cm.

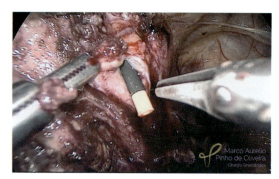

FIGURA 8.5-12 Ureter distal à esquerda. Feito corte em bisel da borda para minimizar chance de estenose futura. Observa-se a presença do cateter ureteral passado por cistoscopia.

vimentos peristálticos deste órgão) e o mesmo deve ser isolado, até a identificação das artérias uterinas na altura do paramétrio. É importante a manutenção da vascularização ureteral. Neste sentido, a manutenção do seu revestimento adventício geralmente garante adequada nutrição.

Anastomose Terminoterminal

Geralmente, é realizada quando o comprometimento ocorre no terço proximal e médio. O ureter deve ser amplamente liberado para evitar tensão sobre a sutura. As extremidades são incisadas de forma oblíqua para evitar estenoses (Figura 8.5-12). As mesmas são aproximadas com pontos simples em plano total com fio de sutura monoflimentado absorvível 4-0 (Monocryl® – poliglecaprone) (Figura 8.5-13). Nestes casos, a manutenção de cateter duplo J por 1 a 2 meses e vesical por 15 dias é recomendável na tentativa de evitar fístulas e estenoses.

Ureteroneocistostomia

Já descrita no tratamento da endometriose de óstio ureteral, normalmente é reservada para casos mais extensos, nos quais a anastomose terminoterminal não é tecnicamente possível.

Na endometriose ureteral, os procedimentos cirúrgicos podem ser conservadores na maioria das vezes. Segundo Bosev et al., em uma série de 96 casos, a ureterólise foi possível em praticamente todos os casos. A ureteroneocistostomia foi necessária em apenas duas pacientes. No pós-operatório, observaram apenas duas intercorrências: uma paciente desenvolveu trombose séptica da pelve e outra evoluiu com estenose ureteral após a ureteroneocistostomia, sendo tratada com dilatação mecânica.

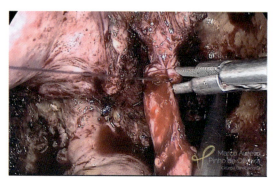

FIGURA 8.5-13 Anastomose terminoterminal à direita após ressecção de um segmento ureteral de 3 cm.

CONCLUSÃO

A endometriose do trato urinário é pouco frequente quando consideramos todos os casos de endometriose, porém pode ser bastante comum em centros especializados no tratamento da endometriose. A avaliação diagnóstica no pré-operatório é fundamental. O cirurgião deve pesquisar se há dilatação ureteral ou renal e também avaliar o grau de função renal, lançando mão da cintilografia renal, sempre que necessário.

Em alguns casos com diagnóstico mais tardio, pode-se encontrar hidronefrose com rim já não funcional, sendo algumas vezes necessária a nefrectomia. A cistoscopia pode confirmar a endometriose de bexiga e auxiliar a definir o tamanho e a topografia do nódulo. O nódulo de bexiga deve ser ressecado com margem adequada e, quando houver abertura da mucosa, é recomendado o fechamento em dois planos. Com a técnica adequada, os resultados pós-cirúrgicos são excelentes e a recidiva mínima, especialmente quando o miométrio infiltrado adjacente ao nódulo é removido por completo.

Lesões do ureter devem ser totalmente ressecadas, porém tentando ser o mais conservador possível. A ureterólise é possível na maioria das vezes e o resultado é muito bom, com poucas complicações no pós-operatório. O uso do cateter duplo J deve ser usado nas dissecções amplas e nas anastomoses terminoterminais ou nos reimplantes.

Referências Bibliográficas

1. Abeshouse, B.S., Abeshouse, G. Endometriosis of the urinary tract: a review of the literature and a report of four cases of vesical endometriosis. J Int Coll Surg Jul 1960;34: 43-63.
2. Abrão, M.S., Dias, J.A. Jr, Bellelis, P., Podgaec, S., Bautzer, C.R., Gromatsky, C. Endometriosis of the ureter and bladder are not associated diseases. Fertil Steril May 2009;91(5): 1662-1667.
3. Berlanda, N., Vercellini, P., Carmignani, L., Aimi, G., Amicarelli, F., Fedele, L. Ureteral and vesical endometriosis. Two different clinical entities sharing the same pathogenesis. Obstet Gynecol Surv Dec 2009;64(12): 830-842.
4. Bogart, L.M., Berry, S.H., Clemens, J.Q. Symptoms of interstitial cystitis, painful bladder syndrome and similar diseases in women: a systematic review. J Urol 2007;177: 450-456.
5. Bosev, B., Nicoll, L.M., Bhagan, L., Lemyre, M., Payne, C.K, Gill, H, Nezhat, C. Laparoscopic Management of Ureteral Endometriosis: The Stanford University Hospital Experience With 96 Consecutive Cases, The Journal of Urology Dec 2009;182: 2748-2752.
6. Chapron, C., Dubuisson, J.B., Jacob, S., Fauconnier, A., Da Costa Vieira, M. Laparoscopy and bladder endometriosis. Gynecol Obstet Fertil 2000;28: 232-237.
7. Chapron, C., Dubuisson, J.B. Laparoscopic management of bladder endometriosis. Acta Obstet Gynecol Scand 1999;78: 887-890.
8. Donnez, J., Nisolle, M., Squifflet, J. Ureteral endometriosis: a complication of rectovaginal endometriotic (adenomyotic) nodules. Fertil Steril Jan 2002;77(1): 32-37.
9. Donnez, J., Spada, F., Squifflet, J., Nisolle, M. Bladder endometriosis must be considered as bladder adenomyosis. Fertil Steril Dec 2000;74(6): 1175-1181.
10. Dubuisson, J.B., Chapron, C., Aubriot, F.X., Osman, M., Zerbib, M. Pregnancy after laparoscopic partial cystectomy for bladder endometriosis. Hum Reprod 1994;9: 730-732.
11. Fedele, L., Bianchi, S., Zanconato, G., Bergamini, V., Berlanda, N., Carmignani, L. Long-term follow-up after conservative surgery for bladder endometriosis. Fertil Steril Jun 2005; 83(6): 1729-1733.
12. Frenna, V., Santos, L., Ohana, E., Bailey, C., Wattiez, A. Laparoscopic management of ureteral endometriosis: Our experience, Journal of Minimally Invasive Gynecology 2007;14: 169-171.
13. Giudice, L.C., Kao, L.C. Endometriosis. Lancet. Nov 13-19 2004;364(9447): 1789-1799.
14. Kerr, W.S., Jr. Endometriosis involving the urinary tract. Clin Obstet Gynecol Jun 1966;9(2): 331-357.
15. Knabben, L., Imboden, S., Fellmann, B., Nirgianakis, K., Kuhn, A., Mueller, M.D. Urinary tract endometriosis in patients with deep infiltrating endometriosis: prevalence, symptoms, management, and proposal for a new clinical classification. Fertil Steril 2015;103: 147-152.
16. Kovoor, E., Nassif, J., Miranda-Mendoza, I., Wattiez, A. Endometriosis of bladder: outcomes after laparoscopic surgery. J Minim Invasive Gynecol Sep-Oct 2010;17(5): 600-604.
17. Morselli, S., Mari, A., Tellini, R., Di Maida, F., Campi, R., Avola, E., Bossa, R., Vanacore, D., Tuccio, A., Siena, G., Mattei, A., Carini, M., Minervini, A. European Urology Supplements,2018;17: 184-185.
18. Nezhat, C., Hajhosseini, B., King, L.P. Robotic-assisted laparoscopic treatment of bowel, bladder, and ureteral endometriosis. J Soc Laparoendosc Surg 2011;15: 387-392.
19. Nezhat, C., Malik, S., Nezhat, F., Nezhat, C. Laparoscopic Ureteroneocystostomy and vesicopsoas hitch for infiltrative endometriosis. JSLS, Journal of the Society of Laparoendoscopic Surgeons 2004;8: 3-7.
20. Nezhat, C., Nezhat, F., Nezhat, C.H., Nasserbakht, F., Rosati, M., Seidman, D.S. Urinary tract endometriosis treated by laparoscopy. Fertil Steril 1996;66: 920-924.
21. Yohannes, P. Ureteral endometriosis, review article. The Journal Of Urology July 2003;170: 20-25.
22. Sanchez Merino, J.M., Guillan Maqueira, C., Garcıa Alonso, J. The treatment of bladder endometriosis. Spanish literature review. Arch Esp Urol 2005;58: 189-194.
23. Somigliana, E., Vercellini, P., Gattei, U., Chopin, N., Chiodo, I., Chapron, C. Bladder endometriosis: getting closer and closer to the unifying metastatic hypothesis. Fertil Steril. 2007 Jun;87(6): 1287-1290.
24. Vercellini, P., Meschia, M., De Giorgi, O., Panazza, S., Cortesi, I., Crosignani, P.G. Bladder detrusor endometriosis: clinical and pathogenetic implications. J Urol 1996;155: 84-86.
25. Vercellini, P., Pisacreta, A., Pesole, A., Vicentini, S., Stellato, G., Crosignani, P.G. Is ureteral endometriosis an asymmetric disease? BJOG Apr 2000;107(4): 559-561.
26. Vitagliano, G., Villeta, M., Castillo, O. Laparoscopic partial cystectomy in the management of bladder endometriosis: report of two cases. J Endourol 2006;20: 1072-1074.
27. Westney, O.L., Amundsen, C.L., McGuire, E.J. Bladder endometriosis: conservative management. J Urol 2000;163: 1814-1817.

Capítulo 8.6

Tratamento Cirúrgico da Endometriose Profunda de Compartimento Pélvico Genital Posterior

Luciano Gibran, Camila Beckhauser Calegari, Carolina Machado Ribeiro e Mariana Lacerda Fava

INTRODUÇÃO

Endometriose é considerada profunda quando atinge espessura peritoneal maior que 5 mm.[1] São incluídas no compartimento pélvico genital posterior as lesões de ligamentos uterossacros, retrocervical, paracervical, vagina e septorretovaginal, retossigmoide e assoalho pélvico. A endometriose intestinal será abordada com maiores detalhes em capítulo específico. Os nódulos de endometriose profunda são ricos em fibras nervosas e frequentemente se associam a dor cíclica severa (dismenorreia, disquezia) ou acíclica (dor pélvica crônica) e, ainda, nos casos de endometriose de ligamento uterossacro, destaca-se a dispareunia, por sua localização anatômica justa vaginal.[2]

MANIFESTAÇÕES CLÍNICAS

Em estudo retrospectivo com 255 pacientes operadas com objetivo de avaliar a relação da localização do foco de endometriose com a manifestação clínica, observou-se que a dispareunia profunda foi correlacionada com o envolvimento dos ligamentos uterossacros, evacuação dolorosa com lesão vaginal, dor pélvica acíclica com lesão de intestino, sintomas dolorosos do trato urinário inferior com lesão de bexiga e sintomas gastrointestinais com lesões de intestino e vagina.[3]

Seracchioli et al. avaliaram a relação entre localizações anatômicas e o diâmetro das lesões de endometriose com gravidade da disquezia perimenstrual e concluíram que a gravidade da disquezia correlacionou-se significativamente com endometriose profunda em compartimento posterior e diâmetro da lesão.[4]

No entanto, torna-se difícil estabelecer de modo preciso a correlação anatômica com as manifestações clínicas porque frequentemente pacientes com endometriose profunda apresentam múltiplos sintomas, assim como a presença da doença é frequentemente multifocal.[3]

Pacientes com endometriose parametrial lateral relataram constipação e sintomas miccionais mais frequentes.[5] De Resende et al. observaram associação estatística entre lesões de endometriose em paramétrio lateral e esforço para esvaziar a bexiga, sensação de esvaziamento incompleto, intermitência e urina residual anormal e obstrução pós vesical. As lesões de endometriose em paramétrio lateral podem estimular as fibras simpáticas do plexo pélvico, promovendo um aumento no tônus do esfíncter uretral, levando a diferentes graus de obstrução pós-vesical.[6] Pacientes com envolvimento parametrial foram mais propensas a hidroureteronefrose.[5]

CONSIDERAÇÕES ANATÔMICAS

Consideramos que o conhecimento da anatomia retroperitoneal é fundamental para o tratamento cirúrgico seguro da endometriose profunda de compartimento posterior.

O espaço do tecido conjuntivo entre o peritônio pélvico e as paredes abdominais é de primordial importância do ponto de vista funcional devido às estruturas anatômicas que contém. É atravessado pelo ureter, os vasos sanguíneos e linfáticos e o sistema nervoso autônomo (Figura 8.6-1). É um verdadeiro desafio no tratamento cirúrgico de câncer pélvico, endometriose profunda e correções do prolapso genital.

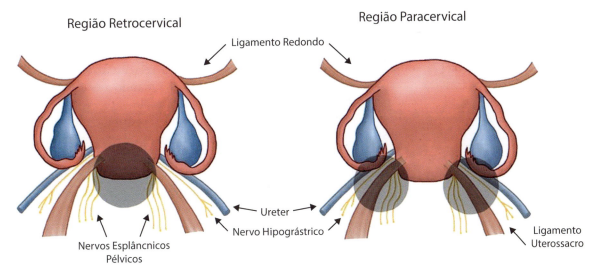

FIGURA 8.6-1 Esquema demonstrativo das estruturas anatômicas relacionadas às regiões retrocervical e paracervical.

No que diz respeito aos septos e espaços do compartimento posterior, podemos classificar da seguinte maneira:

- Espaço pararretal: está localizado lateralmente ao reto em ambos os lados e assume a forma de uma curva do osso sacro. Tem como limites e marcos anatômicos, anteriormente, o folheto posterior do ligamento largo e, à frente, pelo paramétrio, paracervix e ligamento lateral do reto. Posteriormente, o elevador do ânus forma seu assoalho. Suas bordas mediais são formadas pelo reto e ligamento uterossacro e, lateralmente, artéria ilíaca interna e parede abdominal (músculo piriforme).[7] (Figura 8.6-2)

O ureter divide, ainda, o espaço pararretal em espaços pararretais medial e lateral. O espaço pararretal medial é conhecido como o espaço de Okabayashi, enquanto o espaço pararretal lateral é conhecido como o espaço de Latzko.[7]

O espaço de Okabayashi contém fibras nervosas do plexo hipogástrico superior que atravessam a junção retossigmoide e se combinam para formar o nervo hipogástrico, e então, no nível da junção uterovesical, formam um plexo que finalmente inerva a bexiga. Ele possui significado clínico e cirúrgico para histerectomia radical e cirurgias de endometriose profunda com preservação nervosa. Os nervos podem ser vistos na dissecção cuidadosa do espaço de Okabayashi.[7]

TRATAMENTO CIRÚRGICO

A cirurgia se inicia com o inventário de cavidade e identificação das lesões. A via laparoscópica, como dito em capítulos anteriores, é a de escolha por permitir melhor visualização das estruturas com magnificação da imagem, especialmente no compartimento posterior, além de oferecer dissecção precisa, controle minucioso de hemostasia e segurança para o manuseio de estruturas delicadas.

Após inventário e planejamento cirúrgico, prosseguimos com a lise das aderências, sempre de lateral para medial e de superficial para profundo. Começamos com a retirada da aderência fisiológica do sigmoide a fim de permitir sua mobilização. A suspensão temporária dos anexos é muito boa prática cirúrgica, já que melhora o campo cirúrgico especialmente quando há necessidade de manipulação do retroperitônio. A adesiólise completa permite muitas vezes, por si só, restauração da anatomia tubo-ovariana e melhora das taxas de fertilidade.

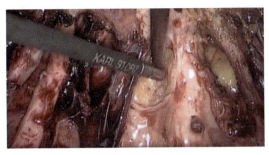

FIGURA 8.6-2 Espaços pararretais mediais direito e esquerdo (Okabayashi).

O tratamento das lesões pode ser realizado de duas maneiras: ablação (cauterização monopolar, bipolar ou com *laser*) ou excisão cirúrgica. Em revisão sistemática, publicada em 2017, comparando-se as duas técnicas, foi observada menor taxa de disquezia no pós-operatório e uma tendência a menor dismenorreia e dispareunia, no grupo submetido à excisão cirúrgica das lesões.[8] Além disso, a excisão das lesões permite material para análise anatomopatológica. Deste modo, recomendamos que a ablação térmica da endometriose fique restrita apenas a focos de lesões peritoneais superficiais. Todas as demais lesões que promovam espessamento peritoneal deverão ser excisadas.

A cirurgia completa, com abordagem de todas as lesões, está relacionada a melhora da dor no pós-operatório, melhora da qualidade de vida, vida sexual e aumento das taxas de fertilidade.[9] A cirurgia incompleta está relacionada a persistência dos sintomas e possível necessidade de reoperação. Portanto, é essencial que a cirurgia seja realizada por equipe experiente.

Retrocervical/Ligamentos uterossacros

A região retrocervical está comprometida em 69% dos casos de endometriose profunda.[10] Nesta região, as lesões de endometriose podem acometer os ligamentos uterossacros (uni ou bilateral) e a região posterior do istmo uterino (tórus uterino) (Figura 8.6-3). Ambas podem estar associadas à endometriose de vagina, ureter, septo retovaginal e intestino.[1]

Existe relação entre o tamanho do nódulo de endometriose no ligamento uterossacro e o envolvimento ureteral pela doença. Quando os nódulos retrocervicais são maiores que 3 cm, a prevalência de acometimento do ureter, grealmente extrínseca, é em torno de 11 a 17%.[11]

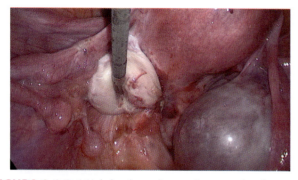

FIGURA 8.6-3 Nódulo de endometriose profunda retrocervical aderido à parede anterior do reto.

O nervo hipogástrico, responsável pela inervação simpática das vísceras pélvicas, percorre os espaços pararretais até se fundir com os nervos esplâncnicos pélvicos, e possui íntima relação anatômica com os ligamentos uterossacros. Quando a endometriose acomete esses ligamentos bilateralmente, deve-se ter um cuidado redobrado devido a possibilidade de lesão nervosa bilateral. Nestes casos, pode ser necessário, algumas vezes, optar por uma abordagem mais conservadora a fim de preservar a inervação dos órgãos pélvicos e minimizar a morbidade do tratamento cirúrgico, evitando disfunções vesicais e intestinais decorrentes de lesão intraoperatória desses nervos.[12]

Frequentemente o reto ou o sigmoide encontram-se firmemente aderidos ao tórus uterino e/ou ao fórnice vaginal posterior e sua dissecção é parte essencial da cirurgia para evitar lesões intestinais iatrogências.

É de extrema importância o conhecimento das relações anatômicas nesta região. Devido à própria natureza da endometriose, essa anatomia frequentemente encontra-se distorcida, alterando a topografia habitual de estruturas importantes adjacentes à doença.

A técnica cirúrgica para abordar lesões nessa topografia consiste primeiramente em reestabelecer a anatomia pélvica, desfazendo aderências que podem ocorrer entre alça intestinal, ovários e útero. A seguir, identificar os ureteres bilateralmente e realizar sua ureterólise até afastá-los lateralmente do nódulo de endometriose; explorar os espaços avasculares pararretais bilateralmente, identificando e preservando os nervos hipogástricos. O planejamento cirúrgico para soltar o reto da parede uterina posterior deve ser iniciado lateralmente à alça, através dos espaços pararretais. Uma vez isolado, pode ser feito o desatachamento da parede anterior do reto da parede posterior do útero.

Uma vez que identificamos todas essas estruturas adjacentes e conseguimos isolar o nódulo de endometriose, sua ressecção pode ser realizada de forma segura e completa.

Paracervical

Para remoção de lesões desse tipo, faz-se imprescindível a realização de ureterólise desde a borda pélvica no sentido craniocaudal, descolando o ureter que frequentemente está aderido ao peritônio pela própria lesão de endometriose profunda, até o paramétrio. Durante esta dissecção, três estruturas anatômicas devem ser cuidadosamente preservadas além do próprio ureter: o nervo hipogástrico, a artéria uterina e a veia uterina profunda. Após essa dissecção, torna-se viável a ressecção de lesões de ligamento largo e porção cranial de ligamento uterossacro.

A endometriose parametrial lateral tem sido associada a uma doença mais grave, podendo promover estenose e dilatação ureteral e disfunções miccionais, principalmente devido ao envolvimento do plexo hipogástrico inferior. Além disso, a remoção cirúrgica de endometriose em paramétrio lateral durante a erradicação completa dos implantes endometrióticos profundos impacta o tempo operatório e a morbidade intraoperatória.[5]

A excisão de endometriose em paramétrio lateral pode provocar danos nas fibras simpáticas e parassimpáticas do plexo hipogástrico inferior, causando o surgimento de disfunções neurogênicas no pós-operatório, particularmente em casos de infiltração e ressecção parametrial bilateral.

Quando a endometriose se estende profundamente ao paramétrio, a parametrectomia é realizada após dissecção interfascial com identificação e preservação dos nervos do plexo hipogástrico inferior. A artéria uterina deve ser isolada desde a sua origem até o túnel ureteral e, sempre que possível, a artéria uterina é poupada e a veia uterina profunda usada como um marco anatômico para identificar a porção vascular do paramétrio de sua porção neural[5] (Figura 8.6-4).

Nos casos de acometimento parametrial bilateral, realizamos a parametrectomia unilateral do lado mais acometido, para preservar o máximo possível de inervação autonômica contralateral.

Fórnice Vaginal e Septo Retovaginal

As lesões de fórnice vaginal e septo retovaginal estão frequentemente associadas à invasão do retossigmoide pela sua proximidade, e é comum ocorrer aderência entre as estruturas.[13]

A técnica cirúrgica para remoção de lesão vaginal envolve identificação dos ureteres bilateralmente, abertura e desenvolvimento dos espaços pararretais bilateralmente, mantendo os ureteres em situação lateral (Figura 8.6-5). A seguir, identificamos o fórnice vaginal posterior, que pode ser guiado por uso de delineador de cúpula ou toque vaginal realizado pelo segundo auxiliar, e realizamos o desatachamento do reto da parede vaginal (usualmente aderido devido à lesão). A abertura do espaço retovaginal é preferível com uso de tesoura fria, a fim de evitar lesão térmica ao reto.[14]

Neste momento, estamos com o reto e fórnice vaginal separados, devemos dissecar as bordas das lesões a fim de visualizar tecido sadio em todas as margens da lesão. Classicamente, utiliza-se a energia monopolar para ressecção da lesão e é comum a abertura da vagina, devendo ser realizada a sutura via laparoscópica ou vaginal. Costuma-se utilizar a poliglactina (Vicryl®) 0 ou 2-0.[14]

No pós-operatório, deve ser ressaltada a importância da abstinência sexual a fim de se evitar a deiscência da sutura e infecção.[14] O tratamento cirúrgico deste tipo de lesão apresenta boa *performance* com melhora importante da qualidade de vida.[9]

Assoalho Pélvico

A endometriose tem sido descrita como uma possível causa de radiculopatia sacral. Embora a literatura inclua apenas alguns casos, o plexo sacral e o envolvimento do nervo pudendo e ciático secundário à endometriose podem ser uma causa frequente de dor anal, genital e pélvica. A endometriose isolada do nervo ciático e a endometriose das raízes nervosas sacrais parecem ser entidades diferentes, com características clínicas e cirúrgicas distintas. A endometriose isolada do

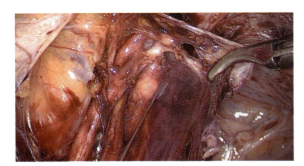

FIGURA 8.6-4 Artéria uterina, ureter e veia uterina profunda esquerdos em dissecção craniocaudal até paramétrio.

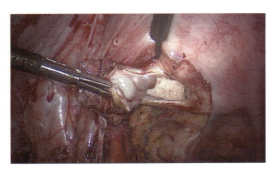

FIGURA 8.6-5 Excisão completa de lesão de vagina com comprometimento de camada muscular e mucosa.

nervo ciático está sempre localizada na porção suprapiriforme do nervo ciático (raízes nervosas L5, S1 e S2). Os sintomas associados incluem dor ciática, glútea e alteração locomotora, mas sem disfunção da bexiga ou dor nas áreas inervadas pelo nervo pudendo.[15]

A endometriose das raízes nervosas sacrais, por outro lado, resulta da endometriose profunda infiltrando o paramétrio. Dada a proximidade de outras estruturas anatômicas, a infiltração dos ligamentos uterossacros pode envolver as raízes sacrais S3 e S4, enquanto a infiltração dos ligamentos cardinal e ovariano está associada ao acometimento das raízes sacrais S2 e S3. O sintoma neurológico mais frequente é a dor nas áreas inervadas pelos nervos pudendo e glúteo (raízes sacrais S3 e S4); pacientes com endometriose das raízes nervosas sacrais nunca apresentam alterações locomotoras.[16]

O tratamento de pacientes com neuropatia do pudendo inclui tratamento clínico, terapia de reabilitação pélvica e perineal e cirurgia. As drogas mais frequentemente usadas são antidepressivos (amitriptilina), neuromoduladores (gabapentina, pregabalina) e anestésicos locais (gel de lidocaína). Em muitos casos, a injeção perineural de corticosteroides e lidocaína/bupivacaína melhora significativamente os sintomas relaxando os esfíncteres hipertônicos e resolvendo os sintomas da bexiga e a disfunção sexual.[15]

Existem poucos dados disponíveis na literatura com relação ao comprometimento endometrial do assoalho pélvico. Porém, o plexo sacral e os nervos pudendo e ciático podem ser acometidos, causando dor pélvica. Quando a endometriose se desenvolve em nódulos profundos, estendendo-se para o paramétrio e a parede pélvica, ela traz um risco considerável de os nervos somáticos serem acometidos diretamente ou por compressão.[16]

Possover et al. demonstraram a viabilidade de uma abordagem laparoscópica transperitoneal para os nervos somáticos da pelve para diagnóstico e tratamento da dor pélvica causada por lesões de raízes nervosas pudendas e sacrais. A técnica evoluiu ao longo dos anos com as dissecções laparoscópicas e laparotômicas em cadáveres.[17]

Para o tratamento cirúrgico da síndrome do canal de Alcock, as abordagens perineal e transgluteal parecem ser mais apropriadas do que a abordagem laparoscópica transperitoneal. No entanto, as abordagens perineal e transgluteal não representam uma abordagem adequada para todo o plexo sacral. A abordagem laparoscópica transperitoneal do nervo pudendo foca principalmente as porções proximal e medial e, obviamente, requer dissecção mais invasiva. Devido à evolução na videoendoscopia e nos instrumentos microcirúrgicos, a laparoscopia oferece uma abordagem cirúrgica única e reprodutível a todos os nervos pélvicos que nunca poderiam ser alcançados por abordagem clássica aberta, perineal ou transgluteal.[18]

Do ponto de vista anatômico é importante saber que cada plexo sacral é formado pelos nervos de L4 e L5, pelo tronco lombossacral e pelos nervos sacrais S1-S4, que penetram na pelve através do forame sacral. O plexo sacral encontra-se no topo do músculo piriforme, próximo à borda posterior do músculo coccígeo e do ligamento sacroespinhal, coberto pela fáscia pélvica parietal.[16]

O nervo ciático e o nervo pudendo são originários do plexo sacral. O nervo ciático percorre a região glútea sob a borda do músculo piriforme e deixa a pelve através do forame isquiático maior. O nervo pudendo contém fibras simpáticas e parassimpáticas que surgem de cada plexo pélvico. Uma vez na fossa isquioanal, o nervo pudendo, a artéria e a veia atravessam o canal de Alcock.[17]

Para o tratamento laparoscópico da endometriose da parede pélvica e nervos somáticos é fundamental a exposição do plexo sacral e a identificação dos nervos somáticos através do desenvolvimento do espaço lombossacral ao nível da fossa iliolombar. Esta etapa inicia-se lateralmente aos vasos ilíacos externos e a dissecção se aprofunda no sentido laterocaudal e permite a exposição sistemática do tronco lombossacro e da porção proximal do nervo obturador.[16]

Como sugerido por Possover et al., a dissecção eletiva dos diferentes ramos vasculares dos vasos ilíacos internos e a transecção proximal dos vasos obturatórios é necessária para obter uma excisão completa, segura e radical da endometriose extensa da parede pélvica lateral. Este passo permite uma boa exposição anatômica da parte distal do plexo sacral, do nervo ciático e de seus ramos distais e oferece uma dissecção segura e totalmente sem sangramento do nódulo de endometriose. Essa técnica permite, em quase todos os casos, uma remoção completa da doença.[17]

Atenção especial também deve ser dada para evitar lesões vasculares dos vasos glúteos superiores e ou inferiores, bem como dos vasos pudendos. Se necessário, a dissecção é continuada com a identificação do nervo pudendo e vasos pudendos ao nível do canal de Alcock.[16]

Referências Bibliográficas

1. Koninckx, P.R., Meuleman, C., Demeyere, S., Lesaffre, E., Cornillie, F.J. Suggestive evidence that pelvic endometriosis is a progressive disease, whereas deeply infiltrating endometriosis is associated with pelvic pain. FertilSteril Apr 1991;55(4): 759-765.

2. Wang, G., Tokushige, N., Markham, R., Fraser, I.S. Rich innervation of deep infiltrating endometriosis. Human Reproduction 2009;24(4): 827-834.
3. Fauconnier, A., Chapron, C., Dubuisson, J.B., Vieira, M., Dousset, B., Breart, G. Relation between pain symptoms and the anatomic location of deep infiltrating endometriosis. Fertil Steril 2002;78: 719.
4. Seracchioli, R., Mabrouk, M., Guerrini, M., Manuzzi, L., Savelli, L., Frasca, C., Venturoli, S. Dyschezia and posterior deep infiltrating endometriosis: Analysis of 360 cases. J Minim Invasive Gynecol 2008;15: 695.
5. Mabrouk, M., Raimondo, D., Arena, A., Iodice, R., Altieri, M., Sutherland, N., Salucci, P., Moro, E., Seracchioli, R. Parametrial Endometriosis: the Occult Condition that Makes the Hard Harder.J Minim Invasive Gynecol Aug 31 2018. pii:S1553-4650(18)30441-2.
6. De Resende Júnior, J.A.D., Crispi, C.P., Cardeman, L., Buere, R.T., Fonseca, M.D.F. 284 Urodynamic observations and lower urinary tract symptoms associated with endometriosis: a 285 prospective cross-sectional observational study assessing women with deep infiltrating disease. Int 286 Urogynecol J. 2018.
7. Yabuki, Y., Sasaki, H., Hatakeyama, N., Murakami, G. Discrepancies between classic anatomy and modern gynecologic surgery on pelvic connective tissue structure: harmonization of those concepts by collaborative cadaver dissection. Am J Obstet Gynecol Jul 2005;193(1): 7-15.
8. Pundir, J., Omanwa, K., Kovoor, E., Pundir, V., Lancaster, G., Barton-Smith, P. Laparoscopic excision versus ablation for endometriosis-associated pain: an updated systematic review and meta-analysis. J Minim Invasive Gynecol Jul-Aug 2007;24(5): 747-756.
9. Ferrero, S., Abbamonte, L.H., Giordano, M., Ragni, N., Remorgida, V. Deep dyspareunia and sex life after laparoscopic excision of endometriosis. Hum Reprod Apr 2007;22(4): 1142-1148.
10. Kinkel, K., Frei, K.A., Balleyguier, C., Chapron, C. Diagnosis of endometriosis with imaging: a review. Eur Radiol 2006;16: 285-298.
11. Donnez, J., Nisolle, M., Squifflet, J. Ureteral endometriosis: a complication of rectovaginal endometriotic (adenomyotic) nodules. Fertl Steril 2002;77: 32-37.
12. Lemos, N., Souza, C., Marques, R.M., Kamergorodsky, G., Schor, E., Girão, M.J. Laparoscopic anatomy of the autonomic nerves of the pelvis and the concept of nerve-sparing surgery by direct visualization of autonomic nerve bundles. Fertil Steril Nov 2015;104(5): e11-12.
13. Ferrero Kavallaris, A., Kohler, C., Kuhne-Heid, R., Schneider, A. Histopathological extent of rectal invasion by rectovaginal endometriosis. Hum Reprod Jun 2003;18(6): 1323-1327.
14. Angioni, S., Peiretti, M., Zirone, M., Palomba, M., Mais, V., Gomel, V., Melis, G.B. Laparoscopic excision of posterior vaginal fornix in the treatment of patients with deep endometriosis without rectum involvement: surgical treatment and long-term follow-up. Hum Reprod Jun 2006;21(6): 1629-1634. Epub Feb 22 2006.
15. Maestre-Verdú, S., Medrano-Martínez, V., Pack, C., Fernández-Izquierdo, S., Francés-Pont, I., Mallada-Frechin, J., Piqueras-Rodríguez, L. Alcock canal syndrome secondary to endometrial infiltration. Neurologia. 2017 May;32(4):264-266.
16. Ceccaroni, M., Clarizia, R., Alboni, C., Ruffo, G., Bruni, F., Roviglione, G., Scioscia, M., Peters, I., De Placido, G., Minelli, L. Laparoscopic nerve-sparing transperitoneal approach for endometriosis infiltrating the pelvic wall and somatic nerves: anatomical considerations and surgical technique. Surg Radiol Anat Jul 2010;32(6): 601-604.
17. Possover, M., Chiantera, V. Isolated infiltrative endometriosis of the sciatic nerve: a report of three patients. Fertil Steril Feb 207;87(2): 417.e17-19.
18. Possover, M. Laparoscopic management of endopelvic etiologies of pudendal pain in 134 consecutive patients. J Urol Apr 2009;181(4): 1732-1736.

Capítulo 8.7

Cuidados com a Inervação Pélvica no Tratamento Cirúrgico da Endometriose

Nucelio Luiz de Barros Moreira Lemos, Gustavo Leme Fernandes, Reitan Ribeiro, Maurício Simões Abrão, Renato Moretti-Marques

INTRODUÇÃO

A ressecção radical laparoscópica da endometriose pélvica profunda (EPP), com ou sem ressecção segmentar do intestino, foi descrita em 1994 (Nezhat et al., 1994) e paulatinamente estabeleceu-se como tratamento padrão por oferecer alívio sintomático efetivo no longo prazo, especialmente em casos nos quais as pacientes apresentam sintomas debilitantes (Redwine, 2001). Atualmente, essa técnica é consensualmente adotada pela maioria das equipes cirúrgicas especializadas em endometriose (Abrão et al., 2015). No entanto, a ressecção radical da EPP pode lesionar os nervos autonômicos pélvicos, afetando negativamente a função vesical, a função anorretal e sexual (lubrificação vaginal), mesmo em lesões unilaterais (Gabriel, 2012; Fanfani, 2010).

A disfunção urinária é uma das maiores preocupações após a ressecção radical da EPP, especialmente quando há envolvimento colorretal. Ballester et al. (2010) descreveram alta incidência de efeitos colaterais urinários, atingindo até 17% dos casos com diminuição significativa da qualidade de vida destas mulheres. Dubernard et al. (2008) relataram incidências de disfunção urinária após ressecção dos ligamentos uterossacros, septo retovaginal e retossigmoide em 19,1%, 28,6% e 38,5% dos casos, respectivamente.

Essas funções estão relacionadas às vias simpáticas e parassimpáticas pélvicas – plexo hipogástrico superior, nervos hipogástricos, nervos esplâncnicos pélvicos e o plexo hipogástrico inferior (pélvico). Os primeiros autores a descreveram uma técnica de preservação nervosa na ressecção radical da endometriose foram Possover et al. (2005) e a batizaram de técnica LANN (do inglês *laparoscopic neruronavigation* – neuronavegação laparoscópica), porque ela se baseia no uso da neuroestimulação intraoperatória para identificação e dissecção dos nervos intrapélvicos. Esses autores descreveram 0,61% de hipotonia ou atonia da bexiga com o uso desta técnica – os melhores resultados descritos na literatura.

Desde então, vários procedimentos preservadores de nervos foram adotados com sucesso e mostraram-se eficazes na preservação das funções neurológicas sem prejuízo para a taxa de cura de sintomas (Kavallaris et al., 2011; Ceccaroni et al., 2010; Spagnolo et al., 2014; Mangler et al., 2014; Che et al., 2014).

Ceccaroni et al. (2012), em um estudo que comparou a ressecção de endometriose profunda radical clássica e a ressecção com preservação nervosa (método Negrar), relataram taxa significativamente menor de disfunção neurológica pélvica severa, disfunção urinária e disfunção sexual no grupo da preservação nervosa.

Outros autores também demonstraram a reprodutibilidade da dissecção e exposição intraoperatória dos nervos (Volpi et al., 2004; Kavalaris et al., 2011; Lemos et al., 2015). O objetivo de todas as abordagens preservadoras de nervos citadas é identificar os feixes nervosos autonômicos viscerais ao nível das fossas pararretais e nos paramétrios.

Uma alternativa para expor os nervos autonômicos é usar pontos de referência para evitar a manipulação em seu entorno e, inadvertidamente, lesar esses nervos. Este é o caso da sigmoidectomia poupadora do mesorreto (Mangler et al., 2014), que usa pontos de referência anatômicos para evitar áreas de alta densidade nervosa.

A identificação laparoscópica dos nervos hipogástricos e do plexo hipogástrico inferior é um procedimento viável para cirurgiões laparoscópicos treinados que têm um bom conhecimento não apenas da anatomia retroperitoneal, mas também da neuroanatomia pélvica. Além disso, a simples consciência da neuroanatomia pélvica e das áreas de alta densidade nervosa é um fator-chave na redução da morbidade perioperatória. Portanto, o objetivo deste capítulo é revisar a anatomia dos nervos autonômicos da pelve e descrever os passos da técnica LANN para expor e preservar os nervos autônomos, bem como os marcos anatômicos para preservar esses nervos sem a necessidade de previamente expô-los.

NEUROFISIOLOGIA DO ASSOALHO PÉLVICO

Neurofisiologia do Trato Urinário Inferior (TUI)

O controle voluntário do TUI exige a participação de diferentes estruturas no cérebro, tronco cerebral e medula espinhal. O córtex frontal permite o controle consciente da micção, permitindo a contração voluntária do rabdoesfíncter estriado e do músculo levantador do ânus. Correspondentemente, o centro pontino da micção permite a estimulação voluntária da atividade detrusora e coordena o relaxamento dos esfíncteres uretrais lisos e estriados durante a micção. (DeGroat & Yoshimura, 2015)

Como o tema central deste capítulo é a preservação nervosa em cirurgias pélvicas radicais, quase toda a atenção será dada aos feixes nervosos que atravessam a pelve: o plexo hipogástrico superior (plexo pré-sacral), os nervos hipogástricos, os nervos esplâncnicos pélvicos, o plexo hipogástrio inferior e os nervos pudendos.

A inervação simpática da bexiga e uretra é feita por meio dos nervos hipogástricos, cujas fibras originam-se da divisão simpática toracolombar da medula espinhal (T10-L3), enquanto a inervação parassimpática é feita pelos nervos esplâncnicos pélvicos (S2-S4) (DeGroat & Yoshimura, 2015; Mauroy, 2007). A inervação motora eferente somática do músculo estriado da uretra e do ramo pubovaginal do músculo pubococcígeo corre pelos nervos pudendos, enquanto as fibras sacrais diretas do S3-S4 – os nervos levantadores do ânus – inervam as porções posteriores do músculo levantador do ânus (Wallner et al., 2006; Grigorescu et al., 2008).

As divisões somáticas e simpáticas promovem o armazenamento, enquanto as divisões parassimpáticas promovem a micção. Durante a maior parte do tempo, os estímulos simpáticos basais são constantemente disparados através dos nervos hipogástricos, mantendo o tônus esfincteriano uretral interno e o relaxamento do detrusor. Os receptores beta-adrenérgicos no músculo detrusor respondem à norepinefrina causando relaxamento e permitindo que a bexiga se encha sem um aumento na pressão ou mudança no tônus. Ao mesmo tempo, os receptores adrenérgicos alfa-1 nos músculos lisos uretrais respondem à norepinefrina com contração (DeGroat & Yoshimura, 2015; Petros & Ulmsten, 1990; Petros & Ulmsten, 1993).

Quando a bexiga atinge determinado volume, os receptores de estiramento do trígono vesical geram impulsos nervosos transmitidos ao longo dos nervos hipogástricos, para o plexo hipogástrico superior e então para a medula espinhal toracolombar. Esses impulsos aferentes alcançam o centro pontino da micção (CPM), provocando o reflexo pontino da micção, que ativa os núcleos parassimpáticos do cone medular que reagem disparando impulsos ao longo dos nervos esplâncnicos pélvicos para a bexiga e uretra com posterior liberação do neurotransmissor acetilcolina, que estimula receptores M3 no detrusor, causando contração, e na uretra, causando relaxamento. O CPM também envia impulsos para os nervos pudendos, fazendo com que o esfíncter ureteral se relaxe. Concomitantemente, outros impulsos do CPM suprimem a atividade simpática à bexiga e à uretra (DeGroat & Yoshimura, 2015; Petros & Ulmsten, 1990; Petros & Ulmsten, 1993).

Neurofisiologia Anorretal e Evacuação

A continência fecal e a evacuação são mecanismos complexos que envolvem os músculos do assoalho pélvico, bem como os sistemas nervosos somático e autônomo (simpático e parassimpático).

A inervação eferente, responsável pela atividade motora dos músculos e vísceras pélvicas, consiste em três grupos nervosos do sistema nervoso somático e autônomo, conforme descrito nos parágrafos a seguir.

A inervação simpática do cólon descendente, sigmoide e reto é fornecida pelos nervos esplâncnicos lombares (L1-L3), que fazem sinapses no gânglio mesentérico inferior e correm ao longo da irrigação arterial até as paredes do intestino. As fibras simpáticas para as partes inferiores do reto, canal anal e esfíncter anal interno também são originadas dos mesmos nervos esplâncnicos lombares; entretanto, esses nervos vêm do gânglio mesentérico para o plexo hipogástrico superior e formam os nervos hipogástricos, que vão integrar o plexo hipogástrico inferior, acompanhando a fáscia pubococcígea e alcançando o ânus, onde se conecta como plexo mioentérico (de Auerbach). A liberação de noradrenalina pelas fibras simpáticas ativa os receptores alfa1 adrenérgicos, promovendo a contração do esfíncter interno anal (Cook et al., 2001).

Os sinais parassimpáticos são originários dos nervos esplâncnicos pélvicos (S2-S4). Esses nervos cruzam curtas distâncias nas fossas pararretais e formam os plexos hipogástricos inferiores que inervarão os dois terços superiores do reto, o sigmoide e o cólon descendente (Possover et al., 2007; Mauroy et al., 2007). A liberação de acetilcolina por essas fibras estimula o plexo mioentérico. As áreas acima da flexura esplâncnica do cólon são inervadas pelo nervo vago (Chung e Emmanuel, 2006; Kinugasa et al., 2014; Moszkowicz et al., 2012).

O sistema nervoso somático é composto pelos nervos pudendos (S2-S4), que passam pelo canal de Alcock em direção ao períneo, onde se dividem em três ramos: os nervos retais inferiores (inervação motora ao esfíncter anal externo), os nervos perineais (inervação aos músculos transversos perineais, bulbocavernosos, bulboesponjosos, isquiocavernosos, esfíncter uretral externo e fibras anteriores dos músculos pubococcígeo e puborretal) e os nervos dorsais do clitóris (DeGroat & Yoshimura, 2015; Wallner et al., 2006). Além disso, o nervo levantador do ânus (S3-S4) inerva os músculos iliococcígeo e isquiococcígeo (motor e sensitivo) (Grigorescu et al., 2008).

A propriocepção retal e vesical é controlada pelas fibras mielínicas (A gama) que ascendem aos centros pontino e hipotalâmico pelos nervos hipogástricos. Além disso, são responsáveis pela nocicepção de cólon descendente, cólon sigmoide e reto, enquanto os nervos esplâncnicos pélvicos são responsáveis por sua propriocepção (Feng et al., 2010). As fibras dos músculos do assoalho pélvico também enviam sinais através dos nervos pudendo e elevadores do ânus.

O papel desempenhado pela inervação extrínseca no mecanismo de evacuação intestinal é menos importante do que na bexiga, já que o controle da motilidade é exercido pelo plexo mioentérico, enquanto os sistemas simpático e parassimpático apenas fornecem sinais moduladores ou estimulantes desse plexo (Feng et al., 2010). No entanto, o papel dos músculos do assoalho pélvico é fundamental para a função anorretal. Contrações simultâneas das partes anterior e posterior do assoalho pélvico promovem o aumento do ângulo anorretal e direcionam o conteúdo retal para cima, diminuindo os impulsos aferentes e o desejo de defecar.

Quando há sinais para iniciar a defecação, o sistema nervoso central reduz os estímulos ao nervo pudendo, relaxa a parte anterior do assoalho pélvico e contrai a parte posterior dos músculos levantadores do ânus, diminuindo o ângulo anorretal e facilitando a defecação (Petros &Swash, 2008).

ANATOMIA LAPAROSCÓPICA DOS NERVOS SACRAIS

Nervos dos Espaços Pré-sacral e Pararretal

O plexo hipogástrico superior é formado por fibras do tronco simpático para-aórtico e dá origem aos nervos hipogástricos esquerdo e direito. Os nervos hipogástricos percorrem a fáscia pré-sacral na direção anterior e distal. Depois de atravessar cerca de dois terços da distância entre o sacro e o colo uterino, suas fibras se espalham para se unirem aos nervos esplâncnicos pélvicos (descritos a seguir) para formar o plexo hipogástrico inferior (Figura 8.7-1).

O limite lateral do espaço pré-sacral é a fáscia hipogástrica, que é formada pelas fibras medianas dos ligamentos uterossacrais. As raízes nervosas sacrais podem ser encontradas justalateralmente a essa fáscia. Elas saem do forame sacral e correm anterior e distalmente, deitando-se sobre o músculo piriforme e cruzando os vasos ilíacos internos lateralmente a eles, para se fundirem e formarem os nervos do plexo sa-

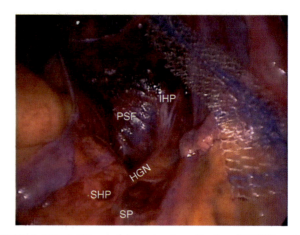

FIGURA 8.7-1 Nervo hipogástrico direito (HGN) originado do plexo hipogástrico superior (PCS) e correndo anterior e distalmente sobre a fáscia pré-sacral (PSF) para se dividir em ramos mais finos que formarão o plexo hipogástrico inferior (IHP) SP, promontório sacral.

cral. Antes de cruzar os vasos ilíacos internos, dão origem aos finos ramos parassimpáticos chamados de nervos esplâncnicos pélvicos, que promovem a contração do detrusor e proporcionam inervação parassimpática extrínseca ao cólon descendente, sigmoide e reto. Eles também carregam sinais aferentes nociceptivos das vísceras pélvicas. Os nervos esplâncnicos pélvicos juntam-se aos nervos hipogástricos para formar o plexo hipogástrico inferior nas fossas pararretais (Figura 8.7-2).

Neuroanatomia dos Ligamentos Cardinais (Paracérvix Lateral)

Os ligamentos cardinais são também conhecidos como ligamentos cervicais laterais. Mais recentemente, o termo anatômico paracérvix lateral tornou-se o preferido na nomenclatura anatômica internacional (Ercoli et al., 2005). Eles são responsáveis por conectar o colo uterino à parede pélvica, envolvendo os vasos uterinos e sendo atravessados pelo ureter.

O ureter divide a paracérvix lateral não só em lateral e medial, mas também em superficial (paramétrio lateral supraureteral) e paracérvix profunda (paramétrio lateral infraureteral), que é a divisão mais importante em relação à inervação pélvica. A paracérvix superficial contém os vasos uterinos e o tecido linfático, enquanto a paracérvix profunda contém os ramos vaginais do nervo hipogástrico e parte do plexo hipogástrico inferior, que se localiza principalmente posteriormente à veia uterina profunda (Kraima et al., 2016).

A parte distal do paracérvix profundo tem poucas estruturas linfáticas e contém principalmente tecido conjuntivo e nervos em oposição ao paramétrio anterior. O plexo vesical está localizado em ambas as camadas do ligamento vesicouterino e tem uma relação muito próxima com o ureter distal (Kraima et al., 2016; Bonneau et al., 2013). Essas são as razões pelas quais a histerectomia radical Tipo C1 (Querleu e Morrow, 2008), que inclui a ressecção da paracérvix lateral até a veia uterina profunda é também chamada de histerectomia radical preservadora de nervos, uma vez que o componente neural é poupado (Figura 8.7-3), exceto pelos ramos do útero e superior vagina.

CIRURGIA PRESERVADORA DE NERVOS EM ENDOMETRIOSE

A técnica LANN baseia-se no conceito de preservação por dissecção e exposição dos feixes nervosos antes de abordar os focos endometrióticos (Possover et al., 2004, 2007 & 2005). Este conceito é semelhante ao usado para preservar os ureteres, iniciando a dissecção dos nervos no tecido sadio, antes de mergulhar na área afetada pela endometriose, a fim de facilitar sua identificação nas regiões em que há distorções anatômicas (Lemos et al., 2015).

Preservação dos Nervos Esplâncnicos Pélvicos e do Plexo Hipogástrico Inferior

Os nervos esplâncnicos pélvicos são feixes finos que podem ser facilmente confundidos com trabéculas co-

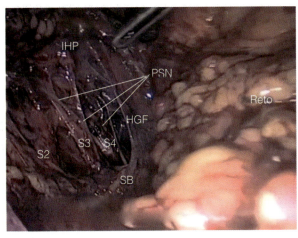

FIGURA 8.7-2 Nervos esplâncnicos pélvicos (PSN; lado esquerdo) são pequenas fibras emergindo das raízes sacrais S2 a S4, juntando-se aos nervos hipogástricos para formar o plexo hipogástrio inferior (IHP) (SB – osso sacro).

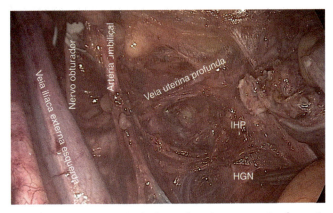

FIGURA 8.7-3 Paracérvix lateral após a remoção da artéria uterina, mostrando a proximidade da veia uterina profunda com o plexo hipogástrico inferior (IHP) e o nervo hipogástrico (HGN).

nectivas retroperitoneais. Portanto, só podem ser identificados e expostos se dissecados desde sua origem dorsal a partir das raízes nervosas sacrais, próximo ao forame sacral, permitindo a neuropreservação por meio da visualização direta. De acordo com a técnica LANN, a identificação das diferentes raízes sacrais é realizada com auxílio de pinça bipolar laparoscópica para eletroestimulação e observação da resposta motora (Possover et al., 2005; Lemos et al., 2015).

As raízes nervosas sacrais são dissecadas fazendo uma incisão do peritônio pararretal medialmente ao ureter e abrindo a fáscia pré-sacra. O espaço pré-sacro é desenvolvido por dissecção romba para baixo, utilizando os ossos sacro e coccígeo como referências posteriores e distais, respectivamente. A dissecção é expandida lateralmente, em direção à fáscia hipogástrica, que é seccionada revelando o músculo piriforme subjacente. As raízes nervosas sacrais correm anterior e distalmente sobre a fáscia muscular e podem ser precisamente identificadas por meio da resposta motora gerada pela neuroestimulação intraoperatória com uma pinça bipolar que fornece impulsos elétricos com duração de pulso de onda quadrada de 10 ms, frequência de pulso de 2 Hz e potencial elétrico de 1,5 mA, gerado por um neuroestimulador cirúrgico. A estimulação de S2 produz uma rotação lateral da perna, flexão plantar do pé e contração tipo pinça do esfíncter anal de anterior e posterior, enquanto a estimulação S3 é visualmente mostrada como aprofundamento e achatamento do sulco da nádega, uma acentuada flexão do hálux e uma flexão menos importante dos artelhos menores. A partir das raízes sacrais, pode-se identificar e expor os nervos esplâncnicos pélvicos em seu trajeto no espaço pararretal para formar o plexo hipogástrico inferior. Dorsalmente, as fibras retais dos nervos esplâncnicos pélvicos são visualizadas em uma direção horizontal, cruzando a fáscia hipogástrica e finalmente se anastomosando ao plexo hipogástrico inferior homolateral em posição laterodorsal ao reto. As fibras vesicais dos nervos esplâncnicos pélvicos originam-se da porção média das raízes sacrais, adotando uma direção em direção anterior, permanecendo laterais à fáscia hipogástrica, anastomosando-se com o plexo hipogástrico inferior homolateralmente ao nível da vagina, seguindo laterodorsalmente ao ureter até sua junção com a bexiga. A estimulação dos nervos esplâncnicos vesicais aumenta a pressão intravesical (Possover, 2004; Figura 8.7-4).

Os paramétrios podem ser ressecados com segurança após a exposição dos nervos pélvicos esplâncnicos desde sua origem até a anastomose no plexo hipogástrico homolateral inferior, preservando os nervos parassimpáticos da parte neural do ligamento cardinal ou mais ventralmente ao nível do ligamento retovaginal ou ao nível do pilar vesical (Possover, 2004).

A magnificação da imagem com iluminação direta e a pressão positiva do pneumoperitônio são fatores importantes a favor da cirurgia laparoscópica no retroperitônio, pois facilitam a visualização dos espaços mais profundos da pelve e minimizam o sangramento durante a dissecção; tais fatores foram essenciais para o desenvolvimento da técnica de LANN que está contribuindo substancialmente para melhorar o conhecimento da neuroanatomia pélvica. Além disso, a técnica mostrou-se reprodutível e, às custas de pouquíssimo aumento no tempo operatório, levou a notável redução da morbidade funcional pós-operatória de pacientes submetidas ao tratamento cirúrgico radical da endometriose (Possover, 2004 & 2005; Lemos et al., 2015).

Todas essas estratégias funcionam muito bem em pacientes com endometriose nas proximidades, mas não afetando diretamente os nervos esplâncnicos pélvicos. No entanto, quando a endometriose envolve os nervos esplâncnicos pélvicos, não é possível separá-los da endometriose sem lesá-los. Nesses casos, a exposi-

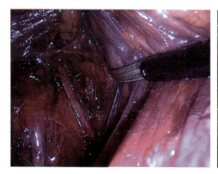 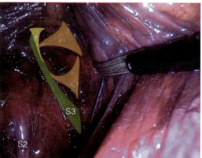

FIGURA 8.7-4 Nervos esplâncnicos pélvicos se originando de S3 a esquerda. A figura colorida à direita mostra os ramos mais horizontais (bege) para o reto e fibras mais verticais (amarelo) para o plexo hipogástrico inferior e bexiga.

ção bilateral dos nervos esplâncnicos pélvicos deve ser realizada e o cirurgião deve tentar estimar a quantidade de danos nos nervos que serão infligidos à ressecção endometriótica. No caso de doença bilateral, alguma endometriose provavelmente terá que ser ignorada, a menos que isso tenha sido discutido anteriormente, e a paciente tenha optado no pré-operatório por realizar o autocateterismo em vez de uma ressecção incompleta (Lemos et al., 2015).

Preservação Nervosa em Endometriose de Parede Pélvica e Nervos Somáticos

A exposição completa do plexo sacral e a identificação dos nervos somáticos requer o desenvolvimento dos espaços lombossacral e obturatório, começando no nível da fossa iliolombar, lateralmente aos vasos ilíacos externos, permitindo a identificação do tronco lombossacral e da porção proximal do nervo obturatório. Ao se aproximar da parede pélvica lateral, a dissecção eletiva e mobilização medial dos vasos ilíacos internos e seus ramos é necessária para uma boa exposição anatômica da parte distal do plexo sacral – o nervo ciático, os nervos glúteos superior e inferior, o nervo pudendo e o nervo para os músculos levantadores do ânus. Essa técnica permite uma ressecção segura da endometriose, que infiltra o forame isquiático maior e o entorno do nervo ciático e seus ramos. Além disso, os nervos e vasos pudendos podem ser identificados ao nível do canal de Alcock, e a transecção do ligamento sacrospinal e dos vasos pudendos pode ser necessária para uma dissecção mais profunda (Possover, 2007 & 2011; Lemos, 2015).

O reconhecimento da neuroanatomia da pelve permite o isolamento e a remoção de toda a doença com a radicalidade cirúrgica adequada, liberando os nervos somáticos com a possibilidade de resolução completa dos sintomas (Ceccaroni et al., 2010).

Além do conhecimento da neuroanatomia cirúrgica, o principal fator para o tratamento efetivo e a neuropreservação na endometriose em nervos somáticos e da parede lateral da pelve é o reconhecimento pré-operatório dos sintomas e o diagnóstico topográfico, com base em exame neurológico e ressonância magnética (Lemos et al., 2015). Os principais sintomas sugestivos de infiltração endometriótica do plexo ciático são:

- dor glútea, perineal e no membro inferior ou alodinia (dor nos dermátomos dos nervos do plexo lombossacral);
- sensação de corpo estranho vaginal/retal;
- urgência urinária refratária associada à dor unilateral nos dermátomos dos nervos do plexo lombossacral;
- disquesia refratária ou proctalgia;
- tenesmo vesical/retal, sem sinais de infiltração endometriótica de bexiga ou reto.

Sempre que um ou mais desses sintomas estiverem presentes, uma avaliação pré-operatória cuidadosa do plexo lombossacro deve ser realizada e o paciente só deve ser levado à cirurgia após o diagnóstico do local exato da *compressão nervosa* (diagnóstico topográfico) (Lemos et al., 2015).

Preservação Nervosa através do Uso de Pontos de Referência

A técnica descrita anteriormente é tecnicamente exigente e requer imagens de alta definição, neuroestimulação intraoperatória e treinamento do cirurgião na dissecção nervosa laparoscópica. Quando esses recursos não estão disponíveis devido à falta de equipamento ou treinamento, recomenda-se o uso de pontos de referência cirúrgicos para evitar a dissecção nas áreas de alta densidade nervosa e, portanto, maior risco de lesão nervosa. São o que chamamos de técnicas *Non-Touch*, pois envolvem a redução da radicalidade para evitar lesão inadvertida do nervo.

A Figura 8.7-5 mostra a visão peritoneal do fundo-de-saco posterior de um paciente cujas raízes nervosas sacrais esquerdas, nervos esplâncnicos pélvicos e plexo hipogástrico inferior foram dissecados. Observe a área

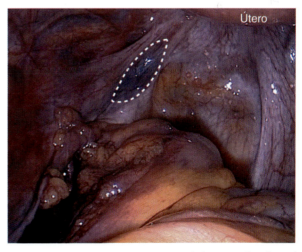

FIGURA 8.7-5 Visão transperitoneal da área do plexo hipogástrico esquerdo (área tracejada).

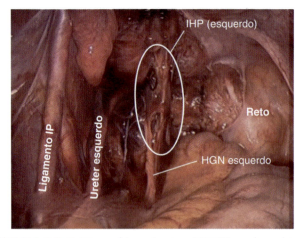

FIGURA 8.7-6 Nervo hipogástrico (HGN) e plexo hipogástrico (IHP) esquerdos após abertura do peritônio das fossas pararretal e ovariana (IP = infundíbulo-pélvico).

de dissecção (perímetro tracejado) na fossa pararretal, mais profundamente na fáscia pré-sacra. A Figura 8.7-6 mostra a dissecção do nervo hipogástrico esquerdo e do plexo hipogástrico inferior, para melhor compreensão da anatomia retroperitoneal.

Por meio dessas imagens, é fácil chegar à conclusão de que dissecções mais profundas nas fossas pararretais sem exposição prévia do plexo hipogástrico inferior devem ser evitadas, especialmente no caso de doença bilateral (Lemos et al., 2015A).

Além disso, ao dissecar o espaço retovaginal, qualquer dissecção lateral do reto pode danificar os nervos esplâncnicos pélvicos. O cirurgião, portanto, deve tentar realizar todas as dissecções usando a parede retal anterior como limite.

Ressecção Intestinal e Preservação do Nervo

Nódulos endometrióticos intestinais podem ser removidos por meio de várias técnicas, incluindo *shaving*, nodulectomia, ressecção discoide e ressecção segmentar (Abrão et al., 2015).

A primeira intervenção proposta para o tratamento da endometriose intestinal foi a nodulectomia da parede anterior, descrita por Nezhat et al. em 1994, antes do desenvolvimento de grampeadores laparoscópicos. No entanto, muitos autores creem que essa abordagem pode deixar o tecido residual da doença para trás e aumentar a taxa de recorrência (Remorgida et al., 2007), especialmente quando a lesão se infiltra mais profundamente que a muscular interna (Abrão et al., 2008). Além disso, como ressecções segmentares tornaram-se cada vez mais viáveis devido ao desenvolvimento tecnológico de suturas mecânicas, esse procedimento mais radical tornou-se a técnica mais comumente realizada para essa indicação (DeCicco et al., 2011).

No entanto, até 45% dos pacientes relatam piora da disfunção intestinal após ressecção segmentar do intestino para o tratamento da endometriose (Dubbernard, 2006). Isso pode ser devido à estenose da anastomose colorretal, denervação retal, intussuscepção colorretal pela anastomose e obstipação pós-operatória (Armengol-Debeir, 2011). Nesse sentido, a nodulectomia da parede anterior do reto parece ser um procedimento mais razoável e direcionado à patogenia da doença, uma vez que se acredita que a endometriose se infiltra no intestino da serosa para a mucosa. Suas vantagens teóricas incluem redução da desvascularização e desnervação do cólon descendente e sigmoide, já que muito menos dissecção é necessária nas fossas pararretais, que podem danificar os nervos autônomos do plexo hipogástrico inferior, seja pelo seccionamento direto ou pela lesão térmica lateral (Armengol-Debeir, 2011). Esse modelo pode explicar por que Fanfani et al. (2010) observaram uma taxa de retenção urinária de 14% *versus* 0 em mulheres submetidas à ressecção segmentar e discoide, respectivamente. Os escores da função intestinal também são melhores em pacientes submetidos à abordagem mais conservadora. Portanto, a nodulectomia deve ser preferida à ressecção segmentar sempre que possível (Abrão et al., 2015, Koninckx, 2012; Roman, 2013; Kamergorodsky, 2015).

CONCLUSÃO

A preservação dos nervos autonômicos é essencial para uma abordagem bem-sucedida da EPP. Por essa razão, técnicas de preservação nervosa foram desenvolvidas em diferentes áreas de especialidade e consistem principalmente em identificar e respeitar, na medida do possível, os nervos e os plexos neurais. Como descrito por Possover et al. (2005), o princípio dessa técnica consiste na identificação dos nervos hipogástricos, dos esplâncnicos pélvicos e dos plexos hipogástricos inferiores antes de abordar qualquer lesão do espaço retovaginal e parametrial. Se a exposição do nervo não for viável, os pontos de referência devem ser usados para orientar o cirurgião a evitar áreas de alta densidade nervosa. Nos casos de endometriose retal, a nodulectomia da parede anterior é preferível à ressecção segmentar.

Referências Bibliográficas

1. Kraima, A.C., Derks, M., Smit, N.N., van de Velde, C.J., Kenter, G.G., DeRuiter, M.C. Careful Dissection of the Distal Ureter Is Highly Important in Nerve-sparing Radical Pelvic Surgery: A 3D Reconstruction and Immunohistochemical Characterization of the Vesical Plexus. Int J Gynecol Cancer Jun 2016;26(5): 959-66. doi:10.1097/IGC.0000000000000709.
2. Seski, J.C., Diokno, A.C. Bladder dysfunction after radical abdominal hysterectomy.Am J Obstet Gynecol Jul 15 1997;128(6): 643-651.
3. Fishman, I.J., Shabsigh, R., Kaplan, A.L. Lower urinary tract dysfunction after radical hysterectomy for carcinoma of cervix. Urology Dec 1986;28(6): 462-468.
4. Nezhat, C., Nezhat, F., Pennington, E., Nezhat, C.H., Ambroze, W. Laparoscopic disk excision and primary repair of the anterior rectal wall for the treatment of full-thickness bowel endometriosis. Surg Endosc 1994;8: 682-685.
5. Redwine, D.B., Wright, J.T. Laparoscopic treatment of complete obliteration of the cul-de-sac associated with endometriosis: long-term follow-up of en bloc resection. FertilSteril Aug 2001;76(2): 358-365.
6. Gabriel, B., Nassif, J., Trompoukis, P., Lima, A.M., Barata, S., Lang-Avérous, G., Wattiez, A. Prevalence and outcome of urinary retention after laparoscopic surgery for severe endometriosis--does histology provide answers? Int Urogynecol J Jan 2012;23(1):111-116. doi: 10.1007/s00192-011-1492-2.
7. Fanfani, F., Fagotti, A., Gagliardi, M.L., Ruffo, G., Ceccaroni, M., Scambia, G. et al. Discoid or segmental rectosigmoid resection for deep infiltrating endometriosis: a case-control study. FertilSteril 2010;94: 444-449.
8. Ballester, M., Chereau, E., Dubernard, G., Coutant, C., Bazot, M., Daraï, E. Urinary dysfunction after colorectal resection for endometriosis: results of a prospective randomized trial comparing laparoscopy to open surgery. Am J Obstet Gynecol Apr 2011;204(4): 303.e1-6. doi: 10.1016/j.ajog.2010.11.011.
9. Dubernard, G., Piketty, M., Rouzier, R., Houry, S., Bazot, M., Darai, E. Quality of life after laparoscopic colorectal resection for endometriosis. Hum Reprod 2006;21(5): 1243-1247.
10. Fujiwara, T. Surgery for cervical cancer (in Japanese). Tokyo: Igakutoshyosyuppan, 1984.
11. Possover, M., Stöber, S., Plaul, K., Schneider, A. Identification and preservation of the motoric innervation of the bladder in radical hysterectomy type III. Gynecol Oncol Nov 2000;79(2): 154-157.
12. Höckel, M., Konerding, M.A., Heussel, C.P. Liposuction-assisted nerve-sparing extended radical hysterectomy: oncologic rationale, surgical anatomy, and feasibility study. Am J Obstet Gynecol May 1998;178(5): 971-976.
13. Höckel, M., Horn, L.C., Hentschel, B., Höckel, S., Naumann, G. Total mesometrial resection: high resolution nerve-sparing radical hysterectomy based on developmentally defined surgical anatomy. Int J Gynecol Cancer Nov-Dec 2003;13(6): 791-803.
14. Trimbos, J.B., Maas, C.P., Deruiter, M.C., Peters, A.A., Kenter, G.G. A nerve-sparing radical hysterectomy: guidelines and feasibility in Western patients. Int J Gynecol Cancer May-Jun 2001;11(3): 180-186.
15. Possover, M., Chiantera, V., Baekelandt, J. Anatomy of the Sacral Roots and the Pelvic Splanchnic Nerves in Women Using the LANN Technique. Surg Laparosc Endosc Percutan Tech Dec 2007;17(6): 508-510.
16. Possover, M., Rhiem, K., Chiantera, V. The "Laparoscopic Neuro – Navigation" – LANN: from a functional cartography of the pelvic autonomous neurosystem to a new field of laparoscopic surgery. Min InvasTher& Allied Technol 2004;13: 362-367.
17. Kavallaris, A., Banz, C., Chalvatzas, N., Hornemann, A., Luedders, D., Diedrich, K., Bohlmann, M. Laparoscopic nerve-sparing surgery of deep infiltrating endometriosis: description of the technique and patients' outcome. Arch Gynecol Obstet Jul 2011;284(1): 131-135. doi: 10.1007/s00404-010-1624-9.
18. Ceccaroni, M., Clarizia, R., Alboni, C., Ruffo, G., Bruni, F., Roviglione, G., Scioscia, M., Peters, I., De Placido, G., Minelli, L. Laparoscopic nerve-sparing transperitoneal approach for endometriosis infiltrating the pelvic wall and somatic nerves: anatomical considerations and surgical technique. Surg Radiol Anat Jul 2010;32(6): 601-604. doi: 10.1007/s00276-010-0624-6.
19. Ceccaroni, M., Clarizia, R., Bruni, F., D'Urso, E., Gagliardi, M.L., Roviglione, G., Minelli, L., Ruffo, G. Nerve-sparing laparoscopic eradication of deep endometriosis with segmental rectal and parametrial resection: the Negrar method. A single-center, prospective, clinical trial. Surg Endosc Jul 2012;26(7): 2029-2045. doi: 10.1007/s00464-012-2153-3.
20. Spagnolo, E., Zannoni, L., Raimondo, D., Ferrini, G., Mabrouk, M., Benfenati, A., Villa, G., Bertoldo, V., Seracchioli, R. Urodynamic evaluation and anorectal manometry pre- and post-operative bowel shaving surgical procedure for posterior deep infiltrating endometriosis: a pilot study. J Minim Invasive Gynecol Nov-Dec 2014;21(6):1080-1085. doi: 10.1016/j.jmig.2014.05.012.
21. Mangler, M., Herbstleb, J., Mechsner, S., Bartley, J., Schneider, A., Köhler, C. Long-term follow-up and recurrence rate after mesorectum-sparing bowel resection among women with rectovaginal endometriosis. Int J Gynaecol Obstet Jun 2014; 125(3):266-269. doi: 10.1016/j.ijgo.2013.12.010.
22. Che, X., Huang, X., Zhang, J., Xu, H., Zhang, X. Is nerve-sparing surgery suitable for deeply infiltrating endometriosis? Eur J Obstet Gynecol Reprod Biol Apr 2014;175: 87-91. doi: 10.1016/j.ejogrb.2014.01.027.
23. Volpi, E., Ferrero, A., Sismondi, P. Laparoscopic identification of pelvic nerves in patients with deep infiltrating endometriosis. Surg Endosc Jul 2004;18(7): 1109-1112.
24. Lemos, N., Souza, C., Marques, R.M., Kamergorodsky, G., Schor, E., Girão, M.J. Laparoscopic anatomy of the autonomic nerves of the pelvis and the concept of nerve-sparing surgery by direct visualization of autonomic nerve bundles. Fertil Steril Aug 8 2015. pii: S0015-0282(15)01649-0. doi: 10.1016/j.fertnstert.2015.07.1138.
25. DeGroat, W.C., Yoshimura, N. Anatomy and physiology of the lower urinary tract. In: Handbook of clinical neurology 3rd Series. Ed. Elsevier. Oxford, Reino Unido, 2015.
26. Mauroy, B., Demondion, X., Bizet, B., Claret, A., Mestdagh, P., Hurt, C. The female inferior hypogastric (= pelvic) plexus: anatomical and radiological description of the plexus and its afferences--applications to pelvic surgery. Surg Radiol Anat 2007;29(1): 55-66.
27. Wallner, C., Maas, C.P., Dabhoiwala, N.F., Lamers, W.H., DeRuiter, M.C. Innervation of the pelvic floor muscles: a reappraisal for the levator ani nerve. Obstet Gynecol Sep 2006; 108(3): 529-534.
28. Grigorescu, B.A., Lazarou, G., Olson, T.R., Downie, S.A., Powers, K., Greston, W.M., Mikhail, M.S. Innervation of the levator ani muscles: description of the nerve branches to the pubo-

coccygeus, iliococcygeus, and puborectalis muscles. Int Urogynecol J Pelvic Floor Dysfunct Jan 2008;19(1): 107-116.
29. Abrão, M.S., Petraglia, F., Falcone, T., Keckstein, J., Osuga, Y., Chapron, C. Deep endometriosis infiltrating the recto-sigmoid: critical factors to consider before management. Hum Reprod Update May-Jun 2015;21(3): 329-339. doi: 10.1093/humupd/dmv003.
30. Petros, P.E., Ulmsten, U. An Integral Theory of female urinary incontinence. Acta Obstet Gynecol Scand 1990;69(153): 1-79.
31. Petros, P.E., Ulmsten, U.I. An integral theory and its method for the diagnosis and management of female urinary incontinence. Scand J Urol Nephrol Suppl 1993;153: 1-93.
32. Chung, E.A., Emmanuel, A.V. Gastrointestinal symptoms related to autonomic dysfunction following spinal cord injury. Prog Brain Res 2006;152: 317-333.
33. Kinugasa, Y., Arakawa, T., Murakami, G., Fujimiya, M., Sugihara, K. Nerve supply to the internal anal sphincter differs from that to the distal rectum: an immunohistochemical study of cadavers. Int J Colorectal Dis Apr 2014;29(4): 429-436. doi: 10.1007/s00384-013-1811-9.
34. Moszkowicz, D., Peschaud, F., Bessede, T., Benoit, G., Alsaid, B. Internal anal sphincter parasympathetic-nitrergic and sympathetic-adrenergic innervation: a 3-dimensional morphological and functional analysis. Dis Colon Rectum Apr 2012;55(4):473-481.doi:10.1097/DCR.0b013e318245190e.
35. Cook, T.A., Brading, A.F., Mortensen, N.J. The pharmacology of the internal anal sphincter and new treatments of ano-rectal disorders. Aliment Pharmacol Ther Jul 2001;15(7): 887-898.
36. Feng, B., Brumovsky, P.R., Gebhart, G.F. Differential roles of stretch-sensitive pelvic nerve afferents innervating mouse distal colon and rectum. Am J Physiol Gastrointest Liver Physiol Mar 2010; 298(3): G402-409. doi: 10.1152/ajpgi.00487.2009.
37. Petros, P.E., Swash, M. The Musculo-Elastic Theory of ano-rectal function and dysfunction. Pelviperineology 2008;27: 89-93. http://www.pelviperineology.org
38. Ercoli, A., Delmas, V., Fanfani, F., Gadonneix, P., Ceccaroni, M., Fagotti, A., Mancuso, S., Scambia, G. Terminologia Anatomica versus unofficial descriptions and nomenclature of the fasciae and ligaments of the female pelvis: a dissection-based comparative study. Am J Obstet Gynecol Oct 2005;193(4): 1565-1573.
39. Bonneau, C., Cortez, A., Lis, R., Mirshahi, M., Fauconnier, A., Ballester, M., Daraï, E., Touboul, C. Lymphatic and nerve distribution throughout the parametrium. Gynecol Oncol Dec 2013;131(3): 708-713.
40. Querleu, D., Morrow, C.P. Classification of radical hysterectomy. Lancet Oncol Mar 2008;9(3): 297-303.
41. Possover, M., Quakernack, J., Chiantera, V. The LANN technique to reduce postoperative functional morbidity in laparoscopic radical pelvic surgery. J AmColl Surg Dec 2005; 201(6):913-917.
42. Lemos, N., Souza, C., Marques, R.M., Kamergorodsky, G., Schor, E., Girão, M.J. Laparoscopic anatomy of the autonomic nerves of the pelvis and the concept of nerve-sparingsurgery by direct visualization of autonomic nerve bundles. FertilSteril Nov 2015;104(5): e11-12. doi: 10.1016/j.fertnstert.2015.07.1138.
43. Possover, M., Schneider, T., Henle, K.P. Laparoscopic therapy for endometriosis and vascular entrapment of sacral plexus. Fertil Steril Feb 2011;95(2): 756-758. doi:10.1016/j.fertnstert.2010.08.048. PubMed PMID: 20869701.
44. Possover, M., Baekelandt, J., Flaskamp, C., Li, D., Chiantera, V. Laparoscopic neurolysis of the sacral plexus and the sciatic nerve for extensive endometriosis of the pelvic wall. Minim Invasive Neurosurg Feb 2007;50(1): 33-36. PubMed PMID:17546541.
45. Lemos, N., D'Amico, N., Marques, R., Kamergorodsky, G., Schor, E., Girão, M.J. Recognition and treatment of endometriosis involving the sacral nerve roots. Int Urogynecol J 2015 (B) DOI 10.1007/s00192-015-2703-z
46. Abrão, M.S., Petraglia, F., Falcone, T., Keckstein, J., Osuga, Y., Chapron, C. Deep endometriosis infiltrating the recto-sigmoid: critical factors to consider before management. Hum Reprod Update May-Jun 2015;21(3): 329-339. doi:10.1093/humupd/dmv003.
47. Nezhat, C., Nezhat, F., Pennington, E., Nezhat, C.H., Ambroze, W. Laparoscopic disk excision and primary repair of the anterior rectal wall for the treatment of full-thickness bowel endometriosis. Surg Endosc 1994;8: 682-685.
48. Remorgida, V., Ragni, N., Ferrero, S., Anserini, P., Torelli, P., Fulcheri, E. How complete is full thickness disc resection of bowel endometriotic lesions? A prospective surgical and histological study. Hum Reprod 2005;20: 2317-2320.
49. Abrão, M.S., Podgaec, S., Dias, J.A. Jr, Averbach, M., Silva, L.F., Marino de Carvalho, F. Endometriosis lesions that compromise the rectum deeper than the inner muscularis layer have more than 40% of the circumference of the rectum affected by the disease. J Minim Invasive Gynecol 2008; 15: 280-285.
50. De Cicco, C., Schonman, R., Craessaerts, M., Van, C.l., Ussia, A., Koninckx, P.R. Laparoscopic management of ureteral lesions in gynecology. Fertil Steril 2009;92: 1424-1427.
51. Dubernard, G., Rouzier, R., David-Montefiore, E., Bazot, M., Daraï, E. Urinary complications after surgery for posterior deep infiltrating endometriosis are related to the extent of dissection and to uterosacral ligaments resection. J Minim Invasive Gynecol Mar-Apr 2008;15(2): 235-240. doi: 10.1016/j.jmig.2007.10.009. PubMed PMID: 18313000.
52. Armengol-Debeir, L., Savoye, G., Leroi, A.M., Gourcerol, G., Savoye-Collet, C., Tuech, J.J., Vassilieff, M., Roman, H. Pathophysiological approach to bowel dysfunction after segmental colorectal resection for deep endometriosis infiltrating the rectum: a preliminary study. Hum Reprod 2009;26(9): 2330-2335.
53. Fanfani, F., Fagotti, A., Gagliardi, M.L., Ruffo, G., Ceccaroni, M., Scambia, G. et al. Discoid or segmental rectosigmoid resection for deep infiltrating endometriosis: a case-control study. FertilSteril 2010;94: 444-449.
54. Koninckx, P.R., Ussia, A., Adamyan, L., Wattiez, A., Donnez, J. Deep endometriosis: definition, diagnosis, and treatment. FertilSteril Sep2012;98(3): 564-571.
55. Kamergorodsky, G., Lemos, N., Rodrigues, F.C., Asanuma, F.Y., D'Amora, P., Schor, E., Girão, M.J. Evaluation of pre- and post-operative symptoms in patients submitted to linear stapler nodulectomy due to anterior rectal wall endometriosis. Surg Endosc. Aug 2012;29(8): 2389-2393. doi: 10.1007/s00464-014-3945-4.
56. Yabuki, Y., Asamoto, A., Hoshiba, T., Nishimoto, H., Nishikawa, Y., Nakajima, T. Radical hysterectomy: an anatomic evaluation of parametrial dissection. Gynecol Oncol 2000;77: 155-163.
57. Kavallaris, A., Zygouris, D., Dafopoulos, A., Kalogiannidis, I., Terzakis, E. Nerve-sparing radical hysterectomy in early stage cervical cancer. Latest developments and review of the literature. Eur J Gynaecol Oncol 2015;36(1): 5-9.

Capítulo 8.8

Cirurgia da Endometriose Pleural, Pulmonar e Diafragmática

William Kondo, Monica Tessmann Zomer Kondo, Carlos Henrique Trippia e Duarte Miguel Ferreira Rodrigues Ribeiro

INTRODUÇÃO

A endometriose comumente envolve a região pélvica, particularmente os ovários, o útero, o peritônio e os compartimentos anterior (ligamentos redondos, septo vesicouterino, parede uterina anterior e bexiga) e posterior da pelve (região retrouterina, região retrocervical, ligamentos uterossacros, fórnice vaginal posterior, septo retovaginal, retossigmoide e ureter pélvico).[1,2] No entanto, os implantes de endometriose também podem ser encontrados fora da pelve, no abdome, tórax, cérebro e pele.[3-8] Os implantes de endometriose que infiltram além do trato genital podem ser denominados de endometriose extragenital. Quando utilizamos este conceito, os implantes extragenitais podem estar localizados na região pélvica [parede abdominal (cicatriz de cesariana e de laparoscopias ginecológicas prévias), trato urinário (bexiga e ureter), trato intestinal (retossigmoide) e inervação pélvica] e extrapélvica [parede abdominal (umbigo), trato urinário (ureter extrapélvico e rim), trato intestinal (cólon descendente, intestino delgado, válvula ileocecal, apêndice, ceco), diafragma, tórax etc.). Os implantes extragenitais extrapélvicos mais frequentes são aqueles acometendo o intestino no quadrante inferior direito e, na sequência, a endometriose torácica.

Schwarz foi o primeiro autor a caracterizar endometriose do parênquima pulmonar em 1938.[9] Na sequência, Brews[10] e Maurer et al.[11] descreveram um caso de endometriose diafragmática e um caso de pneumotórax espontâneo associado aos ciclos menstruais, em 1954 e 1958, respectivamente. Em 1996, Joseph e Sahn[3] descreveram a entidade chamada de síndrome da endometriose torácica (do inglês TES, *thoracic endometriosis syndrome*) incluindo o pneumotórax catamenial, o hemotórax catamenial, a hemoptise catamenial e os nódulos endometrióticos intratorácicos. Outras três entidades foram recentemente incluídas no espectro da TES, a hérnia diafragmática relacionada à endometriose, a dor torácica catamenial e a efusão pleural relacionada à endometriose.[12] Portanto, embora seja uma condição relativamente rara, a endometriose torácica tem sido publicada em vários relatos de caso e séries de casos e tem importantes ramificações clínicas.

Atualmente, não existem *guidelines* sobre o tratamento da TES; desta forma, esta rara condição ainda é motivo de debate porque se trata de uma situação desafiadora tanto em termos de diagnóstico quanto tratamento.[7]

Neste capítulo, iremos abordar alguns aspectos clínicos, diagnósticos e de tratamento da TES.

TERMINOLOGIA

A endometriose torácica envolve componentes da cavidade torácica (p. ex., a pleura, o parênquima, o diafragma e os brônquios). Os seguintes termos podem ser aplicados:[13]

a) O termo "endometriose torácica" é utilizado quando o tecido endometrial é identificado em espécimes histológicos obtidos de aspirado de tubo torácico, toracotomia ou broncoscopia.
b) O termo "endometriose torácica provável" se refere à identificação de tecido dentro do tórax que é sugestiva, mas não definitivamente diagnóstica de tecido endometrial (p. ex., apenas estroma ou tecido receptor hormonal negativo).[14]

c) O termo "síndrome da endometriose torácica" é usado quando uma ou mais manifestações clínicas de envolvimento torácico estão presentes (p. ex., pneumotórax, hemotórax, hemoptise e/ou dor torácica) em associação com a menstruação, mas sem confirmação histológica.
d) O termo "catamenial" se refere à relação temporal com a menstruação.

EPIDEMIOLOGIA

A endometriose torácica é uma doença rara. A incidência na população geral ainda é desconhecida e tem sido relatada em menos de 1% das mulheres submetidas à cirurgia pélvica por endometriose pélvica suspeita ou conhecida.[15,16] No entanto, esta entidade é subdiagnosticada e a sua incidência, em consequência, provavelmente subestimada. Normalmente a TES é tratada como uma doença respiratória, reduzindo a oportunidade para a avaliação ginecológica e para a correlação com endometriose.[8]

Altas taxas são relatadas em mulheres com pneumotórax espontâneo primário (3 a 6%), e as maiores taxas são relatadas naquelas com pneumotórax recorrente ou pneumotórax necessitando de cirurgia (6 a 20%) e pneumotórax catamenial (65 a 89%).[13]

A endometriose torácica predominantemente afeta mulheres jovens em idade reprodutiva.[3,14,17-20] Uma série retrospectiva avaliando 110 pacientes relatou a média de idade na apresentação de cerca de 35 anos, variando de 15 a 54 anos.[3] A hemoptise catamenial tende a ocorrer em idade mais jovem comparada com outras manifestações da TES.[17,19] No entanto, o pico de incidência da endometriose pélvica fica entre 24 a 29 anos, cerca de cinco anos mais cedo do que o pico de incidência da endometriose torácica (30 a 34 anos).

No caso da endometriose diafragmática, Scioscia et al.[21] observaram inicialmente uma incidência de 0,19% em uma série de 1.548 pacientes submetidas a cirurgia por endometriose estágio IV com um achado total de 10.466 implantes de endometriose. Posteriormente, o mesmo grupo observou uma prevalência de endometriose diafragmática em 1,5% de 3.008 mulheres tratadas cirurgicamente por endometriose.[7]

A maior parte das pacientes com endometriose torácica também apresentam doença pélvica. Análises retrospectivas relatam que 50 a 84% das pacientes que apresentam endometriose torácica têm doença pélvica, com a porcentagem remanescente tendo apenas envolvimento da cavidade torácica.[3,17,18,22,23] No entanto, nas séries de Ceccaroni et al.[7] e Nezhat et al.,[4] 100% das mulheres tinham doença pélvica concomitantemente nos casos de endometriose diafragmática e TES, respectivamente. Portanto, as mulheres com sintomas consistentes com endometriose pélvica que apresentam queixas torácicas devem ser submetidas a avaliação tanto para endometriose pélvica quanto torácica.[4]

Enquanto a endometriose torácica é uma causa pouco comum de pneumotórax espontâneo primário (3 a 6%), parece ser mais comum do que originalmente pensado, particularmente nas mulheres com pneumotórax recorrente ou pneumotórax necessitando de cirurgia (6 a 20%) e pneumotórax catamenial (65% a 89%).[24]

FATORES DE RISCO

Embora fatores de risco específicos para o desenvolvimento de endometriose pélvica já tenham sido descritos (p. ex., nuliparidade, menarca precoce, menopausa tardia, ciclos menstruais curtos, menstruações prolongadas, hábitos de corpo magro e alto), não se sabe se os mesmos fatores aumentam o risco para envolvimento torácico.[13]

Um estudo retrospectivo incluindo 49 mulheres relatou infertilidade (*odds ratio* de 4,21) e uma história de cirurgia pélvica para um procedimento uterino e/ou curetagem uterina (*odds ratio* de 2,85) como fatores fortemente preditores de pneumotórax catamenial e/ou relacionado à endometriose.[20]

PATOLOGIA

Macroscopia

Achados macroscópicos característicos podem ocorrer isoladamente, coexistir ou estar ausentes (Figura 8.8-1).

Os implantes endometriais podem ser encontrados na superfície pleural, diafragmática e pericárdica.[14,25] Eles podem ser únicos ou múltiplos, variar em tamanho (desde 1 mm até poucos centímetros), e são elevados e avermelhados, mas às vezes arroxeados, acinzentados, pretos ou esbranquiçados (Figuras 8.8-1C e D). Durante a broncoscopia, esses implantes podem ser vistos eventualmente na árvore traqueobrônquica.

As perfurações diafragmáticas são circulares ou elípticas, únicas ou múltiplas, e geralmente localizadas no tendão central (Figura 8.8-1A). Elas geralmente são pequenas, medindo 1 a 3 mm, mas podem chegar a até

Cirurgia da Endometriose Pleural, Pulmonar e Diafragmática

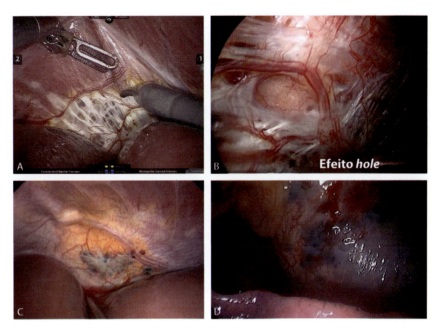

FIGURA 8.8-1 **A,** Fenestrações no diafragma direito localizadas ao nível do tendão central. **B,** Efeito *hole*: perfuração transmural do diafragma. Nestas situações, quando se insufla o pneumoperitônio, pode haver um pneumotórax hipertensivo. **C,** Implantes de endometriose diafragmática com coloração avermelhada e enegrecida. **D,** Penetração transmural da endometriose diafragmática vista por via toracoscópica (observe que os implantes próximos à linha média podem estar logo adjacentes ao tecido gorduroso ao redor do coração).

10 mm ou mais. Os implantes de endometriose normalmente estão localizados nas bordas das perfurações.

A protrusão do fígado e de outros órgãos através do diafragma é rara, mas tem sido descrita na literatura.[8]

Microscopia

Os implantes endometriais são histologicamente similares àqueles do endométrio na cavidade uterina; eles mostram duas características principais: glândulas e estroma endometriais. No entanto, ao contrário do endométrio, os implantes endometriais frequentemente contêm tecido fibrótico, sangue e cistos.

Amostras teciduais do pulmão, brônquio, pleura, diafragma e/ou pericárdio podem identificar estroma e/ou glândulas que se coram positivamente com receptores de estrogênio e/ou progesterona (isto é, endometriose torácica comprovada histologicamente).[14,20,25] No entanto, em algumas situações, o pequeno tamanho da amostra, os efeitos da inflamação e/ou a decidualização do tecido endometrial frequentemente resultam na observação de estroma endometrial sem positividade de receptor hormonal, ou estroma com macrófagos carregados de hemossiderina (do colapso das hemácias), o que se poderia dizer que é histologicamente provável para endometriose torácica.[13]

Embora esses achados sejam tipicamente vistos no tecido derivado do material biopsiado, relatos de casos também sugerem que alguns desses achados podem ser identificados em citologia de fluido pleural e aspiração com agulha guiada por imagem ou guiada por broncoscopia de massas pulmonares.[26-28]

PATOGÊNESE

Várias hipóteses têm sido propostas para explicar a patogênese da endometriose torácica. A teoria de Sampson de autotransplante do endométrio via menstruação retrógrada é a teoria mais popular. A microembolização e a metaplasia celômica são as teorias alternativas.

Autotransplante Via Menstruação Retrógrada

A teoria de Sampson fornece uma explicação para a presença de tecido endometrial na cavidade torácica por movimento retrógrado de endométrio menstrual através das trompas, levando a autotransplante de células ou tecido endometrial nas cavidades peritoneal e torácica.[29] A implantação das células endometriais levaria à formação de nódulos de endometriose no lado abdominal do diafragma. Esses nódulos poderiam sofrer necrose cíclica e causar fragilidade diafragmática, levando à formação de fenestrações diafragmáticas típicas (Figuras 8.8-1A e B). Estas perfurações poderiam coalescer em grandes defeitos que poderiam determinar a formação de hérnias diafragmáticas. Após a entrada de tecido endometrial no espaço pleural, este poderia colonizar o outro lado do diafragma ou o espaço pleural.[8]

Revisando a literatura, Vercellini et al.[30] observaram que a distribuição assimétrica das lesões diafragmáticas poderia suportar a teoria do refluxo menstrual. O fluxo peritoneal em movimento horário encontraria um obstáculo ao nível do ligamento falciforme, fazendo com que as células endometriais refluídas ficassem mais ao nível do hipocôndrio direito.[21,31,32] Na série de Ceccaroni et al.,[7] os implantes estavam localizados no hemidiafragma direito em 87% das pacientes. Além disso, tem sido proposto que o endométrio ectópico poderia migrar para a cavidade torácica diretamente através de defeitos diafragmáticos que são observados em pacientes com endometriose diafragmática.[18,32,33-37]

No entanto, essa teoria não explica completamente como o tecido endometrial estaria localizado na cavidade torácica, uma vez que:

- Os defeitos diafragmáticos são incomuns.
- A endometriose torácica ocorre predominantemente no lado direito; se os defeitos fossem verdadeiramente as portas de entrada de tecido endometrial, a doença deveria ter distribuição bilateral. No entanto, os defeitos poderiam ser mais aparentes do lado direito por razões incertas.
- O pneumotórax pode recorrer após o reparo diafragmático e/ou histerectomia.[18,37-42]
- A proximidade do tecido do implante endometrial diafragmático aos defeitos diafragmáticos nos espécimes patológicos sugere que os defeitos podem representar áreas de implantes de endometriose em processo de involução.
- O tecido endometrial ectópico difere significativamente do endométrio eutópico em clonalidade, atividade enzimática, expressão de proteínas e propriedades histológicas.[43,44]

Microembolização/Metástases

A disseminação metastática de tecido endometrial através de sistema venoso ou linfático aos pulmões é outro mecanismo proposto.[3,17,19,42,45-47] O achado de focos endometriais em tecido muito distante da pelve e tórax (p. ex., cérebro, joelho e olho) suportaria essa teoria metastática. No entanto, em oposição a esta teoria, seria esperado que a microembolização afetasse ambos os lados do tórax em proporção similar, enquanto a endometriose torácica é encontrada muito mais do lado direito do tórax.[19]

Metaplasia Celômica

A transformação de células pluripotentes em endométrio diferenciado (isto é, metaplasia celômica) também tem sido proposta como possível explicação para a TES. Em suporte a esta teoria, as células pluripotentes têm sido identificadas no endométrio uterino e existem casos descritos na literatura de achado de endometriose em mulheres com síndrome de Mayer-Rokitansky-Küster-Hauser.[48,49]

Independentemente da exata patogênese da doença, o que ocorre é que similarmente ao endométrio eutópico, os implantes de endométrio ectópico sofrem crescimento na primeira fase (fase folicular ou proliferativa) e na segunda fase do ciclo (fase lútea ou secretora) sob estímulo hormonal e apresentam decidualização no período menstrual. Portanto, os focos de tecido endometrial na pleura visceral e/ou parietal podem causar hemotórax e pneumotórax no período menstrual. Os focos parenquimatosos, sofrendo o mesmo processo, resultariam em hemoptise catamenial.[3,19,42]

A teoria fisiológica do pneumotórax catamenial tem sido usada para explicar tanto o pneumotórax catamenial relacionado à endometriose quanto o não relacionado à endometriose. Esta teoria sugere que a vasoconstrição e o broncoespasmo causados por altos níveis de prostaglandina F2 circulante durante as menstruações pode induzir ruptura alveolar, particularmente em bolhas preexistentes.[18,19,42,47]

Outro mecanismo fisiopatológico proposto diz que, durante as menstruações, o ar atmosférico passaria da vagina ao útero através do canal endocervical (ausência de muco cervical durante as menstruações) movendo então para a cavidade peritoneal através das trompas, e finalmente para o espaço pleural através dos defeitos diafragmáticos.[18,19,23,42,47] No entanto, as recorrências de pneumotórax após histerectomia, ligadura tubária, e ressecção diafragmática sugerem que esta teoria não explicaria todos os casos de pneumotórax catamenial.[18,37-42]

MANIFESTAÇÕES CLÍNICAS

Pneumotórax

A apresentação clínica mais comum (70 a 73%) da endometriose torácica é o pneumotórax catamenial.[3,14,17-20] Uma proporção menor (cerca de 15%), tem pneumotórax catamenial devido a provável envolvimento torácico e 10% ou menos têm pneumotórax sem relação temporal com as menstruações.[20,51] As pacientes com pneumotórax não catamenial relacionado à endometriose são tipicamente identificadas durante a cirurgia por pneumotórax recorrente. Portanto, é importante reconhecer que o pneumotórax relacionado à endometriose pode ser catamenial e não catamenial e, de modo inverso, o pneumotórax não catamenial pode ser relacionado ou não à endometriose.

Os sintomas normalmente começam logo antes ou dentro das primeiras 72 horas do início da menstruação (raramente 96 horas). Dor torácica ou escapular é o sintoma mais comum, notado em 90% das pacientes, enquanto dispneia se desenvolve em cerca de um terço dos casos.[3]

O exame físico pode revelar diminuição do murmúrio vesicular e/ou desvio traqueal.

O pneumotórax ocorre tipicamente do lado direito (88 a 100%), e normalmente é de tamanho pequeno a moderado, raramente com risco de vida.[14,51] No entanto, casos do lado esquerdo ou bilaterais têm sido relatados.[41,52]

Devido à demora no diagnóstico, que é típica em pacientes com TES, o pneumotórax é frequentemente recorrente. Portanto, em pacientes que se apresentam com pneumotórax espontâneo primário, é importante direcionar a história clínica no sentido de se investigar episódios prévios e o tempo com relação ao ciclo menstrual para cada episódio, o que pode ajudar no diagnóstico.[50]

Hemotórax

A hemorragia no espaço pleural ocorre em menos de 15% (12 a 14%) das pacientes com endometriose torácica.[3,19] A maior parte dos casos é catamenial. Comparado com o pneumotórax associado à endometriose, o hemotórax está tipicamente associado a implantes endometriais pleurais extensos.

O sangramento geralmente é pequeno, do lado direito, e autolimitado, mas raramente o hemotórax associado à endometriose pode ser grave e apresentar algum risco de vida.[19,53] Os sintomas incluem dispneia e/ou tosse em mulheres jovens com infertilidade. Ao exame físico, pode haver diminuição do murmúrio vesicular e/ou macicez à percussão do lado afetado.[50]

Raramente, ascite massiva concomitante tem sido relatada.[54]

Hemoptise

A hemoptise ocorre em menos de 14% (7 a 14%) das pacientes e é tipicamente decorrente de endometriose do parênquima ou endobrônquica.[3,4,19] A idade média das pacientes com esta apresentação clínica é de 26 a 29 anos, uma idade mais jovem do que em pacientes com outras manifestações de endometriose torácica (34 anos).[19,55]

O sangramento é geralmente catamenial, pequeno, do lado direito. Hemoptise massiva é rara.

Nódulos Pulmonares

A endometriose torácica pode ocasionalmente se apresentar como nódulo solitário ou múltiplos nódulos pulmonares, correspondendo a 2 a 6% das pacientes com TES. Os nódulos podem ser incidentais ou sintomáticos (hemoptise ou dor torácica), variando em tamanho (0,5 a 3 cm) e são tipicamente do lado direito.[3,19,56,57]

Endometriose Diafragmática

A endometriose diafragmática pode estar associada a dor torácica, no ombro, no braço e/ou no pescoço ipsilateral. Em casos raros, pode levar a ruptura diafragmática e pneumoperitônio.[4,32,35,42] A dor torácica catamenial recorrente que ocorre em decorrência de lesões diafragmáticas é frequentemente intermitente e localizada no ombro direito.

Dor Torácica Catamenial

A dor torácica catamenial é definida como a dor torácica recorrente no período menstrual. Tipicamente, é sentida como uma dor profunda visceral localizada no quadrante inferior do tórax ou no hipocôndrio, frequentemente com irradiação para o ombro, que é um dermátomo específico do trajeto sensitivo do nervo frênico.[12]

Ruptura Diafragmática Relacionada à Endometriose

A hérnia diafragmática pode ser o primeiro sinal clínico da TES ou pode ser observada em pacientes com cirurgia prévia no diafragma (para pneumotórax catamenial). Neste último caso, a formação da hérnia poderia ser uma evolução tardia da endometriose diafragmática quando foi diagnosticada mais de seis meses após a cirurgia para o tratamento do pneumotórax.[12]

Efusão Pleural Catamenial

Naquelas pacientes com diagnóstico anatomopatológico de endometriose pleural, algumas podem se apresentar com efusão pleural recorrente (catamenial ou não catamenial) e sem pneumotórax sincrônico.[12]

DIAGNÓSTICO

A endometriose torácica é tipicamente um diagnóstico realizado clinicamente. Apesar de uma preferência pela confirmação histopatológica da doença, não é completamente necessária. Principalmente em pacientes assintomáticas, a dificuldade técnica de um procedimento cirúrgico assim como o risco de perfuração diafragmática deve ser considerada quando se tenta fechar o diagnóstico histológico da doença.[32,58] Além disso, o diagnóstico histológico pode ser desafiador no caso de pequenas biópsias pleurais ou pulmonares, e normalmente pode estar dificultado pela presença concomitante de fibrose, inflamação, efeito de termocoagulação e escassez ou irregularidade na distribuição de elementos endometriais.[59]

A endometriose torácica deve ser suspeitada em mulheres em idade reprodutiva que se apresentam com pneumotórax, hemotórax ou hemoptise especialmente quando se apresenta no período menstrual (geralmente 24 horas antes e até 72 horas após as menstruações) ou tenham uma história de cirurgia pélvica. Também deve ser suspeitada em mulheres com sintomas do lado direito, autorresolutivos e/ou recorrentes.[50]

O diagnóstico pode ser realizado com uma combinação de achados em exames de imagem e de achados microscópicos e/ou macroscópicos. Nos exames de imagem, a ecografia de abdome superior, a tomografia computadorizada e a ressonância magnética podem mostrar nódulos diafragmáticos. A pleuroscopia ou a cirurgia toracoscópica videoassistida podem mostrar nódulos pleurais e fenestrações diafragmáticas.[50]

No entanto, em muitos casos, a endometriose torácica é descoberta incidentalmente durante a investigação de pacientes com queixas.

Em 1996, Joseph e Sahn[3] propuseram o termo síndrome da endometriose torácica para incluir pneumotórax catamenial, hemotórax, hemoptise, nódulos pulmonares, dor torácica isolada e pneumomediastino. As manifestações clínicas dessa síndrome incluíram pneumotórax em 73%, hemotórax em 14%, hemoptise em 7% e nódulos em 6%. A dor torácica estava presente em 90% das pacientes e dispneia em 31%. Em 90% das pacientes, o início dos sintomas ocorreu dentro de 24 a 48 horas após o início da menstruação.

O achado de endometriose pleural (implantes pleurais) está mais frequentemente associado ao hemotórax do que ao pneumotórax e ao nódulo pulmonar. O pneumotórax foi o diagnóstico mais frequente no grupo "sem achados". Os defeitos diafragmáticos não diferiram significativamente entre as várias apresentações, embora tenha havido uma tendência de mais defeitos nas pacientes com hemotórax.[3]

Uma associação significativa foi observada entre a presença de endometriose pélvica e TES; a associação foi mais evidente para hemotórax (100%) e nódulos (100%).[3] Segundo Ishimura e Masuzaki,[60] os implantes diafragmáticos por exemplo não se apresentam como lesões isoladas do abdome superior, mas estão quase sempre associados a envolvimento pélvico severo. Na série de Ceccaroni et al.,[7] 100% das mulheres com endometriose diafragmática tinham doença pélvica e 93,4% delas tinham estágio III ou IV. Isto sugere que a probabilidade de endometriose diafragmática é maior nos casos de endometriose pélvica severa.

De todas as manifestações da TES, os nódulos pulmonares foram observados em mulheres mais velhas. Com o aumento da idade, o suporte hormonal para o tecido endometrial viável diminui e resulta em sintomas menos severos; consequentemente, o tecido endometrial com reação fibrótica ao redor pode se apresentar como uma massa ou um infiltrado pulmonar ao raio X de tórax.[61-63] A comunicação entre um implante proliferativo e um brônquio poderia resultar em hemoptise; hemoptise tende a ocorrer mais frequentemente em pacientes com nódulos do que com outras formas da TES. Interessantemente, mais de 95% das manifestações da TES, incluindo hemoptise, ocorrem no hemitórax direito, claramente um fenômeno inexplicado que continua a chamar a atenção dos investigadores.[3]

O diagnóstico geralmente é retardado até que vários episódios ocorram, uma vez que existe uma falha em se associar os sintomas das pacientes às menstruações.[64] O tempo médio antes do diagnóstico foi de oito meses em relatos iniciais. Diagnósticos específicos ocorreram com menor demora em relatos recentes, indicando um aumento na suspeição da TES.[3]

Pneumotórax

O raio X de tórax pode identificar um pneumotórax de qualquer tamanho. Tipicamente, ocorre do lado direito (88 a 100%), mas também pode ser do lado esquerdo ou bilateral.[3,14,41,51,52] Ocasionalmente, pneumomediastino ou pneumoperitônio também pode ser observado. Além disso, outros achados associados da endometriose torácica podem ser identificados incluindo uma efusão devido a hemotórax com ou sem balanço mediastinal (dependendo do tamanho), cavidades e nódulos do parênquima e aparência nodular do diafragma devido à protrusão de vísceras abdominais através de perfurações diafragmáticas.[65,66]

Devido à melhor resolução da tomografia computadorizada (TC), as anormalidades não visualizadas no raio X de tórax podem ser mais bem investigadas usando este exame diagnóstico.[67-70] Isto inclui pneumotórax, pneumomediastino ou pneumoperitônio, bolhas, nódulos pleurais, nódulos de parênquima, pequenas cavidades, cicatrizes, infiltrados em vidro fosco, e ou efusões pleurais.[50]

A ressonância nuclear magnética (RNM) pode detectar achados semelhantes à TC. Além disso, a RNM pode detectar nódulos diafragmáticos com melhor resolução do que a TC de tórax.[50]

Na maioria dos casos, o diagnóstico é descoberto incidentalmente durante a avaliação toracoscópica de pacientes com pneumotórax. No entanto, quando há suspeita de endometriose torácica, as pacientes devem ser submetidas a TC de tórax com contraste, preferencialmente quando os sintomas estão presentes (ou seja, no período menstrual). A TC também é frequentemente realizada para descartar a presença de outras patologias torácicas.[50]

Nas mulheres jovens que apresentam o primeiro episódio de pneumotórax e têm uma TC de tórax negativa, a maioria dos especialistas espera um segundo evento para estabelecer uma relação temporal com as menstruações antes de proceder com a toracoscopia. Pode-se enviar fluido pleural para a avaliação de células endometriais durante o posicionamento inicial do tubo de drenagem torácica, embora a acurácia diagnóstica seja baixa. Para pacientes em que a TC ou a citologia do fluido pleural é sugestiva, ou naquelas em que a drenagem torácica falhou, ou que têm um evento secundário ou recorrente, normalmente seria indicada a toracoscopia. O objetivo da toracoscopia é de inspeção macroscópica da pleura e do diafragma em busca de implantes endometriais (preferencialmente realizada no período menstrual), biopsiar lesões suspeitas ou realizar uma pleurodese terapêutica.[50]

Hemotórax

O raio X de tórax pode mostrar uma efusão devido ao hemotórax com ou sem balanço mediastinal dependendo do seu tamanho. Loculações de ar e/ou fluido devido a intervenção cirúrgica ou doença prévia também podem ser vistos. O exame de imagem deve confirmar a presença de efusão pleural com ou sem outras anormalidades de imagem incluindo pneumotórax ou nódulos.[50]

A identificação de sangue no espaço pleural na toracocentese necessita de drenagem torácica. Uma amostra deve ser enviada para citologia para a identificação de células epiteliais endometriais.[27] A imuno-histoquímica também pode ser útil na conformação da presença de tecido endometrial.[25] A toracoscopia diagnóstica geralmente é realizada para a inspeção do espaço pleural e biópsia de lesões suspeitas, seja com o intuito de confirmar o diagnóstico ou para excluir outras etiologias, especialmente malignidade. Se a toracoscopia é realizada, deve ser feita, preferencialmente, durante ou dentro de 48 horas da menstruação para melhorar os achados histológicos, uma vez que o tecido endometrial geralmente sofre autólise após 48 horas.[50]

Hemoptise

O raio X de tórax ou a TC de tórax podem ser normais ou mostrar achados não específicos, incluindo uma área focal de opacificação em vidro fosco, defeito de preenchimento alveolar mimetizando consolidação ou atelectasia devido a coágulo endobrônquico.[3,14,41,51,52] Angiografia de artéria brônquica, realizada como ferramenta diagnóstica em pacientes com hemoptise, podem mostrar um *blush* arterial sugestivo de hemorragia.[71]

Uma broncoscopia pode ser realizada para inspecionar a via aérea, podendo revelar hiperemia e superfície brônquica friável e que sangra facilmente. Implantes de endometriose, com uma aparência similar àqueles vistos na toracoscopia, também podem ser vistos e devem ser biopsiados.[71-73] Embora o lavado ou o escovado brônquico sejam raramente diagnósticos, amostras devem ser obtidas para citologia que podem ocasionalmente revelar células endometriais ou estroma sugestivos de endometriose.[74]

Nódulos Pulmonares

Os nódulos pulmonares podem ser visualizados com melhor precisão por TC de tórax. Eles podem ter aparência variável, com limites bem definidos ou mal definidos, ser sólidos ou ter uma aparência em vidro fosco, ou ainda ser cavitantes.[56,75-77] Eles podem ser únicos ou múltiplos e frequentemente são periféricos. A presença de infiltrado mal definido ao redor de um nódulo pode indicar sinais de hemorragia. Os nódulos podem variar em morfologia durante o ciclo menstrual e podem até desaparecer entre as menstruações.[67] No caso de protrusão de vísceras (herniação do fígado intratorácica) através de defeitos diafragmáticos, o aspecto seria de uma lesão hipoatenuante, que frequentemente ocorre do lado direito e na face posterior do diafragma.[42,65,66]

Neste cenário, a RNM pode revelar achados similares aos da TC de tórax. No entanto, a melhor avaliação espacial e anatômica da RNM pode possibilitar a visualização de pequenos endometriomas pleurais ou endometriomas diafragmáticos, caracterizados pela presença de pequenas lesões císticas hiperintensas nas sequências em T1 da pleura parietal ou visceral.[67,78-80]

Similarmente às pacientes que se apresentam com nódulos pulmonares solitários de outra natureza, a biópsia tecidual é indicada em nódulos sintomáticos com aumento de volume, assim como em nódulos promovendo cavitação. A escolha do tipo de biópsia (excisão cirúrgica, biópsia broncoscópica ou aspiração com agulha) é dependente do tamanho e da localização do nódulo.[50]

Endometriose Diafragmática

O diagnóstico precoce de endometriose diafragmática é um desafio para o radiologista, uma vez que as lesões frequentemente são subcentimétricas e superficiais. Na série de Ceccaroni et al.,[7] a ultrassonografia abdominal relatou suspeita de endometriose diafragmática em apenas 15% das pacientes (n=7), dentre as quais seis eram sintomáticas, o que mostra que é uma ferramenta diagnóstica acurada no caso de presença de alto grau de suspeita. Os nódulos diafragmáticos maiores podem ser identificados na ecografia de abdome superior e na RNM de pelve (Figura 8.8-2).

Na série de Rousset et al.,[80] incluindo 23 mulheres com endometriose diafragmática, as imagens de RNM foram avaliadas por dois observadores e a sensibilidade do método foi de 83% e 78%. A maior parte das lesões se tratava de nódulos (72%), predominantemente posteriores (87,5%) e hiperintensos em T1 (63%). O exame foi negativo para ambos os observadores em 2 pacientes tratadas cirurgicamente com nódulos pequenos ou fenestração diafragmática isolada.

Nas pacientes com endometriose pélvica com dor no ombro recorrente ou catamenial ou dor torácica catamenial, assim como naquelas com suspeita de lesões diafragmáticas, durante a laparoscopia realizada para o tratamento da endometriose pélvica deve-se avaliar o diafragma em busca de implantes diafragmáticos da doença.[32] Para os cirurgiões que utilizam uma ótica de zero grau para realizar o tempo pélvico da cirurgia, é necessária a troca para uma ótica de 30 graus para melhor avaliação diafragmática.

TRATAMENTO MEDICAMENTOSO

A terapia medicamentosa é a primeira linha de tratamento em pacientes sem desejo de gravidez, e inclui a utilização de contraceptivos orais combinados, progestágenos ou análogos de GnRH.[8]

Tipicamente os análogos de GnRH são os agentes de primeira linha porque são altamente efetivos na supressão de produção hormonal ovariana e na inibição do crescimento de tecido endometrial.[3,14,18,23,37,42] No entanto, a terapia prolongada com análogos de GnRH

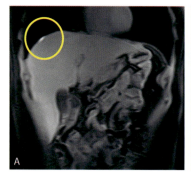
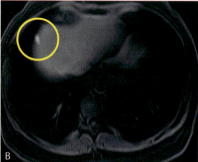
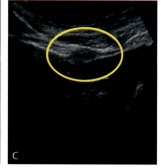

FIGURA 8.8-2 **A e B,** Imagens de RNM de abdome no plano coronal e axial T1 gradiente eco com saturação de gordura demonstrando nódulo com hiperssinal em T1 compatível com implante de endometriose com focos de ficar se tem sangramento recente. **C,** Mesmo nódulo demonstrado no estudo ecográfico.

é frequentemente complicada pela intolerância devido aos sintomas agudos de menopausa e o risco de osteoporose. Consequentemente, a decisão de usar análogos de GnRH é dependente do balanço entre os benefícios de reduzir os sintomas e a taxa de recorrência e os efeitos adversos, considerando também a preferência das pacientes com relação à indução temporária de menopausa e à inabilidade de engravidar durante o período de tratamento.[50]

O tratamento de manutenção no longo prazo normalmente vai envolver a utilização de contraceptivos orais, progestágenos e, menos comumente, danazol ou inibidores de aromatase,[50] sempre com o intuito de induzir amenorreia. As pacientes com má resposta em termos de amenorreia com as terapias convencionais podem se beneficiar também do uso da gestrinona, que pode induzir amenorreia em até 81% das pacientes com seis meses de uso do medicamento, às custas de efeitos colaterais androgênicos ocorrendo em cerca de 18,2% das pacientes.[81]

A grande dificuldade no manejo clínico dessas pacientes inclui as pacientes que persistem sintomáticas mesmo na vigência de amenorreia induzida pelo tratamento clínico, as pacientes que têm desejo de fertilidade e consequentemente necessitam de parada do tratamento medicamentoso e as pacientes que não desenvolvem amenorreia com o uso de medicamento.

O tratamento cirúrgico normalmente está indicado nas pacientes sintomáticas com lesão passível de ressecção cirúrgica e naquelas com desejo de fertilidade.

Em nossa limitada experiência de tratamento de mulheres com TES (n=16), temos 11 pacientes com endometriose diafragmática (seis delas manejadas clinicamente e cinco submetidas a procedimento cirúrgico), duas pacientes com pneumotórax catamenial (uma operada e uma tratada clinicamente), duas pacientes com dor torácica catamenial tratadas clinicamente e uma paciente com endometriose pulmonar difusa bilateral com hemoptise catamenial tratada clinicamente. Os casos de manejo completo incluem notadamente as pacientes com pneumotórax, hemotórax ou hemoptise catamenial com desejo de fertilidade. Essas pacientes quando interrompem o tratamento medicamentoso podem apresentar episódios recorrentes, o que eventualmente pode impossibilitá-las de tentar uma gestação espontânea. Uma das pacientes tratada clinicamente por pneumotórax catamenial tentou dois ciclos de FIV e apresentou dois episódios de pneumotórax durante os tratamentos, decidindo então não engravidar mais. A ocorrência de complicações da TES em pacientes submetidas a tratamento de estimulação ovariana para FIV já foi descrita previamente na literatura.[82] A paciente com hemoptise catamenial tentou engravidar após tratamento clínico com análogo de GnRH, mas voltou a ter hemoptise catamenial, decidindo então retornar ao tratamento clínico.

Como a erradicação dos implantes endometriais na cavidade torácica é desafiadora, a terapia supressiva hormonal também é frequentemente administrada para reduzir o risco de recorrência. Em pacientes que são submetidas a pleurodese, por exemplo, a redução da recorrência também pode permitir tempo suficiente para efetiva aderência pleural. Uma vantagem adicional da supressão hormonal é que funciona como terapia primária para doença pélvica sintomática. Dados provenientes de estudos observacionais suportam uma redução na taxa de pneumotórax e hemotórax recorrente com esses agentes.[50]

TRATAMENTO CIRÚRGICO

Pneumotórax

O pneumotórax decorrente da endometriose torácica é primariamente tratado com drenagem torácica, seguido de prevenção secundária de recorrência.[50] Uma alternativa, preferida pelos autores, seria realizar uma toracoscopia no momento da drenagem do pneumotórax quando se trata de um pneumotórax catamenial, com o intuito de diagnosticar implantes diafragmáticos ou pulmonares e *blebs*.

O pneumotórax recorrente pode ser evitado por meio de blebectomia cirúrgica, pleurodese e reparo diafragmático. Uma vez que o diagnóstico é confirmado, terapia hormonal supressiva adjuvante deve ser administrada no pós-operatório.[50]

Hemotórax

No caso de hemotórax, o sangue deve ser drenado do espaço pleural utilizando um dreno 28 a 36 Fr. Embora hemorragia significativa seja rara em pacientes com endometriose, a drenagem imediata de mais de 20 mℓ/kg (aproximadamente 1.500 mℓ), choque hemorrágico ou sangramento substancial persistente (geralmente mais de 3 mℓ/kg/h) são indicações para a toracotomia (ou toracoscopia) cirúrgica e ressecção em cunha dos implantes endometriais pleurais visíveis.[50] Alguns cirurgiões realizam pleurodese concomitantemente, enquanto outros esperam a recorrência para justificar este procedimento.[28] Loculações organizadas contendo sangue antigo podem necessitar de decorticação pulmonar.

Hemoptise

Em pacientes com hemoptise decorrente de lesões endobrônquicas distais ou nódulos de parênquima pulmonar, a ressecção em cunha ou subsegmentar pode ser realizada com finalidade diagnóstica e terapêutica, dependendo da exata localização da lesão.[3,83,84] No entanto, em pacientes com leve hemoptise decorrente de causa incerta (p. ex., infiltrado em vidro fosco mal definido na TC), a supressão hormonal isolada pode ser apropriada.

Para pacientes com hemoptise devido a lesão de via aérea, a terapia local com *laser* Nd:YAG tem sido descrito com sucesso para tratar endometriose traqueobrônquica.[85]

Para pacientes com hemoptise massiva, que é rara, a proteção da via aérea e a ressecção lobar pode ser necessária. A embolização de artéria brônquica pode ser apropriada em pacientes não candidatas à cirurgia.[50]

Nódulos Pulmonares

Os nódulos pulmonares solitários sintomáticos relacionados à endometriose (que se apresentam com cavitação ou hemoptise) devem ser excisados cirurgicamente.[56,57] Tal abordagem é tanto diagnóstica quanto terapêutica. A excisão com sucesso depende do tamanho e da localização do nódulo pulmonar solitário.

Pacientes com pequenos ou múltiplos nódulos podem ser de difícil manejo e a excisão com sucesso pode depender do número, tamanho e localização dos nódulos, bem como dos seus sintomas associados. Por exemplo, em uma paciente com três nódulos em um lobo, uma lobectomia pode ser adequada se a paciente é sintomática e é candidata à cirurgia.[50]

O valor da supressão hormonal nesta população é menos certa e deve ser indicada caso a caso.[50]

Endometriose Diafragmática

A terapia ótima em pacientes com dor torácica decorrente de implantes de endometriose no diafragma é incerta e depende da severidade da dor. Apesar de o tratamento hormonal ser preferido pela maioria dos especialistas, a ressecção das lesões e o reparo diafragmático tem sido relatado para reduzir os sintomas em algumas séries de casos.[4,7,8,32] A decisão de se realizar uma excisão extensa e reparo diafragmático deve ser pesada comparando os benefícios da redução dos sintomas e o risco de complicações do procedimento, incluindo a falta de eficácia comprovada, a possibilidade de recorrência e o risco herniação diafragmática pós-operatória.[50]

A cirurgia via minimamente invasiva é o padrão-ouro para o diagnóstico de endometriose torácica.[87] Em 2009, foi publicada[88] a primeira série de casos com combinação de cirurgia toracoscópica videoassistida (VATS) e laparoscopia tradicional para a abordagem da endometriose diafragmática. O emprego da VATS permite a visualização direta dos implantes e dos nódulos, assim como possibilita a ressecção de *blebs* apicais, de implantes parenquimatosos ou de implantes diafragmáticos. Amplas lesões ou nódulos de endometriose profundos no parênquima são mais bem tratados por procedimentos com preservação de parênquima como a ressecção em cunha ou subsegmentectomia.[4]

O tratamento da endometriose diafragmática via laparoscopia tradicional foi inicialmente descrito por Nezhat et al.,[89] em 1992. Os implantes de endometriose diafragmáticos superficiais podem ser tratados com tesoura a frio, energia monopolar, energia bipolar, CO_2 *laser*, ou plasma.[58] Os implantes maiores e as pequenas perfurações devem ser ressecados com sutura do defeito diafragmático. As perfurações diafragmáticas maiores podem ser suturadas, mas a taxa de recorrência pode ser significativa. Nos casos de implantes ou defeitos diafragmáticos grandes, a abordagem via VATS tem um papel importante porque o tamanho do fígado e o limitado espaço subdiafragmático podem não permitir a ressecção completa da doença.[4]

O tratamento da endometriose diafragmática deve ser individualizado, considerando o número, a distribuição e a profundidade das lesões, mas também a presença de sintomas. O conceito básico é maximizar a visualização e então erradicar completamente cada lesão sem abrir o diafragma.[7]

O procedimento deve ser realizado com anestesia geral e intubação com tubo endobrônquico de duplo lúmen, o que possibilita a ventilação independente dos pulmões.[58]

O aspecto inferior do diafragma deve ser explorado sistematicamente durante a laparoscopia para a endometriose pélvica. No caso de pacientes com dor no ombro ou torácica cíclica e/ou pneumotórax ou dispneia catamenial, a avaliação do aspecto torácico também é recomendada utilizando a VATS.[88]

A identificação dos implantes de endometriose diafragmática em sua face posterior é de extrema importância, uma vez que algumas lesões estão escondidas e podem ser causa de persistência de doença e de sintomas.[7]

Para melhor visualização do diafragma, a paciente é posicionada em Trendelenburg reverso e uma ótica de 30 graus deve ser utilizada. No caso de pacientes submetidas à laparoscopia pélvica concomitante, trocartes adicionais de 5 mm são posicionados no quadrante superior direito e/ou esquerdo, de acordo com a localização dos implantes.[7] A mobilização do fígado deve preferencialmente ser realizada para melhorar a exposição para o procedimento cirúrgico. A secção do ligamento redondo e do ligamento falciforme rente à parede abdominal possibilita a liberação do fígado da parede abdominal anterior. O ligamento coronário é dividido até a exposição da veia cava inferior supra-hepática e a veia hepática direita. O ligamento coronário direito e o ligamento triangular direito são divididos lateralmente (abordagem medial para lateral). Na sequência, o fígado é rodado medialmente e a mobilização pode ser realizada de inferior para superior, seccionando o ligamento hepatocólico e hepatorrenal e encontrando a dissecção previamente realizada.[90]

Durante o tempo torácico da VATS, Nezhat et al.[4] sugerem o posicionamento da paciente em decúbito lateral direito ou esquerdo, dependendo da lateralidade da TES. O trocarte de 10 mm para a ótica é posicionado na linha axilar média e dois trocartes auxiliares de 5 mm são posicionados na linha axilar posterior e anterior. A ótica é inserida na cavidade torácica, que é inspecionada. No entanto, uma alternativa é a realização do tempo toracoscópico em decúbito dorsal para evitar a necessidade de reposicionamento da paciente e também para possibilitar o acesso combinado ao mesmo tempo (visão laparoscópica e toracoscópica simultaneamente).

As lesões sentinelas consistem na presença de múltiplas lesões pequenas de endometriose superficial na superfície diafragmática anterior. Segundo Nezhat et al.,[88] a presença dessas lesões indica a possibilidade de haver implantes escondidos na superfície posterior do diafragma, geralmente associados à infiltração profunda. Utilizando o trocarte umbilical para a introdução da ótica, o cirurgião pode claramente avaliar a porção anterior do diafragma direito e quase que completamente o diafragma esquerdo. No entanto, o lobo direito do fígado esconde a área de junção entre o diafragma e a borda posterior do fígado, que é um sítio frequente de implantes de endometriose. Na série de Redwine,[32] as lesões sentinelas estavam presentes em 62,5% dos casos.

As principais abordagens cirúrgicas para o tratamento da endometriose diafragmática estão descritas a seguir.

Laparoscopia Isolada

A utilização da laparoscopia isolada para o tratamento da endometriose diafragmática é uma opção de abordagem cirúrgica. Trata-se de um excelente método de avaliação e tratamento do diafragma não apenas pela alta qualidade de definição de imagem, magnificação e visão direta seletiva, mas também pode alcançar áreas anatômicas de difícil acesso por laparotomia. No entanto, a identificação do trajeto do nervo frênico é de extrema dificuldade[32] e se deve tomar um cuidado adicional nos casos de grandes ressecções sem controle toracoscópico, sobretudo quando os implantes estão mais próximos da linha média.

Há quatro formas para o tratamento das lesões diafragmáticas superficiais: cauterização bipolar (Figura 8.8-3A), vaporização com *laser* CO_2, ablação com plasma ou argônio (Figura 8.8-3B) e ressecção com ou

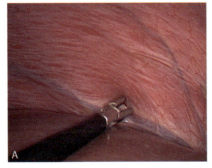 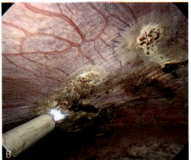

FIGURA 8.8-3 **A,** Coagulação de implantes de endometriose na superfície diafragmática usando energia bipolar. **B,** Vaporização de implantes de endometriose no diafragma utilizando argônio.

sem hidrodissecção. A radicalidade do procedimento pode variar desde uma simples cauterização até a completa peritoniectomia diafragmática.[32,91,92]

A técnica mais antiga foi publicada por Fontaine em 1932, em que se realizava uma hidrodissecção seguida de ressecção local do implante de endometriose. Com o objetivo de separar a lesão peritoneal das estruturas adjacentes, o fluido é injetado diretamente abaixo da superfície peritoneal. Na sequência, a ressecção do implante de endometriose é realizada.[93] Esta técnica é utilizada pelo grupo de Nezhat, em que solução de ringer lactato é injetada utilizando uma agulha 22 gauge e os implantes superficiais de endometriose diafragmática são vaporizados utilizando *laser* CO_2.[89]

Na série de Ceccaroni et al.,[7] a lesão foi tracionada e uma incisão ao redor da doença foi realizada utilizando tesoura bipolar, com o objetivo de separar o peritônio diafragmático do músculo que está abaixo. Posteriormente, a dissecção continuou até a ressecção completa. As lesões superficiais remanescentes foram vaporizadas com argônio.

Por outro lado, Perino et al.[94] avaliaram retrospectivamente nove pacientes tratadas exclusivamente com coagulação bipolar dos implantes. O tempo médio do procedimento a nível diafragmático foi de 10 minutos e nenhuma complicação intra ou pós-operatória foi observada. Apenas uma paciente não apresentou controle satisfatório dos sintomas dolorosos.

A escolha entre cauterização bipolar ou vaporização ainda é um ponto de controvérsia. Tem sido relacionado que as fenestrações diafragmáticas poderiam ser o resultado de necrose tecidual após coagulação térmica. Portanto, baseado na menor penetração e disseminação térmica lateral do *laser* CO_2, em teoria ele poderia reduzir este risco.[95] No entanto, é importante frisar que ambos os procedimentos são opções para o manejo da endometriose diafragmática quando os implantes estão localizados na pars muscularis; não se deve realizar cauterização ou vaporização de implantes localizados no centro tendíneo, pois existe um alto risco de surgimento de fenestrações diafragmáticas nesta topografia *a posteriori*.

Outra técnica descrita consiste na peritoniectomia diafragmática em bloco seguindo a técnica de Sugarbaker, descrita por Chiantera et al.[86] De acordo com os autores, ela permite que o cirurgião possa utilizar a cirurgia minimamente invasiva para explorar e remover o peritônio posterior (na borda posterior do fígado ao nível do espaço de Morrison) com mínimo risco de lesões hepáticas ou sangramento. Em sua série publicada em 2016, incluindo nove casos de endometriose diafragmática, o tempo cirúrgico médio foi de 180 minutos com perda sanguínea média de 100 mℓ.

Finalmente, alguns grupos recomendam o tratamento de implantes diafragmáticos encontrados incidentalmente durante a laparoscopia mesmo em pacientes assintomáticas para evitar, teoricamente, a progressão para nódulos de endometriose profunda.[58,88] Tal conduta pode ser discutível pois agregaria uma possível morbidade à cirurgia em um grupo de pacientes assintomáticas.

Na presença de implantes de endometriose diafragmática transmurais (endometriose profunda acometendo espessura completa do diafragma) (Figura 8.8-1D), a ressecção de toda a espessura diafragmática deve ser realizada seguida de sutura primária do defeito utilizando fio inabsorvível, fio de absorção lenta ou grampos[4,58,88] (Figura 8.8-4). A adequada mobilização hepática possibilita a sutura diafragmática por via laparoscópica abdominal com certa facilidade. O uso de telas normalmente não é necessário, uma vez que mesmo grandes defeitos podem ser aproximados sem tensão e o risco de herniações é pequeno.[32]

Alguns autores[7] recomendam o fechamento diafragmático em dois planos utilizando sutura absorvível.

Ao final do procedimento, para se remover o pneumotórax residual há duas possibilidades: drenagem transdiafragmática sem posicionar dreno de tórax ou drenagem torácica. No caso da drenagem transdiafragmática, um dreno é posicionado dentro do tórax para aspirar o pneumotórax antes de fechar o diafragma. Neste caso, o racional seria deixar a paciente sem drenagem torácica no pós-operatório. O anestesista deve hiperinsuflar o pulmão, o cirurgião assistente deve rapidamente retirar o dreno e o cirurgião principal deve amarrar o fio previamente passado para fechar o defeito diafragmático (Figura 8.8-4). No entanto, nestas pacientes que ficam sem dreno torácico no pós-operatório, pode haver aparecimento de derrame pleural com necessidade de drenagem torácica, uma vez que ocorre um transudato para dentro da cavidade torácica decorrente da reação inflamatória cicatricial nos primeiros dias após a cirurgia.

A drenagem torácica pode ser realizada com dreno torácico fino ou *pigtail*, e normalmente vai ser deixada por um período de 24 a 48 horas, com o intuito de drenar serosidade e eventual pneumotórax residual. Os autores especulam que os orifícios da passagem da agulha da sutura diafragmática podem ser responsáveis pela persistência do pneumotórax por alguns dias

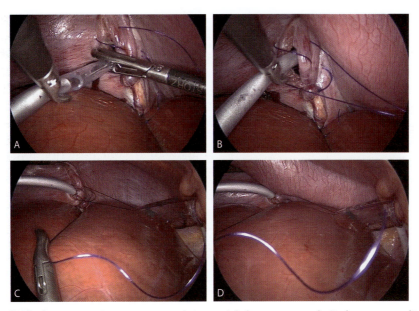

FIGURA 8.8-4 Sutura do diafragma após a ressecção de um nódulo transmural. O dreno transdiafragmático é posicionado com o intuito de se retirar o pneumotórax residual antes de amarrar a sutura e fechar o diafragma.

no pós-operatório. Desta forma, o posicionamento de um selante Hemopatch® sobre a linha de sutura diafragmática pode ajudar a cobrir esses orifícios, o que pode reduzir o tempo de drenagem torácica.

Existem duas possibilidades de abordagem das lesões profundas diafragmáticas: no mesmo tempo da cirurgia para tratamento da endometriose pélvica ou em um segundo tempo. A vantagem de se abordar ambos os procedimentos (pélvico e diafragmático) num mesmo tempo cirúrgico seria o fato de se evitar a necessidade de um segundo procedimento cirúrgico. No entanto, como a maior parte das pacientes portadoras de endometriose diafragmática tem endometriose pélvica severa, existe uma preocupação com relação à extensão da cirurgia quando ambas são realizadas num mesmo momento e, o mais importante, ao risco de uma deiscência da sutura diafragmática no caso de uma fístula da anastomose intestinal no caso de endometriose profunda com acometimento intestinal. Tal situação configuraria um quadro de grande gravidade, com possibilidade de evolução com abscesso/empiema torácico. Desta forma, nossa preferência é abordar a lesão diafragmática em um tempo separado com relação à cirurgia pélvica. Assim, no primeiro procedimento cirúrgico, toda a endometriose pélvica é tratada e os implantes diafragmáticos são inspecionados para melhor planejamento da segunda cirurgia. A paciente é mantida em tratamento medicamentoso por três a seis meses (dependendo do desejo ou não de fertilidade) e a reintervenção a nível diafragmático é realizada após este período, por via laparoscópica isolada ou preferencialmente por abordagem combinada (laparoscópica e toracoscópica).

VATS (Cirurgia Toracoscópica Videoassistida) Isolada

A avaliação da cavidade torácica e da superfície torácica do diafragma deve preferencialmente ser realizada quando a endometriose diafragmática é encontrada, uma vez que o envolvimento diafragmático normalmente é visceral e torácico, e em 50 a 80% dos casos a endometriose torácica está associada.[4,96]

Existem algumas vantagens da abordagem da endometriose diafragmática por VATS: visualização direta dos implantes torácicos, ressecção de lesões diafragmáticas e parenquimatosas, identificação do trajeto do nervo frênico, do mediastino e da veia cava superior.[4,12] Notadamente para os grandes nódulos transmurais próximos ao tendão central, a abordagem toracoscópica é altamente recomendada para evitar lesões ao nervo frênico, pericárdio e veia cava.[97] O nervo frênico (proveniente de C3 a C5) chega ao diafragma do lado direito na parte medial do tendão central, logo lateral e anterior ao forame da veia cava. Este conhecimento é crucial quando se realiza cirurgia diafragmática próximo à linha média. Como seu trajeto diafragmático é profundo, não é visto durante a laparoscopia.

Abordagem Combinada: Laparoscopia e VATS (Figuras 8.8-5 a 8.8-7)

Os implantes diafragmáticos sem perfuração ou pequenos podem ser tratados com segurança e eficácia utilizando a abordagem laparoscópica. No entanto, quando lesões grandes e/ou perfurações diafragmáticas estão presentes, o emprego associado da VATS pode ser de grande valia, permitindo um fácil acesso para a sutura diafragmática e reduzindo, teoricamente, o risco de ressecções incompletas, recorrência e complicações intra e pós-operatórias.[4]

Quando a cavidade torácica está envolvida, a abordagem combinada deve ser realizada para resolver a doença.

Laparotomia ou Toracotomia

O principal estudo envolvendo tratamento laparotômico da endometriose diafragmática foi publicado por Redwine em 2002.[32] Sete pacientes apresentavam implantes diafragmáticos do lado direito e uma apresentava comprometimento bilateral. Todos os nódulos foram ressecados completamente (espessura completa do diafragma) com posterior fechamento do diafragma com sutura contínua. O tamanho médio do espécime cirúrgico foi de 8,8 cm. Ao todo, 87% das pacientes relataram estar completamente livres de sintomas com 4,4 anos de seguimento médio.

Alguns autores indicam a utilização de toracotomia de 5 a 7 cm ao nível do oitavo espaço intercostal para a realização da ressecção diafragmática e reconstrução.[12]

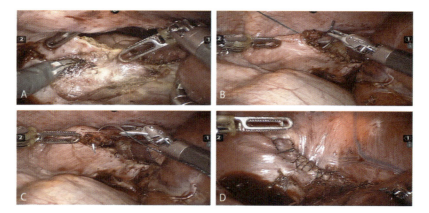

FIGURA 8.8-5 Abordagem de endometriose diafragmática com abordagem combinada. Neste caso, a sutura diafragmática foi realizada por via abdominal com assistência robótica.

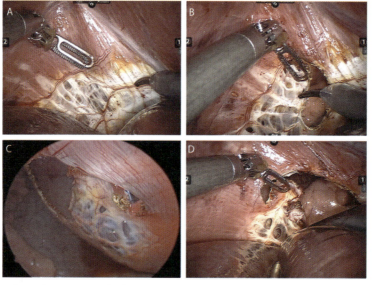

FIGURA 8.8-6 Abordagem de endometriose diafragmática com fenestrações diafragmáticas com abordagem combinada. Neste caso, a sutura diafragmática foi realizada por via abdominal com assistência robótica.

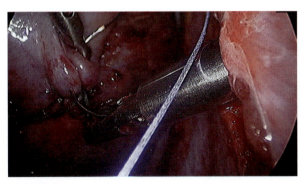

FIGURA 8.8-7 Sutura diafragmática realizada por via toracoscópica.

DOENÇA RECORRENTE

As taxas de recorrência são altas, particularmente quando a terapia hormonal supressiva não é administrada no pós-operatório. No entanto, algumas pacientes desenvolvem recorrência mesmo na vigência de tratamento hormonal. O tratamento mais indicado para pacientes com doença refratária é incerto. Algumas opções incluem:

- Mudança de tratamento hormonal.
- Pleurectomia e repetir pleurodese no caso de pneumotórax ou hemotórax.
- Histerectomia com salpingo-ooforectomia bilateral.[3]

No entanto, a eficácia da histerectomia com salpingo-ooforectomia bilateral é incerta porque alguns relatos de caso sugerem recorrência mesmo com esta abordagem.[39,47,98]

Pneumotórax

O pneumotórax recorre em 8 a 40% das pacientes, apesar da terapia combinada de cirurgia e supressão hormonal.[3,14,17,23,37,40,42] Geralmente, essas taxas são mais altas do que aquelas em pacientes tratados cirurgicamente para pneumotórax espontâneo primário (<5%).

Em uma série retrospectiva de 114 mulheres,[14] com seguimento de três anos que tiveram cirurgia para pneumotórax recorrente, as maiores taxas de recorrência foram observadas naquelas com pneumotórax catamenial e não catamenial relacionado à endometriose, quando comparado com pneumotórax não relacionado à endometriose (32% e 27% *versus* 5%).

Algumas pacientes podem continuar a experimentar dor torácica mensalmente apesar da terapia.[3,39]

Os sintomas persistentes neste cenário presumivelmente são devidos à proliferação cíclica de implantes endometriais pleuropulmonares devido à estimulação hormonal ovariana, embora a dor pós-toracotomia também pode contribuir. Os sintomas residuais podem ser aliviados pela manipulação hormonal.

Hemotórax

Similarmente às pacientes com pneumotórax associado à endometriose, o hemotórax pode recorrer em uma taxa similar apesar do tratamento. Se não foi previamente realizado, pleurectomia e pleurodese para evitar novo acúmulo de sangue no espaço pleural são apropriadas nesta população.[50]

CONSIDERAÇÕES FINAIS

A TES é uma entidade que engloba diferentes apresentações clínicas da endometriose torácica, incluindo o pneumotórax catamenial, o hemotórax catamenial, a hemoptise catamenial, os nódulos endometrióticos intratorácicos, a hérnia diafragmática relacionada à endometriose, a dor torácica catamenial e a efusão pleural relacionada à endometriose. Trata-se de uma apresentação pouco frequente, mas que deve ser considerada nas pacientes com acometimento pélvico severo, sobretudo nas pacientes que apresentam sintomas dolorosos em hipocôndrio direito e no ombro no período menstrual, bem como sintomas respiratórios catameniais. Cada situação específica tem investigação diagnóstica e tratamento distintos. A conscientização sobre esta apresentação clínica da endometriose é de extrema importância para que não haja subdiagnóstico e para que as pacientes possam receber o tratamento específico para sua doença.

Referências Bibliográficas

1. Kondo, W., Ribeiro, R., Trippia, C., Zomer, M.T. Deep infiltrating endometriosis: anatomical distribution and surgical treatment. Rev Bras Ginecol Obstet Jun 2012;34(6): 278-284.
2. Kondo, W., Zomer, M.T., Pinto, E.P., Ribeiro, R., Ribeiro, M.F.C., Trippia, C.R., Trippia, C.H. Deep infiltrating endometriosis: imaging features and laparoscopic correlation. Journal of Endometriosis. 2011;3(4): 197-212.
3. Joseph, J., Sahn, S.A. Thoracic endometriosis syndrome: new observations from an analysis of 110 cases. Am J Med. Feb 1996;100(2): 164-70.
4. Nezhat, C., Main, J., Paka, C., Nezhat, A., Beygui, R.E. Multidisciplinary treatment for thoracic and abdominopelvic endometriosis. JSLS. Jul-Sep 2014;18(3).

5. Jubanyik, K.J., Comite, F. Extrapelvic endometriosis. Obstet Gynecol Clin North Am. Jun 1997;24(2): 411-440.
6. Ceccaroni, M., Clarizia, R., Placci, A. Pericardial, pleural, and diaphragmatic endometriosis. J Thorac Cardiovasc Surg. Nov 2010;140(5): 1189-1190.
7. Ceccaroni, M., Roviglione, G., Giampaolino, P., Clarizia, R., Bruni, F., Ruffo, G., Patrelli, T.S., De Placido, G., Minelli, L. Laparoscopic surgical treatment of diaphragmatic endometriosis: a 7-year single-institution retrospective review. Surg Endosc. Feb 2013;27(2): 625-632.
8. Larraín, D., Suárez, F., Braun, H., Chapochnick, J., Diaz, L., Rojas, I. Thoracic and diaphragmatic endometriosis: Single-institution experience using novel, broadened diagnostic criteria. J Turk Ger Gynecol Assoc. Aug 6 2018;19(3): 116-121.
9. Schwarz, O. Endometriosis of the lung. Am J Obstet Gynecol. 1938;36: 887-889.
10. Brews A. Endometriosis of diaphragm and Meig's syndrome. Proc R Soc Med. 1954;47: 461-468.
11. Maurer. E.R., Schaal, J.A., Mendez, F.L. Jr. Chronic recurring spontaneous pneumothorax due to endometriosis of the diaphragm. J Am Med Assoc. Dec 13 1958;168(15): 2013-2014.
12. Bobbio, A., Canny, E., Mansuet Lupo, A., Lococo, F., Legras, A., Magdeleinat, P., Regnard, J.F., Gompel, A., Damotte, D., Alifano, M. Thoracic endometriosis syndrome other than pneumothorax: clinical and pathological findings. Ann Thorac Surg. Dec 2017;104(6): 1865-1871.
13. Joseph-Vempilly, J. Thoracic endometriosis: pathogenesis, epidemiology, and pathology. Up To Date; 2018.
14. Alifano, M., Jablonski, C., Kadiri, H., Falcoz, P., Gompel, A., Camilleri-Broet, S., Regnard, J.F. Catamenial and noncatamenial, endometriosis-related or nonendometriosis-related pneumothorax referred for surgery. Am J Respir Crit Care Med. Nov 15 2007;176(10): 1048-1053.
15. Guo, S.W., Wang, Y. The prevalence of endometriosis in women with chronic pelvic pain. Gynecol Obstet Invest. 2006; 62(3): 121-130. Epub 2006 Apr 28.
16. Viganò, P., Parazzini, F., Somigliana, E., Vercellini, P. Endometriosis: epidemiology and aetiological factors. Best Pract Res Clin Obstet Gynaecol. Apr 2004;18(2): 177-200. Review.
17. Bagan, P., Le Pimpec Barthes, F., Assouad, J., Souilamas, R., Riquet, M. Catamenial pneumothorax: retrospective study of surgical treatment. Ann Thorac Surg. Feb 2003;75(2): 378-381; discusssion 381.
18. Korom, S., Canyurt, H., Missbach, A., Schneiter, D., Kurrer, M.O., Haller, U., Keller, P.J., Furrer, M., Weder, W. Catamenial pneumothorax revisited: clinical approach and systematic review of the literature. J Thorac Cardiovasc Surg. Oct 2004;128(4): 502-508.
19. Channabasavaiah, A.D., Joseph, J.V. Thoracic endometriosis: revisiting the association between clinical presentation and thoracic pathology based on thoracoscopic findings in 110 patients. Medicine (Baltimore). May 2010;89(3): 183-188.
20. Rousset-Jablonski, C., Alifano, M., Plu-Bureau, G., Camilleri-Broet, S., Rousset, P., Regnard, J.F., Gompel, A. Catamenial pneumothorax and endometriosis-related pneumothorax: clinical features and risk factors. Hum Reprod. Sep 2011;26(9): 2322-2329.
21. Scioscia, M., Bruni, F., Ceccaroni, M., Steinkasserer, M., Stepniewska, A., Minelli, L. Distribution of endometriotic lesions in endometriosis stage IV supports the menstrual reflux theory and requires specific preoperative assessment and therapy. Acta Obstet Gynecol Scand. Feb 2011;90(2): 136-139.
22. Blanco, S., Hernando, F., Gómez, A., González, M.J., Torres, A.J., Balibrea, J.L. Catamenial pneumothorax caused by diaphragmatic endometriosis. J Thorac Cardiovasc Surg. Jul 1998;116(1): 179-180.
23. Marshall, M.B., Ahmed, Z., Kucharczuk, J.C., Kaiser, L.R., Shrager, J.B. Catamenial pneumothorax: optimal hormonal and surgical management. Eur J Cardiothorac Surg. Apr 2005;27(4): 662-666.
24. Visouli, A.N., Zarogoulidis, K., Kougioumtzi, I., Huang, H., Li, Q., Dryllis, G., Kioumis, I., Pitsiou, G., Machairiotis, N., Katsikogiannis, N., Papaiwannou, A., Lampaki, S., Zaric, B., Branislav, P., Porpodis, K., Zarogoulidis, P. Catamenial pneumothorax. J Thorac Dis. Oct 2014;6(Suppl 4): S448-460. doi: 10.3978/j.issn.2072-1439.2014.08.49.
25. Haga, T., Kumasaka, T., Kurihara, M., Kataoka, H., Miura, M. Immunohistochemical analysis of thoracic endometriosis. Pathol Int. Sep 2013;63(9): 429-434.
26. Granberg, I., Willems, J.S. Endometriosis of lung and pleura diagnosed by aspiration biopsy. Acta Cytol. Mar-Apr 1977; 21(2): 295-297.
27. Zaatari, G.S., Gupta, P.K., Bhagavan, B.S., Jarboe, B.R. Cytopathology of pleural endometriosis. Acta Cytol. Mar-Apr 1982;26(2): 227-232.
28. Sevinç, S., Unsal, S., Oztürk, T., Uysal, A., Samancilar, O., Kaya, S.O., Ermete, S. Thoracic endometriosis syndrome with bloody pleural effusion in a 28 year old woman. J Pak Med Assoc. Jan 2013;63(1):114-116.
29. Vinatier, D., Orazi, G., Cosson, M., Dufour, P. Theories of endometriosis. Eur J Obstet Gynecol Reprod Biol. May 2001; 96(1):21-34.
30. Vercellini, P., Abbiati, A., Viganò, P., Somigliana, E.D., Daguati, R., Meroni, F., Crosignani, P.G. Asymmetry in distribution of diaphragmatic endometriotic lesions: evidence in favour of the menstrual reflux theory. Hum Reprod. Sep 2007;22(9): 2359-2367.
31. Witte, A., Guildband, O. Endometriosis of the diaphragm. Diagnostic aspects apropos of a case without pneumothorax. Rev Med Interne. 1995;16(7): 527-532
32. Redwine, D.B. Diaphragmatic endometriosis: diagnosis, surgical management, and long-term results of treatment. Fertil Steril. Feb 2002;77(2): 288-296.
33. Funatsu, K. Catamenial pneumothorax: an example of porous diaphragm syndromes? Chest. Nov 2002;122(5): 1865; author reply 1865.
34. Yamashita, J., Iwasaki, A., Kawahara, K., Shirakusa, T. Thoracoscopic approach to the diagnosis and treatment of diaphragmatic disorders. Surg Laparosc Endosc. Dec 1996;6(6): 485-488.
35. Cooper, M.J., Russell, P., Gallagher, P.J. Diaphragmatic endometriosis. Med J Aust. Aug 2 1999;171(3): 142-143.
36. Cowl, C.T., Dunn, W.F., Deschamps, C. Visualization of diaphragmatic fenestration associated with catamenial pneumothorax. Ann Thorac Surg. Oct 1999;68(4): 1413-1414.
37. Leong, A.C., Coonar, A.S., Lang-Lazdunski, L. Catamenial pneumothorax: surgical repair of the diaphragm and hormone treatment. Ann R Coll Surg Engl. Oct 2006;88(6): 547-549.
38. Soderberg CH, Dahlquist EH. Catamenial pneumothorax. Surgery. Feb 1976;79(2): 236-239.
39. Joseph, J., Reed, C.E., Sahn, S.A. Thoracic endometriosis. Recurrence following hysterectomy with bilateral salpingo-oophorectomy and successful treatment with talc pleurodesis. Chest. Dec 1994;106(6): 1894-1896.

40. Alifano, M., Legras, A., Rousset-Jablonski, C., Bobbio, A., Magdeleinat, P., Damotte, D., Roche, N., Regnard, J.F. Pneumothorax recurrence after surgery in women: clinicopathologic characteristics and management. Ann Thorac Surg. Jul 2011;92(1): 322-326. doi: 10.1016/j.athoracsur.2011. 03.083.
41. Nezhat, C., King, L.P., Paka, C., Odegaard, J., Beygui, R. Bilateral thoracic endometriosis affecting the lung and diaphragm. JSLS. Jan-Mar 2012;16(1): 140-142.
42. Visouli, A.N., Darwiche, K., Mpakas, A., Zarogoulidis, P., Papagiannis, A., Tsakiridis, K., Machairiotis, N., Stylianaki, A., Katsikogiannis, N., Courcoutsakis, N., Zarogoulidis, K. Catamenial pneumothorax: a rare entity? Report of 5 cases and review of the literature. J Thorac Dis. Nov 2012;4(1): 17-31.
43. Redwine, D.B. Was Sampson wrong? Fertil Steril. Oct 2002; 78(4): 686-693.
44. Bouquet De Jolinière, J., Ayoubi, J.M., Gianaroli, L., Dubuisson, J.B., Gogusev, J., Feki, A. Endometriosis: a new cellular and molecular genetic approach for understanding the pathogenesis and evolutivity. Front Surg. May 27 2014;1: 16. doi: 10.3389/fsurg.2014.00016. eCollection 2014.
45. Park, W.W. The occurrence of decidual tissue within the lung; report of a case. J Pathol Bacteriol. Apr 1954;67(2): 563-570.
46. Duke, R., Fawcett, P., Booth, J. Recurrent subarachnoid hemorrhage due to endometriosis. Neurology. May 1995;45(5): 1000-1002.
47. Alifano, M., Roth, T., Broët, S.C., Schussler, O., Magdeleinat, P., Regnard, J.F. Catamenial pneumothorax: a prospective study. Chest. Sep 2003;124(3): 1004-1008.
48. O'Connell, J.T., Mutter, G.L., Cviko, A., Nucci, M., Quade, B.J., Kozakewich, H.P., Neffen, E., Sun, D., Yang, A., McKeon, F.D., Crum, C.P. Identification of a basal/reserve cell immunophenotype in benign and neoplastic endometrium: a study with the p53 homologue p63. Gynecol Oncol. Jan 2001;80(1): 30-36.
49. Mok-Lin, E.Y., Wolfberg, A., Hollinquist, H., Laufer, M.R. Endometriosis in a patient with Mayer-Rokitansky-Küster-Hauser syndrome and complete uterine agenesis: evidence to support the theory of coelomic metaplasia. J Pediatr Adolesc Gynecol. Feb 2010;23(1): e35-37. doi: 10.1016/j.jpag.2009. 02.010. Epub 2009 Jul 8.
50. Joseph-Vempilly, J. Clinical features, diagnostic approach, and treatment of adults with thoracic endometriosis. Up To Date; 2018.
51. Legras, A., Mansuet-Lupo, A., Rousset-Jablonski, C., Bobbio, A., Magdeleinat, P., Roche, N., Regnard, J.F., Gompel, A., Damotte, D., Alifano, M. Pneumothorax in women of child-bearing age: an update classification based on clinical and pathologic findings. Chest. Feb 2014;145(2): 354-360. doi: 10.1378/chest.13-1284.
52. Suzuki, S., Yasuda, K., Matsumura, Y., Kondo, T. Left-side catamenial pneumothorax with endometrial tissue on the visceral pleura. Jpn J Thorac Cardiovasc Surg. May 2006;54(5): 225-227.
53. Peterzan, M., Reynolds, T., Dulay, K., Wooldridge, R. Thoracic endometriosis syndrome manifesting as atraumatic haemothorax causing difficult ventilation under general anaesthesia. BMJ Case Rep. Dec 19 2012.
54. Miranda-Mendoza, I., Kovoor, E., Nassif, J., Ferreira, H., Wattiez, A. Laparoscopic surgery for severe ureteric endometriosis. Eur J Obstet Gynecol Reprod Biol. Dec 2012;165(2): 275-279.
55. Fukuda, S., Hirata, T., Neriishi, K., Nakazawa, A., Takamura, M., Izumi, G., Harada, M., Hirota, Y., Koga, K., Wada-Hiraike, O., Fujii, T., Osuga, Y. Thoracic endometriosis syndrome: Comparison between catamenial pneumothorax or endometriosis-related pneumothorax and catamenial hemoptysis. Eur J Obstet Gynecol Reprod Biol. Jun 2018;225: 118-123.
56. Lee, C.H., Huang, Y.C., Huang, S.F., Wu, Y.K., Kuo, K.T. Thoracic endometriosis: rare presentation as a solitary pulmonary nodule with eccentric cavitations. Thorax. Oct 2009;64 (10):919-20.
57. Celik, A., Aydın, E., Yazıcı, U., Agackıran, Y., Karaoglanoglu, N. A rare case of hemoptysis: intrapulmonary cavitary lesion appearing as a thoracic endometriosis. Case Rep Pulmonol. 2012: 351305.
58. Nezhat, C., Seidman, D.S., Nezhat, F., Nezhat, C. Laparoscopic surgical management of diaphragmatic endometriosis. Fertil Steril. Jun 1998;69(6): 1048-1055.
59. Ghigna, M.R., Mercier, O., Mussot, S., Fabre, D., Fadel, E., Dorfmuller, P., de Montpreville, V.T. Thoracic endometriosis: clinicopathologic updates and issues about 18 cases from a tertiary referring center. Ann Diagn Pathol. Oct 2015;19(5): 320-325.
60. Ishimura, T., Masuzaki, H. Peritoneal endometriosis: endometrial tissue implantation as its primary etiologic mechanism. Am J Obstet Gynecol. Jul 1991;165(1): 210-214.
61. Charles, D. Endometriosis and hemorrhagic pleural effusion. Obstet Gynecol. 1957;3: 309-312.
62. Mobbs, G.A., Sydney, M.B., Pfanner, D.W. Endometriosis of the lung. Lancet. 1963;1: 472-474.
63. Rodman, M.H., Jones, C.W. Catamenial hemoptysis due to bronchial endometriosis. NEJM. 1962;266: 805-808.
64. Sahn, S.A. Catamenial pneumothorax and hemoptysis. Curr Ther Respir Dis. 1986;3: 295-298.
65. Roth, T., Alifano, M., Schussler, O., Magdeleinat, P., Regnard, J.F. Catamenial pneumothorax: chest X-ray sign and thoracoscopic treatment. Ann Thorac Surg. Aug 2002;74(2): 563-565.
66. Bobbio, A., Carbognani, P., Ampollini, L., Rusca, M. Diaphragmatic laceration, partial liver herniation and catamenial pneumothorax. Asian Cardiovasc Thorac Ann. Jun 2007;15(3): 249-251.
67. Rousset, P., Rousset-Jablonski, C., Alifano, M., Mansuet-Lupo, A., Buy, J.N., Revel, M.P. Thoracic endometriosis syndrome: CT and MRI features. Clin Radiol. Mar 2014;69(3): 323-330.
68. Frank, S.J., Friedman, S., Flusberg, M., Wolf, E.L., Stein, M.W. Outside the inside: a review of soft-tissue abnormalities seen on thoracoabdominal computed tomography. Can Assoc Radiol J. Nov 2014;65(4): 327-334.
69. Elliot, D.L., Barker, A.F., Dixon, L.M. Catamenial hemoptysis. New methods of diagnosis and therapy. Chest. May 1985;87(5): 687-688.
70. Kalapura, T., Okadigwe, C., Fuchs, Y., Veloudios, A., Lombardo, G. Spiral computerized tomography and video thoracoscopy in catamenial pneumothorax. Am J Med Sci. Mar 2000;319(3): 186-188.
71. Hope-Gill, B., Prathibha, B.V. Catamenial haemoptysis and clomiphene citrate therapy. Thorax. Jan 2003;58(1): 89-90.
72. Kuo, P.H., Wang, H.C., Liaw, Y.S., Kuo, S.H. Bronchoscopic and angiographic findings in tracheobronchial endometriosis. Thorax. Oct 1996;51(10): 1060-1061.
73. Bateman, E.D, Morrison, S.C. Catamenial haemoptysis from endobronchial endometriosis--a case report and review of

previously reported cases. Respir Med. Mar 1990;84(2): 157-161.
74. Wang, H.C., Kuo, P.H., Kuo, S.H., Luh, K.T. Catamenial hemoptysis from tracheobronchial endometriosis: reappraisal of diagnostic value of bronchoscopy and bronchial brush cytology. Chest. Oct 2000;118(4): 1205-1208.
75. Flieder, D.B., Moran, C.A., Travis, W.D., Koss, M.N., Mark, E.J. Pleuro-pulmonary endometriosis and pulmonary ectopic deciduosis: a clinicopathologic and immunohistochemical study of 10 cases with emphasis on diagnostic pitfalls. Hum Pathol. Dec 1998;29(12): 1495-1503.
76. Alifano, M., Trisolini, R., Cancellieri, A., Regnard, J.F. Thoracic endometriosis: current knowledge. Ann Thorac Surg. Feb 2006;81(2): 761-769.
77. Lee, Y.R., Choi, Y.W., Jeon, S.C., Paik, S.S., Kang, J.H. On the AJR viewbox. Pleuropulmonary endometriosis: CT-pathologic correlation. AJR Am J Roentgenol. Jun 2006;186(6): 1800-1801.
78. Marchiori, E., Zanetti, G., Rodrigues, R.S., Souza, L.S., Souza Junior, A.S., Francisco, F.A., Hochhegger, B. Pleural endometriosis: findings on magnetic resonance imaging. J Bras Pneumol. Nov-Dec 2012;38(6): 797-802.
79. Marchiori, E., Zanetti, G., Rafful, P.P., Hochhegger, B. Pleural endometriosis and recurrent pneumothorax: the role of magnetic resonance imaging. Ann Thorac Surg. Feb 2012;93(2): 696-697; author reply 697-698.
80. Rousset, P., Gregory, J., Rousset-Jablonski, C., Hugon-Rodin, J., Regnard, J.F., Chapron, C., Coste, J., Golfier, F., Revel, M.P. MR diagnosis of diaphragmatic endometriosis. Eur Radiol. Nov 2016;26(11): 3968-3977.
81. Pruksananonda, K., Suwajanakorn, S., Boonkasemsanti, W., Virutamasen, P. Clinical effects of gestrinone for the treatment of pelvic endometriosis in infertile patients. J Med Assoc Thai. Jan 1999;82(1): 9-14.
82. Halvorson, S.A., Ricker, M.A., Barker, A.F., Patton, P.E., Harrison, R.A., Hunter, A.J. Thoracic endometriosis unmasked by ovarian hyperstimulation for in vitro fertilization. J Gen Intern Med. May 2012;27(5): 603-607. doi: 10.1007/s11606-011-1959-3. Epub 2012 Jan 11.
83. Kim, C.J., Nam, H.S., Lee, C.Y., Yum, H.K., Yang, S.H., Seo, K.H., Son, C.H., Kim, D.J., Jang, S.H., Chung, M.P., Park, Y.B., Lee, J.C., Ryu, J.S. Catamenial hemoptysis: a nationwide analysis in Korea. Respiration. 2010;79(4): 296-301
84. Terada, Y., Chen, F., Shoji, T., Itoh, H., Wada, H., Hitomi, S. A case of endobronchial endometriosis treated by subsegmentectomy. Chest. May 1999;115(5):1475-1478.
85. Puma, F., Carloni, A., Casucci, G., Puligheddu, C., Urbani, M., Porcaro, G. Successful endoscopic Nd-YAG laser treatment of endobronchial endometriosis. Chest. Sep 2003;124(3): 1168-1170.
86. Chiantera, V., Dessole, M., Petrillo, M., Lucidi, A., Frangini, S., Legge, F., Scambia, G., Mechsner, S. Laparoscopic En Bloc Right Diaphragmatic Peritonectomy for Diaphragmatic Endometriosis According to the Sugarbaker Technique. J Minim Invasive Gynecol. Feb 1 2016;23(2):198-205.
87. Veeraswamy, A., Lewis, M., Mann, A., Kotikela, S., Hajhosseini, B., Nezhat, C. Extragenital endometriosis. Clin Obstet Gynecol. Jun 2010;53(2): 449-466. doi: 10.1097/GRF.0b013e3181e0ea6e.
88. Nezhat, C., Nicoll, L.M., Bhagan, L., Huang, J.Q., Bosev, D., Hajhosseini, B., Beygui, R.E. Endometriosis of the diaphragm: four cases treated with a combination of laparoscopy and thoracoscopy. J Minim Invasive Gynecol. Sep-Oct 2009;16(5): 573-580.
89. Nezhat, F., Nezhat, C., Levy, J.S. Laparoscopic treatment of symptomatic diaphragmatic endometriosis: a case report. Fertil Steril. Sep 1992;58(3): 614-616.
90. Ikoma, N., Itano, O., Oshima, G., Kitagawa, Y. Laparoscopic liver mobilization: tricks of the trade to avoid complications. Surg Laparosc Endosc Percutan Tech. Feb 2015;25(1): e21-23.
91. Ciriaco, P., Negri, G., Libretti, L., Carretta, A., Melloni, G., Casiraghi, M., Bandiera, A., Zannini, P. Surgical treatment of catamenial pneumothorax: a single centre experience. Interact Cardiovasc Thorac Surg. Mar 2009;8(3): 349-352.
92. Roman, H., Quibel, S., Auber, M., Muszynski, H., Huet, E., Marpeau, L., Tuech, J.J. Recurrences and fertility after endometrioma ablation in women with and without colorectal endometriosis: a prospective cohort study. Hum Reprod. Mar 2015;30(3): 558-568.
93. Fontaine, R., Herrmann, L.G. Clinical and experimental basis for surgery of pelvic sympathetic nerves in gynecology. Surg Gynecol Obstet 1932;54: 133-163.
94. Perino, A., Calagna, C., Rotolo, A., Trapani, A., Triolo, M., Forlani, F., Minella, G., Cucinella, G. Laparoscopic management of diaphragmatic endometriosis: what can we learn. Giornale Italiano di Ostetricia e Ginecologíaç. 2013;35(6): 754-759.
95. Nirgianakis, K., Lanz, S., Imboden, S., Worni, M., Mueller, M.D. Coagulation-Induced Diaphragm Fenestrations after Laparoscopic Excision of Diaphragmatic Endometriosis. J Minim Invasive Gynecol. Jul-Aug 2018;25(5): 771-772.
96. Honoré, G.M. Extrapelvic endometriosis. Clin Obstet Gynecol. Sep 1999;42(3): 699-711.
97. Roman, H., Darwish, B., Provost, D., Baste, J. Laparoscopic management of diaphragmatic endometriosis by three different approaches. Fertil Steril. Aug 2016;106(2): e1.
98. Alifano, M., Vénissac, N., Mouroux, J. Recurrent pneumothorax associated with thoracic endometriosis. Surg Endosc. Jul 2000;14(7): 680.

Capítulo 8.9

Cirurgia Robótica em Endometriose

Mariano Tamura Vieira Gomes, Gustavo Anderman Silva Barison e Renato Moretti Marques

INTRODUÇÃO

O uso da laparoscopia tem permitido, nas últimas décadas, a realização de procedimentos cirúrgicos por meio de pequenas incisões e com visão magnificada, proporcionando um tratamento adequado, com menor morbimortalidade perioperatória, somada a um menor tempo de internação e recuperação mais rápida em relação à laparotomia. Sua aplicação em cirurgia ginecológica segue consolidada, com contraindicações relativas e limites sucessivamente ultrapassados.[1]

A cirurgia robótica, também designada laparoscopia robô-assistida, é um avanço tecnológico da laparoscopia e apresenta-se como plataforma para novas ferramentas e interações no campo da cirurgia minimamente invasiva.[2,3] Vem sendo progressivamente incorporada ao arsenal terapêutico ginecológico, pois demonstra-se segura e eficaz. Oferece instrumentos com movimentos precisos, podendo ajudar na *performance* cirúrgica e, por isso, seu papel na ginecologia e no tratamento de doenças complexas como a endometriose tem gerado interesse cada vez maior da comunidade cirúrgica, em especial quando há necessidade de dissecções delicadas e sutura.

As características dessa plataforma são: visão magnificada e tridimensional do campo cirúrgico; manipulação intuitiva dos instrumentos, que reproduzem os movimentos dos antebraços, punhos e dedos do cirurgião; articulação distal das pinças com grande ângulo de movimento; comandos com filtro de tremor; programação de intensidade da resposta dos instrumentos; e mecanismos para bloqueio de movimentos abruptos ou quando os olhos do cirurgião não estão no visor. Destaca-se, também, a condição ergonômica do cirurgião, sentado junto ao console, com seu trabalho favorecido em procedimentos delicados e/ou prolongados, e a sua autonomia, pois, a partir do console operatório, tem-se controle constante e direto do conjunto de óticas/câmera e de duas ou três pinças cirúrgicas, a depender do caso. Há, ainda, sistemas robóticos conectados a dois consoles, que ficam lado a lado e podem ser úteis em procedimentos com etapas compartilhadas por cirurgiões de diferentes especialidades, ou então, utilizados para monitoramento e ensino do cirurgião em treinamento. A cirurgia robótica por portal único também é uma realidade em nosso meio.[4]

Trata-se de uma ferramenta cirúrgica com diversas possibilidades, mas também com características que devem ser conhecidas para o seu uso com segurança. Deve-se ressaltar que todos os cirurgiões, independentemente de suas habilidades prévias, passam por um período inicial de adaptação, pois essa plataforma tem particularidades inerentes. Durante a curva de aperfeiçoamento, devem ser auxiliados por cirurgiões experientes e já familiarizados com a tecnologia (*proctors*), sempre presentes na sala operatória, preservando a segurança da paciente.[5] Durante o procedimento, caso as pinças não estejam sendo visualizadas o tempo todo, corre-se o risco de lesões intra-abdominais, pois a extensão dos movimentos é ampla e os braços robóticos podem transmitir força às pinças. Como não há retorno tátil ao cirurgião, é imperativo ter os instrumentos sob sua visão. Além disso, o cirurgião deve acostumar-se a trabalhar a uma distância de poucos metros da paciente e da equipe, sentado ao console. E como principal desvantagem do sistema robótico, destaca-se o seu alto custo.

O SISTEMA ROBÓTICO

Foi a partir de 2005, com a aprovação do da Vinci® pelo FDA (Food and Drug Administration), que a aplicação na Ginecologia cresceu exponencialmente. No Brasil, a ANVISA (Agência Nacional de Vigilância Sanitária) autorizou o uso do da Vinci® em 2006, e, desde então, o sistema robótico vem sendo gradualmente disponibilizado em instituições privadas e públicas. O da Vinci® Si foi lançado em 2009, e o mais recente modelo no mercado é o da Vinci® Xi, disponível no Brasil desde 2017. Caracteriza-se por um sistema ótico menos calibroso (8 mm) e pela maior versatilidade dos movimentos da torre e dos braços do robô.

O conhecimento de todo o sistema robótico e seu funcionamento, assim como sua manutenção e manuseio, exige treinamento adequado e específico da equipe de enfermagem, além da equipe cirúrgica, diminuindo as chances de avarias por mau uso. Todos em sala precisam estar habituados a procedimentos robóticos, pois o cirurgião deixa o campo operatório para sentar-se ao console. Então, monitoramento da paciente, auxílio laparoscópico, manipulação uterina, troca de pinças, colocação e retirada de material cirúrgico, retirada de peças para anatomopatológico, tudo é feito pelo(s) auxiliar(es), com ajuda do instrumentador.

O sistema é formado por três componentes: console do cirurgião, coluna de vídeo e energia (*Insite Vision System*) e torre (*cart*) com os braços do robô.

O console (Figura 8.9-1) é de onde o cirurgião controla, sentado, os braços robóticos, com pinças e endoscópio (composto por duas óticas). Nele, o cirurgião tem acesso a lentes com visão binocular HD (*high definition*) em 3D (Figura 8.9-2) e, por meio de controles manuais (Figura 8.9-3) e pedais, comanda os braços robóticos e as fontes de energia. Posiciona-se na sala afastado da mesa de intrumentos e da paciente, fora do campo estéril.

A coluna de vídeo e energia (*Insite Vision System* – Figura 8.9-4) é o sistema de imagem que permite visão estereoscópica, por meio de óticas paralelas de 4 mm em um endoscópio rígido de 8 mm (da Vinci® Xi). Tal conjunto é composto também por uma fibra para conduzir a luz da coluna até a ponta do endoscópio. O endoscópio

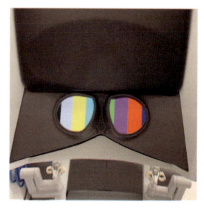

FIGURA 8.9-2 Lentes do console, com visão binocular em 3D.

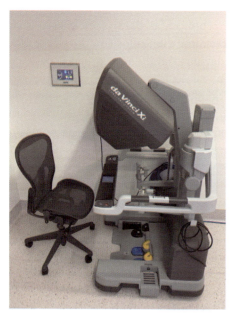

FIGURA 8.9-1 Console do robô, de onde o cirurgião controla os movimentos dos braços robóticos.

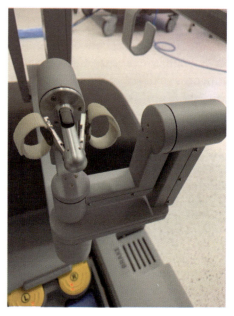

FIGURA 8.9-3 *Grips* ou controles manuais do console, que reproduzem os movimentos das mãos do cirurgião.

Cirurgia Robótica em Endometriose **247**

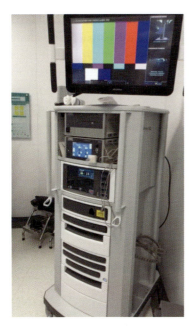

FIGURA 8.9-4 A coluna robótica ou *Insite Vision System*.

robótico apresenta um termorregulador, que permite que o sistema controle a temperatura da lente, reduzindo embaçamentos durante o ato cirúrgico. Além disso, a coluna de vídeo permite magnificação da imagem em até 10 a 15 vezes, com opção de alta definição (HD). Na coluna, localiza-se também o gerador de energia, que disponibiliza energia monopolar e bipolar. Os modelos mais recentes têm introduzido também dispositivos de energia bipolar avançada e energia ultrassônica.

O terceiro componente do sistema é a torre do robô (Figura 8.9-5), composta por 4 braços, nos quais são acoplados os instrumentos articulados robóticos. Os braços conectam-se aos trocartes, de forma que um dos braços sustenta o endoscópio e os demais, as pinças cirúrgicas. Apresentam mobilidade versátil, permitindo movimentos amplos e precisos. As pinças (Figura 8.9-6) reproduzem os movimentos realizados pelos controles manuais do cirurgião no console. Por fim, os braços, o endoscópio e os demais instrumentos são intercambiáveis, permitindo alteração do seu posicionamento em diferentes procedimentos e planejamentos de punções.

A SALA ROBÓTICA E SEU PREPARO

Posicionamento da Paciente

A paciente é colocada em posição semiginecológica, com os membros inferiores discretamente flexionados na coxa e no joelho, apoiados em perneiras pneumáticas. Os braços são posicionados ao longo do seu corpo, com protetores nas mãos, para evitar lesões inadvertidas dos quirodáctilos. Deve-se também assegurar que a paciente esteja presa na mesa cirúrgica, evitando seu deslizamento mediante o posicionamento em Trendelenburg, indicado para o ato cirúrgico pélvico.

Posicionamento dos Trocartes e Início da Cirurgia

Recomenda-se a punção inicial a aproximadamente 20 cm do órgão alvo. No modelo robótico da Vinci®

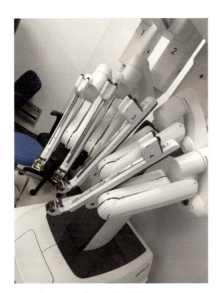

FIGURA 8.9.5 A torre do robô Xi, composta por quatro braços.

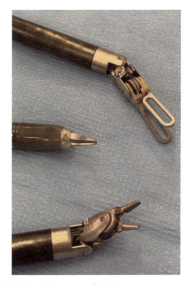

FIGURA 8.9-6 As pinças robóticas, que possuem articulações versáteis e amplas.

Xi, todos os trocartes têm 8 mm de diâmetro. Em ginecologia, padronizamos a punção umbilical como a inicial para a grande maioria dos procedimentos (Figura 8.9-7). Isso porque o umbigo geralmente se localiza a aproximadamente 20 cm do útero ou órgão pélvico alvo, coincidindo com a normatização preconizada. Mediante massas pélvicas volumosas ou pacientes brevilíneas, por vezes, são necessárias punções mais altas, para que se mantenha a distância adequada para o trabalho e movimentos das pinças.

As demais punções são realizadas sob visão direta e os trocartes então posicionados, num total de até três punções acessórias robóticas. As punções robóticas podem ser em W (Figura 8.9-8), lineares, em arco ou triangulares (Figura 8.9-9) em relação à punção inicial, a depender da inspeção intra-abdominal e do planejamento cirúrgico. É importante salientar que as punções devem manter uma distância de 8 a 10 cm entre elas, para evitar colisões dos braços do robô e limitações de movimento. Uma punção laparoscópica de 5 ou 10 mm para o auxiliar pode ser realizada entre as punções robóticas, idealmente triangulada e distando entre 8 a 10 cm da punção robótica, em que se pode inserir um instrumento laparoscópico para auxílio durante a cirurgia.[2] Temos aí uma etapa crítica; caso as punções não sejam bem planejadas, limitarão o cirurgião durante todo o procedimento.

Conexão do Robô (*Docking*)

Consiste na aproximação da torre do robô à paciente e o acoplamento dos braços robóticos aos trocartes, de forma a permitir adequada articulação, para que a cirurgia seja bem realizada. Depois do posicionamento dos braços, a conexão inclui a introdução dos instrumentos robóticos em cada trocarte. O procedimento é feito em campo cirúrgico pelo cirurgião e seu auxiliar devidamente capacitado (Figuras 8.9-10A e B). Trata-se de etapa que exige conhecimento da tecnologia e do sistema robótico e que, portanto, demanda treinamento de toda a equipe, pois a inexperiência aumenta o tempo cirúrgico nesse momento e pode levar ao mau posicionamento dos braços e instrumentos. O *docking* adequado, realizado por equipe devidamente treinada, não ultrapassa 5 minutos. Em cirurgia ginecológica, no caso do modelo Si, optamos por co-

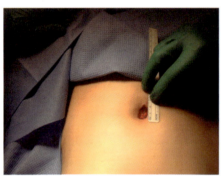

FIGURA 8.9-7 A punção umbilical é padronizada para o trocarte inicial, por se posicionar, na maioria das vezes, a aproximadamente 20 cm do órgão pélvico alvo.

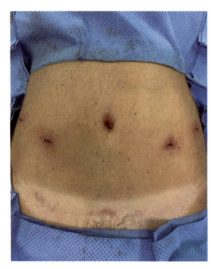

FIGURA 8.9-8 Incisões em W, para cirurgia oncológica, permitindo linfadenectomia em abdome inferior e superior.

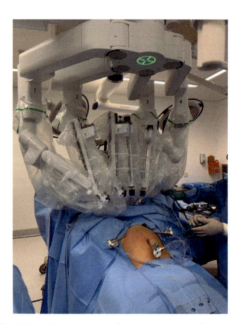

FIGURA 8.9-9 Punções robóticas para histerectomia, trianguladas em relação à punção inicial, mantendo-se sempre a distância de 8 a 10 cm entre elas.

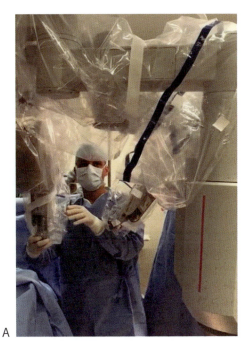
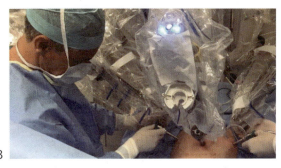

FIGURA 8.9-10 A, No *docking*, o cirurgião, com ajuda da equipe de enfermagem, aproxima a torre robótica e os braços robóticos à mesa cirúrgica. **B,** O acoplamento dos braços robóticos aos trocartes no modelo Si.

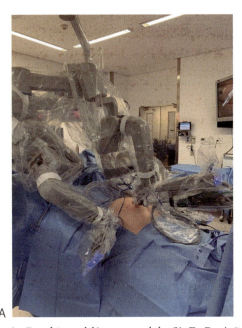
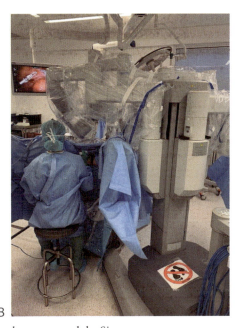

FIGURA 8.9-11 A, *Docking* oblíquo, modelo Si. **B,** Posição dos braços, modelo Si.

nectar o robô em posição oblíqua à esquerda da paciente, de tal forma a criar espaço e ergonomia para um auxiliar entre as pernas da paciente, que irá manipular o útero (Figuras 8.9-11A e B). Ainda no caso do Si, mediante a necessidade de acesso ao abdome superior, a torre do robô necessita ser reposicionada para articulação dos braços e pinças em direção ao abdome superior. A torre do modelo Xi apresenta um eixo único, denominado *Boom*, de onde saem todos os braços robóticos, permitindo a aproximação da torre à paciente transversalmente pela lateral esquerda; isto possibilita, também, a rotação e o direcionamento dos braços robóticos para eventual acesso ao abdome superior (Figuras 8.9-12A e B).

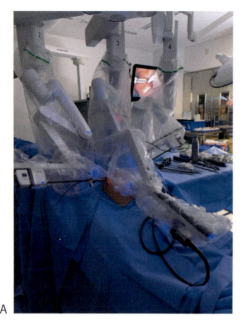 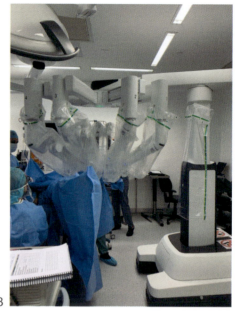

FIGURA 8.9-12 **A**, *Docking* lateral, modelo Xi. **B**, Destaque ao *Boom*, com todos os braços robóticos provenientes de um mesmo eixo, modelo Xi.

Ergonomia do Cirurgião

Após a conexão do robô no campo operatório, o cirurgião senta-se ao console, de onde irá conduzir o procedimento cirúrgico. Embora o fato de estar sentado favorecer a ergonomia, quando sentado erroneamente, em procedimentos complexos e de longa duração, o cirurgião pode desgastar-se fisicamente. A posição ideal no console é com as colunas lombar, torácica e cervical alinhadas, sem curvar-se (Figura 8.9-13). A cadeira deve estar posicionada a uma distância suficiente para permitir acesso confortável aos pedais e controles manuais. O treinamento e a familiaridade do cirurgião com o console também são fundamentais para que o mesmo mantenha-se, por meio de reposicionamento (*clutch*), em postura adequada.

APLICAÇÃO DA ROBÓTICA EM ENDOMETRIOSE

A via de acesso considerada padrão-ouro para o tratamento da endometriose é a laparoscopia.[6,7] A cirurgia pode ser bastante desafiadora, principalmente nos casos de endometriose profunda acometendo diferentes órgãos, compartimentos e estruturas delicadas, como nervos, diafragma e ureter. Exige conhecimento e identificação da anatomia abdominopélvica e retroperitonial e habilidades avançadas. Nesse contexto, o advento da cirurgia robótica pode representar mais uma alternativa no combate a essa complexa doença.[8]

Importante salientar que, apesar de laparoscopia robô-assistida ter sido demonstrada como segura e eficaz, seu uso no tratamento da endometriose ainda não tem suas indicações e benefícios completamente estabelecidos, com poucos estudos prospectivos na literatura comparando seus resultados aos da laparoscopia.

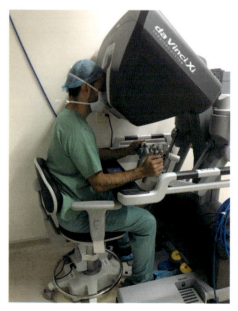

FIGURA 8.9-13 Posição ergonômica do cirurgião ao console.

Abo et al. demonstraram que o manejo cirúrgico da endometriose profunda é viável e seguro por cirurgia robótica, porém sem dados suficientes para embasar superioridade em relação à laparoscopia sem o robô.[9]

Nezhat et al. compararam alguns parâmetros perioperatórios entre as vias laparoscópica e robótica e não encontraram diferença em relação a perda sanguínea e taxa de complicações, porém observaram maior tempo operatório no grupo das cirurgias robóticas.[10] Chen et al., em metanálise publicada em 2016, também não encontraram diferença significativa de perdas sanguíneas, complicações e tempo de internação das pacientes, em relação à cirurgia laparoscópica convencional.[11]

O trabalho de Sussfeld et al. destacou algumas vantagens em relação à laparoscopia convencional, como visão 3D, estabilidade e precisão dos braços, filtro de tremor e melhor ergonomia cirúrgica.[12] Cela et al. demonstraram menor taxa de conversão para laparotomia na cirurgia robótica, quando comparada à laparoscopia, sem alteração de tempo cirúrgico, perda sanguínea e complicações perioperatórias.[13]

Nota-se que a cirurgia robótica tem se apresentado como uma alternativa segura no tratamento de afecções ginecológicas, incluindo a endometriose. Acreditamos que o seu uso tenha indicação nos casos complexos da doença, em associação com outros procedimentos (p. ex., miomectomia), em procedimentos prolongados e em situações que podem ser desafiadoras para o acesso laparoscópico convencional, como as pacientes obesas. É fundamental, porém, que haja progressiva redução dos custos, para que a tecnologia ganhe escala em nosso meio e possa demonstrar custo-efetividade. Esperamos, também, que centros e cirurgiões com alto volume possam, com a técnica, demonstrar os melhores resultados. Por fim, estudos bem desenhados e conduzidos, buscando desfechos relevantes e mensuráveis, trarão cada vez mais luz ao conhecimento médico e sua aplicação em prol dos pacientes no campo da cirurgia minimamente invasiva, no qual a cirurgia robótica se insere.

Referências Bibliográficas

1. Cho, J.E., Shamshirsaz, A.H., Nezhat, C. New technologies for reproductive medicine: laparoscopy, endoscopy, robotic surgery and gynecology. A review of the literature. Minerva Ginecol 2010;62(2): 137-167.
2. Advincula, A.P., Falcone, T. Laparoscopic robotic gynecologic surgery. Obstet Gynecol Clin North Am 2004;31: 599-609.
3. Yohannes, P., Rotariu, P., Pinto, P., Smith, A.D., Lee, B.R. Comparison of robotic versus laparoscopic skills: is there a difference in the learning curve? Urology 2002;60(1): 39-45.
4. Gomes, M.T.V., Machado, A.M.N., Podgaec, S., Barison, G.A.S. Initial experience with single-port robotic hysterectomy. Einstein 2017;15(4): 476-480.
5. Gomes, M.T.V., Costa Porto, B.T.D., Parise Filho, J.P., Vasconcelos, A.L., Bottura, B.F., Marques, R.M. Safety model for the introduction of robotic surgery in gynecology. Rev Bras Ginecol Obstet 2018;40(7):397-402.
6. Bailey, H., Ott, M., Hartendorp, P. Aggressive surgical management for advanced endometriosis. Dis Colon Rectum 1994;37: 747-753.
7. Meuleman, C., Tomassetti, C., Gaspar, M., Van Cleynenbreugel, B., D`Hoore, A., D`Hooghe, T. Laparoscopic treatment of endometriosis. Minerva Ginecol 2013;65(2): 125-142.
8. Gala, R.B., Margulies, R., Sung, V. Systematic Review of Robotic Surgery in Gynecology: Robotic Techniques Compared with Laparoscopy and Laparotomy. JMIG, 2014;21(3): 353-361.
9. Abo, C., Roman, H., Bridouxc, V., Huet, E., Tuechc, J.J., Resch, B., Stochino, E., Marpeau, L., Darwish, B. Management of deep infiltrating endometriosis by laparoscopic route with robotic assistance: 3-year experience. Journal de Gynecologie Obstetrique et Biologie de la Reproduction. 2017;46(1): 9-18.
10. Nezhat, C.R., Stevens, A., Balassiano, E., Soliemannjad, R. Robotic-Assisted Laparoscopy vs Conventional Laparoscopy for the Treatment of Advanced Stage Endometriosis. JMIG 2015; 22: 40-44.
11. Chen, S.H., Li, Z.A., Du, X.P. Robot-assisted versus conventional laparoscopic surgery in the treatment of advanced stage endometriosis: a meta-analysis. Clin Exp Obstet Gynecol 2016;43(3): 422-426.
12. Sussfeld, J., Segaert, A., Rubor, C., Collinet, P. Role of robotic surgery in the management of deep infiltrating endometriosis. Minerva Ginecol 2016;68(1): 49-54.
13. Cela, B., Obino, M.E., Sergiampietri, C., Simi, G., Papini, F., Pinelli, S., Freschi, L., Artini, P. The role of robotics in the management of endometriosis. Minerva Ginecol 2017;69(5): 504-516.

Capítulo 8.10

Prevenção da Recidiva Pós-operatória

Márcia Mendonça Carneiro, Ivete de Ávila e Márcia Cristina França Ferreira

INTRODUÇÃO

A endometriose compromete a qualidade de vida e pode levar a desgaste físico e/ou mental das pacientes acometidas, especialmente porque são frequentes as falhas diagnósticas e o atraso entre o início dos sintomas até a confirmação e início do tratamento da doença. Embora a melhor abordagem terapêutica para a endometriose ainda não tenha sido estabelecida, a cirurgia associada ao tratamento medicamentoso permanece como opção principal. A cirurgia, em geral, é conservadora, visto que a maioria das mulheres está em idade reprodutiva e muitas ainda não possuem prole definida ou são inférteis.

Estudos recentes, todavia, sugerem que a taxa de recorrência da endometriose, após tratamento cirúrgico, é de 21,5% após 2 anos e 40-50% 5 anos após a intervenção, com efeitos adversos sobre a qualidade de vida e fertilidade. Além disso, a probabilidade de nova internação para procedimentos cirúrgicos adicionais é de 27%, sendo que até metade das mulheres necessita de reintervenções cirúrgicas. Estima-se que 27% das portadoras são submetidas a três ou mais operações. Levando-se em consideração a morbidade, os custos para o sistema de saúde e os efeitos adversos sobre a fertilidade oriundos de cirurgias ovarianas repetidas, parece não haver dúvida de que a prevenção da recorrência das lesões e dos sintomas da doença é fundamental para a melhora da dor, da fertilidade e dos escores de qualidade de vida.

Importante ressaltar que a taxa de recorrência varia conforme a definição de recorrência seja a presença de sintomas ou de sinais clínicos objetivos, assim como o tipo de endometriose, estadiamento, técnica cirúrgica, *expertise* da equipe e tempo de seguimento entre outros possíveis fatores que certamente influem o risco de recorrência.

Definição

Entendemos por recidiva de endometriose após o tratamento cirúrgico quando ocorre a recaída dos sintomas de dor pélvica, a ausência de melhorar da infertilidade ou o achado de lesões de endometriose nos exames de imagem ou em novas cirurgias.

Incidência

A incidência de recorrência pós-operatória é muito variável, conforme conceituação e tempo de seguimento. Em geral, podemos considerar que o risco da recidiva de qualquer forma ou sintoma da endometriose é de 20% após 2 anos da primeira cirurgia e cerca de 50% em 5 anos.

Há vários fatores que podem contribuir para esta alta taxa de recorrência:

- As cirurgias são citorredutoras e não curativas, demandando estratégicas terapêuticas de longo prazo no pós-operatório na busca de influenciar fatores da história natural desta doença que tende a reaparecer (Vercellini et al., 2010).
- A endometriose é uma doença inflamatória crônica com etiologia incerta e, assim, tem tratamentos medicamentosos sintomáticos de eficácia variável, com efeitos adversos que com frequência são descontinuados.
- Devemos considerar as falhas em reconhecer a presença de outras condições diferentes de endometriose antes do tratamento cirúrgico que invariavelmente levam a recorrência ou persistência dos sintomas de dor apesar das terapias eficazes para endometriose.

PATOGÊNESE DA RECORRÊNCIA

Aparentemente, há duas possibilidades que resultam no retorno das lesões endometrióticas: (1) crescimento de lesões residuais ou células que não foram completamente removidas, ou crescimento de lesões microscópicas que passaram despercebidas durante a cirurgia; e (2) formação de novas lesões a partir da menstruação retrógrada. A recorrência ainda resultar da combinação de ambos os mecanismos. A patogênese da recorrência das lesões permanece desconhecida assim como a da endometriose em si.

A recorrência dos sintomas, todavia, parece mais complexa. Embora tenha sido demonstrada uma correlação entre localização anatômica das lesões e dor (Ávila et al., 2015), a recorrência de dor não necessariamente se traduz em retorno da lesão naquele local.

Há vários fatores de risco descritos na literatura, alguns inclusive conflitantes, o que pode ser explicado pelas diferenças e, *expertise* da equipe, nos procedimentos cirúrgicos, desfecho utilizado, bem como o tempo de seguimento. Como um dos mecanismos de recorrência é a formação de novas lesões a partir da menstruação retrógrada, a recidiva pode ocorrer durante a menstruação.

DIAGNÓSTICO

O diagnóstico de recorrência de endometriose segue basicamente os mesmos critérios do primeiro diagnóstico da enfermidade. Assim, segue-se também as mesmas questões que interferem no primeiro diagnóstico da doença, como, por exemplo, pouca correlação entre sintomas e lesões, o que tem levado pesquisadores a avaliar a recorrência das duas manifestações separadamente. Os diferentes estudos definem o que considerararam recorrência de endometriose de formas diversas: recorrência da dor, alterações sugestivas ao exame físico, recorrência da lesão ao exame de imagem e recorrência comprovada histologicamente por nova abordagem cirúrgica.

O seguimento pós-operatório deve se basear em anamnese e exame físico feitos sistemática e detalhadamente, objetivando identificar precocemente recorrência de sintomas ou lesões. Embora faltem estudos definitivos, a pontuação na classificação da ASRM, a dismenorreia pré-operatória, a ausência de melhora da dor no pós-operatório e idade jovem parecem estar relacionadas a maior risco de recorrência da endometriose. Ao exame pélvico, podem ser detectados sensibilidade pélvica, retroversão uterina fixa, ligamentos uterossacros sensíveis ou ovários aumentados, achados que determinam ampliação da propedêutica para recorrência de lesão.

Até o momento, embora um grande número de marcadores tenham sido estudados, nenhum teste laboratorial é comprovadamente útil para o diagnóstico de endometriose. No entanto, a dosagem sérica de CA125 pode ter valor no controle da endometriose já diagnosticada e tratada. Seu desempenho como teste diagnóstico é fraco, principalmente nos estádios iniciais da doença, mas sua elevação após tratamento cirúrgico deve alertar para presença de novas lesões.

Embora as lesões peritoneais superficiais não sejam visíveis à ultrassonografia nem à ressonância magnética, os exames de imagem permanecem como as principais formas de identificação de recorrência. O aspecto das lesões recorrentes é basicamente o mesmo classicamente descrito para diagnóstico inicial. No entanto, achados como fibrose, aderências ou coleções pós-operatórias podem dificultar a avaliação.

Até o momento, não há dados que definam o melhor entre os dois métodos para detectar recorrência de endometriose após cirurgia. Alguns autores advogam o uso da ressonância para este fim, mas não há estudos que comprovem uma superioridade. Tais recomendações se baseiam na possibilidade de se analisar todos os compartimentos e de identificar componente hemático nos tecidos. Mas há que se considerar também a questão de custo-efetividade. Atualmente, admite-se a mesma recomendação feita para o diagnóstico inicial, sendo a ressonância particularmente indicada nos casos duvidosos à ultrassonografia.

Na USTV, a recorrência do endometrioma ovariano é definida pela presença de cisto com aparência típica de endometrioma (conteúdo denso, homogêneo, com ou sem septos e focos ecogênicos na parede) e um diâmetro maior que 10 mm, embora vários estudos considerem somente cistos maiores que 20 mm de diâmetro como endometriomas recorrentes. Na RNM, o endometrioma tipicamente apresenta-se hiperintenso em sequências T1 que persistem após supressão de gordura. Caracteristicamente, há o efeito *shading*, que se constitui num decréscimo de sinal de T1 para T2.

Lesões profundas infiltrativas no recesso retouterino, parede vaginal, septo retovaginal, retossigmoide e região retrocervical, incluindo ligamentos uterossacros e *torus uterinus*, podem ser identificadas ao ultrassom, como nódulos geralmente hipoecogênicos, algumas vezes mal delimitados, infiltrando a parede do órgão ou estrutura. A presença dor à compressão com o transdutor, bastante sugestiva de endometriose no diagnóstico inicial (pré-operatório), pode ser ocasionada por complicações pós-operatórias, dependendo do intervalo em que se realiza o exame. As lesões intestinais são mais frequentes no retossigmoide, apêndice, ceco e íleo distal, e invadem as alças de fora para dentro. Usualmente, as cicatrizes de cirurgias intestinais são discretas e apresentam imagens hiperecogênicas puntiformes, sendo distinguíveis de lesões recorrentes ou persistentes. Outras caracterísitcas, como o *moose anthler* ou *indian headdress sign*, o sinal do cometa e o sinal da pirâmide podem auxiliar na diferenciação de lesões recorrentes de imagens causadas por fibrose e aderências pós-operatórias.

À ressonância magnética, as lesões profundas infiltrativas nativas geralmente aparecem rodeadas de tecido fibroso e músculo liso, geralmente causando isointensidade ao músculo em T1 e T2. Focos hemorrágicos ou tecido glandular podem aparecer como focos hiperintensos. As lesões recorrentes apresentam achados similares, mas a RNM pode auxiliar na distinção de fibrose, que geralmente apresenta sinal de muito baixa intensidade em T2, enquanto lesões com focos hemorrágicos podem apresentar focos hiperintensos.

Sinais de acometimento ureteral por endometriose, como hidronefrose, podem também ser causados por complicações ou iatrogenia cirúrgica. De forma semelhante, o achado de nódulo em parede vesical ou recesso vesicouterino pode representar fibrose e não recorrência. Por esta razão, o radiologista deve ter muito cuidado ao diagnosticar a recorrência. Em algumas localizações, como no intestino, características como o formato da lesão podem auxiliar nesta distinção. Ao infiltrar a alça, a lesão endometriótica pode formar o dito *mushroom cap*, que permite distingui-la de eventuais nódulos fibróticos.

Em qualquer uma das abordagens imaginológicas, é importante que o examinador compare os achados pós e pré-operatórios, bem como a descrição cirúrgica, a fim de evitar erros diagnósticos. A descrição detalhada da cirurgia assume importância crucial no contexto da recorrência e deve ser completa, relatando não somente número, tamanho e localização das lesões, como a técnica cirúrgica abordada para o tratamento de cada uma. Técnicas diferentes podem resultar em maior ou menor risco de recorrência, como é sabido para endometriomas ovarianos e lesões intestinais.

O diagnóstico definitivo é confirmado ou excluído por laparoscopia, preferencialmente com excisão de lesão para confirmação anatomopatológica. No entanto, por se tratar de recidiva, a indicação de nova abordagem deve ser mais restrita, na tentativa de minimizar o risco e a incidência de complicações para a paciente.

PREVENÇÃO DA RECORRÊNCIA PÓS-OPERATÓRIA

Sintomas

O tratamento da endometriose implica desafios clínicos e cirúrgicos importantes. O tratamento hormonal induz uma fase quiescente temporária da atividade das lesões, ocorre um período inicial ótimo de alivio da dor, mas que ressurge após certo tempo ainda em uso da medicação. A fibrose, as retrações e as aderências podem ter papel importante na gênese da dor, o que poderia explicar, em parte, a falha do tratamento hormonal. Assim, o tratamento cirúrgico com ressecção completa das lesões em casos de endometriose profunda tem sido a recomendação terapêutica com melhores resultados para o alívio sintomático em longo prazo. Os procedimentos cirúrgicos de ressecção desta forma de endometriose tendem a ser complexos, em conformidade com o caráter infiltrativo do processo e pela localização da doença em órgãos de maior morbidade cirúrgica (retossigmoide, bexiga, ureteres), podendo estar, ocasionalmente, associados a complicações colorretais e ureterais relevantes.

Em relação ao uso de medicamentos para prevenir a recorrência de dor (dismenorreia, dispareunia e dor pélvica), os estudos disponíveis revelam que o uso de anticoncepcionais orais (ACO) por 6 meses não reduziram a recorrência da dor. Aparentemente, o uso de ACO cíclico ou contínuo não afeta as taxas de recorrência. Por outro lado, o uso a longo prazo (> 6 meses) parece ser eficaz para evitar recorrências. A dismenorreia pode ser adequadamente controlada com uso prolongado (> 24 meses) de ACO. A administração contínua de ACO é uma opção nos casos que não respondem ao esquema de ACO cíclico. O sistema intrauterino de levonorgestrel (SIU-LNG) é outra opção eficaz na prevenção da recidiva da dismenorreia pós-operatória, com eficácia observada em seguimentos de até 12 meses. Outro estudo mostrou que o SIU-LNG, assim como o acetato de medroxiprogesterona depot (DAMP), usados por até 3 anos após a laparoscopia, foram eficazes na redução da recorrência da dor pélvica não menstrual e da dismenorreia com ligeira vantagem para o SIU-LNG nos escores de dor e continuidade de uso.

O controle da recidiva da dor não menstrual e da dispareunia permanece controverso. O uso pós-operatório de ACO cíclico ou contínuo não pareceu influir nas taxas de recorrência, enquanto outro estudo revela melhora quando o ACO contínuo foi prescrito. A pequena influência observada nas taxas de recorrência da dor não cíclica em relação à dismenorreia pode ser explicada pelo fato de a dismenorreia estar associada ao sangramento menstrual que pode ser controlado pelo uso do ACO enquanto a dor pélvica crônica parece estar relacionada a diferentes mecanismos fisiopatológicos. O SIU-LNG também apresenta menor efeito sobre o controle da recidiva da dor não cíclica pós-cirúrgica. Quanto à dispareunia, não há evidências de um efeito positivo nas taxas de recidiva com o uso de ACO cíclico ou contínuo nem com o SIU-LNG. É provável que a dispareunia sofra influência de fatores individuais e psicológicos, o que dificulta a avaliação dos tratamentos disponíveis. Salienta-se que, por não inibir a ovulação, o ambiente hiperestrogênico ovariano persiste com o uso de SIU-LNG, sendo este método contraindicado após cirurgia de endometrioma ovariano.

Endometriose Peritoneal

A endometriose superficial ou peritoneal tem particularidades de diagnóstico que diferem do endometrioma e da doença profunda. Embora possa ser rica em manifestação clínica, com queixa importante de dor pélvica, esta sintomatologia é inespecífica e pobre em achados no exame ginecológico.

Embora o tratamento cirúrgico da endometriose superficial seja muito usado há vários anos, existem poucos estudos investigando sua eficácia. Alguns trabalhos demonstraram sua efetividade no alívio da dor pélvica e da infertilidade; no entanto, poucos são randomizados comparando as diferentes formas de tratamento cirúrgico, a excisão *versus* a ablação da lesão peritoneal. Há evidências do alívio sintomático da dor pélvica e melhora da fertilidade após o tratamento cirúrgico da endometriose peritoneal superficial. Ainda não há um consenso científico quanto à melhor técnica operatória, excisão cirúrgica ou ablação do implante.

A endometriose superficial não tem tradução em propedêutica de imagem nem em marcadores bioquímicos, sendo sua confirmação, até os dias atuais, exclusivamente pelo método invasivo, cirúrgico, preferencialmente, a laparoscopia. Dessa forma, não há como avaliar a recorrência com métodos não invasivos.

Endometrioma Ovariano

Os mecanismos responsáveis pela recorrência do endometrioma permanecem desconhecidos e vários fatores já foram avaliados na tentativa de predizer o retorno após excisão cirúrgica. Aparentemente, cistos maiores, níveis elevados de CA-125, extensão das aderências, presença de dor pélvica não cíclica e dismenorreia estão associados à recorrência pós-operatória do endometrioma.

Endometriose Profunda

Existem recomendações de que a cirurgia para esta forma de doença seja realizada em centros especializados, pois os índices de sucesso terapêutico e menor risco de complicações estão relacionados à *expertise* dos cirurgiões na remoção completa da doença.

O achado de endometriose profunda após um tratamento cirúrgico pode ser devido a duas situações:

- Houve remoção incompleta da doença, deliberada ou inadvertidamente (persistência de doença); ou,
- Houve desenvolvimento de novas lesões.

Embora seja difícil distinguir estas situações, um registro operatório bem detalhado dos achados e procedimentos operatórios realizados com certeza facilitam esta avaliação.

Nas mulheres com paridade concluída, deve ser considerada a possibilidade da fazer a histerectomia junto à ressecção cirúrgica completa da endometriose profunda, visto que isto vai impactar a redução de recidiva dos sintomas. No entanto, apenas a histerectomia deixando doença infiltrativa não é recomendada, pois predispõe a altas taxas de recorrência.

O tratamento hormonal supressor pré-operatório com intenção de facilitar a remoção cirúrgica da doença é ponto controverso, sendo desaconselhado pela ESHRE (2014), visto a possibilidade de subestimativa da extensão da doença durante a cirurgia.

A indução de amenorreia após a cirurgia mostrou diminuir as taxas de recorrência, especialmente nos casos de preservação do útero.

TRATAMENTO DA RECORRÊNCIA PÓS-OPERATÓRIA

Dor Pélvica

Nos casos de recidiva da dor pélvica, especialmente em seguimentos de pós-operatório, deve ser avaliado em primeira instância a possibilidade de doença residual. A necessidade de operar novamente tais pacientes vai de encontro a falhas do tratamento clínico e a exclusão de outra causa de dor. As aderências foram descritas nos casos de nova operação em 21%, 47% e 55% após seguimentos, respectivamente, de 2, 5 e 7 anos.

A presença de outra causa para a dor pélvica associada à endometriose deve ser sempre considerada. Há evidências da associação frequente de síndrome do intestino irritável (SII) e doença inflamatória pélvica (DIP) nas portadoras de endometriose. Foi descrita a ocorrência de 3,5 vezes mais SII e 6 vezes mais DIP.

Outra importante causa de recorrência/persistência de queixas álgicas (principalmente dispareunia) no pós-operatório são as alterações miofasciais. Estas devem ser descartadas por profissional habilitado (fisioterapeuta pélvico ou ginecologista treinado), avaliando-se em detalhes a presença de pontos-gatilho ou espasmos musculares em assoalho pélvico (ver Capítulo 7.3 – Fisioterapia no Tratamento da Endometriose).

Nestes casos, é recomendável:

- Revisão criteriosa de outras causas de dor pélvica, tais como distúrbios gastrointestinais, urinários e musculoesqueléticos. Fazer uso de avaliações interdisciplinares com outras especialidades médicas. Fazer o tratamento específico simultâneo a supressão hormonal.
- Revisão de imagem na busca de endometriose residual ou novas lesões e ponderar vantagens e risco de nova intervenção cirúrgica, individualizando casos e discutindo com a paciente. Ponderar que as cirurgias de repetição tendem a ser mais ablativas, levando a maior possibilidade de remoção dos órgãos acometidos (ooforectomias, salpingectomias e histerectomia).
- Na falha de identificação da etiologia da dor, orientar tratamento multimodal da dor junto com especialistas em dor.

Endometrioma

A prevenção da recorrência dos cistos endometrióticos começa com aspectos técnicos da cirúrgica escolhida na primeira abordagem. Estudos demonstram inequivocamente que equipes multidisciplinares experientes apresentam menores índices de recorrência em sua casuística. O tipo de intervenção realizada também é de primordial importância: cirurgiões ginecológicos devem ter em mente que a cistectomia com completa remoção da cápsula do endometrioma é a técnica que proporciona menores taxas de recorrência. A cistectomia pode reduzir a reserva ovariana, por retirada não intencional e destruição do parênquima ovariano em torno do cisto, principalmente em casos de endometriomas volumosos, recidivados ou bilaterais. Deve-se levar este fato em consideração se a paciente deseja engravidar, e realizar uma avaliação da reserva ovariana antes do procedimento cirúrgico.

Além disto, o endometrioma ovariano raramente é uma lesão isolada. Tendo em mente que o risco de recorrência aumenta com cirurgias incompletas, o achado de endometrioma deve alertar o ginecologista prontamente para uma pesquisa ampliada de lesões em outras localizações, como lesões profundas infiltrativas na pelve, proporcionando assim a oportunidade de se realizar uma única cirurgia completa.

Decidida a intervenção cirúrgica, a via laparoscópica está associada a menores taxas pós-operatórias de complicações, dor e hospitalizações, sendo a via indicada.

Devido a resultados inferiores de gravidez e maior chance de recorrência, a drenagem associada à destruição da cápsula do endometrioma por coagulação não é recomendada. Técnicas como destruição a *laser* ou energia de plasma carecem de mais estudos comparativos com a cistectomia, mas até o momento não há recomendações para sua utilização, pois sua *performance* não é melhor que a retirada de toda a cápsula.

Outra estratégia que reduz significativamente o risco de recidiva do endometrioma ovariano é a utilização de tratamento hormonal pós-operatório. Na ausência de desejo de gravidez, recomenda-se a prescrição de tratamento hormonal pós-operatório. O uso de medicamentos supressores da menstruação no pré-operatório não é recomendado, pois não diminui recorrência. Ao contrário, pode diminuir as lesões dificultando sua identificação e exérese na cirurgia.

O uso no pós-operatório de contraceptivo oral combinado ou progestágeno diminui o risco de recidiva de sintoma doloroso e do endometrioma no longo prazo. No entanto, o uso não deve ser interrompido após 6 meses; ao contrário, deve ser prolongado enquanto for bem tolerado pela paciente. O esquema contínuo não parece ter vantagem sobre a recorrência de endometrioma, mas favorece a redução da dismenorreia recorrente.

De forma semelhante, os agonistas de GnRH, e os progestágenos parecem ser igualmente eficientes em termos de redução da recorrência de sintomas. Os agonistas de GnRH são eficazes na redução da recorrência de endometrioma, sendo o uso por 6 meses aparentemente superior que por 3 meses. O dienogeste parece ser igualmente eficiente em relação a anticoncepcional e GnRH. No entanto, os agonistas de GnRH parecem não ser eficazes para prevenção de recorrência em pacientes com endometriose graus III e IV e não são recomendados somente com este intuito, principalmente se usados por 3 meses. O uso prolongado, por 6 meses, parece diminuir a possibilidade de recorrência em longo prazo; porém, pode levar a sintomas climatéricos e redução da densidade mineral óssea, sendo recomendado o uso concomitante de terapia de adição hormonal (tibolona estradiol ou estrogênio conjugado) enquanto durar o efeito do agonista. Náo há dados suficientes na literatura para utilização de inibidores de aromatase, SERMs e SPRMs, para prevenção de recorrência.

Endometriose Profunda

Os dados sobre a recorrência da endometriose profunda ainda são escassos, mas a maioria dos estudos relata uma taxa de 10% após um seguimento de 2 anos. Embora o papel do tratamento clínico pós-operatório ainda não tenha sido estabelecido, um artigo de revisão sugere que o uso contínuo do tratamento clínico reduz as recidivas e recomenda o tratamento combinado nesses casos.

Persistência da Infertilidade

A infertilidade pode ser considerada com resultado de múltiplos fatores. Cirurgias repetidas parecem não ter vantagens sobre as técnicas de reprodução assistida (TRA).

Referências Bibliográficas

1. Alborzi, S., Momtahan, M., Parsanezhad, M.E., Dehbashi, S., Zolghadri, J., Alborzi S. A prospective, randomized study comparing laparoscopic ovarian cystectomy versus fenestration and coagulation in patients with endometriomas. Fertil Steril 2004;82: 1633-1637.
2. Borghese, B., Santulli, P., Streuli, I., Lafay-Pillet, M.C., de Ziegler, D., Chapron, C. Recurrence of pain after surgery for deeply infiltrating endometriosis: How does it happen? How to manage? J Gynecol Obstet Biol Reprod (Paris). 2014 Jan;43(1): 12-18
3. Bozdag, G. Recurrence of endometriosis: risk factors, mechanisms and biomarkers. Womens Health (Lond). 2015 Aug;11 (5): 693-699.
4. Carmona, F., Martínez-Zamora, M.A., Rabanal, A., Martínez-Román, S., Balasch J. Ovarian cystectomy versus laser vaporization in the treatment of ovarian endometriomas: a randomized clinical trial with a five-year follow-up. Fertil Steril 2011;96: 251-254.
5. Carneiro, M.M., Filogônio, I.D., Costa, L.M., de Ávila, I., Ferreira, M.C. Clinical prediction of deeply infiltrating endometriosis before surgery: is it feasible? A review of the literature. Biomed Res Int. 2013;2013: 564153.
6. Darvishzadeh, A., McEachern, W., Lee, T. K., Bhosale, P., Shirkhoda, A., Menias, C., & Lall, C. Deep pelvic endometriosis: a radiologist's guide to key imaging features with clinical and histopathologic review. Abdominal Radiology, 2016;41(12): 2380-2400. doi:10.1007/s00261-016-0956-8
7. Dunselman, G.A., Vermeulen, N., Becker, C., Calhaz-Jorge, C., D'Hooghe, T., De Bie, B., Heikinheimo, O., Horne, A.W., Kiesel, L., Nap, A., Prentice, A., Saridogan, E., Soriano, D., Nelen, W. European Society of Human Reproduction and Embryology. ESHRE guideline: management of women with endometriosis. Hum Reprod. Mar 2014;29(3): 400-412.
8. Fedele, L., Bianchi, S., Zanconato, G., Berlanda, N., Borruto, F., Frontino, G. Tailoring radicality in demolitive surgery for deeply infiltrating endometriosis. Am J Obstet Gynecol. Jul 2005;193(1): 114-117.
9. Guerra, E., Daraï, F., Osório, et al. Imaging of postoperative endometriosis. Diagnostic and Interventional Imaging. 2019. https://doi.org/10.1016/j.diii.2018.11.003
10. Guo, S.W. Recurrence of endometriosis and its control.Hum Reprod Update. Jul-Aug 2009;15(4): 441-461.
11. Hart, R.J., Hickey, M., Maouris, P. Buckett, W. Excisional surgery versus ablative surgery for ovarian endometriomata. Cochrane Database Syst Rev 2008:CD004992. Edited (no change to conclusions), published in Issue 5, 2011.
12. Seo, J.W., Lee, D.Y., Kim, S.E., Yoon, B.K., Choi, D. Comparison of long-term use of combined oral contraceptive after gonadotropin-releasing hormone agonist plus add-back therapy versus dienogest to prevent recurrence of ovarian endometrioma after surgery. Eur J Obstet Gynecol Reprod Biol. Mar 2019;236: 53-57.
13. Koga, K., Takamura, M., Fujii, T., Osuga, Y. Prevention of the recurrence of symptom and lesions after conservative surgery for endometriosis. Fertil Steril. Oct 2015;104(4): 793-801.
14. Küçükbaş, M., Kurek Eken, M., İlhan, G., Şenol, T., Herkiloğlu, D., Kapudere, B. Which factors are associated with the recurrence of endometrioma after cystectomy? J Obstet Gynaecol. Apr 2018;38(3): 372-376.
15. Roman, H., Vassilieff, M., Gourcerol, G., Savoye, G., Leroi, A.M., Marpeau, L., Michot, F., Tuech, J.J. Surgical management of deep infiltrating endometriosis of the rectum: pleading for a symptom-guided approach.Hum Reprod. Feb 2011; 26(2): 274-281.
16. Seracchioli, R., Mabrouk, M., Manuzzi, L., Vicenzi, C., Frascà, C., Elmakky, A. Venturoli, S. Post-operative use of oral contraceptive pills for prevention of anatomical relapse or symptom-recurrence after conservative surgery for endometriosis. Hum Reprod 2009;24: 2729-2735.
17. Sillem, M. Recurrent Endometriosis. In: METTLER L et al. Endometriosis. A Concise Pratical Guide to Current Diagnosis and Treatment. 1ª ed.. Alemanha: Endo Press. 2017. p. 346-350.
18. Song, S.Y., Park, M., Lee, G.W., Lee, K.H., Chang, H.K., Kwak, S.M., Yoo, H.J. Efficacy of levonorgestrel releasing intrauterine system as a postoperative maintenance therapy of endometriosis: Ameta-analysis, European Journal of Obstetrics and Gynecology. 2018. https://doi.org/10.1016/j.ejogrb.2018.10.014
19. Tobiume, T. et al. Determinant factors of postoperative recurrence of endometriosis: difference between endometrioma and pain. European Journal of Obstetrics & Gynecology and Reproductive Biology 2016;205: 54-59.
20. Vanhie, A. et al. Consensus on recording deep endometriosis surgery: the CORDES statement. Human Reproduction, 2016: 1-5. doi:10.1093/humrep/dew067
21. Vercellini, P., Somigliana, E., Viganò, P., De Matteis, S., Barbara, G. Fedele L. Post-operative endometriosis recurrence: a plea for prevention based on pathogenetic, epidemiological and clinical evidence. Reprod Biomed Online 2010;21: 259-265.
22. Zheng Q. et al. Can postoperative GnRH agonist treatment prevent endometriosis recurrence? A meta-analysis. Arch Gynecol Obstet Jul 2016;294(1): 201-207. doi: 10.1007/s00404-016-4085-y.

Capítulo 8.11

Qualidade de Vida em Pacientes com Endometriose

Raquel Silveira da Cunha Araújo, Mariana Costa Rossette, Eduardo Schor, Paulo Ayroza Ribeiro e Sérgio Podgaec

INTRODUÇÃO

Qualidade de vida é um termo que se tem adotado entusiasticamente em diversos setores como saúde, pesquisa, economia e administração. O seu significado é muito complexo, subjetivo, abrangente e varia em função da época, das crenças e da pessoa, pelo que a qualidade de vida tem a ver com a forma como cada um se vê e vê o mundo.

A expressão qualidade de vida foi utilizada pela primeira vez associada à economia por Lyndon Johnson, em 1964, data em que começou o seu mandato de presidente dos Estados Unidos, ao afirmar que os objetivos da economia não podiam ser medidos através do balanço dos bancos, mas através da qualidade de vida que proporcionam às pessoas. Mais tarde, em 1976, Augus Campbell considerava que a qualidade de vida é "... *uma vaga e etérea entidade, algo sobre a qual muita gente fala, mas que ninguém sabe claramente o que é*".[1,2]

Com o passar do tempo, a qualidade de vida passou a ser cada vez mais alvo de estudo e reflexão, e, a partir dos anos 1980, começou a ser vista sob uma perspectiva multidimensional – biológica, psicológica, econômica e cultural –, uma vez que ela depende desses fatores e é subjetiva.[3,4]

No âmbito da saúde, a Organização Mundial de Saúde (OMS) define qualidade de vida como a "percepção do indivíduo sobre a sua posição na vida, de acordo com o contexto cultural e os sistemas de valores nos quais vive e em relação aos seus objetivos, expectativas, padrões e preocupações".[1]

Atualmente, conduzir o quadro clínico deixou de ser baseado no binômio de ação e reação, ou seja, diagnóstico e tratamento, cujo resultado era medido por indicadores objetivos: morbidade e mortalidade. Modificou-se a percepção de melhora abrangendo o aspecto de saúde física e emocional, ou seja, a qualidade de vida relacionada à saúde considerando também as percepções do próprio paciente por meio de questionários. Isto se torna especialmente importante no tratamento e acompanhamento de pacientes com doenças crônicas e debilitantes, tais como a endometriose.

QUALIDADE DE VIDA E ENDOMETRIOSE

A endometriose é uma doença benigna com grande impacto na qualidade de vida de mulheres jovens em idade reprodutiva. Dor crônica é a queixa mais comum, podendo se manifestar como dismenorreia, dispareunia, dor pélvica cíclica ou acíclica, disquezia, sintomas relacionados ao trato urinário, entre outras queixas.

Geralmente, as pacientes acometidas por essa enfermidade apresentam resposta parcial ou total ao uso de anti-inflamatórios não esteroidais, visto seu caráter inflamatório. Porém, muitas vezes, não há resposta ao uso dessas medicações, nem ao uso de analgésicos comuns ou potentes, o que faz a paciente regularmente recorrer ao uso de medicações injetáveis em pronto atendimentos, eventualmente podendo ser submetida a cirurgia de urgência devido ao quadro clínico que pode ser similar ao do abdome agudo.

Com o passar dos anos, o envio constante do estímulo da dor pode levar à sensibilização central, que desencadeia uma resposta anormal a estímulos nociceptivos e não dolorosos, assim como dispersão da sensibilidade, além dos locais geradores da dor na periferia.[1] Isso significa que a paciente sente desconforto em situações que normalmente não sentiria, como o próprio peristaltismo intestinal pode desencadear o quadro álgico, por exemplo.

Além do sofrimento físico, a doença também está associada a infertilidade, disfunção sexual, redução das atividades diárias, isolamento social, baixo rendimento no trabalho e interferência nas relações afetivas e familiares. Soma-se a isto a ansiedade a que são submetidas grande parte das pacientes por permanecerem, em média, 6,7 anos sem o diagnóstico correto, tendo suas queixas muitas vezes desvalorizadas.[5,6]

Tripoli et al., em 2011, avaliaram a qualidade de vida e função sexual de mulheres brasileiras com quadro de dor pélvica crônica e endometriose quando comparada a pacientes saudáveis. Foi demonstrada redução significativa da qualidade de vida e da função sexual determinada pelo questionário Golombok-Rust Inventory of Sexual Satisfaction (GRISS) dessas mulheres. Cerca de 40% das pacientes demonstraram insatisfação e desordens sexuais relacionadas a dispareunia, desejo sexual hipoativo e anorgasmia, por exemplo.[7]

Portanto, a redução da qualidade de vida nessa população é multifatorial, podendo ser explicada pela complexidade da etiologia da doença, não responsividade de alguns pacientes a intervenções, dor como um dos principais sintomas e interferência nas capacidades laboral, reprodutiva e sexual da mulher.[5]

Além disso, como o estadiamento da doença nem sempre está relacionado a intensidade dos sintomas, ressalta-se ainda mais a importância dos fatores psicossociais no bem-estar físico, mental e social dessas mulheres. O uso de questionários que medem qualidade de vida permite uma avaliação ampla do indivíduo que transcende os aspectos biológicos, sendo uma estratégia para quantificação multidimensional do impacto da doença sobre o indivíduo, assim como de sua resposta ao tratamento.

QUESTIONÁRIOS DE QUALIDADE DE VIDA

Buscando homogeneizar e normatizar as informações de diversos pacientes simultaneamente, vários questionários de qualidade de vida foram desenvolvidos. Estes buscam englobar em uma única entrevista diferentes aspectos da vida do paciente e comparar o impacto de diferentes doenças e tratamentos.

Os instrumentos de avaliação da qualidade de vida, objetivando a fomentação de resultados fidedignos, devem possuir algumas propriedades psicométricas, tais como: confiabilidade, validade e responsividade. A confiabilidade é verificada por meio da avaliação da consistência interna do instrumento, ou seja, quando os resultados de aplicações repetidas deste, em indivíduos estáveis, apresentam resultados semelhantes. A validade de um instrumento é obtida a partir do momento em que se constata que ele é capaz de mensurar as variáveis a que este se propõe avaliar. A responsividade, por sua vez, representa a capacidade de um instrumento detectar mudanças em uma determinada população.[8]

A escolha de um instrumento de avaliação da qualidade de vida é um ponto crucial. Para tanto, é preciso estar atento a alguns detalhes. Primeiramente, deve-se estabelecer o objetivo da avaliação, que pode descrever a qualidade de vida de um grupo, comparar a qualidade de vida entre dois grupos, avaliar o resultado de um tratamento ou possuir outros propósitos. É igualmente importante saber se o instrumento fora testado em populações similares àquelas em que se pretende aplicá-lo. Também é pertinente ter ciência se o instrumento apresenta propriedades psicométricas satisfatórias, e, caso tenha sido traduzido e adaptado culturalmente, se esse processo foi realizado de forma precisa e correta.[9,10]

No que diz respeito à classificação quanto ao foco, os instrumentos de avaliação da qualidade de vida podem ser genéricos, específicos e modulares. Os genéricos são compostos por questões gerais e podem ser aplicados em diversos contextos. Os específicos avaliam aspectos próprios, característicos de uma determinada doença, população, função ou problema específico. Os modulares combinam características dos aspectos genérico e específico.[10,11]

Outro fator importante na avaliação da qualidade de vida é o modo de aplicação dos instrumentos. A administração dos instrumentos nos respondentes pode ocorrer por meio de entrevistas, por telefone, por correio, pela internet, ser autoadministrável ou preenchido por uma terceira pessoa.

A qualidade de vida em pacientes com endometriose tem sido foco de muitos estudos, mas ainda existe pouco consenso sobre qual seria a melhor maneira de mensurá-la diante de vários questionários disponíveis. Bourdel et al., em 2019, em revisão sistemática incluindo 201 publicações, avaliaram os diversos métodos utilizados para determinar a qualidade de vida de pacientes com endometriose. Entre as 24 escalas identificadas, o SF-36, um questionário genérico, foi o mais utilizado, seguido pelo EHP-30 e sua forma reduzida, EHP-5. Tratam-se de questionários específicos para endometriose. A escolha do uso destas ferramentas deve levar em consideração suas peculiaridades, vantagens e desvantagens. A escala EHP-30 por ser direcionada para pacientes com endometriose apresenta instrumentos mais sensíveis para quantificar experiências específicas deste grupo de pacientes. Entretanto, escalas genéricas como a SF-36 permitem comparações entre pacientes com patologias diferentes e destas com a população em geral.[6]

SF-36

O questionário *Short-Form-36 Health Survey* foi criado na década de 1980 por Anita Stewart, Ron Hays e John Ware, em Boston, Estados Unidos. Esse questionário é uma forma resumida do *Medical Outcome Study* (MOS), o qual contém 116 itens referentes à saúde geral, física e mental. Acredita-se que, na atualidade, o questionário de qualidade de vida SF-36 seja a medida de avaliação de estado de saúde mais utilizada em todo o mundo, tendo sido traduzido e validado em mais de 60 países e presente em mais de 4.000 publicações, estudando e comparando mais de 200 doenças e condições diferentes.[9]

O SF-36 foi traduzido e validado para uso no Brasil, em 1997, por Ciconelli et al., e sua adequação às condições sociais, econômicas e culturais de nossa população, além da demonstração de reprodutibilidade e validade, tornam este instrumento um parâmetro adicional útil na avaliação de doenças, seja em nível de pesquisa, seja em nível assistencial. Trata-se de ferramenta multidimensional, formada por 36 itens que se unem em oito escalas, componentes ou domínios: capacidade funcional (10 itens), aspectos físicos (quatro itens), dor (dois itens), estado geral da saúde (cinco itens), vitalidade (quatro itens), aspectos sociais (dois itens), aspectos emocionais (três itens) e saúde mental (cinco itens), havendo também a questão comparativa entre o estado de saúde atual e o do ano anterior. Essas oito escalas definem dois grupos diferentes de avaliação: a saúde física e mental.[10]

Os itens são analisados individualmente, posteriormente agrupados em dimensões e transformados numa escala de 0 a 100 de acordo com os métodos publicados anteriormente (www.sf-36.org), onde zero corresponde ao pior estado geral de saúde e cem ao melhor estado geral de saúde. Os escores da população geral variam entre 80 e 100 e escores próximos a 50 indicam condição mediana de saúde e qualidade de vida.[5]

EHP-30

O questionário *30-item Endometriosis Health Profile* foi desenvolvido por Georgina Jones e se trata de uma escala específica formulada a partir de entrevistas realizadas com pacientes portadoras de endometriose. Está disponível em muitas línguas e é o questionário específico mais extensivamente validado para pacientes com endometriose.[11] Foi traduzido e validado para uso no Brasil em 2008 por Mengarda et al.[12] É constituído por um questionário central de 30 itens específicos e aplicáveis para todas as pacientes que são divididos em cinco dimensões: dor (11 itens); controle e impotência (seis itens); bem-estar emocional (seis itens); apoio social (quatro itens) e autoimagem (três itens). Também apresenta um questionário modular de 23 itens divididos em seis escalas, alguns não aplicáveis a todas as mulheres: trabalho (cinco itens); relacionamento com os filhos (dois itens); relações sexuais (cinco itens), profissão médica (quatro itens), tratamento (três itens) e infertilidade (quatro itens). Cada escala é transformada em um escore de 0 a 100, em que o menor escore significa melhor qualidade de vida.[6,12]

Estudos de validação desta escala utilizam a SF-36 como padrão-ouro e demonstram correlação significativa entre ambos os questionários.[6]

QUALIDADE DE VIDA E TRATAMENTO LAPAROSCÓPICO DA ENDOMETRIOSE

Diversos estudos têm demonstrado o benefício do tratamento cirúrgico para endometriose, com significante alívio da dor, melhora nos índices de fertilidade, na qualidade de vida e satisfação sexual.[13]

Minas & T., 2014, avaliaram 40 pacientes quanto à qualidade de vida antes e após a cirurgia laparoscópica por meio do questionário EHP-5. As pacientes foram também subdivididas conforme o estadiamento da doença pela classificação da American Society for Reproductive Medicine (rASRM) em I/II e III/IV. Esse estudo demonstrou melhora pronunciada nos escores de qualidade de vida das pacientes independente do estadiamentemente da doença no acompanhamento pós-operatório de até 48 meses.[14]

Lukic et al., em 2015, em estudo coorte incluindo 67 mulheres diagnosticadas com endometriose e quadro de dispareunia, avaliaram a qualidade de vida sexual e intensidade de dor destas pacientes antes e após seis meses da cirurgia laparoscópica. O tratamento cirúrgico demonstrou benefício significativo na redução da dispareunia e melhora da satisfação sexual das pacientes.[15]

Quanto à radicalidade da cirurgia, atualmente questiona-se a sua real necessidade, pois existem evidências da melhora da qualidade de vida, mesmo em pacientes que tiveram ressecções com margens comprometidas.[16] A cirurgia conservadora utilizando a técnica da nodulectomia parece ser uma boa opção, visto que preserva a anatomia dos órgãos, nervos e suprimento sanguíneo, além de um maior número de gestações posteriores, baixas taxas de complicações e recorrências.[17]

A persistência microscópica de focos poderia ser teoricamente responsável por uma diminuição da efetividade cirúrgica, mas não há evidência de que lesões residuais possam progredir e desenvolver sintomas.[4] O tratamento cirúrgico com ressecção completa dos focos de endometriose parece melhorar a qualidade de vida e os índices de fertilidade.[6-13,16-18]

O risco de sérias complicações inerentes ao tratamento radical da endometriose profunda, segundo alguns autores, varia entre 4% e 6% dos casos, sendo que alguns estudos relatam alto risco de desordens neurológicas dos órgãos acometidos.[18] Em nosso meio, diversos autores relataram taxas de complicações neurofuncionais mais baixas que as observadas em outros países (1% a 2% de retenção urinária). A formação de centros de excelência associada ao alto nível técnico e amplo conhecimento anatômicos dos líderes acadêmicos de nosso país certamente contribuíram para os bons resultados aqui observados.[19,20]

Nesse contexto, o uso de questionários que medem qualidade de vida permite uma avaliação ampla do indivíduo que transcende os aspectos biológicos, embora não exista um padrão-ouro. Além disso, estudos recentes têm reforçado o uso de escores de qualidade de vida como parâmetros prognósticos de melhora clínica após o tratamento de pacientes com endometriose, uma vez que pacientes com piores índices de qualidade de vida tendem a se beneficiar mais do tratamento cirúrgico, por exemplo.[5,19]

Em nosso meio, estudou-se, por meio do questionário SF-36, a qualidade de vida no longo prazo de pacientes portadoras de endometriose profunda submetidas a tratamento cirúrgico laparoscópico da doença incluindo a ressecção intestinal.[19] Os resultados demonstraram melhora significativa da qualidade de vida dessas pacientes, sendo os melhores resultados obtidos após o primeiro ano de cirurgia. No longo prazo, após quatro anos de cirurgia, as pacientes mantiveram uma melhora da qualidade de vida quando comparadas ao momento pré-operatório, porém quando comparamos os resultados com a avaliação de um ano pós-operatório, observamos uma redução na qualidade de vida. Tais achados confirmam resultados de estudos previamente publicados, quando levamos em consideração o acompanhamento até um ano após a cirurgia e desperta a atenção para que, uma vez suspeitada e identificada a endometriose profunda, a paciente provavelmente se beneficiará com o tratamento cirúrgico laparoscópico (ver Tabelas 8.11-1 e 8.11-2; Figura 8.11-1).

Nesse estudo, as pacientes apresentaram escores dos componentes físicos e mentais pré-operatórios muito baixos, o que demonstra uma qualidade de vida extremamente prejudicada pela doença, lembrando que a pior qualidade de vida no questionário SF-36 apresenta escore zero e a melhor, escore 100. Isto nos leva a uma reflexão sobre a importância de buscar a melhor opção terapêutica para essas pacientes.

TABELA 8.11-1 Análise do Componente Físico (QOL SF-36) em Mulheres Portadoras de Endometriose Profunda Submetidas a Tratamento Laparoscópico e Seguimento de 12 meses e 48 meses (Santa Casa de São Paulo, 2013)

Domínio		T0	T12	p (T0 × T12)	T48	p (T0 × T48/ T12 × T48)
1. Capacidade funcional						
	Média	33,19	93,19	<0,001*	85,56	<0,001*/0,336
	Range	100	30		70	
2. Aspectos físicos						
	Média	19,44	96,53	<0,001*	75,69	<0,001*/0,002*
	Range	100	25		100	
3. Dor						
	Média	25,83	79,56	<0,001*	64,11	<0,001*/0,007*
	Range	74	59		100	
4. Estado geral						
	Média	37	81,33	<0,001*	69,28	<0,001*/0,012*
	Range	82	35		72	

Teste de ANOVA (p)<0,0001* Significante. Por meio de comparações múltiplas de Tukey

TABELA 8.11-2 Análise do Componente Mental (QOL SF-36) em Mulheres Portadoras de Endometriose Profunda Submetidas a Tratamento Laparoscópico e Seguimento de 12 meses e 48 meses (Santa Casa de São Paulo, 2013)

Domínio		T0	T12	p (T0×T12)	T48	p (T0×T48/T12×T48)
5. Vitalidade						
	Média	29,58	76,39	<0,001*	64,03	<0,001*/0,008*
	Range	75	45		85	
6. Aspectos sociais						
	Média	32,64	84,03	<0,001*	73,61	<0,001*/0,090
	Range	75	50		100	
7. Aspectos emocionais						
	Média	17,59	88,89	<0,001*	65,72	<0,001*/0,009*
	Range	100	66,7		100	
8. Saúde mental						
	Média	37	66,22	<0,001*	67,08	<0,001*/0,968
	Range	68	40		80	

Teste de ANOVA (p)<0,0001* Significante. Por meio de comparações múltiplas de Tukey

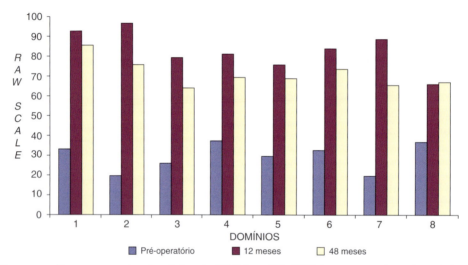

FIGURA 8.11-1 Comparação entre os oito domínios do SF 36 em T0, T12 (um ano após a cirurgia) e T48 (quatro anos após a cirurgia).

Escores dos componentes físicos pré-operatórios abaixo de 37,5 estiveram associados a uma probabilidade de melhora na qualidade de vida em 80,7% após a ressecção intestinal, enquanto escores dos componentes mentais pré-operatórios abaixo de 44,5, estiveram associados a uma probabilidade de melhora na qualidade de vida de 84,2%.[19]

A ressecção intestinal laparoscópica tem sido fortemente associada a melhora da qualidade de vida em pacientes com endometriose colorretal. Dois tipos de abordagem são geralmente empregados no manejo da endometriose profunda com acometimento da camada muscular da parede intestinal: a ressecção segmentar, com abertura da luz intestinal e posterior anastomose; e a excisão nodular, sem abertura da luz intestinal (shaving). Ainda não há consenso sobre qual seria a melhor técnica. O questionário SF-36 tem sido proposto como uma ferramenta complementar para seleção de quais mulheres teriam melhor benefício com a ressecção segmentar da endometriose.[18,20-23]

Mabrouk et al. não acharam diferença significativa na melhora da qualidade de vida em pacientes submetidas a ressecção nodular ou segmentar em avaliação utilizando o questionário SF-36 seis meses após o procedimento cirúrgico.[24] Utilizando o questionário SF-12, outros autores também não observaram diferença significativa na qualidade de vida entre os dois tipos de ressecção, apesar de notar melhora dos sintomas e satisfação em 93% de todas as pacientes operadas. Por outro lado, observou-se menor tempo operatório, menor perda sanguínea, menor tempo de hospitalização e menores taxas de estenose da anastomose em pacientes submetidas a ressecção nodular.[25,26]

Em uma análise geral, apesar de alguns resultados funcionais serem insatisfatórios, especialmente naquelas pacientes em que ocorrem complicações pós-operatórias, a maioria das pacientes sentem real melhora da qualidade de vida após a cirurgia para endometriose.[24,25] Além disso, quando questionadas se recomendariam a cirurgia a uma amiga, 88-91% das pacientes que se submeteram a ressecção colorretal responderam "sim".[27,28]

Quanto ao uso de tratamento hormonal no pós-operatório, não há consenso nas conclusões dos estudos. Uma revisão da Cochrane em 2004 não observou benefício do uso de medicação após a cirurgia em termos de melhora da dor relacionada à endometriose.[29] Entretanto, há estudos que demonstraram benefício no uso pós-operatório de contraceptivo oral na melhora dos sintomas e recorrência da doença.[30,31] Porém, todos esses ensaios consideraram apenas a recorrência da dor e recidiva da doença, desconsiderando a qualidade de vida. Atualmente, há uma tendência a considerar que os tratamentos medicamentoso e cirúrgico devem ser associados.

Referências Bibliográficas

1. Fleck, M. Desenvolvimento da versão em português do instrumento de avaliação de qualidade de vida da OMS (WHOQOL-100). Rev Bras Psiquiat, 1999.
2. Theofilou, P. Quality of Life: Definition and Measurement. Europe's Journal of Psychology 2013; 9(1).
3. Gill, T.M., A.R. Feinstein. A critical appraisal of the quality of quality-of-life measurements. JAMA 1994;272(8): 619-626.
4. Gandek, B., et al. Psychometric evaluation of the SF-36 health survey in Medicare managed care. Health Care Financ Rev 2004;25(4): 5-25.
5. Minson, F.P., Abrão, M.S., Júnior, J.S., Kraychete, D.C., Podgaec, S., Assis, F.D. Importância na avaliação da qualidade de vida em pacientes com endometriose. Rev Bras Ginecol Obstet 2012;34: 11-15.
6. Bourdel, N et al. Systematic review of quality of life measures in patients with endometriosis. Plos one 2019;14(1).
7. Tripoli, TM, Sato, H, Sartori, MG, de Araujo, FF, Girao, MJ, Schor, E. Evaluation of quality of life and sexual satisfaction in women suffering from chronic pelvic pain with or without endometriosis. J Sex Med 2011;8(2): 497-503.
8. Belasco, A., et al. Quality of life of family caregivers of elderly patients on hemodialysis and peritoneal dialysis. Am J Kidney Dis 2006;48(6): 955-963.
9. Ware, J.E., Jr. SF-36 health survey update. Spine (Phila Pa 1976) 2000;25(24): 3130-3139.
10. Ciconelli, R.M. Ferraz, M.B. Tradução para a língua portuguesa e validação do questionário genérico de avaliação de qualidade de vida SF-36 (Brasil SF-36). Rev Bras Reumatol 1999;39.
11. Jones, G, Jenkinson, C, Kennedy, S. Evaluating the responsiveness of the Endometriosis Health Profile Questionnaire: the EHP-30. Qual Life Res Int J Qual Life Asp Treat Care Rehabil Apr 2004;13(3): 705-713.
12. Mengarda et al. Validation of Brazilian Portuguese version of quality of life questionnaire for women with endometriosis (Endometriosis Health Pro le Questionnaire – EHP-30). Rev Bras Ginecol Obstet 2008;30(8): 384-392.
13. Meuleman, C., et al. Clinical Outcome After Radical Excision of Moderate-Severe Endometriosis With or Without Bowel Resection and Reanastomosis: A Prospective Cohort Study. Ann Surg, 2013.
14. Minas, V., Dada, T. Laparoscopic treatment of endometriosis and effects on quality of life: A retrospective study using the short form EHP-5 endometriosis specific questionnaire. J Obstet Gynaecol May 2014;34(4): 336-340.
15. Lukic A, Di Properzio M, De Carlo S, et al. Quality of sex life in endometriosis patients with deep dyspareunia before and after laparoscopic treatment. Arch Gynecol Obstet 2016;293(03): 583-590. Doi: 10.1007/s00404-015-3832-9.
16. Mabrouk, M., et al., Segmental bowel resection for colorectal endometriosis: is there a correlation between histological pattern and clinical outcomes? Hum Reprod, 2012; 27(5): 1314-1319.
17. Varol, N., et al. Rectal surgery for endometriosis--should we be aggressive? J Am Assoc Gynecol Laparosc 2003;10(2): 182-189.
18. Dubernard, G., et al. Use of the SF-36 questionnaire to predict quality-of-life improvement after laparoscopic colorectal resection for endometriosis. Hum Reprod 2008;23(4): 846-851.
19. Silveira da Cunha Araujo, R., et al. Long-term outcomes on quality of life in women submitted to laparoscopic treatment for bowel endometriosis. J Minim Invasive Gynecol 2014; 21(4): 682-688.
20. Bassi, M.A., et al. Quality of life after segmental resection of the rectosigmoid by laparoscopy in patients with deep infiltrating endometriosis with bowel involvement. J Minim Invasive Gynecol 2011;18(6): 730-733.
21. Deguara, C.S., Pepas L., Davis, C. Does minimally invasive surgery for endometriosis improve pelvic symptoms and quality of life? Curr Opin Obstet Gynecol 2012;24(4): 241-244.
22. Ribeiro, P.A.A., et al. Impact of laparoscopic colorectal segment resection on quality of life in women with deep endometriosis: one year follow-up. Qual Life Res, 2013.
23. Darai, E., et al. Randomized trial of laparoscopically assisted versus open colorectal resection for endometriosis: morbidity, symptoms, quality of life, and fertility. Ann Surg 2010;251(6): 1018-1023.
24. Mabrouk, M., et al. Does laparoscopic management of deep infiltrating endometriosis improve quality of life? A prospective study. Health Qual Life Outcomes 2011;9: 98.
25. Dubernard, G., et al., Quality of life after laparoscopic colorectal resection for endometriosis. Hum Reprod 2006;21(5): 1243-1247.
26. Moawad, N.S., et al. Comparison of laparoscopic anterior discoid resection and laparoscopic low anterior resection of deep infiltrating rectosigmoid endometriosis. JSLS 2011; 15(3): 331-338.
27. Roman, H., et al. Delayed functional outcomes associated with surgical management of deep rectovaginal endometriosis with rectal involvement: giving patients an informed choice. Hum Reprod 2010;25(4): 890-899.
28. Benbara, A., et al. Surgical and functional results of rectosigmoidal resection for severe endometriosis. Gynecol Obstet Fertil 2008;36(12): 1191-1201.
29. Yap, C., Furness, S., Farquhar, C. Pre and post operative medical therapy for endometriosis surgery. Cochrane Database Syst Rev 2004(3): CD003678.
30. Roman, H. Postoperative long-term amenorrhea avoids recurrence of endometriosis: finally the proof! Gynecol Obstet Fertil 2009;37(10): 771-772.
31. Seracchioli, R., et al. Long-term cyclic and continuous oral contraceptive therapy and endometrioma recurrence: a randomized controlled trial. Fertil Steril 2010;93(1): 52-56.

ANEXO 1

Versão Brasileira do Questionário de Qualidade de Vida – SF-36

1. Em geral você diria que sua saúde é:

Excelente	Muito boa	Boa	Ruim	Muito ruim
1	2	3	4	5

2. Comparada há um ano, como você classificaria sua idade em geral agora?

Muito melhor	Um pouco melhor	Quase a mesma	Um pouco pior	Muito pior
1	2	3	4	5

3. Os seguintes itens são sobre atividades que você poderia fazer atualmente durante um dia comum. Devido à sua saúde, você teria dificuldade para fazer estas atividades? Neste caso, quando?

Atividades	Sim, dificulta muito	Sim, dificulta um pouco	Não, não dificulta de modo algum
a. Atividades rigorosas, que exigem muito esforço, tais como correr, levantar objetos pesados, participar em esportes árduos.	1	2	3
b. Atividades moderadas, tais como mover uma mesa, passar aspirador de pó, jogar bola, varrer a casa.	1	2	3
c. Levantar ou carregar mantimentos.	1	2	3
d. Subir vários lances de escada.	1	2	3
e. Subir um lance de escada.	1	2	3
f. Curvar-se, ajoelhar-se ou dobrar-se.	1	2	3
g. Andar mais de 1 quilômetro.	1	2	3
h. Andar vários quarteirões.	1	2	3
i. Andar um quarteirão.	1	2	3
j. Tomar banho ou vestir-se.	1	2	3

4. Durante as últimas 4 semanas, você teve algum dos seguintes problemas com seu trabalho ou com alguma atividade regular, como consequência de sua saúde física?

	Sim	Não
a. Você diminui a quantidade de tempo que se dedicava ao seu trabalho ou a outras atividades?	1	2
b. Realizou menos tarefas do que você gostaria?		
c. Esteve limitado no seu tipo de trabalho ou a outras atividades.		
d. Teve dificuldade de fazer seu trabalho ou outras atividades (p. ex., necessitou de um esforço extra).		

5. Durante as últimas 4 semanas, você teve algum dos seguintes problemas com seu trabalho ou outra atividade regular diária, como consequência de algum problema emocional (como se sentir deprimido ou ansioso)?

	Sim	Não
a. Você diminui a quantidade de tempo que se dedicava ao seu trabalho ou a outras atividades?		
b. Realizou menos tarefas do que você gostaria?		
c. Não realizou ou fez qualquer das atividades com tanto cuidado como geralmente faz.		

6. Durante as últimas 4 semanas, de que maneira sua saúde física ou problemas emocionais interferiram nas suas atividades sociais normais, em relação a família, amigos ou em grupo?

De forma nenhuma	Ligeiramente	Moderadamente	Bastante	Extremamente
1	2	3	4	5

7. Quanta dor no corpo você teve durante as últimas 4 semanas?

Nenhuma	Muito leve	Leve	Moderada	Grave	Muito grave
1	2	3	4	5	6

8. Durante as últimas 4 semanas, quanto a dor interferiu no seu trabalho normal (incluindo o trabalho dentro de casa)?

De maneira alguma	Um pouco	Moderadamente	Bastante	Extremamente
1	2	3	4	5

9. Estas questões são sobre como você se sente e como tudo tem acontecido com você durante as últimas 4 semanas. Para cada questão, por favor dê uma resposta que mais se aproxime de maneira como você se sente, em relação às últimas 4 semanas.

	Todo Tempo	A maior parte do tempo	Uma boa parte do tempo	Alguma parte do tempo	Uma pequena parte do tempo	Nunca
a. Quanto tempo você tem se sentindo cheio de vigor, de vontade, de força?	1	2	3	4	5	6
b. Quanto tempo você tem se sentido uma pessoa muito nervosa?	1	2	3	4	5	6
c. Quanto tempo você tem se sentido tão deprimido que nada pode animá-lo?	1	2	3	4	5	6
d. Quanto tempo você tem se sentido calmo ou tranquilo?	1	2	3	4	5	6
e. Quanto tempo você tem se sentido com muita energia?	1	2	3	4	5	6
f. Quanto tempo você tem se sentido desanimado ou abatido?	1	2	3	4	5	6
g. Quanto tempo você tem se sentido esgotado?	1	2	3	4	5	6
h. Quanto tempo você tem se sentido uma pessoa feliz?	1	2	3	4	5	6
i. Quanto tempo você tem se sentido cansado?	1	2	3	4	5	6

10. Durante as últimas 4 semanas, quanto de seu tempo a sua saúde física ou problemas emocionais interferiram nas suas atividades sociais (como visitar amigos, parentes etc.)?

Todo tempo	A maior parte do tempo	Alguma parte do tempo	Uma pequena parte do tempo	Nenhuma parte do tempo
1	2	3	4	5

11. O quanto verdadeiro ou falso é cada uma das afirmações para você?

	Definitivamente verdadeiro	A maioria das vezes verdadeiro	Não sei	A maioria das vezes falso	Definitivamente falso
a. Eu costumo adoecer um pouco mais facilmente que as outras pessoas	1	2	3	4	5
b. Eu sou tão saudável quanto qualquer pessoa que eu conheço	1	2	3	4	5
c. Eu acho que a minha saúde vai piorar	1	2	3	4	5
d. Minha saúde é excelente	1	2	3	4	5

Cálculo dos Escores do Questionário de Qualidade de Vida

FASE 1 PONDERAÇÃO DOS DADOS

Questão	Pontuação	
01	Se a resposta for 1 2 3 4 5	Pontuação 5,0 4,4 3,4 2,0 1,0
02	Manter o mesmo valor	
03	Soma de todos os valores	
04	Soma de todos os valores	
05	Soma de todos os valores	
06	Se a resposta for 1 2 3 4 5	Pontuação 5 4 3 2 1

ANEXO 2

Versão Brasileira do Questionário EHP-30

PARTE 1 QUESTIONÁRIO CENTRAL

Durante as últimas 4 semanas. com que frequênda devido a endometriose você:

	Nunca	Raramente	Algumas vezes	Muitas vezes	Sempre
1. Foi incapaz de ir a eventos sociais devido à dor?	☐	☐	☐	☐	☐
2. Foi incapaz de fazer os serviços domésticos devido à dor?	☐	☐	☐	☐	☐
3. Achou difícil ficar em pé devido à dor?	☐	☐	☐	☐	☐
4. Achou difícil sentar devido à dor?	☐	☐	☐	☐	☐
5. Achou difícil caminhar devido à dor?	☐	☐	☐	☐	☐
6. Achou difícil se exercitar ou fazer atividades de lazer que você gosta devido à dor?	☐	☐	☐	☐	☐
7. Ficou sem apetite ou ficou incapaz de comer devido à dor?	☐	☐	☐	☐	☐
8. Foi incapaz de dormir adequadamente devido à dor?	☐	☐	☐	☐	☐
9. Teve que ir para cama ou deitar-se devido à dor?	☐	☐	☐	☐	☐
10. Foi incapaz de fazer as coisas que queria devido à dor?	☐	☐	☐	☐	☐
11. Sentiu-se incapaz de lidar com a dor?	☐	☐	☐	☐	☐
12. Sentiu-se mal de maneira geral?	☐	☐	☐	☐	☐
13. Sentiu-se frustrada por que seus sintomas não estão melhorando?	☐	☐	☐	☐	☐

	Nunca	Raramente	Algumas vezes	Muitas vezes	Sempre
14. Sentiu-se frustrada por não conseguir controlar os seus sintomas?	☐	☐	☐	☐	☐
15. Sentiu-se incapaz de esquecer os seus sintomas?	☐	☐	☐	☐	☐
16. Sentiu como se os seus sintomas estivessem controlando sua vida?	☐	☐	☐	☐	☐
17. Sentiu como se seus sintomas estivessem prejudicando sua vida?	☐	☐	☐	☐	☐
18. Sentiu-se deprimida?	☐	☐	☐	☐	☐
19. Sentiu-se chorosa ou com vontade de chorar?	☐	☐	☐	☐	☐
20. Sentiu-se muito infeliz?	☐	☐	☐	☐	☐
21. Teve mudança de humor?	☐	☐	☐	☐	☐
22. Sentiu-se mau-humorada ou irritou-se facilmente?	☐	☐	☐	☐	☐
23. Sentiu-se violenta ou agressiva?	☐	☐	☐	☐	☐
24. Sentiu-se incapaz de falar com as pessoas sobre como está se sentindo?	☐	☐	☐	☐	☐
25. Sentiu que os outros não entendem o que você está passando?	☐	☐	☐	☐	☐
26. Sentiu que as outras pessoas acham que você está reclamando demais?	☐	☐	☐	☐	☐
27. Sentiu-se sozinha?	☐	☐	☐	☐	☐
28. Sentiu-se frustrada por nem sempre pode usar roupas de que gostaria?	☐	☐	☐	☐	☐
29. Sentiu que sua aparência foi afetada?	☐	☐	☐	☐	☐
30. Perdeu a autoconfiança?	☐	☐	☐	☐	☐

SEÇÃO A Estas perguntas se referem ao efeito da endometriose no seu trabalho. Nas últimas 4 semanas com que frequência você:

Se você não esteve empregada nas últimas 4 semanas marque aqui ☐ e siga para a **seção B**.

	Nunca	Raramente	Algumas vezes	Muitas vezes	Sempre
1. Teve que se ausentar do trabalho temporariamente devido a dor?	☐	☐	☐	☐	☐
2. Sentiu-se incapaz de fazer suas tarefas no trabalho por causa da dor?	☐	☐	☐	☐	☐
3. Sentiu-se envergonhada devido aos sintomas?	☐	☐	☐	☐	☐
4. Sentiu-se culpada por faltar ao trabalho?	☐	☐	☐	☐	☐
5. Sentiu-se preocupada em não ser capaz de fazer seu trabalho?	☐	☐	☐	☐	☐

SEÇÃO B Estas perguntas se referem ao efeito da endometriose na sua relação com seus filhos. Nas últimas 4 semanas com que frequência você:

Se você não tem filhos, por favor I marque aqui ☐ e siga para a **seção C**.

	Nunca	Raramente	Algumas vezes	Muitas vezes	Sempre
1. Sentiu dificuldade de cuidar de seu/seus filho/filhos?	☐	☐	☐	☐	☐
2. Sentiu-se incapaz de brincar com seu/seus filho/filhos?	☐	☐	☐	☐	☐

SEÇÃO C Estas perguntas se referem ao efeito da endometriose nas suas relações sexuais. Nas últimas 4 semanas com que frequência você:

Se isso não for importante marque aqui ☐

	Nunca	Raramente	Algumas vezes	Muitas vezes	Sempre
1. Sentiu dor durante ou depois das relações sexuais?	☐	☐	☐	☐	☐
2. Sentiu-se preocupada em ter relações sexuais devido à dor?	☐	☐	☐	☐	☐
3. Evitou ter relações sexuais devido à dor?	☐	☐	☐	☐	☐
4. Sentiu-se culpada em não querer ter relações sexuais?	☐	☐	☐	☐	☐
5. Sentiu-se frustrada por não ter prazer nas relações sexuais?	☐	☐	☐	☐	☐

SEÇÃO D Estas perguntas se referem aos seus sentimentos em relação aos seus médicos. Nas últimas 4 semanas com que frequência você:

	Nunca	Raramente	Algumas vezes	Muitas vezes	Sempre
1. Sentiu que o(s) seu(s) médico(s) não está(estão) fazendo nada por você?	☐	☐	☐	☐	☐
2. Sentiu que o seu médioco acha que suas queixas são coisas da sua cabeça?	☐	☐	☐	☐	☐
3. Sentiu-se frustrada com a falta de conhecimento do seu médico sobre endometriose?	☐	☐	☐	☐	☐
4. Sentiu como se você estivesse gastando o tempo do seu médico?	☐	☐	☐	☐	☐

SEÇÃO E Estas perguntas se referem aos seus sentimentos em relação ao seu tratamento – qualquer cirurgia ou remédio que você usa ou usou para a endometriose. Nas últimas 4 semanas com que frequência você:

Se esta pergunta não é importante para você marque aqui ☐.

	Nunca	Raramente	Algumas vezes	Muitas vezes	Sempre
1. Sentiu-se frustrada porque seu tratamento não está funcionando?	☐	☐	☐	☐	☐
2. Achou difícil lidar com os efeitos adversos do tratamento?	☐	☐	☐	☐	☐
4. Sentiu-se aborrecida por causa da quantidade de tratamento que você tem que usar?	☐	☐	☐	☐	☐

SEÇÃO F Estas perguntas se referem aos seus sentimentos sobre quaisquer dificuldades que você possa ter para engravidar. Nas últimas 4 semanas com que frequência você:

Se esta pergunta não é importante para você marque aqui ☐.

	Nunca	Raramente	Algumas vezes	Muitas vezes	Sempre
1. Sentiu-se preocupada com a possibilidade de não ter filhos/ou mais filhos?	☐	☐	☐	☐	☐
2. Sentiu-se incapacitada pela possibilidade de não ter ou não poder ter filhos/ou mais filhos?	☐	☐	☐	☐	☐
3. Sentiu-se deprimida pela possibilidade de não ter filhos/ou mais filhos?	☐	☐	☐	☐	☐
4. Sentiu que a possibilidade de não poder engravidar tomou-se um fardo nos seus relacionamentos?	☐	☐	☐	☐	☐

Capítulo | 9 |

Endometriose e Técnicas de Reprodução Assistida: Indicações e Resultados

Paula Andrea Navarro, Luciana Azôr Dib e Rui Alberto Ferriani

INTRODUÇÃO

Definir a melhor abordagem para o tratamento da infertilidade associada à endometriose é bastante difícil, visto que a maioria das recomendações origina de estudos observacionais, que frequentemente trazem resultados conflitantes. O tratamento deve ser sempre individualizado, levando em consideração alguns aspectos importantes, como a idade da paciente, sua reserva ovariana, o estadiamento da doença, a presença de dor pélvica, endometrioma de ovário e intervenções cirúrgicas prévias, a duração da infertilidade, a presença ou não de anormalidade tubária e a qualidade seminal do parceiro. Serão discutidas, a seguir, as indicações e os resultados do emprego das técnicas de reprodução assistida (TRA) no tratamento da infertilidade relacionada à endometriose.

A inseminação intrauterina (IUI) é considerada um procedimento de reprodução assistida de baixa complexidade, enquanto a fertilização *in vitro* (FIV) clássica e a injeção intracitoplasmática de espermatozoide (ICSI) (Figura 9-1) são consideradas procedimentos de alta complexidade.

Resumidamente, a IUI tem sido utilizada no tratamento da infertilidade relacionada à endometriose, especialmente nos estádios mínimo e leve. Sua eficácia, comparativamente ao emprego desta técnica em casais com infertilidade sem causa aparente, assim como o impacto da estimulação ovariana com gonadotrofinas, serão discutidos neste capítulo. Por outro lado, uma importante parcela das mulheres com endometriose moderada ou grave precisa de TRA de alta complexidade quando desejam engravidar. A influência potencial da endometriose e do estadiamento da doença nos resultados da FIV/ICSI será apresentada, assim como as indicações do uso da terapia medicamentosa e/ou cirúrgica previamente à TRA.

TÉCNICAS DE BAIXA COMPLEXIDADE

Apesar de a FIV ser o tratamento mais eficaz em pacientes inférteis e portadoras de endometriose, a maioria dos estudos existentes sugere algum benefício da IUI nos estádios iniciais da doença (estádios I e II).

Um estudo randomizado controlado (RCT) avaliou 103 pacientes inférteis e portadoras de endometriose

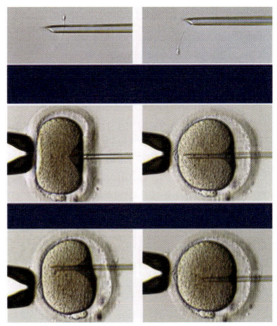

FIGURA 9-1 O procedimento de injeção intracitoplasmática de espermatozoides (ICSI).

mínima e leve submetidas à IUI. Nesse estudo, as pacientes que foram estimuladas com gonadotrofinas para realizar a IUI apresentaram uma taxa de nascidos vivos 5,6 vezes maior do que aquelas que tiveram conduta expectante. Outro RCT, que comparou somente o emprego da técnica de IUI com a IUI associada à estimulação ovariana, demonstrou uma taxa de gravidez 5,1 vezes maior no grupo que foi estimulado com gonadotrofina. Esses estudos sugerem que a associação de gonadotrofina à estimulação ovariana controlada em pacientes inférteis, portadoras de endometriose mínima ou leve, parece melhorar os resultados da IUI. Estudos futuros bem delineados e com maiores casuísticas são necessários para responder definitivamente a essa importante questão.

Outro ponto fundamental é se a IUI associada à estimulação ovariana controlada melhoraria as taxas de gravidez, quando realizada 6 meses a 1 ano após um procedimento cirúrgico em pacientes com endometriose mínima ou leve. Um estudo caso-controle comparou os resultados da IUI de pacientes portadoras de endometriose mínima ou leve, submetidas à cirurgia laparoscópica, com pacientes que apresentavam esterilidade sem causa aparente (ESCA). Observou-se que as taxas de gravidez por ciclo em mulheres com endometriose mínima, endometriose leve ou ESCA foram de 21%, 18,9% e 20,5%, respectivamente, e que as taxas de nascidos vivos após quatro ciclos de IUI foram de 70,2%, 68,2% e 66,5%, respectivamente, sugerindo que a IUI associada à estimulação ovariana controlada deveria ser o tratamento de primeira linha em pacientes portadoras de endometriose mínima ou leve. Todavia, estudos consistentes e bem delineados metodologicamente, avaliando maiores casuísticas, se fazem necessários para corroborar essa hipótese.

Outro aspecto importante é se seria recomendado ou não realizar o bloqueio hipofisário com agonistas do GnRH em ciclos estimulados para IUI em mulheres inférteis com endometriose mínima ou leve. Kim et al. (1996), em um RCT, compararam o uso do protocolo longo com o protocolo ultralongo, usando agonista de GnRH em 80 pacientes portadoras de endometriose que foram submetidas à IUI. Esses autores não encontraram diferença significativa entre as taxas de gravidez desses dois protocolos em pacientes com estádio I/II de endometriose, sugerindo que o bloqueio hipofisário com agonistas do GnRH não traz benefícios em ciclos estimulados para IUI neste grupo de mulheres.

Outro aspecto relevante é se a presença de endometriose mínima ou leve interfere negativamente no sucesso da IUI. Neste sentido, é importante salientar que a influência da presença de endometriose mínima nos resultados de IUI com doação de sêmen não está totalmente esclarecida. Estudos clássicos sugerem influência negativa, mas em um estudo de coorte duplo-cego, incluindo 24 mulheres com endometriose mínima e 51 sem a doença, a taxa de gravidez foi, respectivamente, 8,6% e 13,3% por ciclo de IUI com sêmen de doador, e 37,5% *versus* 51% por mulher. No entanto, o número de pacientes incluídas nesse estudo foi menor que o tamanho do cálculo amostral necessário para comprovar este achado.

Podemos concluir que as pacientes inférteis, portadoras de endometriose mínima e leve, que forem submetidas à estimulação ovariana controlada seguida de IUI, podem apresentar aumento da taxa de nascidos vivos comparadas àquelas que optam por uma conduta expectante. Além disso, a IUI com estimulação ovariana controlada com gonadotrofina melhora as taxas de gravidez, quando comparada à IUI isolada.

TÉCNICAS DE ALTA COMPLEXIDADE (FIV/ICSI)

Segundo o último *guideline* da ESHRE, devemos considerar o uso das TRA de alta complexidade em pacientes inférteis com endometriose nas seguintes situações:

1. se a função tubária estiver comprometida;
2. se existir fator masculino envolvido;
3. e/ou se houve falha em outros tipos de tratamento.

Um ponto bastante controverso quando da indicação de FIV em mulheres inférteis com endometriose é se a presença da doença está associada a um prognóstico gestacional pior, após a realização do procedimento, e se o avanço no estadiamento da doença piora ainda mais os resultados da FIV. Em um pequeno estudo de coorte avaliando os resultados da FIV com ciclo natural, ou seja, sem estimulação ovariana, as taxas de gravidez por ciclos iniciados, por oócito captado e por transferência embrionária foram similares entre as pacientes inférteis com endometriose e aquelas inférteis por fator tubário, mas significativamente maiores nas pacientes com ESCA.

Todavia, uma revisão sistemática publicada em 2002 demonstrou que as pacientes portadoras de endometriose, que foram submetidas à estimulação ovariana para realização de FIV (Figuras 9-2 e 9-3), apresentaram menores taxas de gravidez quando compara-

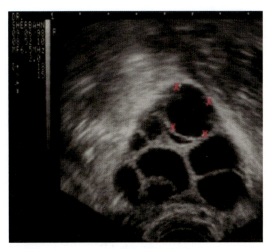

FIGURA 9-2 Um ovário superestimulado com folículos grandes e prontos para captação.

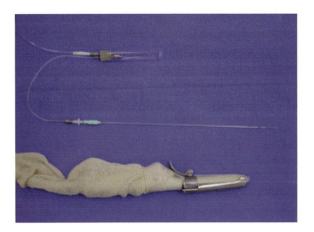

FIGURA 9-3 Guia de ultrassom com sistema de aspiração de óvulos.

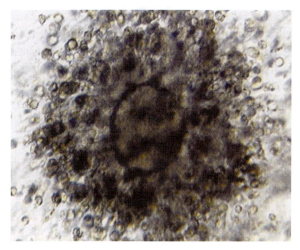

FIGURA 9-4 Complexo *cumulus*-oócito logo após a captação.

das às pacientes inférteis por fator tubário (risco relativo (RR) 0,56; intervalo de confiança 95% [IC 95%] 0,44-0,70). Entretanto, ao se dividir as pacientes endometrióticas, levando-se em consideração o estadiamento da doença (endometriose mínima e leve – estádios I/II; endometriose moderada e grave – estádios III/IV), observou-se que as pacientes portadoras de endometriose I/II apresentaram taxas de gravidez semelhantes àquelas com fator tubário (RR 0,79; IC 95% 0,6-1,03) e as pacientes com endometriose III/IV apresentaram taxas significativamente menores quando comparadas às pacientes sem a doença (RR 0,46; IC 95% 0,28-0,74). Apesar de ser uma revisão bastante relevante, sua principal limitação é que a maioria dos estudos incluídos foram publicados entre 1980 e 1999, período em que a estimulação ovariana e as condições técnicas eram bastante diferentes das atuais.

Entretanto, estudos mais recentes contradizem os resultados desta metanálise publicada em 2002. Uma análise recente da Sociedade de Tecnologia de Reprodução Assistida avaliou os dados de taxas de nascimento por captação oocitária nos Estados Unidos. Em recente relatório realizado nos Estados Unidos sobre os resultados de transferência embrionária pós-FIV, foi relatado que a taxa global de nascimento por captação (Figura 9-4) em mulheres inférteis varia de 44,6%, naquelas abaixo dos 35 anos, a 14,9%, no grupo de 41 a 42 anos. A taxa média de nascimento por captação em todos os diagnósticos foi de 33,2%, em comparação com 39,1% de mulheres com endometriose.

Esses dados são concordantes com os de uma metanálise recentemente publicada, que avaliou os resultados de FIV em mulheres com endometriose e analisou dados de 27 estudos observacionais (8.984 mulheres). Os autores evidenciaram taxas menores de fertilização em mulheres com endometriose I/II (RR = 0,93; IC95% 0,87-0,99; p = 0,03), quando comparadas às pacientes do grupo de controle e observaram taxas menores de implantação (RR = 0,79, IC95% 0,67-0,93; p = 0,006) e de gestação clínica (RR = 0,79, IC95% 0,69-0,91; p = 0,0008) em mulheres com endometriose III/IV quando comparadas ao grupo de controle. Entretanto, não foram observadas taxas menores de nascidos vivos após FIV, tanto em portadoras de endometriose estádios I/II (RR = 0,92, IC95% 0,83-1,02; p = 0,1) como III/IV (RR = 0,86, IC95% 0,68-1,08 p = 0,19). Os autores concluíram que a redução nas taxas de gestação clínica (21%) em mulheres com endometriose III/IV, submetidas à FIV, não significa necessariamente que o tratamento da endometriose irá restaurar as taxas de gravidez clínica, tornando-as similares àquelas de mulheres sem endometriose. Por fim, sugeriram que esta evidência não justifica o tratamento clínico e/ou cirúrgico da endometriose nessas mulheres, visto que esta intervenção ainda não apresenta um benefício comprovado.

Dados da última metanálise publicada, que analisou 36 estudos de coorte e estudos clínicos randomizados e controlados, evidenciaram que, em comparação com mulheres sem endometriose, as mulheres com endometriose submetidas a FIV e ICSI têm uma taxa de nascidos vivos semelhante por mulher (RR = 0,94, IC 95% 0,84-1,06, 13 estudos, 12.682 pacientes, I^2 = 35%), menor taxa de gravidez clínica por mulher (RR = 0,78, IC 95% 0,65-0,94), 24 estudos, 20.757 pacientes, I^2 = 66%), menor número médio de oócitos recuperados por ciclo (diferença média de −1,98, IC 95% 22,87-21,09, 17 estudos, 17.593 ciclos, I^2 = 97%) e taxa de aborto semelhante por mulher (RR = 1,26, IC 95% 0,92-1,70, nove estudos, 1.259 pacientes, I^2 = 50%). Mulheres com doença mais avançada (ASRM III-IV) quando comparadas com mulheres sem endometriose têm menores taxas de nascidos vivos, taxas de gravidez clínica e número médio de oócitos recuperados. Resumidamente, dados dessa metanálise evidenciaram menor número de oócitos captados em mulheres com endometriose comparadas à mulheres sem endometriose e taxas de nascidos vivos menores apenas em mulheres com endometriose estádios III/IV quando comparadas à mulheres sem a doença.

É importante ressaltarmos que as metanálises descritas não avaliaram as taxas cumulativas de nascidos vivos por ciclo iniciado, nem o tempo médio para a gravidez em mulheres com endometriose e seus diferentes estágios comparadas a mulheres sem a doença, que são considerados os desfechos mais relevantes das TRA, de modo que não dispomos destas informações. Estudos futuros bem delineados e consistentes, avaliando casuísticas maiores, precisam ser conduzidos para elucidar o impacto da endometriose nesses desfechos.

Outra preocupação consiste em saber se os ciclos de reprodução assistida (RA) poderiam aumentar o risco de recorrência da doença, já que durante a estimulação ovariana controlada (EOC), os níveis de estradiol se encontram extremamente elevados, o que poderia, teoricamente, estimular a progressão da doença. Diversos autores mostraram que não houve essa associação.

USO DE MEDICAÇÕES ADJUVANTES ÀS TÉCNICAS DE REPRODUÇÃO ASSISTIDA (TRA) DE ALTA COMPLEXIDADE

Vários estudos têm tentado demonstrar se o uso de medicações adjuvantes às TRA de alta complexidade poderia melhorar as taxas de sucesso da FIV. Entre essas medicações, a mais estudada é o análogo do GnRH (aGnRH).

Uma metanálise publicada pela Cochrane em 2006, avaliando dados de três ensaios clínicos randomizados, incluindo um total de 165 pacientes portadoras de endometriose, concluiu que a administração de agonistas GnRH por um período de 3 a 6 meses antes do ciclo de FIV aumentaria as chances de gravidez clínica (RR 4,28, IC 95% 2-9,15) e nascidos vivos (RR 9,1, IC 95% 1,08-78,22) em portadoras da doença. Notam-se algumas limitações nesses estudos, pois além de uma pequena casuística, não há uma avaliação adequada sobre os efeitos adversos da medicação utilizada e tampouco são levados em consideração os dados relativos às taxas de aborto e de gravidez ectópica.

Não existem estudos comparando os diferentes esquemas de terapia supressiva ou se esta abordagem deveria ser oferecida a subgrupos específicos de pacientes com endometriose, principalmente, em virtude de dois fatores: custo elevado do tratamento e quanto o período de exposição a esse tratamento poderia postergar uma futura gravidez.

Todavia, segundo o último *guideline* da ESHRE, baseado na revisão sistemática da Cochrane descrita anteriormente, é recomendado utilizar aGnRH por um período de 3 a 6 meses anteriormente aos ciclos de FIV em pacientes inférteis e portadoras de endometriose.

Foi sugerido, recentemente, em uma revisão de endometriose e resultados de RA, que esse protocolo com aGnRH deveria ser indicado especificamente para as pacientes portadoras de endometriose III/IV que apresentem dor pélvica crônica ou com histórico de repetidas falhas de implantação.

Em 2010, De Ziegler et al. demonstraram que mulheres portadoras de endometriose, incluindo aquelas com endometriomas ovarianos, que fizeram uso contínuo de contraceptivos orais (CO) combinados contendo etinilestradiol e levonorgestrel por 6 a 8 semanas previamente ao ciclo de RA, apresentaram resultados de FIV semelhantes aos de pacientes sem a doença. Em contraste, os resultados de RA ficaram comprometidos em pacientes portadoras de endometriose que não foram submetidas a esse tratamento prévio com CO. Assim, apesar de haver um número menor de estudos avaliando o impacto do uso de CO por 6 a 8 semanas previamente à realização de TRA, esta abordagem parece promissora e precisa ser investigada futuramente.

TRATAMENTO CIRÚRGICO COMO ADJUVANTE DAS TÉCNICAS DE REPRODUÇÃO ASSISTIDA

Nos casos de endometriose mínima e leve, um estudo de coorte retrospectivo mostrou que as pacientes que se submeteram à cirurgia para a retirada completa das lesões visíveis apresentaram taxa de implantação, taxa de gravidez e taxa de nascidos vivos maiores do que nos casos não tratados. Dessa forma, questiona-se se o tratamento cirúrgico poderia ser considerado previamente às TRA, em mulheres com infertilidade relacionada com endometriose mínima ou leve. Todavia, o impacto do tratamento cirúrgico da endometriose inicial nos resultados das TRA não foi investigado em estudos clínicos randomizados e controlados e o custo-efetividade de sua realização não está bem estabelecido.

Existem controvérsias em relação ao tratamento cirúrgico de endometriomas ovarianos em mulheres inférteis antes da fertilização *in vitro* (FIV), porque evidências crescentes indicam que a cirurgia pode prejudicar a resposta ovariana. Dados de metanálise publicada em 2015, avaliando dados de 33 estudos, sendo 30 observacionais retrospectivos e 3 RCTs, evidenciaram que mulheres com endometrioma submetidas a FIV/ICSI tiveram resultados reprodutivos semelhantes aos de mulheres sem a doença, embora com maior taxa de cancelamento do ciclo. O tratamento cirúrgico do endometrioma não alterou o resultado do tratamento com FIV/ICSI em comparação à mulheres com endometrioma que não receberam intervenção cirúrgica. Considerando que a reserva ovariana reduzida pode ser atribuída à presença de endometrioma *per se* e o potencial impacto negativo da intervenção cirúrgica, a individualização dos cuidados para mulheres com endometrioma antes da FIV/ICSI pode ajudar a otimizar os resultados desse procedimento.

A última metanálise publicada nesta temática objetivando comparar o tratamento cirúrgico e a abordagem expectante dos endometriomas em relação aos resultados da FIV foi publicada em 2018. Treze estudos (um estudo controlado randomizado e 12 estudos observacionais, n = 2.878) foram agrupados e foram observadas taxas de nascidos vivos semelhantes nos grupos tratados cirurgicamente e não tratados (*odds ratio* = 0,83; intervalo de confiança de 95% [IC], 0,56-1,22 *p* = 0,98). As taxas de gravidez clínica (*odds ratio* = 0,83, IC 95%, 0,66-1,05, *p* = 0,86), o número de oócitos maduros recuperados e as taxas de aborto espontâneo não foram estatisticamente diferentes entre os grupos de estudo. No entanto, o número total de oócitos recuperados foi menor no grupo submetido a cirurgia (diferença média = −1,51; 95% CI, −2,60 a −0,43; *p* = 0,02). Os resultados sugerem que o tratamento cirúrgico de endometriomas antes da FIV produz taxas de nascimento vivo semelhantes ao manejo expectante. Salientamos que futuros ensaios clínicos randomizados controlados adequadamente delineados são necessários para melhor responder a esta questão.

O *guideline* da ESHRE recomenda que a exérese laparoscópica da cápsula pode ser considerada para confirmar o diagnóstico, reduzir o risco de infecção após a captação oocitária, melhorar o acesso aos folículos e a dor relacionada com a endometriose. Todavia, é importante salientar que esse procedimento não melhora as taxas de gravidez após a FIV e, portanto, não deve ser indicado com esta finalidade. Desta forma, o médico deve analisar cuidadosamente a relação custo-benefício da realização do procedimento cirúrgico, especialmente nos casos já submetidos à intervenção cirúrgica prévia, em virtude do risco de comprometimento da reserva ovariana.

Apesar de o risco de formação de abscesso ovariano após a captação de oócitos ser baixo em pacientes com endometrioma, o uso de antibioticoprofilaxia parece ser benéfico. Benaglia et al. (2008) avaliaram 214 mulheres portadoras de endometrioma ovariano que usaram antibioticoprofilaxia no momento da captação oocitária e, de acordo com esse estudo, não houve nenhum caso de abscesso ovariano nessas pacientes.

TRATAMENTO CIRÚRGICO COMO ADJUVANTE DAS TÉCNICAS DE REPRODUÇÃO ASSISTIDA EM MULHERES COM ENDOMETRIOSE PROFUNDA

Os tratamentos cirúrgicos para endometriose profunda são realizados principalmente em pacientes com dor pélvica. Um estudo de coorte mostrou uma taxa de gravidez maior nas mulheres portadoras de endometriose profunda que realizaram o tratamento previamente às TRA; entretanto, não houve diferença significativa entre a taxa de nascidos vivos. Em outro estudo de coorte não foi evidenciado qualquer benefício em se realizar o procedimento cirúrgico. Deste modo, a eficácia do tratamento cirúrgico em casos de endometriose infiltrativa profunda anteriormente às TRA não está bem estabelecida e os casos devem ter sua abordagem individualizada.

CONCLUSÃO

O tratamento da infertilidade associada à endometriose tem que ser individualizado, levando-se em consideração alguns aspectos importantes, como a idade da paciente, sua reserva ovariana, o estadiamento da doença, a presença de dor pélvica, endometrioma e intervenção cirúrgica prévia, a duração da infertilidade, a presença ou não de anormalidade tubária e a qualidade seminal do parceiro. Em pacientes com idade avançada e/ou indícios de comprometimento da reserva ovariana, a conduta expectante não deve ser a preferida, a menos que a paciente não tenha condições e recursos para ser submetida a abordagens mais intervencionistas, como as TRA.

Em pacientes com endometriose mínima ou leve, a exérese das lesões, associada à adesiólise durante a videolaparoscopia, parece ser mais efetiva do que a realização exclusiva de videolaparoscopia diagnóstica em termos na melhora da fertilidade natural. Se a paciente não apresentar idade avançada, tiver trompas pérvias e ausência de fator masculino grave, a conduta expectante ou a IUI seguida de indução da ovulação com gonadotrofinas podem ser consideradas como terapia de primeira linha. Se a paciente tiver idade avançada e/ou indícios de comprometimento da sua reserva ovariana, um tratamento mais intervencionista, como a IUI seguida de indução da ovulação com gonadotrofinas ou FIV, deve ser discutido. O tratamento cirúrgico pode ser considerado previamente às TRA (FIV/ICSI) nessas mulheres, pois parece aumentar as taxas de sucesso dos procedimentos.

Em mulheres com endometriose moderada ou grave, a terapia cirúrgica conservadora via laparoscopia ou laparotomia pode ser benéfica na melhora da fertilidade natural, sem, contudo, ser possível estimar de modo adequado as taxas cumulativas de gestação após o procedimento cirúrgico. Desta forma, caso a paciente não apresente idade avançada ou comprometimento da reserva ovariana, tenha trompas pérvias e ausência de fator masculino grave, a conduta expectante após a cirurgia pode ser adotada por 6 a 12 meses.

Todavia, não temos evidências de que a realização de tratamento cirúrgico prévio melhore as taxas de sucesso das TRA e, nos casos de indicação de FIV/ICSI, não se recomenda a realização de tratamento cirúrgico com a finalidade de melhora do sucesso das TRA, reservando-se a cirurgia para situações de falhas anteriores das TRA. O uso de agonistas do GnRH por 3 a 6 meses antes da FIV parece melhorar a taxa de sucesso gestacional. Apesar de menos estudado, o uso de contraceptivos orais combinados consecutivamente por 6 a 8 semanas, previamente à realização da FIV, parece uma estratégia promissora, pois promove resultados gestacionais similares aos de mulheres sem a doença submetidas à FIV. Geralmente, não se recomenda nova abordagem cirúrgica com a finalidade de melhorar a fertilidade natural ou o sucesso gestacional após a FIV.

A exérese laparoscópica de endometriomas com diâmetro maior que 4 cm melhora as taxas de gestação espontânea após a intervenção cirúrgica, quando comparada à drenagem e coagulação da pseudocápsula, estando ao mesmo tempo associada a um risco menor de recorrência do cisto. Todavia, esse procedimento cirúrgico não melhora as taxas de gestação após a FIV, não sendo recomendado com esta finalidade em mulheres em que a FIV já está indicada.

Em portadoras de endometriose infiltrativa profunda, a eficácia do tratamento cirúrgico anteriormente às TRA ainda não está bem estabelecida e os dados disponíveis sugerem não haver melhora do sucesso gestacional após a cirurgia, o que precisa ser mais bem avaliado em estudos bem delineados.

Referências Bibliográficas

1. ASRM. Endometriosis and infertility: a committee opinion. Fertil Steril. 2012;98(3): 591-598.
2. Barnhart, K., Dunsmoor-Su, R., Coutifaris, C. Effect of endometriosis on in vitro fertilization. Fertil Steril. 2002;77(6): 1148-1155.
3. Benaglia, L., Somigliana, E., Iemmello, R., Colpi, E., Nicolosi, A.E., Ragni, G. Endometrioma and oocyte retrieval-induced pelvic abscess: a clinical concern or an exceptional complication? Fertil Steril. 2008;89(5): 1263-1266.
4. Benaglia, L., Somigliana, E., Santi, G., Scarduelli, C., Ragni, G., Fedele, L. IVF and endometriosis-related symptom progression: insights from a prospective study. Hum Reprod. 2011;26(9): 2368-2372.
5. Benaglia, L., Somigliana, E., Vercellini, P., Benedetti, F., Iemmello, R., Vighi, V. et al. The impact of IVF procedures on endometriosis recurrence. Eur J Obstet Gynecol Reprod Biol. 2010;148(1): 49-52.

6. Benschop, L., Farquhar, C., van der Poel, N., Heineman, M.J. Interventions for women with endometrioma prior to assisted reproductive technology. Cochrane Database Syst Rev. 2010(11):CD008571.
7. Bianchi, P.H., Pereira, R.M., Zanatta, A., Alegretti, J.R., Motta, E.L., Serafini, P.C. Extensive excision of deep infiltrative endometriosis before in vitro fertilization significantly improves pregnancy rates. J Minim Invasive Gynecol. 2009;16(2): 174-180.
8. Chapron, C., Vercellini, P., Barakat, H., Vieira, M., Dubuisson, J.B. Management of ovarian endometriomas. Hum Reprod Update. 2002;8(6): 591-597.
9. Coccia, M.E., Rizzello, F., Gianfranco, S. Does controlled ovarian hyperstimulation in women with a history of endometriosis influence recurrence rate? J Womens Health (Larchmt). 2010;19(11): 2063-2069.
10. De Ziegler, D., Gayet, V., Aubriot, F.X., Fauque, P., Streuli, I., Wolf, J.P. et al. Use of oral contraceptives in women with endometriosis before assisted reproduction treatment improves outcomes. Fertil Steril. 2010;94(7): 2796-2799.
11. D'Hooghe, T.M., Denys, B., Spiessens, C., Meuleman, C., Debrock, S. Is the endometriosis recurrence rate increased after ovarian hyperstimulation? Fertil Steril. 2006;86(2): 283-290.
12. ESHRE. European Society of Human Reproduction and Embryology. Guideline on the management of women with endometriosis, 2013. Accessed http://www.eshre.eu/ESHRE/English/Guidelines-Legal/Guidelines/Guidelines-in-development/page.aspx/1518
13. Hamdan, M., Dunselman, G., Li, T.C., Cheong, Y. The impact of endometrioma on IVF/ICSI outcomes: a systematic review and meta-analysis. Hum Reprod Update. 2015;21(6): 809-825.
14. Hamdan, M., Omar, S.Z., Dunselman, G, Cheong Y. Influence of endometriosis on assisted reproductive technology outcomes: a systematic review and meta-analysis. Obstet Gynecol. 2015;125(1): 79-88.
15. Harb, H., Gallos, I., Chu, J., Harb, M., Coomarasamy, A. The effect of endometriosis on in vitro fertilisation outcome: a systematic review and meta-analysis. BJOG. 2013;120(11): 1308-1320.
16. Kim, C.H., Cho, Y.K., Mok, J.E. Simplified ultralong protocol of gonadotrophin-releasing hormone agonist for ovulation induction with intrauterine insemination in patients with endometriosis. Hum Reprod. 1996;11(2): 398-402.
17. Matorras, R., Rodriguez, F., Pijoan, J.I., Etxanojauregui, A., Neyro, J.L., Elorriaga, M.A. et al. Women who are not exposed to spermatozoa and infertile women have similar rates of stage I endometriosis. Fertil Steril. 2001;76(5): 923-928.
18. Nulsen, J.C., Walsh, S., Dumez S, Metzger DA. A randomized and longitudinal study of human menopausal gonadotropin with intrauterine insemination in the treatment of infertility. Obstet Gynecol. 1993;82(5):780-6.
19. Omland, A.K., Fedorcsak, P., Storeng, R., Dale, P.O., Abyholm, T., Tanbo, T. Natural cycle IVF in unexplained, endometriosis-associated and tubal factor infertility. Hum Reprod. 2001;16(12):2587-92.
20. Opoien, H.K., Fedorcsak, P., Byholm, T., Tanbo, T. Complete surgical removal of minimal and mild endometriosis improves outcome of subsequent IVF/ICSI treatment. Reprod Biomed Online. 2011;23(3): 389-395.
21. Papaleo, E., Ottolina, J., Vigano, P., Brigante, C., Marsiglio, E., De Michele, F. et al. Deep pelvic endometriosis negatively affects ovarian reserve and the number of oocytes retrieved for in vitro fertilization. Acta Obstet Gynecol Scand. 2011; 90(8): 878-884.
22. Sallam, H.N., Garcia-Velasco, J.A., Dias, S., Arici, A. Long-term pituitary down-regulation before in vitro fertilization (IVF) for women with endometriosis. Cochrane Database Syst Rev. 2006(1):CD004635.
23. SART. Assisted reproductive technology in the United States: 2010 results generated from the American Society for Reproductive Medicine/Society for Assisted Reproduction registry.
24. Senapati, S., Barnhart, K. Managing endometriosis-associated infertility. Clin Obstet Gynecol. 2011;54(4): 720-726.
25. Surrey, E.S. Endometriosis and assisted reproductive technologies: maximizing outcomes. Semin Reprod Med. 2013; 31(2):154-63.
26. Tummon, I.S., Asher, L.J., Martin, J.S., Tulandi, T. Randomized controlled trial of superovulation and insemination for infertility associated with minimal or mild endometriosis. Fertil Steril. 1997;68(1): 8-12.
27. Werbrouck, E., Spiessens, C., Meuleman, C., D'Hooghe, T. No difference in cycle pregnancy rate and in cumulative live-birth rate between women with surgically treated minimal to mild endometriosis and women with unexplained infertility after controlled ovarian hyperstimulation and intrauterine insemination. Fertil Steril. 2006;86(3): 566-571.
28. Wu, C.Q, Albert, A., Alfaraj, S., Taskin, O., Alkusayer, G.M., Havelock, J., Yong, P., Allaire, C., Bedaiwy, M.A. Live Birth Rate after Surgical and Expectant Management of Endometriomas after In Vitro Fertilization: A Systematic Review, Meta-Analysis, and Critical Appraisal of Current Guidelines and Previous Meta-Analyses. J Minim Invasive Gynecol. 2019;26(2): 299-311.e3.

Capítulo 10

Endometriose em Adolescentes

Helizabet Salomão Abdalla Ayroza Ribeiro, Beatriz Taliberti da Costa Porto e Paulo Ayroza Ribeiro

INTRODUÇÃO

A adolescência é o período de transição entre a infância e a vida adulta, caracterizado pelo desenvolvimento físico, mental, emocional, sexual e social, relacionados às expectativas culturais da sociedade a que pertence (Colli, 1992). A adolescência se inicia com as mudanças corporais da puberdade e termina quando o indivíduo consolida seu crescimento e sua personalidade. (OMS; Colli, 1992; Vitalle, 2003).

Os limites cronológicos da adolescência são definidos pela Organização Mundial da Saúde (OMS) entre 10 e 19 anos, 11 meses e 29 dias, e pela Organização das Nações Unidas (ONU) entre 15 e 24 anos.

Na evolução puberal, a menarca pode ser um fenômeno tardio e sua ocorrência e manutenção estão sujeitas a vários fatores, destacando-se os ambientais e nutricionais. O período pós-menarca, por sua vez, se caracteriza pela diminuição do incremento de estatura e pelo característico aumento de peso, sendo uma tendência mundial (Vitalle, 2003).

O surgimento da menarca acontece entre 12 e 13 anos de idade cronológica (Crepin, 1999). A idade média da menarca encontrada no Brasil foi 13,02 anos (±0,09), sendo que para a região urbana do Sudeste a idade encontrada foi de 12,75 anos. A menarca, além de ser um indicador de maturação biológica, também mostra as mudanças que ocorrem com o desenvolvimento social e econômico das populações. As meninas de *status* socioeconômicos mais elevados apresentam a primeira menstruação mais precocemente do que aquelas menos favorecidas, embora sejam residentes do mesmo país (Crepin, 1999).

A endometriose, doença em questão, é definida como tecido endometrial implantado fora do útero. Estima-se que afeta de 10% a 15% de todas as mulheres em idade reprodutiva, e 70% das mulheres com dor pélvica crônica.

Buscando identificar os mecanismos fisiopatológicos causadores da doença em mulheres jovens, alguns estudos mostram que foi observado refluxo menstrual biologicamente viável na cavidade peritonial de 3% a 5% de recém-nascidas do sexo feminino, sendo esta uma provável causa de endometriose de início precoce (Brosens e Benagiano, 2013, 2016; Brosens et al., 2013; Gargett et al., 2014).

PREVALÊNCIA DA ENDOMETRIOSE (E SEUS SINTOMAS) EM ADOLESCENTES

A verdadeira prevalência de endometriose em adolescentes é desconhecida. Em revisão sistemática abrangendo estudos realizados entre 1980 e 2011, observou-se a presença de endometriose em 880 meninas com dor pélvica crônica ou dismenorreia (Janssen et al., 2013).

Confirmou-se uma incidência de 62% (variação de 25 a 100%) em todas as meninas adolescentes com dor pélvica submetidas à investigação laparoscópica. Observou-se, neste grupo, prevalência de 75% em meninas resistentes ao tratamento medicamentoso para dor, 70% em meninas com dismenorreia e 49% em adolescentes com dor pélvica crônica, independentemente de ser ou não resistente ao tratamento clínico (Janssen et al., 2013).

Sugere-se que a incidência da endometriose em adolescentes tem como fatores de risco: a idade da menarca, início precoce de dismenorreia, histórico de asma, histórico familiar de endometriose (mãe, irmã ou filha aumenta em seis vezes o risco) e malformações congênitas, como malformações obstrutivas do canal de Müller e agenesia cervical (Upson, 2015; Matalliotakis et al., 2017).

Estima-se que dois terços de meninas adolescentes com dor pélvica crônica ou dismenorreia que não respondem à terapia hormonal e anti-inflamatório não hormonal, serão diagnosticadas com endometriose no momento da laparoscopia (ACOG, 2018)

No que se refere à classificação American Society of Reproductive Medicine Stage (ASRM Classification), a literatura sugere que 50% das adolescentes tiveram o estágio I (mínimo), 27% estágio II (leve), 18% estágio III (moderado) e 14% estágio IV (endometriose severa).

Outros estudos sugeriram que 54,5% das meninas adolescentes com endometriose se classificaram no estágio IV da doença; duas meninas apresentavam doença retovaginal, duas apresentavam doença uterovesical, uma tinha doença retossigmoide e, por fim, uma com doença ureteral (Stavroulis, 2006).

Sintomas

Embora a maioria das mulheres com endometriose relate que o início dos sintomas surge durante a adolescência, o diagnóstico muitas vezes é tardio, podendo prejudicar o futuro reprodutivo e os resultados funcionais do sistema reprodutor feminino (Greene, 2009).

Muitas adolescentes têm a dismenorreia primária definida como a dor menstrual na ausência de patologia. Dismenorreia primária clinicamente começa quando adolescentes atingem ciclos ovulatórios usualmente com 6-12 meses após a menarca. As adolescentes que apresentam dismenorreia primária vão responder bem ao tratamento empírico com anti-inflamatório não hormonal ou à supressão hormonal ou ambos. Entretanto algumas pacientes que apresentam sintomas sugerindo dismenorreia secundária ou aquelas com falha do tratamento empírico para dismenorreia primária, requerem maior avaliação (ACOG, 2018).

Dismenorreia secundária refere-se à dor menstrual associada a patologia pélvica ou a uma condição médica já conhecida. A causa mais comum de dismenorreia secundária é endometriose. Nenhuma anomalia obstrutiva do trato reprodutivo, seja himenal, vaginal ou mülleriana, pode causar dismenorreia secundária.

Exames de imagem, como ultrassonografia pélvica, devem ser considerados independentemente dos achados ao exame pélvico, assim como na dismenorreia secundária (ACOG, 2018).

Adolescentes com dor pélvica podem confundir os médicos em relação aos seus sintomas, pois descrevem dor acíclica, bem como dor cíclica, e podem apresentar uma série de outros sintomas que elas não sabem bem explicar. A identificação precoce da doença e introdução de tratamento adequado podem resolver a dor, prevenir a progressão da endometriose e preservar a fertilidade dessas meninas (Laufer, 2008).

Observa-se que o absenteísmo na escola, o início precoce de anticoncepcional oral antes dos 18 anos e a menarca precoce sugerem que a endometriose pode ter suas raízes na adolescência e progredir com o passar dos anos (Chapron, 2011).

Até recentemente, endometriose em adolescente era considerada rara, muitas vezes transitória, condição não particularmente séria para paciente jovem. A endometriose de início precoce muitas vezes pode ser grave, necessitando de diagnóstico rápido e tratamento próprio (Brosens et al., 2013b, 2014), em especial nos endometriomas ovarianos (Brosens et al, 2013b).

Algumas formas de endometriose em adolescentes, entretanto, podem representar um subtipo de condição diferente da forma adulta da doença e requer um seguimento por um profissional especializado. Dada esta situação, é importante estabelecer o diagnóstico e seguimento da endometriose de início precoce para garantir que quando a condição é suspeitada, uma pronta conduta deve ser tomada para prevenir, assim que possível, danos para o futuro reprodutivo e saúde dessa adolescente (Brosens et al., 2016).

DIAGNÓSTICO DE ENDOMETRIOSE NA ADOLESCÊNCIA

A aparência da endometriose pode ser diferente em adolescentes em comparação com mulheres adultas. Em adolescentes, as lesões endometrióticas são tipicamente claras ou vermelhas e podem ser de difícil identificação por ginecologistas que não estão familiarizados com endometriose em adolescentes (ACOG, 2018).

Infelizmente, o diagnóstico é frequentemente tardio, com média de 7-10 anos (Arruda et al., 2003; Hudelist et al., 2012), mesmo em mulheres adultas. Em adolescentes, particularmente, um estudo recente de 25 mulheres de até 21 anos apontou que a média de tempo do início dos sintomas até o diagnóstico é de 22,8 (mais ou menos 31meses) (Dun et al., 2015).

O diagnóstico de endometriose na adolescência pode ser um pouco subestimado ou superestimado (Saridogan, 2016), pois a dismenorreia, ou a dor menstrual, é o sintoma menstrual mais comum entre meninas adolescentes e mulheres jovens — 40% a 50% na forma leve e 15% na forma grave (Hewitt, 2018). A maioria das adolescentes com dismenorreia apresentam dismenorreia primária, definida como menstruação dolorosa na ausência de patologia pélvica (Hewitt, 2018).

No caso em que a adolescente não apresenta melhora clínica referente à dismenorreia após tratamento medicamentoso, sugere-se investigar possíveis causas secundárias (Hewitt, 2018).

A dismenorreia secundária refere-se às menstruações dolorosas devido à patologia pélvica. A endometriose é a principal causa de dismenorreia secundária em adolescentes (Hewitt, 2018).

A investigação da endometriose em adolescentes deve ser considerada em pacientes com dismenorreia persistente, clinicamente significativa, apesar do tratamento com agentes hormonais e anti-inflamatórios não esteroides. Sugere-se identificação da queixa da paciente, anamnese bem-feita, exame físico e exame de imagem (Hewitt, 2018).

Para um diagnóstico preciso, a anamnese da paciente deve ser detalhada sendo questionada a história familiar e o impacto na qualidade de vida desta adolescente com dor pélvica crônica, pois a endometriose em adolescentes está associada a relatos significativamente piores de qualidade de vida (Gallagher, 2018).

Observa-se que o absenteísmo na escola, o início precoce de anticoncepcional oral antes dos 18 anos e a menarca precoce sugerem que a endometriose pode ter suas raízes na adolescência e progredir com o passar dos anos (Chapron, 2011).

O exame físico, quando possível, deve ser realizado na adolescente. Devem ser bem direcionados tanto o toque vaginal (quando possível) quanto o retal para diagnosticar ou descartar doença profunda (Hewitt, 2018).

O exame de imagem, quando possível, deve ser realizado. A ultrassonografia transvaginal é muito valiosa em mãos experientes, principalmente quando feita com preparo intestinal. Porém, não é possível realizá-lo em pacientes virgens (Powell, 2014).

O exame de ressonância magnética tem uma acurácia elevada já demonstrada na literatura e, apesar de mais oneroso que a ultrassonografia, pode elucidar o diagnóstico. O recurso da utilização do gel vaginal para auxiliar na identificação das estruturas anatômicas pode estar restrito em pacientes virgens (Powell, 2014; Benagiano et al., 2017).

Apesar dos grandes avanços tecnológicos, a laparoscopia ainda é o padrão-ouro no diagnóstico e no tratamento da endometriose pélvica em adolescentes (Benagiano et al., 2017) (Figura 10-1).

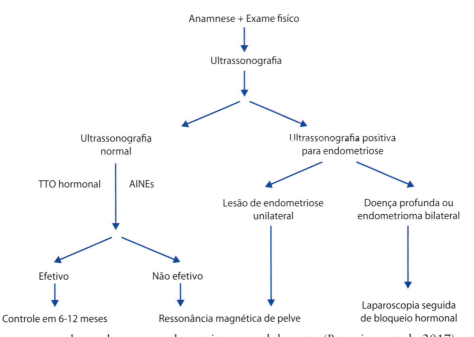

FIGURA 10-1 Organograma de condutas em endometriose em adolescente (Benagiano et al., 2017).

ABORDAGEM TERAPÊUTICA

Tratamento Medicamentoso

Diante do tratamento clínico da endometriose em adolescentes, sugere-se, com relação à dismenorreia, optar por anti-inflamatório não esteroides (AINEs) e/ou pílula COC, podendo ser uma prática comum de consultório. O tratamento clínico pode melhorar os sintomas consideravelmente e diminuir a intervenção laparoscópica (Kenedy, 2005).

No caso de a paciente persistir com o sintoma, mesmo com o uso do COC e/ou AINEs, a probabilidade de ser endometriose e não uma simples dismenorreia precisa ser considerada (Kenedy, 2005).

O tratamento com GnRHa em adolescentes é geralmente reservado para aquelas com doença confirmada cirurgicamente. Seu perfil de efeitos colaterais torna a escolha relativamente difícil e, em qualquer caso, o tratamento seria por um período relativamente curto devido à perda irreversível da densidade óssea com o uso no longo prazo (Kenedy, 2005).

A escolha da progesterona isolada em adolescentes pode ser uma opção. Um alerta é feito quanto ao uso prolongado de progestágeno e sua relação com a perda da densidade mineral óssea. Dados de adultos mostram que as mulheres que usam acetato de depomedroxiprogesterona (DMPA) têm menor densidade mineral óssea. Por essa razão, o Instituto Nacional de Saúde e Excelência Clínica do Reino Unido (NICE) advertiu a recomendação do uso de DPMA como contraceptivo para adolescentes, mas este pode ser recomendado se outros métodos não forem adequados ou aceitáveis.

Outro tratamento clínico que pode ser uma alternativa para endometriose em adolescentes é o uso do sistema intrauterino levonorgestrel (LNG-IUS) (Saridogan, 2017). Esta é uma opção mais aceita para adolescentes com vida sexual ativa. O LNG-IUS pode ser uma boa opção para adolescentes que foram submetidas a tratamento laparoscópico para endometriose, sendo inserido no mesmo tempo cirúrgico como tratamento hormonal e de bloqueio no longo prazo (Bayer, 2013).

Tratamento Cirúrgico em Adolescente

O tratamento cirúrgico em pacientes adolescentes com endometriose é o que mais se observa na literatura referente ao tratamento de escolha, pois além de ter um diagnóstico preciso, o tratamento cirúrgico é efetivo (Janssen, 2013).

A maioria dos relatos sugere tratamento médico/hormonal pós-operatório para abordar a questão da recorrência (Janssen, 2013).

O tratamento cirúrgico consiste na remoção da doença. Alguns estudos conseguiram mostrar que o tratamento cirúrgico foi efetivo na questão da dor em 80% das adolescentes, e apenas 20% tiveram melhora parcial (Stavroulis, 2006; Roman, 2010; Yeung Jr., 2011). Uma outra casuística com 25 pacientes classificadas pela ASRM em estágio I a III mostraram que 80% sugeriram melhora da dor após um ano da cirurgia e 76% das pacientes receberam terapia hormonal pós-operatória na forma de COCs ou progestágenos (Dun, 2015).

Quanto à possível recorrência dos sintomas e da doença, tem-se um ponto de alerta no que se refere ao tratamento cirúrgico em adolescentes, principalmente devido ao risco de realização de repetidas cirurgias. Além disso, a infertilidade será também uma preocupação nessas pacientes, pois serão muitos anos de acompanhamento até o desejo gestacional ou mesmo até a chegada da menopausa (Tando, 2011).

Sugere-se que a recorrência de endometriose em adolescentes varie de 34% a 56%, naquelas diagnosticadas cirurgicamente, e 66% naquelas com suspeita clínica decorrente de exame de imagem (Tando, 2011). Neste estudo citado previamente, todas as pacientes que não estavam tentando engravidar foram recomendadas a fazer uso de contraceptivo hormonal oral no pós-operatório (Tando, 2011). Por outro lado, um estudo que submeteu as paciente a uma nova cirurgia, datando 66 meses após a primeira (que era tratamento efetivo), não encontrou evidência de recorrência histológica em 8 de 17 pacientes (Dun, 2015). Apenas um terço das pacientes realizaram tratamento médico pós-operatório e, por esse motivo, questionaram o tipo de tratamento cirúrgico que receberam e de manutenção hormonal no pós-operatório (Sancits, 2018). Outro estudo com acompanhamento de 97,5 meses entre 50 adolescentes, apenas 23% relataram melhora significativa da dor no pós-operatório. Dessas, 34%, foram submetidas a uma segunda laparoscopia para tratar a dor, endometriomas e lesões de endometriose (Sanctis, 2018).

Por fim, a recorrência da endometriose em adolescentes é uma questão que precisa ser cuidada e acompanhada. As controvérsias existem frente às recomendações, podendo ser conservadoras devido às altas taxas de recorrência, ou de realizar uma intervenção precoce para evitar o aparecimento de lesões mais graves (Sanctis, 2018).

CONCLUSÃO

A endometriose na adolescência parece ser mais comum do que se pensava, embora sua prevalência exata ainda seja desconhecida. Todas as formas de endometriose, incluindo endometriomas e endometriose profunda, estão presentes em adolescentes e há evidências de que a condição progride mesmo após o tratamento, pelo menos em algumas pacientes. O diagnóstico muitas vezes é tardio, levando ao sofrimento por vários anos e, por esse motivo, há necessidade de diagnóstico precoce da endometriose em adolescentes com dismenorreia e DPC. A abordagem de tratamento mais frequentemente relatada é uma combinação de cirurgia efetiva seguida de bloqueio hormonal.

Referências Bibliográficas

1. American College of Obstetricians and Gynecologists. Endometriosis in adolescents, ACOG Committee Opinion Number 310. Obstet Gynecol 2005;105: 921-927. ACOG COMMITTEE OPINION SUMMARY Number 760 version of this Committee Opinion is available at http://dx.doi.org/10.1097/AOG.0000000000002978. Geri D. Hewitt, MD and Karen R. Gerancher, MD.2018
2. Arruda, M.S., Petta, C.A., Abrão, M.S., Benetti Pinto, C.S. Time elapsed from onset of symptoms to diagnosis of endometriosis in a cohort study of Brazilian women. Human Reprod Apr 2003;18(4): 756-759.
3. Bayer, L.L., Hillard, P.J. Use of levonorgestrel intrauterine system for medical indications in adolescents. J Adolesc Health 2013;52(4): S54-58.
4. Benagiano, G. et al. Progress in the diagnosis and management of adolescent endometriosis . https://doi.org/10.1016/j.rbmo.2017.09.015 1472-6483/© 2017 Reproductive Healthcare Ltd. Published by Elsev
5. Brasil/INAN/PNSN. Pesquisa Nacional sobre a Saúde e Nutrição. Perfil de Crescimento da População Brasileira de 0 a 25 anos. Brasília: INAN/MS. 1992.
6. Brosens, I., Brosens, J., Benagiano, G. Neonatal uterine bleeding as antecedent of pelvic endometriosis. Human Reproduction Nov 2013;28(11): 2893-2897. doi: 10.1093/humrep/det359. Epub 2013 Sep 17.
7. Brosens, I. et al. Origins and Progression of Adolescent Endometriosis. Reproduction SCI. 2016 Oct;23(10):1282-8. doi: 10.1177/1933719116637919. Epub Mar 31 2016.
8. Chapron, C., Lafay-Pillet, M.C., Monceau, E. et al. Questioning patients about their adolescent history can identify markers associated with deep infiltrating endometriosis. Fertil Steril 2011;95(3): 877-881.
9. Colli, A.S. Conceito de adolescência. In: Marcondes E. Pediatria básica. 8ª ed. São Paulo: Sarvier; 1992. p.539.
10. Crespin, J. Estatura e idade à menarca e estatura definitiva. Estudo retrospectivo de 120 adolescentes. Pediatria Mod 1999;35: 403-410.
11. Dun E.C., Kho, K.A., Morozov, V.V., Kearney, S., Zurawin, J.L., Nezhat, C.H. Endometriosis in adolescents. JSLS 2015;19(2).
12. Sarıdogan, E. Adolescent endometriosis. European Journal of Obstetrics & Gynecology and Reproductive Biology 2017;209: 46-49.
13. Gallagher, J.S. et al. The impact of endometriosis on quality of life in adolescents. Journal of Adolescent Health 2018;63: 766-772.
14. Gargett, C.E. et al. Potential role of endometrial stem/progenitor cells in the pathogenesis of early-onset endometriosis. Mol Human Reproduction Jul 2014;20(7): 591-598. doi: 10.1093/molehr/gau025. Epub Mar 27 2014.
15. Greene, R., Stratton, P., Cleary, S.D., Ballweg, M.L., Sinaii, N. Diagnostic experience among 4,334 women reporting surgically diagnosed endometriosis. Fertil Steril 2009;91: 32-39.
16. Hudelist, G. et al. Diagnostic delay for endometriosis in Austria and Germany: causes and possible consequences. Human Reproduction Dec 2012;27(12): 3412-3416. doi: 10.1093/humrep/des316. Epub Sep 17 2012.
17. Janssen, E.B., Rijkers, A.C., Hoppenbrouwers, K., Meuleman, C., D'Hooghe, T.M. Prevalence of endometriosis diagnosed by laparoscopy in adolescents with dysmenorrhea or chronic pelvic pain: a systematic review. Hum Reprod Update 2013.
18. Kennedy, S., Bergqvist, A., Chapron, C., et al. ESHRE guideline for the diagnosis and treatment of endometriosis. Hum Reprod 2005;20(10): 2698-2704.
19. Kontoravdis, A., Hassan, E., Hassiakos, D., Botsis, D., Kontoravdis, N., Creatsas, G. Laparoscopic evaluation and management of chronic pelvic pain during adolescence. Clin Exp Obstet Gynecol 1999;26: 76-77.
20. Laufer, M.R. Current approaches to optimizing the treatment of endometriosis in adolescents. Gynecol Obstet Invest 2008;66(1): 19-27.
21. Matalliotakis, M., et al. Endometriosis in adolescent and young girls: report on a series of 55 cases. 2017 North American Society for Pediatric and Adolescent Gynecology. Published by Elsevier Inc. http://dx.doi.org/10.1016/j.jpag.2017.05.007
22. National Institute for Health and Clinical Excellence. Long-acting reversible contraception: the effective and appropriate use of long-acting reversible contraception. London: RCOG Press; 2005, Ref Type: Generic.
23. Organización Mundial de la Salud. El embarazo y el aborto en la adolescencia. Geneve: OMS; 1975. 28p. Série de Informes Técnicos, n. 583.
24. Powell, J. The approach to chronic pelvic pain in the adolescent. Obstet Gynecol Clin N Am 2014;41(3): 343e-355.
25. Roman, J.D. Adolescent endometriosis in the Waikato region of New Zealand – a comparative cohort study with a mean follow-up time of 2.6 years. Aust N Z J Obstet Gynaecol 2010;50(2): 17.
26. Stavroulis, A.I., Saridogan, E., Creighton, S.M., Cutner, A.S. Laparoscopic treatment of endometriosis in teenagers. Eur J Obstet Gynecol Reprod Biol 2006;125(2): 248-250.
27. Sanctis, V. et al. A focus on the distinctions and current evidence of endometriosis in adolescents. Best practice & Research clinica Obstetricis and Gynaecology 2018;51: 138-150.
28. Tandoi, I., Somigliana, E., Riparini, J., Ronzoni, S., Vigano, P., Candiani, M. High rate of endometriosis recurrence in young women. J Pediatr Adolesc Gynecol 2011;24(6): 376-379.
29. Upson, K., Sathyanarayana, S., Scholes, D. et al: Early-life factors and endometriosis risk. Fertil Steril 2015;104: 964.
30. Vitalle, M.S.T. et al. Índice de massa corporal, desenvolvimento puberal e sua relação com a menarca. Rev Assoc Med Bras 2003; 49(4): 429-433.

Capítulo 11

Sexualidade em Mulheres com Endometriose

Flávia Fairbanks e Carmita Helena Najar Abdo

INTRODUÇÃO

A resposta sexual humana é um fenômeno complexo, influenciado por fatores sociais, biológicos, psicológicos e hormonais. A saúde sexual, pilar fundamental da qualidade de vida dos indivíduos, vem sendo mencionada como objetivo de desenvolvimento sustentável na Organização das Nações Unidas (ONU) desde 2015, tendo sido incluída no rol de suas metas.

Um modelo linear de resposta sexual composto por quatro fases norteia a classificação das disfunções sexuais femininas e masculinas ainda nos dias de hoje. As fases são: desejo, excitação, orgasmo e resolução.

Entretanto, aspectos específicos da resposta sexual feminina vêm sendo discutidos, conforme descrito a seguir:

- O desejo sexual "espontâneo", como gatilho para o ciclo de resposta sexual, está presente em relacionamentos recentes e em circunstâncias específicas.
- O desejo sexual "responsivo", em resposta ao estímulo externo, representa melhor que o desejo "espontâneo" o tipo de desejo feminino em relacionamentos de longa duração.
- O desejo e a excitação se retroalimentam e não são distinguidos um do outro pela maioria das mulheres.
- Fatores relacionais (não sexuais) são preceptores da motivação sexual. Raiva, ressentimentos, mágoa, constrangimento, medo e demais experiências negativas podem se contrapor à estimulação sexual do parceiro.
- A sensação de neutralidade durante o ato sexual pode ser superada se o estímulo sexual for efetivo e, dessa forma, garantir a volta da excitação.
- A satisfação (ou insatisfação) caracteriza o encontro sexual, ao final do ciclo, independentemente de haver ou não orgasmo.

Com base no referido anteriormente, propôs-se um modelo feminino circular de resposta sexual, ou seja: cada fase representa um estímulo à próxima, bem como é estimulada pela anterior. No ciclo de resposta da mulher estariam incluídos fatores sexuais e não sexuais, os quais repercutiriam em todas as etapas, em progressão circular (Figura 11-1) em vez de linear e sequencial (desejo, excitação, orgasmo e resolução).

DEFINIÇÃO, CLASSIFICAÇÃO E QUADROS CLÍNICOS DAS DISFUNÇÕES SEXUAIS FEMININAS

Disfunção sexual é a incapacidade de participar do ato sexual de forma satisfatória. Para os homens, as queixas mais frequentes incluem dificuldades de desempenho (falta de ereção ou de controle da ejaculação), enquanto mulheres sexualmente insatisfeitas reclamam da falta de prazer ou de interesse (sensação subjetiva), mais marcante que preocupação com a falha de uma resposta específica (falta de excitação ou lubrificação, por exemplo).

Fatores biológicos, psicológicos e socioculturais afetam o comportamento sexual da mulher e de seu parceiro. As fases do ciclo de vida da mulher (menarca, gravidez, lactação, puerpério, climatério, menopausa e pós-menopausa), assim como as fases do ciclo menstrual (estrogênica e progestagênica), alteram e são alteradas pela atividade sexual.

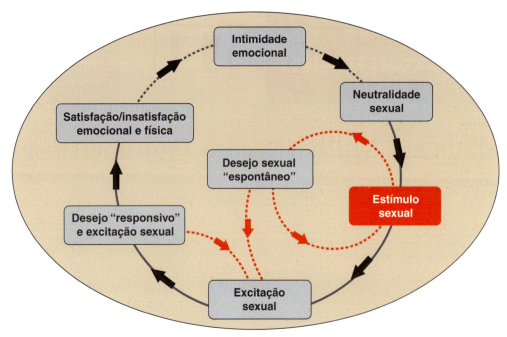

FIGURA 11-1 Modelo circular do ciclo de resposta sexual da mulher. (Adaptado de Basson, R., 2001.)

O comprometimento de uma ou mais fases da resposta sexual e/ou dor associada ao intercurso, prejudicando a experiência subjetiva do prazer, do desejo e/ou do desempenho, caracterizam as disfunções sexuais. Essa alteração pode ocorrer de modo isolado ou combinado, afetando desejo e/ou excitação e/ou orgasmo, além de causar sofrimento a um e/ou ambos os parceiros sexuais.

A Classificação Internacional de Doenças – 10ª edição (CID-10), da Organização Mundial de Saúde (OMS), divide e descreve as disfunções sexuais da mulher de acordo com a apresentação da Tabela 11-1.

A quinta revisão do *Diagnostic and Statistical Manual of Mental Disorders* (DSM-5), publicada em maio de 2013, propõe uma nova classificação das disfunções sexuais. As femininas são listadas como:

- 302.72: Transtorno do Interesse/Excitação Sexual Feminina (substitui Transtorno de desejo sexual hipoativo, código 302.71 do DSM-IV-TR e Transtorno da excitação sexual feminina, código 302.72 do DSM-IV-TR).
- 302.73: Transtorno do Orgasmo Feminino.
- 302.76: Transtorno de dor genitopélvica/à penetração (substitui vaginismo não devido a uma condição médica, código 306.51 do DSM-IV-TR, e dispareunia, código 302.76 do DSM-IV-TR).
- Disfunção sexual induzida por substância/medicamento.
- Outra disfunção sexual específica.
- Disfunção sexual não especificada.

Vale destacar que o DSM-5 reconhece a resposta sexual nem sempre sendo um processo linear e uniforme, bem como identifica as fases do ciclo (desejo e excitação, por exemplo) podendo ser um *continuum*. Nesse sentido, para as mulheres, o desejo sexual hipoativo e o transtorno de excitação foram reclassificados como "transtorno do interesse/excitação sexual feminina". Para os homens, continuam como duas categorias independentes.

Também no DSM-5, para cada disfunção sexual, foram acrescentados critérios mais precisos quanto à tipificação e à duração da dificuldade, além da intensidade do sofrimento. Assim, é exigido o mínimo de 6 meses de sintomas para se caracterizar a disfunção sexual (exceto aquela devida a substâncias ou a medicamentos), e, na maioria delas, que a dificuldade ocorra em 75% ou mais dos encontros sexuais. O sofrimento pessoal clinicamente significativo foi mantido como critério, mas deve ser especificado quanto à intensidade: mínima, moderada ou grave. Tais alterações visam distinguir dificuldades transitórias da disfunção sexual persistente.

Devido à difícil distinção entre vaginismo e dispareunia (que assim constavam no DSM-IV-TR), essas disfunções foram reunidas no DSM-5 como "transtorno de dor genitopélvica/à penetração".

TABELA 11-1 Disfunções Sexuais – CID 10 (OMS)

F52.0	Ausência ou perda do desejo sexual: perda do desejo sexual é o problema principal, não sendo secundário a outras dificuldades sexuais, tal como dispareunia. A falta de desejo não impede o prazer ou a excitação sexual, mas torna a iniciação da atividade sexual menos provável. Exemplos: frigidez, transtorno hipoativo de desejo sexual.
F52.1	Aversão sexual e ausência de prazer sexual: a perspectiva de interação sexual com um parceiro está associada a fortes sentimentos negativos e produz medo e ansiedade suficientes para que a atividade seja evitada. As respostas sexuais ocorrem normalmente e o orgasmo pode ser experimentado, mas existe falta do prazer apropriado. Exemplo: anedonia (sexual).
F52.2	Falha de resposta genital: ressecamento vaginal ou falta de lubrificação são os principais desconfortos. A causa pode ser psicogênica ou orgânica (p. ex., infecção ou deficiência de estrogênio na pós-menopausa). Raramente as mulheres se queixam primariamente de ressecamento vaginal, exceto como um sintoma de deficiência de estrogênio na pós-menopausa. Exemplo: transtorno de excitação sexual.
F52.3	Disfunção orgásmica: o orgasmo não ocorre ou está bastante retardado. Pode ser situacional e, nesse caso, a etiologia provavelmente é psicogênica. É constante, quando fatores físicos ou constitucionais não podem ser facilmente excluídos, exceto por uma resposta positiva ao tratamento psicológico. Exemplos: anorgasmia psicogênica, inibição do orgasmo.
F52.5	Vaginismo não orgânico: espasmo dos músculos que circundam a vagina, causando oclusão da abertura vaginal. A penetração do pênis é impossível ou dolorosa. Se for uma reação secundária a alguma causa local de dor, essa categoria não deve ser utilizada. Exemplo: vaginismo psicogênico.
F52.6	Dispareunia não orgânica: dor intensa durante o intercurso sexual. Frequentemente atribuída a uma condição patológica local, deve ser apropriadamente categorizada. Em alguns casos, entretanto, nenhuma causa óbvia é aparente e fatores emocionais podem ser importantes. Essa categoria é usada somente se não houver outra disfunção sexual mais primária, como vaginismo ou ressecamento vaginal. Exemplo: dispareunia psicogênica.
F52.7	Impulso sexual excessivo: mulheres podem ocasionalmente queixar-se de impulso sexual excessivo como um problema por si só, usualmente durante o final da adolescência ou o início da vida adulta. Quando o impulso é secundário a um transtorno afetivo ou quando ocorre durante os estágios iniciais de demência, o transtorno subjacente deve ser codificado. Exemplo: ninfomania.
F52.8	Outras disfunções sexuais não devidas a transtorno ou a doença orgânica. Exemplo: dismenorreia psicogênica.
F52.9	Disfunção sexual não devida a transtorno ou a doença orgânica, não especificada

Classificação das disfunções sexuais femininas de acordo com Classificação Internacional de Doenças – 10ª edição (CID-10), da Organização Mundial de Saúde (OMS), 1999.

Por sua vez, o transtorno de aversão sexual foi excluído, pela rara ocorrência e ausência de evidências científicas.

DIAGNÓSTICO DAS DISFUNÇÕES SEXUAIS FEMININAS

O diagnóstico das disfunções sexuais femininas baseia-se na queixa e na anamnese, sendo, portanto, essencialmente clínico. Para a investigação etiológica, exames subsidiários são utilizados notadamente para esclarecer se a disfunção tem base orgânica e especificar a etiologia.

Na anamnese, deve ser definido o subtipo da disfunção sexual:

- Quanto ao início: ao longo da vida (coincide com o início da atividade sexual) ou adquirida (presente após período de funcionamento normal).
- Quanto à ocorrência: generalizada (se ocorre em qualquer circunstância) ou situacional (se manifesta somente em determinadas circunstâncias e/ou parcerias).
- Quanto à intensidade do sofrimento: mínima, moderada, grave.

Deve-se também indicar a presença e o grau de associação entre condições médicas e não médicas e disfunções sexuais. Os seguintes fatores auxiliam o diagnóstico:

- Parceria: disfunção sexual da parceria, condição de saúde da parceria, por exemplo.

- Relacionamento: comunicação precária, divergência quanto ao desejo por atividade sexual.
- Vulnerabilidade individual: autoimagem corporal insatisfatória, histórico de abuso sexual ou emocional, comorbidades psiquiátricas (depressão ou ansiedade) ou estressores (desemprego, privações, por exemplo).
- Cultura/religião: proibições/inibições quanto à atividade sexual, atitudes a respeito da sexualidade.
- Fatores médicos: relevantes para o prognóstico, a evolução e o tratamento da disfunção sexual.

A Tabela 11-2 relaciona os principais medicamentos/substâncias, doenças, condições ou procedimentos médicos que prejudicam a função sexual da mulher.

ENDOMETRIOSE: UMA DOENÇA CRÔNICA

Aspectos da Sexualidade em Portadoras de Doenças Crônicas

As doenças crônicas são caracterizadas por não serem condições temporárias de saúde, afetando um longo período da vida do indivíduo. Nesse contexto, pacientes com endometriose preenchem critérios de doentes crônicos, principalmente porque a cura definitiva da doença ainda não foi alcançada.

A incidência de disfunções sexuais em portadores de doenças crônicas é elevada e suas causas são, sabidamente, multifatoriais, envolvendo o tipo de doença, seu histórico natural, as comorbidades e o tipo de tratamento empregado. Além disso, baixa autoestima, que pode acompanhar o quadro, preocupações quanto à imagem corporal, coexistência de ansiedade, depressão e fadiga crônica podem contribuir para o surgimento ou agravo das disfunções sexuais dessas pacientes.

O estudo da função sexual entre as doenças crônicas que afetam o aparelho reprodutor feminino ou demais órgãos pélvicos vem suscitando maior interesse. Entre as doenças benignas, como mioma uterino, adenomiose e condições não ginecológicas como cistite intersticial e doença inflamatória intestinal, observa-se piora nos padrões da função sexual, principalmente vinculados à presença de dor pélvica crônica e dispareunia, com incidência de disfunção sexual variando entre 40% (considerada taxa média da população normal) a 88% (entre pacientes com cistite intersticial).

Já entre as pacientes com doenças ginecológicas malignas, destacam-se aquelas com câncer de mama, que vêm sendo amplamente investigadas com foco na retomada da função sexual quando já se encontram na fase de manutenção do tratamento, pós-cirurgia e pós-quimioterapia e/ou radioterapia. Sabendo que o uso de bloqueadores hormonais, como tamoxifeno ou inibidores da aromatase, é muito comum nessa fase, e que o emprego de terapias antiestrogênicas pode influenciar negativamente a função sexual, estudos recentes encontraram prevalência de disfunção sexual entre 42% a 64% nessas mulheres, o que salienta a importância da abordagem da questão sexual como parte de

TABELA 11-2 Medicamentos, Substâncias, Doenças, Condições e Procedimentos Médicos que Interferem Negativamente na Função Sexual Feminina

Medicamentos e Substâncias	Doenças	Condições e Procedimentos Médicos
Antidepressivos tricíclicos	Depressão	Cirurgias pélvicas e perineais
Estabilizadores de humor	Ansiedade	Trauma raquimedular
Anticonvulsivantes	Psicoses	Estresse
Neurolépticos	Doenças cardiovasculares	Infertilidade
Ansiolíticos	Hipertensão	Ciclo gravídico-puerperal
Inibidores da monoamino-oxidase	Dislipidemia	
Inibidores da recaptação da serotonina	Diabetes	
Diuréticos	Disfunções da tireoide	
Anti-hipertensivos	Disfunções da suprarrenal	
Antialérgicos	Câncer	
Antiulcerosos (ranitidina)	Insuficiência hepática	
Anorexígenos	Insuficiência renal	
Drogas de adição (inclusive nicotina)	Doenças degenerativas	
Hormônios (progesterona, corticoides)	Doenças neurológicas	

seu tratamento global. A Tabela 11-3 resume as principais incidências das disfunções sexuais em algumas doenças crônicas que afetam a mulher.

Aspectos da Endometriose com Interferência na Sexualidade

As principais características clínicas da endometriose referem-se aos sintomas de dor pélvica em diversas apresentações, como dismenorreia, dispareunia e dor crônica, assim como infertilidade. Todos esses sintomas podem interferir na função sexual feminina, seja porque a presença da dor constante inibe a prática sexual, seja porque a tentativa de gestação se sobrepõe à espontaneidade sexual conjugal. Como a prevalência da endometriose é elevada (10-15% das mulheres em idade reprodutiva), estima-se que 2-4% das mulheres, em geral, sofram com dispareunia secundária à presença da doença, e cerca de 50% das mulheres com endometriose apresentam infertilidade associada.

A doença infiltrativa profunda com acometimento maior que 5 mm na profundidade do tecido está relacionada a maiores taxas de dispareunia. Diversos estudos já demonstraram que a doença retrocervical e o envolvimento de retossigmoide representam as situações em que a prevalência da dispareunia profunda pode atingir 79% das pacientes, fato devido à rica concentração de tecido nervoso nos ligamentos uterossacros e suas proximidades. Outras distorções anatômicas, como aderências e tração de raízes nervosas, também podem desencadear a dispareunia de profundidade e prejudicar as relações sexuais. Apresentar dispareunia de profundidade notoriamente limita a atividade sexual, mas em poucos casos torna a paciente sexualmente inativa.

Uma metanálise publicada por Pluchino et al., em 2016, mostrou que a dispareunia foi comprovada como fator de risco independente para disfunção sexual, presente em 47% das mulheres analisadas. Outro estudo italiano, publicado por Cozzolino et al. em 2018, mostrou índices significativamente mais baixos nos escores gerais do questionário *Female Sexual Function Index* (FSFI) em pacientes com endometriose profunda, salientando a importância da dor crônica no processo da insatisfação sexual em geral.

Muitos pesquisadores tentaram avaliar o impacto da endometriose na sexualidade por meio de estudos controlados com mulheres que apresentam outras formas de dor pélvica crônica. Na maioria deles, a presença da dor pélvica crônica em si foi o fator determinantemente para o prejuízo da função sexual, independentemente do diagnóstico de endometriose. Revisão sistemática com mais de 600 artigos, publicada em 2017 por Barbara et al., mostrou que 78% das mulheres com endometriose e dispareunia de profundidade relatavam intenso sofrimento sexual e, além disso, 30% delas tinham vinculado atividade sexual exclusivamente à tentativa de concepção e 46% referiam "suportar" o ato sexual apenas para manter seus relacionamentos.

O questionário EHP-30, específico e validado para avaliar relação sexual, dor, culpa, preocupação, frustração e comportamento de aversão sexual em mulheres com endometriose, foi aplicado em 277 pacientes. O estudo foi publicado em 2018 e mostrou que 60,9% das pacientes com endometriose tinham dispareunia moderada a severa (escore médio de dor de 6,5 em escala de 0 a 10), um terço delas tinha também dor abdominal e no assoalho pélvico. Todas essas condições impactavam negativamente a qualidade de vida em geral e a satisfação sexual.

A infertilidade, por outro lado, também corrobora para a piora da função sexual nas mulheres com endometriose. Quando avaliada como fator isolado, a infertilidade já se mostra como aspecto negativo na qualidade de vida sexual e, certamente, quando associada à endometriose, somam-se os fatores de prejuízo sexual. Comumente, após um período de tentativas de gestação sem sucesso, os casais passam a restringir a prática sexual ao período fértil e tendem a abandonar a espontaneidade do jogo sexual. Nas portadoras de endometriose, o período ovulatório costuma ser doloroso devido ao pico de estradiol, que alimenta os focos da doença e a dor relacionada à ruptura folicular, gerando, em última análise, uma associação desfavorável para a prática sexual obrigatória (para maior sucesso na obtenção da gestação) nos períodos de desconforto pélvico. Esse fa-

TABELA 11-3 Incidência das Disfunções Sexuais em Algumas Condições Médicas/Doenças Crônicas Femininas

Condições Médicas/Doença	Incidência de Disfunção Sexual
População geral feminina	45%
Câncer de mama	42% a 64%
Endometriose	73%
Gestação de baixo risco	31% a 73%
Cistite intersticial	88%
Artrite reumatoide	8% a 60%
Lúpus eritematoso sistêmico	14% a 22%
Síndrome antifosfolípide	10%
Diabetes melito (> 2 anos)	50%

tor já seria importante o suficiente para uma percepção insatisfatória da sexualidade no longo prazo.

As relações interpessoais e conjugais também são comprometidas nos casais que convivem com a endometriose. O impacto das elevadas taxas de disfunção sexual entre as mulheres com endometriose determina impacto negativo não só na qualidade de vida individual, mas também nas parcerias afetivas. A dispareunia, a infertilidade e as diversas disfunções a elas associadas foram responsáveis por 67% de problemas entre os parceiros, segundo o estudo WERF e, além disso, 19% dos divórcios dessas mulheres foram relacionados à endometriose.

Outro estudo de impacto, chamado ENDOPART e publicado em 2017, recrutou 22 casais nos quais a mulher tinha endometriose comprovada cirurgicamente e avaliou o impacto da doença no cotidiano e no relacionamento, suporte externo, impacto e perspectivas de futuro. Os membros do casal foram avaliados individual e simultaneamente; os resultados da pesquisa mostraram que a atividade sexual era nula ou quase inexistente em 50% dos casais; e, nos outros 50% que ainda mantinham alguma atividade sexual, impactos negativos foram encontrados, manifestados como diminuição de desejo sexual, humor depressivo, estresse pelas tentativas de obtenção da gestação e sentimento de pouca feminilidade entre as mulheres. O sentimento de conformismo foi altamente frequente na população estudada.

Ciclo de Resposta Sexual e as Principais Disfunções Sexuais Encontradas nas Mulheres com Endometriose

Com base nas características da endometriose previamente apresentadas, pode-se inferir que o ciclo de resposta sexual esteja naturalmente modificado nessas mulheres. Poucos estudos propuseram-se a avaliar, especificamente, o papel da doença na sexualidade feminina, pois existem vieses decorrentes da dor crônica e da infertilidade que interferem nessa análise. Além disso, nos estudos que separaram grupos de pacientes com dor pélvica de outra etiologia e dor pélvica por endometriose comprovada, não se conseguiu estabelecer diferenças estatisticamente significativas quanto ao prejuízo da função sexual causado exclusivamente pela endometriose. Nesses, a responsabilidade pela alteração na função sexual sempre foi vinculada à dor pélvica.

Em 2017, publicamos um estudo que envolveu 1.001 mulheres brasileiras para analisar os principais aspectos da endometriose sobre a função sexual. Nossa amostra comprovou que 43,3% das pacientes brasileiras com endometriose tinham disfunções sexuais diretamente relacionadas à doença, representando quase o triplo das disfunções encontradas numa população controle com os vieses controlados, e que todos os domínios da função sexual (desejo, excitação, orgasmo e satisfação) poderiam ser comprometidos.

O modelo circular de resposta sexual, que depende de estímulos sensoriais, ambientais e intrínsecos da própria paciente, pode ser afetado pelas experiências dolorosas cumulativas e sucessivas, além da insatisfação que costumeiramente acompanha a função sexual nas doenças crônicas.

Nas mulheres com endometriose encontramos como principais disfunções sexuais (de acordo com DSM-5):

- transtorno do interesse/excitação sexual feminina (antigo transtorno do desejo sexual hipoativo);
- transtorno do orgasmo feminino;
- transtorno de dor genitopélvica/à penetração.

Muitas vezes o tratamento empregado para controle da endometriose pode ter impacto profundo na função sexual subsequente, com sua melhora em alguns casos e piora de um padrão sexual já não muito satisfatório em outros.

Sabidamente, o melhor controle da evolução da doença é obtido com o bloqueio hormonal feito com análogos do GnRH, contraceptivos hormonais contínuos ou progestagênios de uso contínuo, associado ou não à remoção cirúrgica das lesões da doença.

Em mulheres com ciclo menstrual normal e ovulatório, os picos hormonais de estradiol e testosterona são muito importantes na resposta sexual satisfatória. Os estrogênios participam da resposta sexual por meio da manutenção do trofismo genital, bem como pela ação vasodilatadora dos vasos pélvicos, aumentando o fluxo sanguíneo para a vagina e a região periclitoriana, eventos fundamentais para a excitação sexual. Quanto à testosterona, sabe-se que representa fator primordial na manutenção do interesse e do desejo sexual, sendo esse papel até mais importante que o do próprio estrogênio.

O sistema nervoso central apresenta inúmeros receptores para esteroides sexuais que ocupam o sistema límbico, o córtex e a medula espinhal. Como o cérebro é reconhecido como o principal órgão sexual do indivíduo, é de se esperar que o bloqueio hormonal determinado por fármacos antiestrogênicos ou por fármacos com esteroides sintéticos possa atuar na resposta sexual das pacientes. O uso de análogos do GnRH, por exemplo, está associado ao incremento de 23% em taxas de depressão. O hipogonadismo farmacológico induzido por quaisquer bloqueios hormonais mostra efeito em áreas cerebrais envolvidas na resposta sexual, em estudos recentes de neuroimagem. Além disso, pacientes sob bloqueio hormonal podem apresentar graus mais ou menos proeminentes de atrofia e secura vaginais e comprometimento na lubrificação durante o ato sexual. Essa situação, em longo prazo, desencadeia a inibição do desejo sexual.

Pacientes que usam progestagênios contínuos também experimentam um bloqueio hormonal parcial. O papel do progestagênio de uso contínuo como inibidor da sexualidade feminina deve-se ao antagonismo desse hormônio à ação androgênica e estrogênica, fundamentos importantes para o controle da endometriose, além de acentuar os sintomas de alteração de humor como irritabilidade e depressão.

Em um círculo vicioso, a paciente com menos desejo também apresenta menores taxas de lubrificação, orgasmo e satisfação sexual.

Quanto à cirurgia para tratamento da endometriose, existem mais estudos disponíveis para elucidar o impacto da ressecção dos focos da doença na qualidade de vida em geral e na função sexual. Inicialmente, devemos considerar a melhora da qualidade de vida global pós-operatória. Com a remoção das lesões de endometriose, a inflamação pélvica geral diminui, iniciando um processo positivo de melhora do bem-estar. Estudos em nosso meio mostraram melhora significativa na avaliação global de qualidade de vida de pacientes submetidas à retossigmoidectomia, com satisfação superior a 80% entre as pacientes entrevistadas após um ano de recuperação pós-operatória. Uma metanálise publicada em 2017, com 17 artigos sobre o impacto cirúrgico do tratamento da endometriose, envolvendo 1.505 mulheres, mostrou impacto positivo da ressecção cirúrgica dos focos de endometriose profunda na função sexual, embora a extensão e duração dessa melhora ainda não estivessem totalmente elucidadas. Outros estudos apresentam resultados semelhantes de melhora de qualidade de vida, tanto quando o tratamento foi exclusivamente cirúrgico, como quando foi complementado com terapia hormonal pós-operatória.

Especificamente em relação à função sexual, a cirurgia tem o potencial de melhorar o desejo sexual e a satisfação global conforme demonstrado em um estudo com 106 mulheres operadas por endometriose pélvica infiltrativa, que responderam a questionários pré-operatórios e foram novamente avaliadas quanto à função sexual 6 meses após a cirurgia. Outro estudo, recentemente publicado, também demonstrou melhora em todos os aspectos do questionário McCoy de Sexualidade Feminina, como frequência sexual, disposição para relações sexuais e redução da dispareunia de profundidade.

Por fim, os medicamentos propostos para o tratamento de comorbidades apresentadas pelas pacientes com endometriose também podem interferir na função sexual. Diversas doenças podem coexistir nessas mulheres, mas as elevadas taxas de ansiedade e depressão encontradas destacam a importância da discussão do emprego de ansiolíticos e antidepressivos nesse cenário. A Tabela 11-2 mostrou as principais classes de medicamentos que interferem negativamente na função sexual. Corriqueiramente, é muito comum o emprego dos inibidores da recaptação da serotonina (fluoxetina, paroxetina) prescritos pelos próprios ginecologistas, para o alívio de sintomas psiquiátricos leves apresentados. No entanto, é necessário realçar que a função sexual global, mas principalmente o desejo sexual, pode diminuir expressivamente devido ao uso desses fármacos.

Portanto, a paciente pode agravar uma disfunção sexual até então latente ou leve, o que, em longo prazo, piora a qualidade de vida em geral. Um estudo espanhol com mais de 1.000 pacientes em uso de antidepressivos de diferentes classes (inibidores da recaptação de serotonina, venlafaxina, clomipramina, nefazodona, mirtazapina, bupropiona e moclobemida) mostrou que a incidência de disfunção sexual entre usuários de antidepressivos em geral era de 59% e, quando divididos por classes de fármacos, os inibidores de recaptação da serotonina apresentavam média de 57% de disfunção sexual, sertralina 63%, paroxetina 71%, citalopram 73%, venlafaxina 67%, enquanto mirtazapina apresentava 24%, nefazodona 8% e moclobemida 4%. Esses dados reforçam a necessidade da escolha cuidadosa do antidepressivo a ser associado ao tratamento dos sintomas ansiosos e depressivos nas pacientes com endometriose para que sua possível disfunção sexual não seja agravada.

POSSIBILIDADES TERAPÊUTICAS NA ABORDAGEM DAS DISFUNÇÕES SEXUAIS EM MULHERES COM ENDOMETRIOSE

O tratamento das disfunções sexuais femininas baseia-se, inicialmente, no diagnóstico correto. Diversos instrumentos já foram empregados com essa finalidade, mas muitos deles são de difícil manejo clínico ou de difícil compreensão pelos pacientes, comprometendo a reprodutibilidade de estudos. Em nosso meio, usamos o Quociente Sexual Feminino (QS-F), validado por Abdo em 2006, que aborda a paciente de forma simples por meio de dez perguntas com o potencial de identificar disfunções nos diversos domínios: desejo, excitação, orgasmo e satisfação sexual. A partir do diagnóstico firmado, é possível iniciar a terapêutica apropriada.

A orientação adequada é o primeiro passo para que se estabeleça uma proposta de tratamento eficaz. Algumas pacientes trazem consigo tabus de uma vida inteira, que precisam ser desmitificados no início do processo, facilitando etapas posteriores. Ainda nessa fase inicial, as comorbidades precisam ser identificadas, considerando-se as doenças orgânicas em geral que possam confundir ou acentuar o quadro disfuncional, como hipotireoidismo, hiperprolactinemia sintomática, além dos transtornos psiquiátricos mais prevalentes, como ansiedade e depressão. Caso a paciente já esteja em tratamento médico para alguma dessas condições, a medicação em uso merece revisão. Eventualmente, a simples troca ou ajuste para fármacos sem potencial deletério sobre a função sexual feminina já pode otimizar a melhora do quadro geral.

O reconhecimento de conflitos psicológicos justifica o encaminhamento à psicoterapia. Históricos de abuso sexual pregresso ou transtornos com comprometimento da autoimagem precisam ser avaliados de forma criteriosa pelo especialista, além de uma avaliação do relacionamento conjugal. Não raramente, a dificuldade relacional explica ou acentua os sintomas disfuncionais, em que a paciente tem pouca habilidade de manejar a raiva e a hostilidade que experimenta pelo parceiro sexual, culminando em menor qualidade da vida cotidiana e sexual. Um estudo italiano, publicado em 2018, envolvendo 118 portadoras de endometriose mostrou que crenças metacognitivas, tais como estratégias de enfrentamento semelhantes àquelas usadas por pacientes com câncer, poderiam interferir nos sentimentos relacionados às práticas sexuais de mulheres com a doença. Assim, pensamentos positivos facilitavam a disponibilidade e abertura a novas práticas sexuais, enquanto sentimentos negativos levavam à catastrofização da dor e ao pior desempenho sexual.

A principal arma terapêutica para o tratamento das disfunções sexuais femininas de base psíquica é a psicoterapia individual ou em grupo com tema e duração específicos. Prefere-se a terapia em grupo que permite a abordagem biopsicossocial que, aliada ao acolhimento, promove o desenvolvimento da capacidade de interação com o parceiro sexual. Normalmente, são propostos de 16 a 20 encontros, de frequência semanal, com uma hora e meia de duração, sendo que, após algumas semanas, as pacientes referem melhora significativa, desde o diálogo até o intercurso sexual propriamente dito.

De forma esquemática, portanto, a abordagem da paciente com endometriose e diagnosticada com disfunção sexual segue a seguinte proposta:

1. Anamnese sexual dirigida:
   - Queixa sexual principal.
   - Antecedentes pessoais (reforçando busca ativa de histórico de ansiedade, depressão, uso de medicamentos, tabagismo, etilismo, drogas ilícitas e doenças coexistentes).
   - Antecedentes ginecológicos e obstétricos (idade da menarca, características do ciclo menstrual, características de dismenorreia, dispareunia, sintomas de tensão pré-menstrual, paridade).
   - Histórico sexual (idade da primeira relação sexual, relato das primeiras experiências sexuais, número de parceiros sexuais, histórico de abuso sexual, orientação sexual, história de masturbação, sexo oral, sexo anal, mitos e tabus).
   - Avaliação da resposta sexual (desejo, lubrificação, orgasmo, dispareunia, frequência de relações sexuais).
   - Avaliação da expectativa quanto ao tratamento.
   - Diagnósticos sexuais.
   - Preenchimento dos questionários adequados para avaliação sexual antes do início do tratamento.
2. Psicoterapia de curta duração (de 16 a 20 sessões de frequência semanal), abordando:
   - Mitos e tabus.
   - Noções de anatomia feminina.
   - Noções de fisiologia e resposta sexual.
   - Estímulo à automanipulação e autoconhecimento.
   - Estímulos progressivos à estimulação erótica conjugal.
   - Orientação para a retomada da atividade sexual, quando as etapas anteriores tiverem sido adequadamente cumpridas.
3. Avaliação da medicação empregada para o controle da endometriose e, em casos específicos, quando houver suspeita de interferência da doença na função

sexual, estudar a possibilidade de troca ou adaptação (p. ex., há possibilidade de esquema cíclico de contraceptivo oral em vez do contínuo? É possível alterar o bloqueio hipofisário com análogo do GnRH por contraceptivo oral? A paciente conseguiria ficar apenas com progestagênio na fase lútea?). Essas mudanças no esquema medicamentoso podem, em alguns casos, restaurar a fisiologia menstrual e suas oscilações hormonais essenciais para a função sexual feminina.

4. Em situações mais graves, caso tenham sido identificados outros fatores associados como dor miofascial, vaginismo ou hipersensibilidade peritoneal difusa (quadros que podem piorar a dispareunia e, secundariamente, toda a função sexual), está justificado o encaminhamento concomitante a outras abordagens terapêuticas, a saber: acupuntura, fisioterapia do assoalho pélvico, técnicas de pompoarismo, *biofeedback*, entre outras.

5. Em casos específicos, quando a sintomatologia dolorosa (especialmente a dispareunia de profundidade) for significativa, mesmo se os demais sintomas forem mais brandos, deve-se sempre reavaliar o eventual benefício da abordagem cirúrgica que, conforme visto anteriormente, pode melhorar a função sexual em pacientes com lesões retrocervicais, nos ligamentos uterossacros, fundo de saco vaginal posterior e com acometimento intestinal.

6. Sabendo que a testosterona tem impacto na função sexual feminina e que, fisiologicamente, apresenta decréscimo em seus níveis séricos a partir da quarta década de vida, algumas pacientes com disfunção sexual podem beneficiar-se da sua reposição. Em mulheres com endometriose, essa análise precisa ser cuidadosa, pois existem evidências da interconversão de androgênios em estrogênios nos folículos ovarianos e no tecido periférico. Logo, a reposição androgênica pode aumentar os níveis estrogênicos circulantes e, assim, estimular os focos da doença.

No entanto, em casos selecionados, principalmente em pacientes em que foi necessária a realização de ooforectomia para controle da endometriose, caso a função sexual esteja consideravelmente abalada, a terapia de reposição com testosterona em doses fisiológicas pode ser considerada. Os estudos de reposição androgênica disponíveis na literatura foram realizados com mulheres na pós-menopausa. Empregam-se creme de testosterona a 2% na região vulvar e periclitoriana (noites consecutivas ou alternadas), implante (*patch*) de testosterona com liberação de 150 ou 300 mcg/dia ou até metiltestosterona por via oral na dose de 1,25 a 2,5 mg. Não existem, até o momento, estudos controlados que tenham avaliado o uso de testosterona em pacientes ooforectomizadas por endometriose.

CONCLUSÃO

O capítulo reforça a importância da abordagem da questão sexual na assistência global às portadoras de endometriose. Sendo a sexualidade considerada pela Organização Mundial de Saúde um dos pilares da Qualidade de Vida, deixar de abordar, diagnosticar e tratar disfunções sexuais nessas pacientes reflete um atendimento incompleto. A melhora do funcionamento sexual tornou-se o grande desafio clínico do tratamento de mulheres com endometriose, com boas perspectivas quando o manejo das disfunções é realizado de forma cuidadosa e por equipe multiprofissional habilitada.

Referências Bibliográficas

1. Abdo, C.H.N., Fleury, H.J. Aspectos diagnósticos e terapêuticos das disfunções sexuais femininas. Rev Psiq Clin 2006; 33(3): 162-167.
2. Abdo, C.H.N. Elaboração e validação do quociente sexual – versão feminina. Rev Bras Med 2006; 63(9): 477-482.
3. American Psychiatric Association. Diagnostic and statistical manual of mental disorders: DSM-5. 5th ed. Arlington, VA: American Psychiatric Association, 2013.
4. Araújo, D.B., Borba, E.F., Abdo, C.H.N, et al. Função sexual em doenças reumáticas. Acta Reumatol. Port. 2010; 35: 16-23.
5. Bassi, M.A., Podgaec, S., Dias Jr, J.A. et al. Quality of life after segmental resection of the rectosigmoid by laparoscopy in patients with deep infiltrating endometriosis with bowel involvement. J Minim Invasive Gynecol 2011; 18(6): 730-733.
6. Basson, R. Human sex response cycles. J Sex Marital Ther 2001;27: 33-43.
7. Basson, R. Recent advances in women's sexual function and dysfunction. Menopause 2004;11(6 Pt 2):714-25.
8. Basson, R., Incrocci, L., Rees, P., Wang, R., Morales, A.M., Schover, L., Krychman, M., Montejo, A.L., Sadovsky, R. Sexual function in chronic illness and cancer. In: Montorsi F, Basson R, Adaikan G, Becher E, Clayton A, Giuliano F, Khoury S, Sharlip I. Sexual medicine – Sexual dysfunctions in men and women. Paris: Health Publication; 2010: 405-495.
9. Baumgart, J,. Nilsson, K., Evers, A.S. et al. Sexual dysfunction in women on adjuvant endocrine therapy after breast cancer. Menopause 2013; 20(2): 162-168.
10. Brotto, L.A., Bitzer, J., Laan, E., Leiblum, S., Luria, M. Women's Sexual Desire and Arousal Disorders. In: Montorsi, F., Basson, R., Adaikan, G., Becher, E., Clayton, A., Giuliano, F., Khoury, S., Sharlip, I. Sexual medicine – Sexual dysfunc-

tions in men and women. Paris: Health Publication; 2010: 1149-1205.
11. Bogart, L.M., Suttorp, M.J., Elliot, M.N. et al. Prevalence and correlates of sexual dysfunction among women with bladder pain syndrome/intersticial cystitis. Urology 2011;77(3): 576-580.
12. Clayton, A.H., Balon ,R. The impact of mental illness and psychotropic medications on sexual functioning: the evidence and management. J Sex Med 2009;6(5): 1200-1211.
13. Fairbanks, F., Abdo, C.H., Baracat, E.C., Podgaec, S. Endometriosis doubles the risk of sexual dysfunction: a cross-sectional study in a large amount of patients. Gynecol Endocrinol. 2017 Jul;33(7): 544-547.
14. Ferrero, S., Abbamonte, L.H,. Giordano, M. et al. Deep Dyspareunia and sex life after laparoscopic excision of endometriosis. Human Reproduction 2007; 22(4): 1142-1148.
15. Graziottin, A., Leiblum, S. Biological and psychosocial pathophysiology of female sexual dysfunction during the menopause transition. J Sex Med 2005;2(3 suppl): S133-145.
16. Kaplan, H.S. A nova terapia do sexo. 3ª ed. Rio de Janeiro: Nova Fronteira, 1977.
17. Leão, L.C.S.M., Duarte, M.P.C., Farias, M.L.F. Insuficiência androgênica na mulher e potenciais riscos da reposição terapêutica. Arq Bras Endocrinol Metabol 2005;49(2): 205-216.
18. Leiblum, S.R. Redefining female sexual response. Contemporary Ob/Gyn 2000;45: 120-126.
19. Mabrouk, M., Montanari, G., Di Donato, N. et al. What is the impact on sexual function of laparoscopic treatment and subsequent combined oral contraceptive therapy in women with deep infiltrating endometriosis? J Sex Med 2012; 9(3): 770-778.
20. Masters, W.H., Johnson, V.E. Human sexual response. Boston: Little, Brown and Co., 1966.
21. Organização Mundial da Saúde (OMS). Classificação de transtornos mentais e de comportamento da CID-10. Porto Alegre: Artes Médicas, 1993.
22. Vercellini, P., Somigliana, E., Buggio, L. et al. "I can't get no satisfaction": deep dyspareunia and sexual functioning in women with rectovaginal endometriosis. Fertil Steril 2012; 98(6): 1503-1511.
23. Setälä, M., Härkki, P., Matomäki, J. et al. Sexual functioning, quality of life and pelvic pain 12 months after endometriosis surgery including vaginal resection. Acta Obstet Gynecol Scan 2012; 91(6): 692-698.
24. Pluchino, N., Wenger, J.M., Petignat, P. et al. Sexual function in endometriosis patients and their partners: effect of the disease and consequences of treatment. Human Reproduction Update 2016;22(6): 762-774.
25. Barbara, G., Facchin, .F, Meschia, M. et al. When love hurts. A systematic review on the effects of surgical and pharmacological treatments for endometriosis on female sexual functioning. Acta Obstet Gynecol Scand 2017;96: 668-687.
26. Zarbo, C., Brugnera, A., Compare, A. et al. Negative metacognitive beliefs predict sexual distress over and above pain in women with endometriosis. Arch Womens Ment Health, 2018.
27. Shum, L.K., Bedaiwy, M.A., Allaire, C. et al. Deep Dyspareunia and Sexual Quality of Life in Women With Endometriosis. Sex Med 2018;6: 224-233.
28. Culley, L., Law, C.., Hudson, N. et al. A qualitative study of the impact of endometriosis on male partners. Human Reproduction 2017;32(8): 1667-1673.
29. Cozzolino, M., Malosso, E.R.M., Lorenzo, T., Coccia, M.E. Sexual & Reproductive Healthcare 2018;16: 6-9.
30. Barbara, G., Facchin, F., Buggio, L. et al. What is known and unknown about the association between endometriosis and sexual functioning: a systematic review of the literature. Reproductive Sciences 2017;24(12): 1566-1576.

Capítulo 12

Endometriose e Câncer: Relação e Risco

João Siufi Neto, Luiz Flávio Cordeiro Fernandes e Maurício Simões Abrão

INTRODUÇÃO

A endometriose é uma doença crônica, dependente de estrogênio, que acomete entre 5% e 15% das mulheres em idade fértil, mas esses índices podem variar conforme o método diagnóstico utilizado e a população estudada. De patogênese ainda indefinida, acredita-se que a menstruação retrógrada permita a implantação de células endometriais em virtude do refluxo de fluido menstrual para a cavidade pélvica através das tubas uterinas. No entanto, tal fenômeno não é suficiente, sendo necessária a concomitância de fatores imunológicos e genéticos para o desenvolvimento da doença.

Outra teoria proposta é a da metaplasia celômica, a qual sugere que as células mesoteliais (totipotentes) diferenciam-se em tecido endometrial mediante estímulos hormonais e inflamatórios. A disseminação linfovascular de células endometriais também foi proposta como mecanismo de sua implantação na cavidade abdominal.

Mesmo não sendo considerada uma condição pré-maligna, dados epidemiológicos e moleculares sugerem que a endometriose apresente potencial para malignidade. Similarmente às neoplasias, apresenta proliferação celular desregulada, potencial para invasão tecidual, angiogênese, capacidade de disseminação a distância e de recorrência. Por outro lado, possui grau de invasão mais limitado, com poucos distúrbios catabólicos, raramente sendo causa de óbito.

Este capítulo aborda aspectos relacionados à fisiopatologia da endometriose, além das evidências de sua relação com diferentes neoplasias malignas e possibilidades futuras que venham a modificar sua abordagem terapêutica.

EVIDÊNCIAS EPIDEMIOLÓGICAS

A transformação maligna da endometriose ocorre em cerca de 1% dos casos. O primeiro a descrever e a estabelecer critérios identificadores dessa transformação foi Sampson, em 1925. Desde então, muitos estudos têm relatado prevalência aumentada de endometriose em portadoras de neoplasia de ovário. Esses mesmos estudos identificaram a endometriose como fator de risco para outras neoplasias.

Um estudo retrospectivo com objetivo de avaliar o risco de câncer em pacientes com endometriose analisou os dados de 20.686 mulheres com diagnóstico da doença, acompanhadas por período superior a 11 anos. Foram identificados 738 casos de câncer no total, representando risco geral de 1,2 (1,1-1,3, IC 95%). Os valores obtidos mais expressivos foram para câncer de mama (risco de 1,3; 1,1-1,4, IC 95%) e câncer de ovário (risco de 1,9; 1,3-2,8, IC 95%). Em portadoras de endometriose ovariana (Figura 12-1), o risco de câncer de ovário foi ainda maior, atingindo 4,2 (2-7,7, IC 95%). Em relação às neoplasias hematológicas, identificou-se risco geral de 1,4 (1-1,8, IC 95%), particularmente para linfoma não Hodgkin (1,8; 1,2-2,6, IC 95%).

Em estudo de coorte retrospectivo subsequente, analisaram-se causas de infertilidade como fator de risco para neoplasia. De maneira geral, pacientes inférteis apresentam risco 23% maior quando comparadas à população geral. Em mulheres com endometriose e infertilidade primária, o risco observado de neoplasia de ovário foi de 2,88 (1,2-7,1, IC 95%), e de 4,65 para neoplasia de tireoide (0,8-25,6, IC 95%). Neste estudo em particular, não houve risco elevado de neoplasia de

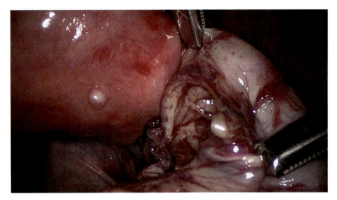

FIGURA 12-1 Endometrioma em ovário direito.

mama e linfoma não Hodgkin, mas a ocorrência de melanoma foi duas vezes mais prevalente.

Outro estudo de coorte retrospectivo com objetivo de avaliar o risco geral de neoplasia em portadoras de endometriose analisou dados de mais de 64.000 mulheres e concluiu haver maior risco de câncer de ovário (1,43; 1,19-1,71, IC 95%), especialmente em pacientes com diagnóstico precoce de endometriose.

Publicação recente, que avaliou 13 estudos caso-controle quanto à associação entre endometriose e neoplasia de ovário, sugere que, em virtude do risco aumentado observado, novos estudos são necessários a fim de se estabelecer precocemente fatores de risco, norteando a abordagem terapêutica. Neste estudo, pacientes com endometriose, quando comparadas ao grupo de controle, apresentaram risco maior de neoplasia de ovário subtipo células claras (20% *versus* 6,2%, respectivamente, $p < 0,0001$); e endometroide (13,9%, $p < 0,0001$).

Casos de melanoma foram relatados em estudos caso-controle, porém com limitado número de pacientes. Estudo de coorte prospectivo, incluindo mais de 90.000 mulheres, demonstrou haver risco elevado de melanoma em pacientes com histórico prévio de endometriose (risco 1,62; 1,15-2.29, IC 95%).

Outra associação intrigante já mencionada refere-se ao linfoma não Hodgkin. Esta relação foi identificada em estudo de coorte prospectivo que demonstrou risco relativo de 1,8. Esta possível associação pode ter como causas alterações imunológicas presentes em ambas as doenças, em especial quanto aos linfócitos B; ao uso de danazol, no tratamento da endometriose, levando à imunossupressão; ou também aspectos ambientais como exposição a dioxinas.

Poucos estudos evidenciaram resultados consistentes com relação ao risco elevado de neoplasia de mama. No entanto, a associação entre essas duas doenças parece relevante, uma vez que elas têm caráter hormônio-dependente e a infertilidade, relacionada com a endometriose, pode representar fator de risco para câncer de mama. A associação com outras neoplasias ginecológicas (endométrio e colo uterino) ainda não foi definida.

De maneira geral, a endometriose parece não conferir risco aumentado de neoplasia, havendo, no entanto, evidências epidemiológicas e moleculares de sua associação a determinados tipos de câncer, principalmente de ovário. Os mecanismos envolvidos permanecem pouco compreendidos e a evidência direta de malignização não foi comprovada até o momento.

ENDOMETRIOSE PRÉ-MALIGNA: FISIOPATOLOGIA E RISCO

Conforme mencionado, existem indícios epidemiológicos que apontam o diagnóstico de endometriose como possível fator de risco para diferentes neoplasias. Para melhor compreensão desta relação, faz-se necessário o entendimento das características fisiopatológicas dos tecidos endometrióticos e do microambiente em que se desenvolvem.

O endométrio tópico de pacientes com endometriose tem sido extensamente investigado e há comprovação de que a estrutura de suas células é semelhante à de mulheres sem a doença. No entanto, estes tecidos apresentam características biológicas, funcionais e genéticas diferentes, que conferem à endometriose um fenótipo de neoplasia benigna.

Modificações no epitélio endometriótico ajudam a compreender melhor seu processo de malignização. Endometriose atípica é definida histologicamente pela presença de displasia, ou seja, modificação da arquitetura tecidual de modo diferente ao que é observado na endometriose típica (presença dos componentes glandular e/ou estromal). No ano 2000, propôs-se que a endometriose atípica fosse classificada com base nos seguintes critérios: presença de núcleo hipercromático ou pálido, com pleomorfismo moderado a acentuado; aumento da relação núcleo-citoplasma; presença de estratificação e aglomerados celulares.

Sendo considerada uma lesão pré-maligna, a endometriose atípica pode ser identificada de modo sincrônico em tumores de ovário associados à endometriose. Em estudo retrospectivo, relatou-se frequência de 60% para esta associação. Em outro estudo retrospectivo, de um total de 127 casos de câncer de ovário e naqueles associados à endometriose (30% do total), 78% apresentavam endometriose atípica.

Os cânceres de ovário do subtipo endometrioide e de células claras são os mais associados à endometriose, em uma razão de chance (*odds ratio*) que varia entre 3,7 e 35,4, nos diferentes estudos (Figura 12-2A e B). Tumores *borderlines* (malignidade limítrofe) também podem estar associados. Esses tumores são histologicamente heterogêneos, podendo apresentar-se com invasão estromal superficial (menor que 3 mm) e representam o último estádio antes da total transformação maligna da neoplasia de ovário.

Em 2010, aventou-se uma nova teoria para justificar a origem das neoplasias ovarianas. De acordo com esses autores, é possível que essas neoplasias originem-se em outros órgãos pélvicos, acometendo os ovários de forma secundária. Evidências sugerem que ao menos um subgrupo de tumores serosos de ovário origina-se da implantação de células destacadas das tubas uterinas. Além destes, os subtipos associados à endometriose também podem originar-se em outros sítios pélvicos. Considerando-se a teoria da menstruação retrógrada anteriormente mencionada, é razoável pensar que o endométrio possa ser a origem das neoplasias ovarianas. O endométrio tópico de portadoras de endometriose possui anormalidades moleculares, incluindo ativação de vias oncogênicas, permitindo a implantação e a invasão de tecido endometrial nos ovários e na cavidade peritoneal.

Fatores Hormonais do Epitélio Endometriótico

Os hormônios sexuais desempenham papel importante na gênese da endometriose. Em portadoras da doença, principalmente naquelas com ciclo menstrual regular, os sintomas tendem a ser mais intensos no período ovulatório, em razão do aumento dos níveis de estrogênio decorrente da ruptura de folículos, resultando em estímulo aos focos pélvicos da doença.

Ressalta-se ainda que outras fontes endógenas de estrógenos contribuem para o estímulo e a perpetuação dos tecidos endometrióticos. O estradiol produzido pelos ovários e também resultante da conversão periférica da androstenediona (catalisada pela enzima aromatase) atinge os focos endometrióticos diretamente através da circulação sanguínea. O maior aporte local de estrógenos contribui para o aumento dos níveis de prostaglandinas (PGE2, em particular), com consequentes estímulos proliferativo e inflamatório locais.

Os progestagênios estão implicados também na fisiopatologia da endometriose. O endométrio tópico de portadoras da doença apresenta resistência à progesterona. Este fato ocasiona menor expressão de prolactina nas células endometrióticas e, por conseguinte, menor efeito antiestrogênico local. A resistência à progesterona é decorrente da baixa expressão de seus receptores (RPs) na endometriose, em comparação ao endométrio tópico. No câncer de mama, por exemplo, também ocorre expressão inadequada de RPs, decorrente de polimorfismos, o que acaba por não contrabalançar os efeitos proliferativos locais dos estrógenos.

A ação dos hormônios sexuais na endometriose constitui fato marcante e o bloqueio hormonal representa uma das abordagens terapêuticas para controle dos sintomas da doença. Não há, até o momento, evidências concretas do papel dos esteroides sexuais na malignização da endometriose.

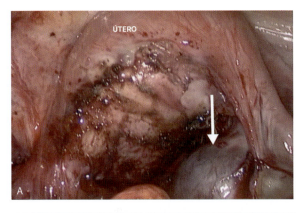
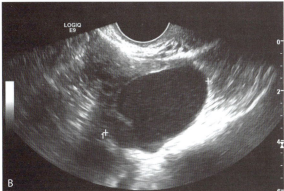

FIGURA 12-2 A. Adenocarcinoma endometrioide associado à endometriose em ovário esquerdo; **B.** Visualização do ovário direito no momento da cirurgia para tratamento de adenocarcinoma endometrioide em ovário esquerdo.

Fatores Imunológicos

Diferentes estudos demonstraram a importância do sistema imunológico na endometriose. Sabe-se que mudanças nas imunidades celular, humoral e inata contribuem na patogênese da doença. Outros aspectos observados incluem: níveis elevados de citocinas inflamatórias no fluido peritoneal de pacientes com endometriose, semelhantes aos observados no carcinoma de ovário, em especial das citocinas IL-6, TGF-beta e TNF-alfa; menor capacidade de remoção de células endometriais ectópicas na cavidade peritoneal pelos macrófagos, células NK e células T.

A endometriose e a neoplasia de ovário apresentam semelhanças imunológicas, como a presença dos linfócitos T reguladores (Treg) e a expressão do fator de transcrição Foxp3. Este subgrupo de células tem a função de suprimir o sistema imune, mantendo a tolerância do organismo a antígenos próprios. Números elevados desses linfócitos foram identificados no fluido peritoneal de mulheres com endometriose, o que facilitaria, portanto, a implantação e o crescimento de células endometriais ectópicas. Índices elevados de linfócitos Treg foram identificados em tumores avançados de ovário; este achado está associado a um prognóstico pior da neoplasia.

As semelhanças imunológicas entre endometriose e câncer representam campo promissor para novas pesquisas e desenvolvimento de novas terapias para ambas as doenças.

Estresse Oxidativo: Microambiente Celular de Risco

O estresse oxidativo é uma condição biológica decorrente do desequilíbrio entre a produção de espécies reativas de oxigênio (produto do metabolismo celular aeróbico) e sua eliminação por agentes antioxidantes. Em portadoras de endometriose, a presença de estresse oxidativo pode ocasionar destruição tecidual e maior agressividade da doença. Considerando-se a teoria da menstruação retrógrada e a ocorrência de descamação cíclica dos tecidos endometrióticos, o acúmulo do grupo heme e de ferro livre em lesões endometrióticas representa estímulo pró-oxidante.

Ressalta-se que o acúmulo de espécies reativas de oxigênio pode ocasionar dano oxidativo ao DNA celular e iniciar o processo de carcinogênese em decorrência de duplicação gênica, ativação de oncogenes, rearranjo gênico, entre outras alterações. A presença de níveis elevados de marcadores de estresse oxidativo (LPO, LDH), em lesões endometrióticas, sugere novos mecanismos possivelmente envolvidos na transformação maligna da doença.

Aspectos Genéticos e Epigenéticos

De forma geral, todas as neoplasias malignas possuem origem monoclonal, ou seja, originam-se a partir de uma mesma linhagem celular que tenha sofrido mutação. Este mesmo componente monoclonal foi observado na endometriose. Além de semelhanças comportamentais, semelhanças moleculares entre a endometriose e o câncer foram descritas por diferentes pesquisadores.

Em relação ao câncer de ovário, vários genes têm sido implicados em sua patogênese, entre eles: PTEN, p53, ARID1A, KRAS e HNF, além dos microRNAs. O gene PTEN, identificado como um supressor tumoral, codifica uma fosfatase capaz de inibir a apoptose, além de desempenhar importante papel no controle do ciclo celular. Em estudo retrospectivo, a perda da expressão de PTEN em tumores de ovário associados à endometriose foi identificada. Em outro estudo retrospectivo, que analisou casos de tumores de ovário dos subtipos endometrioide e de células claras e cistos endometrióticos, identificou-se inativação de PTEN em 42%, 27% e 56% dos casos, respectivamente. Esses achados sugerem que a inativação de PTEN represente evento precoce na malignização da endometriose.

Mutações do gene p53, principal supressor tumoral do genoma humano, ocorrem em mais de 50% das neoplasias malignas. Nos tumores de ovário serosos de alto grau, os índices de mutação variam entre 80 e 96%. Além de terem sido descritas em regiões de transição de endometriose atípica e neoplasia de ovário, a ocorrência dessas mutações foi demonstrada em tumores de ovário do subtipo células claras. Em outro estudo, a expressão de p53 e outros genes em 79 casos de neoplasia ovariana associada à endometriose esteve presente em 13% dos casos.

O gene supressor tumoral ARID1A, através da proteína BAF250a, representa um componente-chave do complexo multiproteico denominado SWI/SNF que, em outras palavras, auxilia na compactação do DNA no núcleo celular. Recentemente, identificaram-se mutações no gene ARID1A em 55 de 119 tumores de ovário do tipo células claras estudados (46%); 10 de 33 tumores endometrioides (30%) e em nenhum dos 76 tumores serosos de alto grau. Identificaram-se também dois casos em que houve tanto mutação de ARID1A quanto perda da expressão de BAF250a no tumor e em área contígua contendo endometriose atípica. A perda da expressão de BAF250a, por estar fortemente associada aos tumores de ovário associados à endometriose, pode representar fonte para novos estudos e desenvolvimento de novas modalidades diagnósticas e terapêuticas.

O gene KRAS apresenta-se modificado em tumores de ovário precoces e, em carcinomas mucinosos, com frequência superior a 50%. A presença de mutações de KRAS em carcinomas de ovário associados à endometriose foi descrita. Um estudo publicado em 2012 analisou 78 tumores de ovário de baixo grau, sendo que 46 deles (59%) estavam associados à endometriose. Mutações em KRAS foram confirmadas em 29% destes e apresentam relevância para o desenvolvimento de futuras terapias-alvo para a doença.

O fator hepático nuclear (HNF) é um fator de transcrição responsável pela regulação de diferentes funções hepáticas e renais, cuja expressão é marcante em tumores do subtipo células claras. Mutações neste gene foram descritas em 2006, em amostras de endometriose, endometriose atípica, endométrio secretor e carcinomas de células claras. Acentuada expressão de HNF-1 beta na endometriose ovariana contígua a tumores de ovário do subtipo células claras foi demonstrada. Esta observação sugere que a expressão de HNF-1 pode ser considerada fator precursor para o carcinoma de células claras de ovário.

A associação de endometriose com a síndrome de Lynch, doença autossômica dominante causada por mutações em genes de reparo do DNA e relacionada a diferentes tipos de neoplasia, foi documentada. Pacientes portadoras dessa síndrome têm risco 10% a 12% maior de desenvolver neoplasia de ovário. Em 2010, relatou-se o caso de uma paciente portadora da síndrome com mutação do tipo MLH1, que foi submetida à histerectomia com anexectomia bilateral profilática, por apresentar o mesmo tipo de mutação em amostras de tecido endometrial e de cisto endometriótico de ovário.

Estas evidências moleculares servem como base para novos trabalhos em andamento, que buscam resultados capazes de modificar o tratamento da endometriose. As principais alterações genéticas associadas a endometriose, câncer de ovário e câncer de ovário associado à endometriose são mostradas na Tabela 12-1.

MicroRNAs: Um Novo Elemento

Os microRNAs constituem pequenas moléculas de RNA não codificante, ou seja, que não são traduzidas em proteínas. Essas moléculas regulam a expressão gênica a partir do RNA mensageiro, estando envolvidas em diferentes processos biológicos, como diferenciação celular, proliferação e apoptose.

Em virtude do seu aspecto multifatorial, o perfil de expressão de microRNAs na endometriose tem despertado interesse. Estudo publicado em 2009 comparou a expressão de diferentes microRNAs em amostras de endométrio eutópico e ectópico de pacientes com endometriose, através de *microarray*. Como resultado, identificaram-se 22 microRNAs associados à endometriose, sendo que alguns também se relacionam ao câncer de ovário, em especial os da família miR-200 (miR-200a, miR-200b, miR-223).

Outro aspecto importante refere-se à estabilidade dos microRNAs no plasma. Estudo conduzido em 2013 identificou, pela primeira vez, níveis diferentes de microRNA sérico em três grupos de pacientes: portadoras de endometriose, câncer de ovário associado à endome-

TABELA 12-1 Comparação da Prevalência dos Genes que Sofreram Mutação na Endometriose, no Carcinoma de Ovário e no Carcinoma de Ovário Associado à Endometriose

Genes que sofreram mutação	EDT	Carcinoma de ovário	COAE
PTEN	15%	–	75%
p53	0%	96% (seroso alto grau) 7%-30,8% (CCC)	–
KRAS	–	>50% (mucinoso)	10-20%
ARID1A	80,6%	46% (CCC) 30% (CE) 0% (seroso alto grau)	–
HNF-1β	33,3%	92,3% (CCC)	–

EDT (endometriose); COAE (câncer de ovário associado à endometriose); CCC (carcinoma de células claras); CE (carcinoma endometrioide); PTEN (*phosphatase and tensin homolog*); p53 (gene supressor tumoral); KRAS (*V-Ki-ras2 Kirsten rat sarcoma viral oncogene homolog*); ARID1A (*AT-rich interactive domain-containing protein 1A*); HNF (fator hepático nuclear).

triose e grupo de controle. Os pesquisadores analisaram a expressão de 1.000 diferentes microRNAs através de PCR (reação em cadeia de polimerase) e obtiveram um perfil de expressão diferente em cada grupo de pacientes, demonstrando o potencial dos microRNAs como biomarcadores de risco para neoplasia.

ENDOMETRIOSE EXTRAPÉLVICA

A ocorrência de endometriose em sítios distantes das cavidades abdominal e pélvica é extremamente rara e, apesar disto, desperta interesse por se tratar de uma doença ginecológica benigna. A ocorrência de endometriose torácica com manifestações cíclicas de pneumotórax, hemoptise e hemotórax foi relatada em 2013. Dos cinco casos documentados, todos foram tratados cirurgicamente e o diagnóstico de neoplasia de pulmão foi descartado.

O aparecimento de lesões endometrióticas em cicatriz cirúrgica de cesárea é inferior a 0,5%. Em 2013, o caso de uma paciente que se apresentava com tumoração em cicatriz de cesárea, com biópsia positiva para tumor de ovário foi documentado. O resultado anatomopatológico da lesão demostrou tratar-se de transformação maligna de endometriose.

Um caso inusitado de endometriose acometendo a mucosa nasal, com manifestação clínica de epistaxe cíclica e tumoração local, também foi previamente descrito. Esta mesma paciente apresentava focos endometrióticos em outros sítios.

Casos de endometriose profunda com acometimento do reto e do sigmoide (Figuras 12-3, 12-4 e 12-5) têm sido diagnosticados com mais frequência, em particular pelo uso do ultrassom transvaginal com preparo de cólon. A transformação maligna de endometriose retal em adenocarcinoma de células claras foi descrita. Outro caso interessante descrito refere-se a uma paciente de 85 anos com carcinossarcoma em foco de endometriose de sigmoide cursando com obstrução intestinal.

Por causa da pequena quantidade de casos, não há indícios de que a ocorrência de endometriose extrapélvica seja fator de risco para a neoplasia nos órgãos acometidos. No entanto, o aparecimento de casos improváveis, como os mencionados anteriormente, faz com que o caráter benigno da endometriose seja novamente questionado.

MARCADORES TUMORAIS: IMPACTO ATUAL E PERSPECTIVAS

Apenas 25% dos tumores de ovário são detectados em estádios iniciais, em virtude, em grande parte, da pequena quantidade de sinais e sintomas manifestados. Estima-se que um teste para rastreamento do câncer de ovário deva possuir sensibilidade superior a 75% e sensibilidade acima de 99,6%, a fim de atingir valor preditivo positivo de 10%.

Os principais métodos para o diagnóstico precoce de neoplasia de ovário incluem exame pélvico detalhado,

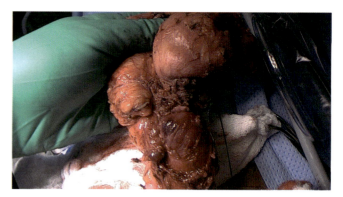

FIGURA 12-4 Visão externa de endometriose de reto.

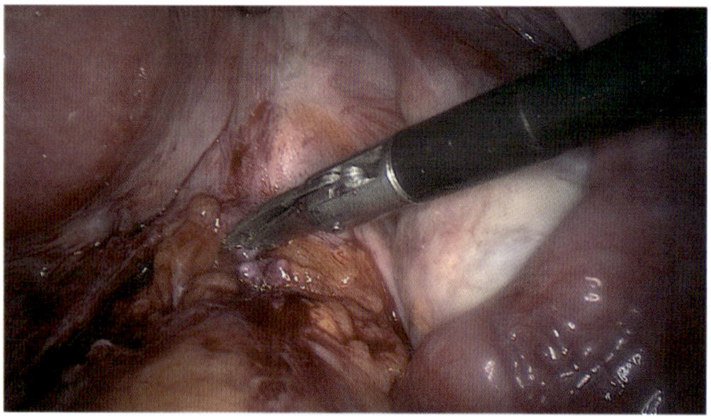

FIGURA 12-3 Endometriose de reto.

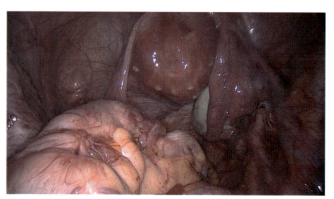

FIGURA 12-5 Endometriose de sigmoide.

ultrassom transvaginal e níveis séricos do marcador CA-125. Os dois primeiros apresentam baixas especificidade e sensibilidade para o diagnóstico definitivo de câncer de ovário. Os níveis de CA-125 estão elevados em 47% das pacientes com estádio inicial e 80% a 90% no estádio avançado.

Diferentes marcadores foram testados para rastreamento do câncer de ovário. O marcador HE4 (proteína do epidídimo humano) apresenta expressão elevada em alguns subtipos de neoplasia de ovário, ao contrário do que ocorre na endometriose e outras condições ginecológicas benignas. Em conjunto com o CA-125, o HE4 apresenta elevadas sensibilidade e especificidade (76,5% e 95%, respectivamente). Duas metanálises confirmaram o papel do HE4 como marcador tumoral. Nos Estados Unidos, seu uso foi aprovado como marcador de prognóstico e de recorrência, mas não para rastreamento.

Em pacientes com massas pélvicas suspeitas, outros instrumentos são utilizados para avaliação de risco de malignidade. O ROCA™ é um algoritmo para o câncer de ovário, disponível como uma calculadora para classificar pacientes com risco. Uma metanálise conduzida em 2012 demonstrou que o algoritmo ROCA™ pode distinguir tumores malignos de alterações benignas; no entanto, novos estudos são necessários para que o método seja utilizado no rastreamento de neoplasia de ovário.

Outro teste sanguíneo, recentemente aprovado nos Estados Unidos, é o OVA1™. Trata-se de um teste para triagem de cinco marcadores: CA-125, β2 microglobulina, apolipoproteína A1, pré-albumina e transferrina. Com sensibilidade e valor preditivo negativo de 90%, não representa exame de rastreamento, mas pode ser útil na avaliação de malignidade em pacientes com suspeita de tumor de ovário. Mesmo com diferentes testes comerciais disponíveis, seu uso é reservado para a avaliação de massas ovarianas suspeitas e o acompanhamento de pacientes.

Até o momento não existem marcadores para identificar pacientes com endometriose com risco elevado para câncer de ovário. A validação de testes de triagem que contenham um painel de marcadores de risco faz-se necessária para posterior desenvolvimento de algoritmos de rastreamento em pacientes com endometriose.

CONCLUSÃO

Existem evidências epidemiológicas, histológicas e genéticas de que a endometriose representa uma lesão precursora para subtipos específicos de neoplasia de ovário. Mesmo com mecanismos desconhecidos, o fato de a endometriose compartilhar alterações genéticas com as neoplasias de ovário é intrigante, particularmente com relação a genes, como p53, KRAS, PTEN, HNF e ARID1A.

Para melhor caracterizar a transição da endometriose típica para a atípica e, posteriormente, para a malignização, é necessário identificar marcadores moleculares específicos que traduzam o comportamento da doença. Além disso, a baixa incidência de câncer de ovário exige marcadores de risco muito confiáveis para identificar pacientes de alto risco. A alta incidência de endometriose em mulheres em idade reprodutiva representa oportunidade valiosa para identificar o subgrupo delas com risco elevado para neoplasia.

Acreditamos que futuros marcadores genéticos, proteicos e microRNAs possam identificar pacientes com endometriose e alto risco para malignidade, modificando os protocolos de tratamento da doença, incluindo abordagens cirúrgicas mais radicais e rastreamento preventivo molecular.

Referências Bibliográficas

1. Akahane, T., Sekizawa, A., Purwosunu, Y. et al. The role of p53 mutation in the carcinomas arising from endometriosis. Int J Gynecol Pathol 2007;26(3): 345-351.
2. Augoulea, A., Alexandrou, A., Creatsa, M. et al. Pathogenesis of endometriosis: the role of genetics, inflammation and oxidative stress. Arch Gynecol Obstet 2012;286(1): 99-103.
3. Brinton, L.A., Westhoff, C.L., Scoccia, B. et al. Causes of infertility as predictors of subsequent cancer risk. Epidemiology 2005;16(4): 500-507.
4. Clarke-Pearson, D.L. Clinical practice. Screening for ovarian cancer. N Engl J Med 2009;361(2): 170-177.
5. Kurman, R.J., Shih, I.M. The origin and pathogenesis of epithelial ovarian cancer: a proposed unifying theory. Am J Surg Pathol 2010; 34(3): 433-443.
6. Maeda, D., Shih, I.M. Pathogenesis and the role of ARID1A mutation in endometriosis-related ovarian neoplasms. Adv Anat Pathol 2013;20(1): 45-52. doi: 10.1097/PAP.0b013e31827bc24d.
7. Moore, R.G., Brown, A.K., Miller, M.C. et al. The use of multiple novel tumor biomarkers for the detection of ovarian carcinoma in patients with a pelvic mass. Gynecol Oncol 2008;108(2): 402-408.
8. Munksgaard, P.S., Blaakaer, J. The association between endometriosis and ovarian cancer: a review of histological, genetic and molecular alterations. Gynecol Oncol 2012; 124(1): 164-169.
9. Nassif, J., Mattar, S., Abu Musa, A. et al. Endometriosis and cancer: what do we know? Minerva Ginecol. 2013;65(2): 167-179.
10. Pearce, C.L., Templeman, C., Rossing, M.A. et al. Ovarian Cancer Association Consortium. Association between endo-

metriosis and risk of histological subtypes of ovarian cancer: a pooled analysis of case-control studies. Lancet Oncol 2012; 13(4): 385-394.
11. Pollacco, J., Sacco, K., Portelli, M., Schembri-Wismayer, P. et al. Molecular links between endometriosis and cancer. Gynecol Endocrinol. 2012;28(8): 577-581. doi: 10.3109/09513590.2011.650761. Epub Feb 6 2012.
12. Siufi Neto, J., Kho, R.M., Freitas dos Santos Siufi, D. et al. Cellular, histologic and molecular changes associated with endometriosis and ovarian cancer. J Minim Invasive Gynecol Aug 17 2013. pii: S1553-4650(13)00430-5. doi: 10.1016/j.jmig.2013.07.021. [Epub ahead of print]
13. Somigliana, E., Vigano, P., Parazzini, F. Association between endometriosis and cancer: a comprehensive review and a critical analysis of clinical and epidemiological evidence. Gynecologic Oncology 2006;101: 331-341.
14. Van Jaarsveld, M.T., Hellemsan, J., Berns, E.M. et al. MicroRNAs in ovarian cancer biology and therapy resistance. Int J Biochem Cell Biol 2010;42(8): 1282-1290. DOI: 10.1016/j.biocel.2010.01.014. Epub 2010 Jan 18.
15. Worley, M.J., Welch, W.R., Berkowitz, R.S. et al. Endometriosis-associated ovarian cancer: a review of pathogenesis. Int J Mol Sci Mar 6 2013;14(3): 5367-5379. doi: 10.3390/ijms 14035367.

Capítulo |13|

Adenomiose

Reginaldo Guedes Coelho Lopes, Luis Roberto Araújo Fernandes e Ana Maria Gomes Pereira

INTRODUÇÃO

A adenomiose, assim como a endometriose, permanece até os dias de hoje como um grande enigma da ginecologia. Trata-se de doença benigna que se caracteriza pela presença de células endometriais glandulares ou estromais no interior do miométrio. Ao redor dessas células, o miométrio se apresenta hiperplásico ou hipertrofiado. Desde Sampson, em 1927, há autores que consideram a adenomiose e a endometriose como duas entidades distintas, e outros, não. Pesquisas mais recentes defendem uma correlação importante entre essas duas afecções. Do ponto de vista anatomopatológico, as características do endométrio ectópico, tanto na endometriose como na adenomiose, são idênticas. Também respondem de forma assincrônica aos esteroides ovarianos em comparação com o endométrio tópico.

Segundo Loy, a adenomiose pode ser reproduzida em várias espécies animais incluindo os primatas não humanos. É achado comum em peças cirúrgicas de histerectomias realizadas por sangramento uterino anormal e, clinicamente, está associada a queixas de fluxo menstrual excessivo e prolongado, assim como dismenorreia. Ademais, frequentemente apresenta-se acompanhada de outras condições ginecológicas tais como a miomatose uterina. Era doença de difícil diagnóstico pelos exames de imagem disponíveis, mas com o desenvolvimento da ultrassonografia e da ressonância magnética, este quadro mudou bastante nos últimos anos.

Muitos investimentos têm sido feitos na busca da etiopatogenia desta doença, pois os custos materiais, pessoais e sociais na sua abordagem são enormes. As novas pesquisas são promissoras para o esclarecimento de mais este enigma da medicina.

HISTÓRICO

O primeiro a descrever a presença de células endometriais no seio do miométrio foi Rokitansky, em 1860. Na época, definiu estes achados como *cystosarcoma adenoids uterinum*. No final do século XIX, vários autores descreveram as variedades histológicas dos miomas uterinos, mas não conseguiam descrever adequadamente a presença de células endometriais no miométrio, que muitas vezes formavam estruturas semelhantes aos miomas. Foi Von Recklinghausen, em 1896, quem primeiro descreveu estes "nódulos" no miométrio contendo células endometriais. Ele acreditava que se tratavam de estruturas originadas dos ductos de Wolff. Já Cullen, em 1908, usou o termo adenomioma para denominar esses nódulos. Tendo examinado 1.283 peças cirúrgicas de miomas, encontrou a presença de adenomiomas em 5,7% dos casos, supondo que os nódulos decorriam da invasão do endométrio no interior do miométrio. O termo "adenomiose uterina" foi utilizado pela primeira vez por Frankl, em 1925. Depois de Frankl, diversas denominações povoaram as publicações como por exemplo: "endometriose interna" e "endometriose direta", para diferenciá-la da "endometriose externa" ou "endometriose pélvica". Esses termos ainda persistem nas publicações modernas do início do século XXI.

Em relação ao diagnóstico da adenomiose, até o início dos anos 1980, era clínico e com comprovação anatomopatológica em espécimes de histerectomias. Os primeiros critérios diagnósticos por imagem ultrassonográfica e, principalmente, por meio de ressonância magnética, foram instituídos por Hricak et al., em 1983, Brosens et al., em 1995 e Reinhold et al., em 1998. Estudos iniciais mostravam a importância do peristaltismo uterino no processo reprodutivo e alterações neste peristaltismo causadas pela adenomiose foram descritas pela primeira vez por Kunz et al., em 1996, Leyendecker et al., em 1998 e Wildt et al., em 1998. As pesquisas contemporâneas convergem para o diagnóstico precoce da doença, tentando encontrar marcadores e imagens com sensibilidade e especificidade elevadas. Dessa forma, é possível, eventualmente, evitar a progressão da doença e impedir que milhares de mulheres sejam submetidas a histerectomias por falha do tratamento clínico.

EPIDEMIOLOGIA

Até recentemente, dizíamos que a adenomiose, em contradição com a endometriose, era apanágio das mulheres multíparas na 4ª e 5ª década de vida e vários estudos associavam o trauma endometrial decorrentes de partos prévios ou abortos e curetagens uterinas com a possível etiopatogenia de invaginação da camada basal do endométrio rompido e sua infiltração no miométrio subjacente. Entretanto, estudos mais recentes com ressonância magnética mostram a possibilidade de diagnóstico precoce da doença, em mulheres entre 20 e 30 anos. Assim, é possível que o diagnóstico tardio da doença tenha feito com que se acreditasse tratar-se de uma afecção menos precoce do que realmente é.

Diversos trabalhos relatam o diagnóstico de adenomiose por exames de imagem em pacientes jovens com dismenorreia e infertilidade. Segundo Leyendecker et al., a clássica adenomiose da pré-menopausa e as variantes encontradas na mulher jovem, com ou sem endometriose, não diferem uma da outra em respeito aos locais afetados nas paredes uterinas, os aspectos anatômicos e características histológicas. Desta forma, é compreensível imaginarmos que exista uma mesma fisiopatologia para ambas as formas clínicas, diferindo provavelmente quanto ao momento do diagnóstico.

A real prevalência da doença é desconhecida, da mesma forma que a da endometriose. O diagnóstico comprobatório é anatomopatológico e realizado em pacientes submetidas a histerectomias. Por outro lado, há dúvidas na literatura sobre os critérios de penetração do endométrio no miométrio para caracterizar a presença de adenomiose. Há também dúvidas diagnósticas em relação a qual parede uterina analisar, pois é comum a presença de áreas de miométrio normal convivendo com miométrio infiltrado. Bird et al., em 1992, relataram a presença de adenomiose em 61,5% de espécimes de histerectomias, indicadas por várias razões. Porém, se esses mesmos autores seguissem o critério de penetração patológica no miométrio a partir de 2,5 mm, contados desde o bordo inferior do endométrio até a área miometrial afetada, teria uma prevalência de apenas 24,9% de espécimes com adenomiose. A literatura cita a prevalência em espécimes cirúrgicas entre 20 e 30%. Porém, não podemos inferir a partir destes dados qual é a real taxa de acometimento dessa afecção na população feminina.

Da mesma forma que na endometriose, é possível haver um aumento de correlação familiar da doença embora não existam até o momento estudos genéticos conclusivos. Há diversos relatos na literatura como o de Emge em 1962 relatando o caso de sete famílias em que mães e filhas foram submetidas a histerectomias, todas por Adenomiose. Arnold et al., em 1994, publicaram um caso de adenomiose familiar estudando três gerações de uma mesma família, com todas as mulheres portadoras dessa condição uterina.

PATOLOGIA

A parede uterina mais atingida pela adenomiose é a posterior. Apesar disto, geralmente o útero é afetado de forma difusa e irregular. Raramente o útero atinge grandes volumes, como na miomatose uterina, pois, em razão da sintomatologia exuberante, indicava-se o tratamento cirúrgico antes de o útero atingir mais de 12 cm no eixo longitudinal. O miométrio se apresenta congesto, hipertrofiado, trabeculado com focos de hemorragia no seu interior.

Microscopicamente, notam-se glândulas e/ou estroma endometrial (Figura 13-1) de permeio ao miomé-

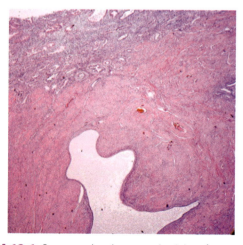

FIGURA 13-1 Imagem à microscopia ótica de musculatura uterina com glândulas endometriais de permeio, caracterizando a presença de adenomiose.

trio. Dependendo da gravidade da doença, o endométrio pode atingir a serosa uterina e até ultrapassá-la. Não há consenso na literatura sobre o nível de penetração no miométrio considerado fisiológico ou anormal. Segundo Loy, dever-se-ia utilizar a mensuração de 2,5 mm a partir do bordo inferior do endométrio em direção ao miométrio como um nível de penetração fisiológico. Por outro lado, Levgur sugeriu uma classificação de infiltração quanto à percentagem da parede uterina atingida.

As glândulas endometriais no miométrio geralmente são imaturas e não funcionantes, mas, às vezes, podem mostrar resposta aos esteroides ovarianos e, em alguns casos, um comportamento cíclico coincidente com o endométrio tópico. Porém, habitualmente, este endométrio não prolifera na primeira fase do ciclo menstrual e não demonstra aspectos secretórios na segunda fase. Por esta razão, a adenomiose pode não responder ao tratamento com progestagênios. Embora menos frequente, pode-se encontrar metaplasia das células endometriais no miométrio como, por exemplo, na endossalpingiose.

Há, na literatura, autores que sugerem ser a adenomiose fruto de um pólipo endometrial invertido, isto é, uma hiperplasia focal que, em vez de crescer em direção à cavidade uterina, cresceria em direção ao miométrio. Segundo esses autores, da mesma forma que a adenomiose, os pólipos não têm a mesma resposta cíclica do endométrio normal e não responderiam ao tratamento com progestagênios. O pólipo adenomiomatoso, que corresponde a 2% de todos os pólipos, apresenta glândulas endometriais, estroma e fibras musculares uterinas.

Embora muito raro, há descrições na literatura de adenocarcinoma em áreas de adenomiose. Comparando-se com o adenocarcinoma endometrial, o carcinoma da adenomiose está mais associado à terapia estrogênica na pós-menopausa, tem baixos graus histológicos e excelente prognóstico. Entretanto, não há comprovação estatística de que a presença de adenomiose aumente o risco de neoplasia endometrial.

QUADRO CLÍNICO

É, por vezes, difícil fazer uma caracterização clara dos sintomas da adenomiose. Na sua fase inicial, a paciente com adenomiose é, geralmente, assintomática, mas pode apresentar dismenorreia e infertilidade. Esta última ocorreria por intervenção no processo fisiológico de contrações uterinas do colo em direção ao fundo uterino com finalidade de transportar o gameta masculino em direção ao óvulo. Já em sua fase avançada, pode se manifestar com fluxo menstrual excessivo, prolongado e dismenorreia. O sangramento uterino anormal pode ser explicado pelo aumento volumétrico do útero e a presença de endométrio infiltrado no miométrio, dificultando a contração uterina necessária no mecanismo hemostático durante a menstruação.

A dismenorreia parece ocorrer por elevação da prostaglandina $F_{2\alpha}$ produzida pelo endométrio tópico, cuja superfície está aumentada, e pelo endométrio do interior da musculatura uterina. O sangramento menstrual aumentado e a formação de coágulos colaboram também com esta sintomatologia. Segundo Nishida, a dismenorreia ocorre quando a invasão miometrial ultrapassa 80% do total da musculatura uterina.

Em 1984, foi realizado um estudo multicêntrico, publicado por Lee et al., com 1.851 pacientes submetidas a histerectomia. Das pacientes diagnosticadas clinicamente como portadoras de adenomiose, em apenas 48% houve confirmação histológica da afecção.

DIAGNÓSTICO

Até recentemente, o diagnóstico de adenomiose era realizado exclusivamente pelo exame anatomopatológico dos úteros retirados em histerectomias indicadas em pacientes com fluxo menstrual excessivo resistente a tratamento clínico e dismenorreia severa. Com o grande avanço tecnológico dos exames de imagem, foi possível estabelecer critérios diagnósticos com elevados graus de sensibilidade e especificidade. O conhecimento da importância das contrações uterinas no processo reprodutivo tem permitido, também, o diagnóstico de adenomiose em fases iniciais, principalmente através da ressonância magnética.

Ultrassonografia Pélvica

Os primeiros autores a relatarem o diagnóstico de adenomiose por meio da ultrassonografia (USG) foram Walsh et al., em 1979. Esses autores tiveram confirmação anatomopatológica de adenomiose em quatro pacientes submetidas a histerectomia, com diagnóstico prévio à USG pélvica. Descreveram imagens císticas no miométrio, irregulares à semelhança de "favos de mel". Um outro estudo de Bohlman et al., de 1987, relata achados ultrassonográficos característicos de adenomiose: aumento do volume uterino com ecogenicidade aumentada, parede posterior uterina com espessura diminuída e deslocamento anterior da cavidade uterina.

Fedele et al., em 1992, estudando 43 pacientes, compararam resultados ultrassonográficos sugestivos de adenomiose com o exame anatomopatológico. Todas tinham menorragia e volume uterino aumentado sem evidência de miomatose. Adenomiose difusa foi diagnosticada pela USG em 22 pacientes com confirmação histológica em 20 delas. Segundo os autores, a sensibilidade da ultrassonografia foi de 80% e a especificidade de 74%. O valor preditivo positivo (VPP) foi de 81%, e o negativo (VPN), de 73%. Os autores utilizaram como critério ultrassonográfico para o diagnóstico de adenomiose, a presença de uma ou mais áreas heterogêneas não encapsuladas no miométrio, de 1 a 3 mm de diâmetro. Para diagnóstico de adenomiose focal encontraram, 87% de sensibilidade, 98% de especificidade, valor preditivo positivo de 74% e valor preditivo negativo de 99%. Utilizaram como critério diagnóstico de adenomiose focal a presença de áreas circunscritas no miométrio com margens indefinidas contendo lacunas anecoicas de vários diâmetros.

Segundo Fedele, os seguintes sinais ultrassonográficos são sugestivos de adenomiose: espessamento assimétrico das paredes uterinas, principalmente a posterior, irregularidade ou maldefinição da junção endométrio-miométrio (zona juncional), presença de áreas anecoicas ou aparência de "favo de mel" com a presença de áreas hipoecoicas e áreas hiperecogênicas, no miométrio. A Dopplerfluxometria pode colaborar na diferenciação entre miomas e adenomiomas. No primeiro caso, os vasos miometriais geralmente aparecem na parte externa da circunferência do mioma. Nos adenomiomas, os vasos seguem sua trajetória vertical nas áreas do miométrio acometidas pela adenomiose (Figuras 13-2 e 13-3).

Em 2013, Exacoustos et al. analisaram a zona juncional à USG transvaginal de 59 pacientes com diagnóstico de endometriose pélvica confirmada por videolaparoscopia e compararam com resultados de 23 pacientes sem endometriose. A zona juncional foi significativamente maior nas pacientes com endometriose.

Ressonância Magnética

A ressonância magnética (RM) define com precisão a zona juncional (ZJ) uterina e tem sido muito utilizada no diagnóstico de miomas e da adenomiose. A camada íntima do miométrio (halo subendometrial) é hipoecogênica à USG, mas muito bem visibilizada à RM. Esta área é definida como a área de transição entre endométrio e miométrio ou zona juncional. Esta região é composta por glândulas e estroma endometrial, pelo estrato subvascular do miométrio e feixes musculares orientados circularmente.

Da mesma forma que o endométrio, esta região é hormônio dependente, principalmente estrogênio-dependente. Na pós-menopausa se afina bastante, o mesmo ocorrendo em pacientes submetidas a tratamento com análogos do GnRH. A zona juncional aumenta em espessura com a idade atingindo seu máximo entre os 40 e 50 anos. Também durante o ciclo menstrual apresenta variações na espessura, concordantes com as do endométrio tópico.

Em relação à espessura normal da zona juncional, há na literatura alguma divergência. Reinhold et al., em 1996, estabeleceram como 12 mm o limite máximo. Segundo esses autores, em úteros normais esta região mede de 8 a 12 mm. Alguns outros trabalhos a seguir obtiveram resultados semelhantes em mulheres na menacme, mas outros questionam estes valores, pois nem sempre esta região é uniforme em todas as

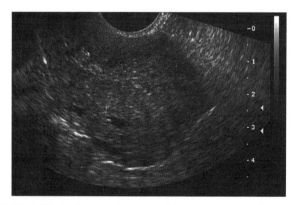

FIGURA 13-2 Adenomiose focal à ultrassonografia transvaginal.

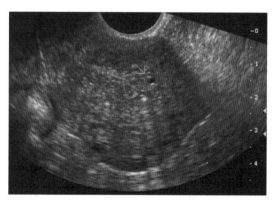

FIGURA 13-3 Foco sugestivo de adenomiose à ultrassonografia.

paredes uterinas. Algumas regiões da zona juncional podem se apresentar irregulares e serem erroneamente interpretadas como áreas de adenomiose, e um certo grau de subjetividade está sempre presente na interpretação dos exames de imagem. Bazot et al., em 2001, defenderam o estabelecimento do percentual de 40% entre o tamanho da zona juncional e o miométrio como critério de normalidade. Porém, em presença concomitante de miomas uterinos, esta relação está alterada, e em pacientes com miomas e sem adenomiose, ela pode ser alcançada. Dueholm et al., em 2001, sugeriram que deveria ser adotada a diferença de 5 mm entre as medidas máximas e mínimas da ZJ como critério para diagnóstico de adenomiose, visto que a penetração do endométrio na musculatura não é igual em todas as paredes e regiões do útero (Figuras 13-4, 13-5, 13-6, 13-7, 13-8).

Há, na literatura, vários estudos comparando a USG transvaginal com a ressonância magnética. Em 1998, Vercellini comparou a ultrassonografia transvaginal pré-operatória com o exame anatomopatológico dos úteros retirados em pacientes submetidas a histerectomias. Encontrou sensibilidade de 83%, especificidade de 67%, VPP de 50% e VPN de 91%.

Em trabalho publicado em 2007, Dueholm e Lundorf, fizeram uma análise de vários estudos comparan-

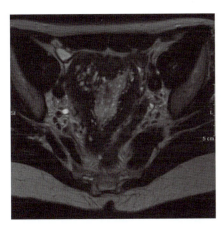

FIGURA 13-4 Imagem de ressonância magnética com adenomiose acentuada e espessamento difuso da zona juncional.

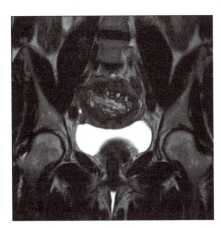

FIGURA 13-5 Adenomiose difusa à ressonância magnética.

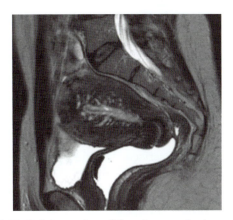

FIGURA 13-6 Adenomiose difusa à ressonância magnética.

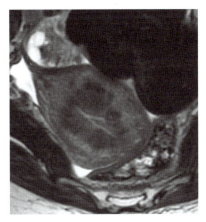

FIGURA 13-7 Zona juncional aumentada à ressonância magnética, notadamente na parede uterina anterior.

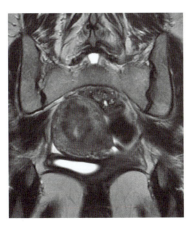

FIGURA 13-8 Zona juncional aumentada à ressonância magnética.

do a USG com a RM. Afirmam que apenas três trabalhos devem ser considerados pela metodologia criteriosa que seguiram. Segundo esses autores, a USG teve sensibilidade de 74%, especificidade de 87%, VPP de 68% e VPN de 89%, enquanto a RM apresentou sensibilidade de 81%, especificidade de 91%, VPP de 76% e VPN de 93%. Em revisão sistemática e metanálise mais recente (Champaneria et al., 2010), os resultados agrupados dos testes de acurácia de 23 estudos, contabilizando 2.312 mulheres, mostraram sensibilidade de 72% e 77%, enquanto a especificidade foi de 81% e 89% para USG e RM, respectivamente. Embora as medidas de acurácia da RM pareçam mais promissoras, não houve diferença significativa na comparação estatística entre essas técnicas de imagem. Desse modo, o exame de imagem mais acessível em cada serviço de saúde pode ser utilizado para o diagnóstico de adenomiose.

Histerossalpingografia

Esta técnica tem apenas valor histórico no diagnóstico da adenomiose. Baseia-se na ideia da penetração do contraste utilizado, na parede uterina através de defeitos. Teríamos imagens de pequenos divertículos. É muito difícil diferenciar estes achados da difusão linfática ou vascular do contraste diminuindo sobremaneira a sensibilidade e especificidade do método. Deve ser realizada apenas em situações que há interesse na pesquisa da permeabilidade tubária (Figuras 13-9 e 13-10).

Histeroscopia

Esta técnica, muito desenvolvida nos últimos anos, tem permitido estudos a respeito da possibilidade de se diagnosticar a adenomiose com seu emprego. Tem como limites a impossibilidade de avaliação da real extensão da doença e sua profundidade. Porém, achados histeroscópicos podem levar à suspeita diagnóstica e orientar a realização de outros exames. Uma grande dificuldade é a realização de biópsias para confirmação histológica, pois as biópsias por histeroscopia ambulatorial geralmente estão limitadas ao endométrio. É possível a biópsia miometrial com alças elétricas, mas geralmente exigem anestesia tornando a pesquisa mais dispendiosa e invasiva. Pode-se tentar a biópsia ambulatorial com as alças com corrente bipolar; porém, levam à dor por atingir o miométrio. Por outro lado, é neste momento a única possibilidade de obtenção de material para exame anatomopatológico em pacientes que desejam, por várias razões, a preservação do útero.

São áreas descritas como sugestivas da presença de adenomiose:

- áreas de coloração acastanhadas que às vezes ao contato liberam um líquido achocolatado (Figuras 13-11, 13-12 e 13-13);
- pequenos orifícios na parede uterina à semelhança daqueles visibilizados na histerossalpingografia (Figuras 13-14, 13-15 e 13-16);
- presença de áreas hipervascularizadas;
- aumento importante da cavidade uterina sem a presença de miomas intramurais;
- áreas de retração do endométrio.

Por se tratar de tecnologia em constante desenvolvimento, podemos esperar o desenvolvimento de novas técnicas, como a realização de ultrassonografia transuterina associada à histeroscopia.

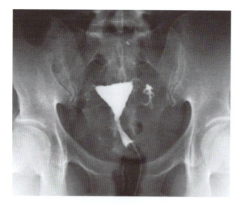

FIGURA 13-9 Imagem à histerossalpingografia de cavidade uterina aumentada e passagem inicial do contraste para o miométrio, sugestiva de adenomiose.

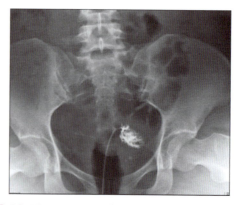

FIGURA 13-10 Imagem à histerossalpingografia de passagem do contraste para o miométrio e circulação sanguínea, sugestiva de adenomiose.

Adenomiose 307

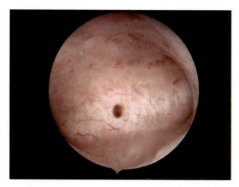

FIGURA 13-11 Imagem histeroscópica mostrando região de cor marrom no fundo uterino, sugestiva de adenomiose.

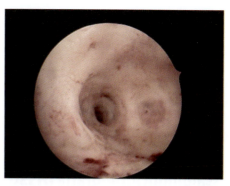

FIGURA 13-14 Imagem histeroscópica de orifício na parede uterina, sugestiva de adenomiose.

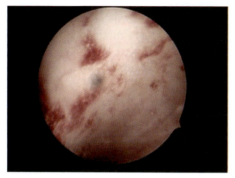

FIGURA 13-12 Imagem histeroscópica de ponto escuro na parede uterina, sugestiva de adenomiose.

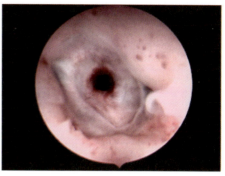

FIGURA 13-15 Cavidade uterina com orifício no fundo uterino, sugestivo de adenomiose.

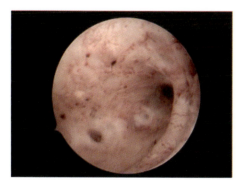

FIGURA 13-13 Visibilização por histeroscopia de mancha escura no fundo uterino, sugestiva de adenomiose.

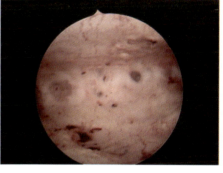

FIGURA 13-16 Visão histeroscópica de orifícios no fundo uterino, sugestivos de adenomiose.

Core Biopsy

Em estudo experimental recente, Tellum et al. observaram que a biopsia por agulha grossa guiada por ultrassonografia pode obter amostras de miométrio e confirmar a presença de adenomiose. Entretanto, a acurácia do método ainda precisa ser melhorada. Apesar de o risco de perfuração da serosa uterina ser significativo, não se acompanhou de complicações clínicas. Portanto, os próprios autores recomendam o método apenas em pesquisas, ainda não havendo um papel na prática clínica para esta técnica.

Laparoscopia

Embora não seja indicada com frequência para diagnóstico de adenomiose, é possível realizá-la. Jenk et al. relataram a realização de videolaparoscopia em 100 pacientes portadoras de endometriose e adenomiose à RM. Foram realizadas 10 biópsias de miométrio em vários locais das paredes uterinas, em cada paciente, com a utilização de agulha especial para biópsias. Houve confirmação histológica de adenomiose em 92 pacientes, miomas uterinos em quatro e hipertrofia miometrial em outras quatro (98% de sensibilidade, 100% de especificidade, VPP de 100% e VPN de 80%).

Histerossalpingocintilografia (HSSG)

Esta técnica foi descrita inicialmente por Iturralde e Venter em 1981, mas só recentemente vem ganhando espaço e credibilidade mundial. É um exame baseado na fisiologia do peristaltismo uterino. O útero tem contrações espontâneas e rítmicas durante o ciclo menstrual, que podem ser observadas tanto à ultrassonografia como na RM. Tem contrações do fundo em direção ao colo uterino e contrações inversas, do colo uterino em direção ao fundo. Cada uma delas tem função diferente e está presente de forma diversa nas várias fases do ciclo menstrual. É inegável o papel das contrações uterinas do fundo em direção ao colo no trabalho de parto, durante a eliminação de produtos do abortamento e durante o período menstrual. Logo após a menstruação, praticamente desaparecem, retornando no período pré-menstrual seguinte, desde que não tenha ocorrido gravidez. Já as contrações do colo em direção ao fundo começam a aparecer após o período menstrual e atingem seu máximo limiar no período ovulatório. Neste período ocorrem com uma frequência de duas a três por minuto. Na segunda fase do ciclo, praticamente desaparecem, ficando o útero em situação de quase repouso. Essas contrações têm como função primordial o transporte do gameta masculino não só em direção ao fundo uterino como também para o lado em que está ocorrendo a ovulação.

A presença de adenomiose afeta a contratilidade fisiológica do útero ou por desperistaltismo ou até com ausência das contrações cervicofúndicas. Esta situação explicaria boa parte das infertilidades em pacientes com endometriose e adenomiose e permeabilidade tubária à histerossalpingografia. Embora com tubas permeáveis, não ocorre gravidez por defeito no transporte do gameta masculino. Segundo Kissler et al., a associação de endometriose com adenomiose, diagnosticada por RM e utilizando-se o critério de 12 mm, é de 80 a 90%.

Para verificação do peristaltismo uterino, foi idealizada a histerossalpingocintilografia. As pacientes devem ser submetidas ao exame, aproximadamente no 14º dia do ciclo menstrual. Partículas de microalbumina marcadas com tecnécio radioativo, de aproximadamente 5 a 20 µm de tamanho, similar ao espermatozoide e diluídas em 2 mℓ de solução fisiológica são depositadas no fundo de saco posterior da paciente. Com uma gama-câmera, feitos é realizado escaneamento logo em seguida e a cada 30 minutos. O trajeto das partículas de albumina, no interior do útero e tubas, é facilmente acompanhado pela gama-câmera. Kissler et al., em 2007, estabeleceram uma classificação de acordo com os resultados obtidos:

1. Transporte tubário para o lado em que está ocorrendo a ovulação.
2. Transporte para ambos os lados, com concentração praticamente igual nas tubas.
3. Transporte contralateral com concentração maior no lado em que não está ocorrendo a ovulação.
4. Ausência de transporte com concentração da radioatividade em locais da cavidade uterina, mas não nas tubas.

Segundo os autores, pode-se considerar o exame como normal, ou HSSG positiva, nas possibilidades 1 e 2, e que o transporte do gameta está alterado, ou HSSG negativa, nas hipóteses 3 e 4. Afirmam ainda que deveria ser exame de rotina em todas as pacientes com infertilidade, principalmente naquelas com endometriose pélvica. Avaliaram 50 pacientes com endometriose e infertilidade e submeteram todas à HSSG. À RM 42 (84%) tinham adenomiose. Tendo como base os resultados da RM, dividiram as pacientes em 3 grupos:

- Grupo I: pacientes sem adenomiose.
- Grupo II: pacientes com adenomiose focal.
- Grupo III: pacientes com adenomiose difusa.

As pacientes do grupo I, sem adenomiose, tiveram a HSSG positiva em 62,5% e negativa em 37,5%. No grupo II, 46% tiveram HSSG positiva e 54% HSSG negativa. No grupo III, 21,5% tiveram HSSG positiva e 78,5% HSSG negativa.

Segundo os autores, em pacientes inférteis, com endometriose, HSSG negativa e tubas permeáveis à HSG a chance de gravidez espontânea ou por inseminação intrauterina (IIU) é de 10%.

No seguimento dessas 50 pacientes, 28 engravidaram. Todas haviam realizado videolaparoscopia e HHSG, e por 4 meses realizaram IIU ou coito programado. Dessas 28 pacientes, 57% das gestações ocorreram em pacientes com HSSG positivas, espontâneamente ou através de IIU, e apenas três (11%) realizaram fertilização *in vitro* (FIV). Em oposto, nas pacientes com HSSG negativas, sete (25%) engravidaram por FIV e apenas duas engravidaram espontaneamente ou por IIU.

CLASSIFICAÇÃO

Levgur, em 2000, considerou a infiltração miometrial para classificação da adenomiose: se menor que 40%, era superficial; entre 40 a 80%, intermediária; e maior que 80%, profunda. A adenomiose também pode ser classificada em relação a sua extensão:

- **Focal:** são implantes localizados de endométrio de permeio ao miométrio sem assumir um caráter difuso. Pode levar à formação de nódulos localizados, também conhecidos como adenomiomas.
- **Difusa:** quando atinge todas as paredes uterinas.

Entretanto, a espessura da parede miometrial varia de acordo com a gravidade do acometimento e pode ser simplicada em:

- **Superficial:** quando invade o miométrio até 5 mm depois da zona juncional.
- **Profunda:** quando invade o miométrio mais de 5 mm.

Lasmar et al. preferiram classificar em superficial com invasão até 3 mm, intermediária com invasão de todo miométrio e profunda quando a invasão atinge a serosa uterina.

TRATAMENTO

Adenomiose e endometriose convergem no que diz respeito a suas possibilidades de tratamento, segundo o *guideline* da ESHRE (European Society of Human Reproduction and Embriology) e seu grupo de estudo para o manejo da endometriose. Existem evidências de nível A e B recomendando a amenorreia medicamentosa para o tratamento da dor associada à endometriose, podendo se utilizar contraceptivos combinados e progestagênios isolados como drogas de primeira escolha e antiprogestagênios e agonistas ou análogos de GnRH como alternativas. Sendo assim, o tratamento da adenomiose poderia seguir as mesmas recomendações.

Entretanto, como sua apresentação clínica varia muito, recomenda-se avaliar sempre características específicas de cada caso, como paridade, grau de acometimento uterino e presença de infertilidade ou desejo reprodutivo. Em pacientes com prole constituída, portadoras de adenomiose profunda, quadro clínico exuberante com menorragia importante e dismenorreia, a possibilidade de histerectomia pode ser cogitada, apesar de ser um tratamento cirúrgico radical e com as complicações inerentes ao procedimento.

A ablação endometrial histeroscópica pode ser indicada em pacientes portadoras de adenomiose superficial, pois a ablação habitualmente destrói ou resseca cerca de 5 mm de miométrio. Desta forma, um bom diagnóstico pré-operatório de adenomiose superficial pode proporcionar a realização deste procedimento bem menos invasivo e com excelente recuperação pós-operatória. Também só pode ser indicada em pacientes sem desejo de gravidez. Como controvérsia, há, na literatura, trabalhos demonstrando que fragmentos de endométrio durante a ablação podem penetrar no miométrio em razão da alta pressão positiva utilizada para distensão uterina. Esses fragmentos, segundo estes autores, poderiam levar a instalação de adenomiose com permanência da sintomatologia.

Em 2013, Zheng et al. trataram 43 pacientes com adenomiose e sangramento uterino anormal. Em 20 delas, realizaram ablação endometrial e inserção de dispositivo intrauterino de levonorgestrel. Nas outras 23, colocaram apenas o dispositivo. A resolução do sangramento uterino anormal foi significativamente maior no primeiro grupo de 20 pacientes, após 3, 6 e 12 meses.

Outra técnica invasiva descrita como possibilidade de tratamento é a embolização das artérias uterinas. Kim et al. em 2005 relataram o tratamento de 288 pacientes, portadoras de miomas uterinos e/ou adenomiose, com embolização das artérias uterinas. Do total, seis pacientes (uma com mioma, três com adenomiose e uma com mioma e adenomiose) desejavam engravidar e cinco (83%) engravidaram. Em apenas uma paciente foi diagnosticado trabalho de parto prematuro, amninorrexe prematura e recém-nascido pequeno para a idade gestacional. As restantes deram à luz a termo.

Em 2008, Fukunishi et al. relataram o tratamento de 20 pacientes portadoras de adenomiose com aplicação de HIFU, técnica que utiliza feixes de ultrassom guiados por RM no miométrio. A conversão da energia dos feixes de ultrassom em energia térmica aumenta a temperatura local para 60 a 90^0 C em segundos, o que é suficiente para coagular o tecido atingido. Após

6 meses, as pacientes haviam melhorado sensivelmente, do ponto de vista clínico.

Mas, antes de tudo, costuma haver espaço para o tratamento clínico, de modo a se recorrer aos tratamentos invasivos descritos anteriormente, após falha da tentativa de controle clínico da doença.

Indução Medicamentosa de Amenorreia

Há possibilidades de tratamentos clínicos visando diminuir ou bloquear o fluxo menstrual de pacientes que não queiram ser submetidas a histerectomia ou que tenham contraindicação ao procedimento. Visa-se, neste tratamento, a atrofia endometrial e a melhora da sintomatologia.

Pode-se optar pela medroxiprogesterona intramuscular na sua forma de depósito mensal (50 mg) ou a cada 3 meses (150 mg). Outra possibilidade é o uso de anticoncepcionais combinados de forma contínua ou descontínua, anticoncepcionais com progestagênios de forma contínua e análogos do GnRH com ou sem terapia *add back*. Kimura et al. Relataram o caso de uma paciente na pré-menopausa com adenomiose severa, tratada com análogo do GnRH e inibidor da aromatase (anastrazole). Após 8 semanas de tratamento, houve 60% de redução no volume do útero.

Em 2013, Niu et al. analisaram 339 pacientes com adenomiose e em espera para realização de fertilização *in vitro*. Em 194, utilizaram análogo do GnRH por longo período, e em 145, além do análogo, utilizaram terapia de reposição hormonal. As taxas de gravidez foram superiores às da fertilização *in vitro* em pacientes sem adenomiose.

Outras drogas com vias de administração parenteral (implantes e anéis vaginais) também podem ser utilizadas no controle dos sintomas comuns da endometriose e da adenomiose como danazol, gestrinona.e.ulipristal, modulador seletivo de receptor progestínico. Gracia et al., encontraram redução significativa do sangramento e dor em mulheres com adenomiose e alcançaram níveis de cerca de 90% de amenorreia utilizado o ulipristal. Estas novas apresentações e formulações, entretanto, ainda não se encontram amplamente disponíveis no Brasil.

Implantes Subcutâneos

O mais difundido mundialmente é o de etonogestrel, também um progestagênio, com liberação diária e duração de 3 anos. O objetivo é também a atrofia endometrial com diminuição dos receptores estrogênicos. Segundo o fabricante, há liberação de 60 a 70 µg durante 5 a 6 semanas, 35 a 45 µg ao final do primeiro ano, 30 a 40 µg ao final do segundo ano e 25 a 30 µg/dia no final do terceiro ano. Cerca de 50% das pacientes desenvolvem amenorreia e as restantes passam a menstruar em pequena quantidade, algumas referindo escapes durante o ciclo menstrual. Podem ocorrer queixas de mastalgia, aumento de peso, cefaleia e depressão.

Dispositivo Intrauterino de Levonorgestrel

Mais recentemente, tem sido preconizada a colocação do dispositivo intrauterino de levonorgestrel, principalmente em pacientes mais jovens com desejo reprodutivo. Este progestagênio parece diminuir a concentração de receptores estrogênicos no endométrio, zona juncional e miométrio melhorando clínica e anatomicamente a adenomiose, com resultados observados em imagens de ressonância. Em pacientes com infertilidade e HSSG negativa pode-se tentar o uso deste dispositivo por 6 a 8 meses, com tentativa de gravidez a seguir, ou métodos de reprodução assistida de baixa complexidade. Tanto a dismenorreia quanto o sangramento uterino anormal melhoram sobremaneira com este dispositivo. Assim, muitas indicações cirúrgicas podem vir a ser evitadas em qualquer faixa etária.

Manejo Cirúrgico da Infertilidade

Foi observado, em revisão da literatura, que a adenomiose pode ser responsável por uma redução média de 28% do sucesso das técnicas de reprodução assistida em mulheres com infertilidade, chegando a dobrar o risco de abortamentos ou perdas de implantação. Além disso, causou uma redução de 30% de gestação a termo. Embora a infertilidade associada à adenomiose possa ter vários outros fatores concomitantes, muitas vezes, as falhas do tratamento especializado podem dar espaço a técnicas mais invasivas, na tentativa de melhorar a resposta da infertilidade. Certas técnicas de ressecção localizada de focos mais profundos de adenomiose por via histeroscópica, ou ainda, exérese de adenomiomas por vias histeroscópica ou laparoscópica, já foram descritas e podem ser consideradas quando a infertilidade for um fator determinante no direcionamento do tratamento.

CONCLUSÕES

A adenomiose, apesar da grande evolução diagnóstica e terapêutica, permanece ainda um enigma. A simples presença de endométrio na musculatura uterina pode ser um fenômeno parafisiológico ou, em algumas mulheres, pode resultar em um quadro clínico exuberante. Sua relação com a endometriose já esteve próxima, afastou-se, e agora trabalhos mais recentes mostram uma íntima correlação entre as duas afecções. As técnicas dos exames de imagem estão cada vez mais promissoras permitindo o estabelecimento de diagnósticos mais precisos e precoces. Da mesma forma, a histeroscopia é muito promissora, permitindo-nos imaginar que, nos próximos anos, poderemos presenciar, por exemplo, a execução de ultrassonografias transuterinas acopladas à histeroscopia.

O estudo do papel das contrações uterinas na reprodução trouxe uma nova luz nos mecanismos de infertilidade em pacientes com endometriose e tubas permeáveis. Permitiu também a investigação e o diagnóstico da adenomiose em pacientes jovens, jogando por terra a afirmação de que se trataria de afecção de mulheres na quinta década da vida e multíparas.

O melhor conhecimento da etiopatogenia e fisiopatologia da doença tem permitido também a aplicação de novos tratamentos que não apenas a histerectomia, o que possibilitará mais condições e manejo não invasivo desta enigmática e interessante afecção, que tantas vezes se encontra associada à presença de endometriose.

Referências Bibliográficas

1. Alabiso, G., Alio, L., Arena, S., di Prun, A.B., Bergamini, V., Berlanda, N. et al. Adenomyosis: What the Patient Needs. JMIG 2016;23(4): 477-488.
2. Arnold, L.L., Ascher, S.M., Simon, J.A. Familial adenomyosis: a case report. Fertil Steril 1994;61: 1165-1167.
3. Bazot, M., Cortez, A., Darai, E. et al. Ultrasonography compared with magnetic resonance imaging for the diagnosis of adenomyosis: correlation with histopathology. Hum Reprod 2001;16: 2427-2433.
4. Begiano, G., Brosens, I. Hystory of adenomyosis. Best Practice & Research Clinical Obstetrics and Gynecology 2006; 20(4): 449-463.
5. Bird, C.C., McElin, T.W., Menalo-Estrella, P. The elusive adenomyosis of the uterus-revisited. Am J Obstet Gynecol 1992;112: 583-593.
6. Bohlman, M.E., Ensor, R.E., Sanders, R.C. Sonographic findings in adenomyosis of the uterus. AJR 1987;148: 765-766.
7. Bragheto, A.M., Caserta, N., Bahamondes, L., Petta, C.A. Effectiveness of the levonorgestrel-releasing intrauterine system in the treatment of adenomyosis diagnosed and monitored by magnetic resonance imaging. Contraception 2007;76: 195-199.
8. Brosens, J.J., Barker, F.G. The role of myometrial needle biopsies in the diagnosis of adenomyosis. Fertil Steril 1995;63: 1347-1349.
9. Champaneria, R., Abedin, P., Daniels, J., Balogun, M., Khan, K.S. Ultrasound scan and magnetic resonance imaging for the diagnosis of adenomyosis: systematic review comparing test accuracy. Acta Obstet Gynecol Scand. 2010;89(11): 1374-84.
10. De Sutter, P., Bosteels, J., Tomassetti, C., Nisolle, M., Forman, A., Byrne, D. et al. ESHRE Endometriosis Guideline Development Group. Management of women with enodmetriosis. Setembro 2013. Disponível em: <https://www.eshre.eu/guide-lines-and-legal/guidelines/endometriosis-guideline.aspx> Acesso em: 03 abr.2019.
11. Devlieger, R., D'Hooge, T., Timmerman, D. Uterine adenomyosis in the infertility clinic. Hum Reprod 2003;9(2): 139-147.
12. Dueholm, M., Lundorf, E., Hansen, E.S. et al. Magnetic resonance imaging and transvaginal ultrasonography for diagnosis of adenomyosis. Fertil Steril 2001;76: 588-594.
13. Dueholm, M. Lundorf, E. Transvaginal ultrasound or MRI for diagnosis of adenomyosis. Curr Opin Obstet Gynecol 2007;19: 505-512.
14. Emge, L.E. The elusive adenomyosis of the uterus: its historical past and its present state of recognition. Am J Obstet Gynecol 1962;83: 1541-1563.
15. Exacoustos, C., Luciano, D., Corbett, B., De Felice, G., Di Feliciantonio, M., Luciano, A., Zupi, E. The uterine junctional zone: a 3-dimensional ultrasound study of patients with endometriosis. Am J Obstet Gynecol. Sep 2013;209(3): 248.
16. Fedele, L., Bianchi, S., Dorta, M. et al. Transvaginal ultrasonography in the diagnosis of diffuse adenomyosis. Fertil Steril 1992;58: 94-97.
17. Fernandez, C., Ricci, P., Fernandez, E. Adenomyosis visualized during hysteroscopy. J Minim Invasive Gynecol 2007;14: 555-556.
18. Fukunishi, H., Funaki, K., Sawada, K., Yamaguchi, K., Maeda, T., Kaji, Y. Early results of Magnetic-guided Focuse Ultrasound Surgery of Adenomyosis: analysis of 20 cases. J Minim Invasive Gynecol 2008;15: 571-579.
19. Gracia, M., Alcalà, M., Ferreri, J., Rius, M., Ros, C., Saco, M.A. et al. Ulipristal Acetate improves clinical symptoms in women with adenomyosis and uterin myomas. JMIG 2018; 25(7): 1274-1280.
20. Hricak, H., Alpers, C., Crooks, L.E., Sheldon, P.E. Magnetic resonance imaging of the female pelvis: initial experience. AJR Am J Roentgenol 1983;141(6): 1119-28.
21. Imudia, A.N., Sprague, R.G. Adenomyosis and its impact on fertility.
22. Iturralde, M., Venter, P.P. Hysterosalpingo-radionuclide scintigraphy. Semin Nucl Med 1981:11; 301-314.
23. Jeng, C.J., Huang, S.H., Shen, J., Chou, C.S., Tzeng, C.R. Laparoscopy-guided myometrial biopsy in the definite diagnosis of diffuse adenomyosis. Hum Reprod 2007;22(7): 2016-2019.
24. Juang, C.M. et al. Adenomyosis and risk of preterm delivery. BJOG 2007;114: 165-169.
25. Kim, M.D., Kim, N.K., Kim, H.J., Lee, M.H. Pregnancy following uterine artery embolization with polyvinyl alcohol particles for patients with uterine fibroid or adenomyosis. Cardiovasc Intervent Radiol 2005;28: 611-615.

26. Kinnura, F. et al. Concomitant treatment of severe uterine adenomyosis in a premenopausal woman with an aromatase inhibitor and a gonadotropin-releasing hormone agonist. Fertil Steril 2007;87(6): 1468.e9-12.
27. Kissler, S. et al. Uterotubal transport disorder in adenomyosis and endometriosis-a cause for infertility. BJOG 2006;113: 902-908.
28. Kissler, S. et al. Utero-tubal sperm transport and its impairment in endometriosis and adenomyosis. Ann NY Acad Sci 2007;1101: 38-48.
29. Kunz, G., Beil, D., Deininger, H., Wildt, L., Leyendecker, G. The dynamics of rapid sperm transport through the female genital tract: evidence from vaginal sonography of uterine peristalsis and hysterosalpingoscintigraphy. Hum Reprod, 1996;11: 627-632.
30. Kunz, G. et al. Adenomyosis in endometriosis – prevalence and impact on fertility. Evidence from magnetic resonance imaging. Hum Reprod 2005;20(8): 2309-2316.
31. Lasmar, R.B. et al. Adenomiose. Em: Tratado de Videoendoscopia e Cirurgia Minimamente Invasiva em Ginecologia. Editores: Cláudio Peixoto Crispi et al. 2ª ed. Rio de Janeiro: Ed. Revinter. 2007.p. 987-995.
32. Lee, N.C., Dicker, R.C., Rubin, G.L., Ory, H.W. Confirmation of the preoperative diagnoses for hysterectomy. Am J Obstet Gynecol 1984;150: 283-287.
33. Levgur, M., Abadi, M.A., Tucker, A. Adenomyosis: symptoms, histology, and pregnancy terminations. Obstetrics and gynecology 2000;95(5); 688-691.
34. Levgur, M. Therapeutic options for adenomyosis: a review. Arch Gynecol Obstet 2007: 1-15.
35. Leyendecker, G., Kunz, G., Noe, M., Herbertz, M., Mall, G. Endometriosis: A dysfunctional and disease of the archimetra. Hum Reprod Update 1998;4: 752-762.
36. Leyendecker, G., Kunz, G., Kissler, S., Wildt, L. Adenomyosis and reproduction. Best Practice & Research Clinical Obstetrics and Gynecology 2006;20(4): 523-546.
37. Li, T., Li, Y.G., Pu, D.M. Matrix Metallproteinase-2 and -9 expression correlation with angiogenesis in human adenomyosis. Gynecol Obstet Invest 2006;62: 229-235.
38. Loy, R.A. Adenomyosis. In: Endometrium and Endometriosis. Ed.: Michael P. Diamond and Kevin G. Osteen. Massachusetts: Blackell Science. 1997. p. 75-83.
39. Matalliotakis, I.M., Katsikis, I.K., Panidis, D.K. Adenomyosis: what is the impact on fertility? Curr Opin Obstet Gynecol 2005;17: 261-264.
40. Nishida, M. Relationship between the onset of dysmenorrhea and histologic findings in adenomyosis. Am J Obstet Gynecol 1991;165: 229-231.
41. Niu, Z., Chen, Q., Sun, Y., Feng, Y. Long-term pituitary downregulation before frozen embryo transfer could improve pregnancy outcomes in women with adenomyosis. Gynecol Endocrinol. Sep 5 2013.
42. Parazzini, F., Vercellini, P., Panazza, S., Chatenoud, L., Oldani, S., Crosignani, P.G. Risk factors for adenomyosis. Human reprod. 1997;12(6): 1275-1279.
43. Reinhold, C., McCarthy, S., Bret, P.M. et al. Diffuse adenomyosis: comparison of endovaginal US and MR imaging with histopathologic correlation. Radiology 1996;199: 151-158.
44. Reinhold, C., Tafazoli, F., Wang, L. Imaging features of adenomyosis. Hum Reprod Update 1998;4: 337-349.
45. Riggs, J.C., Lim, E.K., Liang, D., Bullwinkel, R. Cesarean section as a risk factor for the development of adenomyosis uteri. The Journal of reprod med. 2014;59(1-2): 20-24.
46. Sampson, J.A. Peritoneal endometriosis due to to the menstrual dissemination of endometrial tissue into the peritoneal cavity. Am J Obstet Gynaecol 1927;14: 422-429.
47. Schweppe, K.W. Long-term use of progestogens-effects on endometriosis, adenomyosis and myomas. Gynecol Endocrinol 2007;23: 17-21.
48. Struble, J., Reid, S., Bedaiwy, M.A. Adenomyosis: A clinical review of a challenging gynecologic condition. JMIG 2016;23(2): 164-185.
49. Tellum, T., Qvigstad, E., Skovholt, E.K., Lieng, M. In vivo adenomyosis tissue sampling using a transvaginal ultrasound-guided core biopsy technique for research purposes: safety, feasibility and effectiveness. JMIG. Feb 8 2019. Pii: S1553-4650(19)30088-3. Doi: 10.1016/j.jmig.2019.02.002. [Epub ahead of print]
50. Vercellini, P., Cortesi, I., De Giorgi, O. et al. Transvaginal ultrasonography versus needle biopsy in the diagnosis of diffuse adenomyosis. Hum Reprod 1998;13: 2884-2887.
51. Vercellini, P., Viganò, P., Somigliana, E., Daguati, R., Abbiati, A., Fedele, L. Best Practice & Research Clinical Obstetrics and Gynecology 2006;20(4): 465-477.
52. Walsh, J.W., Taylor, K.J.W., Rosenfeld, A.T. Gray scale ultrasonography in the diagnosis of endometriosis and adenomyosis. AJR 1979;132: 87-90.
53. Wildt, L., Kissler, S., Licht, P., Becker, W. Sperm transport in the female genital tract and its modulation by oxytocin as assessed by hysterosalpingoscintigraphy, hysterotonography, electrohysterography and doppler sonography. Hum Reprod Update 1998;4: 655-666.
54. Zheng, J., Xia, E., Li, T.C., Sun, X. Comparison of combined transcervical resection of the endometrium and levonorgestrel-containing intrauterine system treatment versus levonorgestrel-containing intrauterine system treatment alone in women with adenomyosis: a prospective clinical trial.. J Reprod Med Jul-Aug 2013;58(7-8): 285-290.

Capítulo 14

Perspectivas no Conhecimento e Tratamento da Endometriose

Philippe R. Koninckx, Muna Tahlak, Anastasia Ussia, Jörg Keckstein, Arnaud Wattiez e Dan C. Martin

RESUMO

As glândulas ectópicas e o estroma externos ao útero foram descritos em 1860 e chamados de endometriose em 1925. Hoje, esta é uma das raras patologias que são definidas apenas por histopatologia de coloração de rotina. Macroscopicamente, a endometriose apresenta-se como lesões superficiais, típicas, císticas ovarianas e profundas. De acordo com a teoria genética-epigenética (G-E), nós nascemos com vários incidentes G-E, alguns dos quais ocorridos durante a gravidez. Isso explica a pré-disposição e muitos outros eventos associados à endometriose, tais como alterações no endométrio, na imunologia, na fertilidade e durante a gravidez. Quando outros incidentes G-E ultrapassam um nível crítico, a doença se inicia. Isso explica o aspecto clonal de lesões e a heterogeneidade molecular de leões de aspecto similar. O crescimento adicional varia de acordo com o conjunto de incidentes G-E na lesão, com o ambiente anormal, a cavidade peritoneal e seu conjunto específico de incidentes G-E, e com novos incidentes por sangramento e estresse oxidativo nas lesões. Clinicamente, a doença endometriose apresenta-se em mulheres por dor pélvica, infertilidade, cistos ovarianos, aderências ou lesões nodulares, algumas das quais envolvem o intestino, a bexiga ou o útero. Eventualmente, as lesões da endometriose podem ser encontradas nos pulmões, no diafragma, na parede intestinal e em muitos outros órgãos. A endometriose apresenta-se em mulheres de todos os grupos de idade, mas a predominância ocorre em mulheres na idade reprodutiva, embora também se dê em mulheres na pós-menopausa.

O diagnóstico da endometriose é feito durante a laparoscopia ou cirurgia, realizadas devido a infertilidade, dor, resultados clínicos ou de ultrassonografia de um cisto ovariano ou tumor nodular. O tratamento cirúrgico da endometriose pode ser a coagulação, se for superficial, mas a excisão oferece uma melhor histologia e é preferida para infiltrações intermediárias ou profundas ou endometriomas, especialmente durante a laparoscopia inicial. O papel para o tratamento clínico de longo prazo não é claro e pode não ser razoável. Devido à heterogeneidade bioquímica das lesões, o efeito da progestina e da contracepção oral pode variar desde a inibição até a eventual estimulação. Também, durante a menopausa médica, algumas lesões podem crescer na ausência das concentrações de estrógeno de circulação normal. Assim, o efeito da supressão hormonal na dor é altamente variável. O tratamento clínico não cura a endometriose, mas pode evitar as recorrências, diminuindo o estresse oxidativo nas lesões e na cavidade peritoneal.

As perspectivas para um diagnóstico não invasivo da endometriose estão intimamente ligadas ao julgamento clínico da utilidade da precisão de um teste de diagnóstico, ou seja, a sensibilidade e o número de falso-positivos. Isso se aplica tanto para marcadores bioquímicos como para o diagnóstico por imagem. As expectativas para um tratamento avançado da endometriose variam desde o controle de qualidade da cirurgia até a individualização do tratamento devido à heterogeneidade das lesões e medicamentos novos e mais eficazes.

INTRODUÇÃO

O diagnóstico e o tratamento da endometriose variam e podem ser melhorados com um entendimento da fisiopatologia da doença.[1] Igualmente importante é o entendimento claro da precisão, do valor clínico e das limitações dos testes de diagnóstico, do tratamento cirúrgico[2] e clínico[3,4] e da prevenção da progressão.[1] Estes formam a base da discussão das perspectivas para o avanço do diagnóstico e do tratamento.

Sendo clínicas, essas observações serão discutidas no conceito mais amplo do tratamento clínico e da epidemiologia da endometriose.[5] Além disso, o grande número de publicações sobre a endometriose, a qualidade das informações[6] e muitos grupos de apoio serão abordados, a fim entender a percepção da endometriose.

A adenomiose associada[7] e outras formas da endometriose, tais como endometriose extragenital, bolsas peritoneais ou müllerianose, serão apenas abordadas quando necessárias para discussão.

O QUE É ENDOMETRIOSE

A endometriose foi definida há mais de 100 anos pela patologia como glândulas endometriais e estroma fora do útero.[8] Ela permanece uma das raras doenças pela qual a análise adicional histoquímica ou bioquímica da biópsia não acrescentou substancialmente para o diagnóstico e tratamento. Se comparada à oncologia, ela é surpreendente. Isso explica muitas das discussões recentes sobre a endometriose[9].

Historicamente, a adenomiose foi descrita em 1860, chamada subsequentemente de lesões severas profundas da endometriose em 1986,[10-12] endometriose ovariana cística nos anos 1920 e de lesões típicas na década seguinte. Estas observações foram feitas em amostras de autópsias e cirúrgicas assim como as observações de muitas localizações extragenitais da endometriose, descritas entre 1940 e 1970.

No final dos anos 1960, descobriu-se que a endometriose era encontrada com frequência durante as cirurgias feitas por razões clínicas, antes da disponibilidade da imagem por ultrassonografia, ressonância magnética ou estudos hormonais.[13]

Com o crescimento do uso do diagnóstico por laparoscopia, introduzido em 1943,[14] observou-se uma maior consciência nos anos 1970 de que a endometriose típica e cística era uma patologia frequente em mulheres de idade reprodutiva. As lesões superficiais foram reconhecidas em adolescentes em 1981.[15] Elas se tornaram o foco de interesse, pois eram histologicamente ativas e consideradas leões precoces de acordo com a teoria de implantação e devido aos estudos anteriores sobre prostaglandinas. As lesões superficiais afetam até 84% das mulheres com dor crônica,[16] e muitas mulheres eram consideradas normais antes de se tornarem classificadas como mulheres com endometriose. A busca por lesões ainda mais precoces e menores levou ao conceito de endometriose microscópica;[17-19] essas lesões foram encontradas em até 20% das biópsias de peritônio de aparência normal.[20,21] Com a laparoscopia cirúrgica, começamos a perceber, por volta de 1990,[22] que a endometriose profunda, definida como lesões maiores sempre infiltrando o intestino, bexiga ou útero, era uma patologia mais frequente do que se pensava antes. Devemos perceber, entretanto, que com a definição de "mais do que 5 mm abaixo do peritônio", muitas lesões típicas serão classificadas como lesões profundas, conforme estudo recente.[1]

Macroscopicamente, as lesões da endometriose se apresentam como superficiais, típicas, ovarianas císticas e profundas. Suas extremidades, entretanto, não são bem definidas. As lesões superficiais são pequenas lesões de peritônio que se apresentam como vesículas brancas ou vermelhas, e lesões polipoides avermelhadas. São consideradas lesões precoces seguindo a implantação endometrial. Elas vão desaparecer espontaneamente, mas acredita-se que algumas vão progredir para lesões mais graves.[19] As lesões típicas são enegrecidas e enrugadas em uma matriz fibromuscular esclerótica, geralmente com uma vascularização periférica aumentada e com glândulas e estroma histologicamente não ativos. Cistos endometrióticos maiores são quase que exclusivamente encontrados nos ovários como cistos de chocolate. Eles são diagnosticados pelo seu aspecto típico, embora frequentemente apenas macrófagos carregados de hemossiderina, compatíveis com a endometriose, são encontrados por histologia. A endometriose profunda foi inicialmente descrita como tumores sólidos com glândulas esparsas e estroma em uma massa fibromuscular,[22] invadindo a parte inferior do peritônio e entrando nos órgãos pélvicos. A definição de lesões profundas acima de 5 mm sob o peritônio[23] pareceu lógica, pois a distribuição da frequência com um nadir de cerca de 5 mm sugeriu duas populações de endometriose "superficial" e "profunda", uma vez que a atividade celular nas partes mais profundas parecia consistente com uma fuga do efeito inibitório (progesterona no fluido peritoneal).[16] No entanto, concluímos que devido à sobreposição entre as duas populações com lesões típicas sendo muito mais frequentes e à estimativa imprecisa da profundidade, muitas publicações sobre endometriose profunda provavelmente incluem e lidam com lesões típicas. Embora a invasão na musculatura do intestino seja frequente, os limites entre a endometriose profunda que invade o músculo uterino e a adenomiose uterina que invade o septo retovaginal permanecem indefinidos. Esta é uma outra maneira de se ver a relação entre a adenomiose e a endometriose.[7]

Acredita-se que as lesões da endometriose sejam progressivas, e as maiores devem ser o resultado do crescimento delas em algum momento. Na ausência de um modelo animal, e como as laparoscopias repetitivas não podem ser feitas em mulheres, o crescimento das lesões é muito mal documentado. O crescimento de algumas lesões superficiais é postulado, não demonstrado. A endometriose ovariana cística pode aumentar de tamanho, mas seu crescimento é imprevisível. Além disso, a maioria das lesões típicas e profundas não crescem mais quando acompanhadas ao longo do tempo. Esta afirmação, entretanto, precisa ser restrita, pois somente as lesões profundas sem dor pélvica intensa têm sido acompanhadas ao longo do tempo. Por outro lado, algumas lesões profundas, que felizmente são raras, parecem ser clinicamente de rápida progressão. Para concluir, a maioria das lesões de endometriose parece ter um crescimento autolimitado e, no momento do diagnóstico, a maioria das lesões não cresce mais ativamente.

Fisiopatologia

Um prognóstico é baseado em observações conhecidas quando formuladas e permanece válido até ser invalidado por observações subsequentes. A teoria de implantação de Sampson publicada em 1927[24] contribuiu com as teorias anteriores de metaplasia, disseminação venosa e disseminação linfática[8,25] (Waldeyer, 1870, Iwanoff, 1898, Meyer, 1903, Hueter, 1918, Meyer, 1919, Suginami, 1991, Matsuura, 1999). Até mesmo Sampson reconheceu que a menstruação retrógrada era inadequada para explicar todas as endometrioses e sugeriu que as teorias adicionais, tais como a de metaplasia celômica e a de disseminação venosa, também fossem necessárias.[24] Teorias anteriores focavam a célula de origem e o método de disseminação. Embora a diferença entre o endométrio e a endometriose tenha sido reconhecida, e uma transição, percebida, essas observações foram limitadas a manchas histológicas básicas. Nenhuma dessas teorias pode explicar todos os aspectos bioquímicos, do receptor hormonal, imunológicos, histoquímicos, epidêmicos ou genéticos da endometriose juntamente com a hereditariedade e o aspecto clonal que foi adicionado com o tempo ao nosso entendimento atual da endometriose.

Recentemente, propusemos a teoria genética-epigenética[1] que pode explicar todas as observações conhecidas atualmente sobre a endometriose, definida como glândulas e estroma endometriais fora do útero (Figura 14-1). No nascimento, cada um de nós tem um conjunto específico, mas variável, de característi-

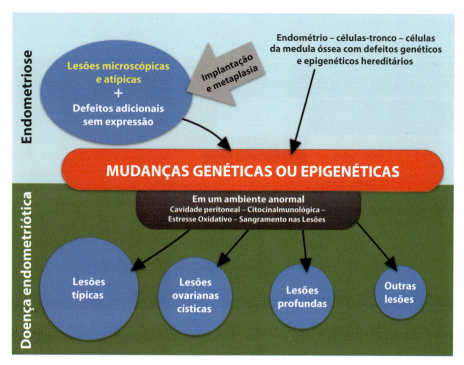

FIGURA 14-1 A teoria epigenética da endometriose (Reimpressa com a permissão de Koninckx, P.R., Ussia, A., Adamyan, L., Wattiez, A., Gomel, V., Martin, D.C.)

cas e defeitos genéticos e epigenéticos, alguns por herança e alguns obtidos durante o crescimento intrauterino (Figura 14-2). Durante nossa vida, os defeitos ou as mutações são gradualmente acumulados, alguns como incidentes durante a divisão celular que não podem ser reparados e que não são letais, outros como consequência da poluição como as dioxinas, a radiação ou o estresse oxidativo nas células. A maioria desses defeitos permanecem invisíveis e não causam sintomas clínicos por causa da redundância de muitos processos intracelulares importantes.[26-29] Somente após transcender um limiar, causado pelos defeitos acumulativos e/ou estresse celular aumentado e/ou ambiente anormal, é que essas células iniciam seu crescimento como células endometrióticas. A redundância bioquímica de caminhos é um conceito importante que pode ser comparado ao transporte de mercadorias em uma estrada. Problemas na estrada podem ser contornados usando estradas secundárias, mas ele diminui a capacidade de transporte. Essa capacidade reduzida de entrega de mercadorias se torna visível apenas quando a capacidade máxima de transporte fica abaixo da demanda.

Essas células endometrióticas na pelve, no ovário, no sistema linfático ou no sangue se desenvolvem em um ambiente específico, diferentemente do endométrio intrauterino. Esse ambiente pode ser diferente devido a esteroides, citocinas, fatores de crescimento e imunologia. Importantes, porém mal compreendidas, são as interações célula com célula de diferentes locais. Um exemplo da natureza é a placentação no útero, em que a invasão do endométrio é modulada e limitada pela zona de junção, uma limitação que não ocorre em uma gravidez fora do útero.[30] Específico para o endométrio é a sensibilidade hormonal com o crescimento e a descamação mensal. Durante a menstruação, a maioria das células com incidentes G-E, os quais podem ter ocorrido durante essa rápida proliferação, será eliminada, mas a menstruação retrógrada pode transportar algumas delas para a cavidade peritoneal. Os incidentes que ocorrem em locais anormais obviamente não serão eliminados pela menstruação e, além disso, o sangramento menstrual nessas células/lesões será um trauma, causando estresse oxidativo na lesão.[31,32] Isso se junta ao estresse oxidativo na cavidade peritoneal causado pela menstruação retrógrada.[33,34] Aquele estresse oxidativo é uma força maior favorecendo outros incidentes genéticos-epigenéticos[35] e pode explicar a localização preferencial na cavidade peritoneal. Além disso, a gravidade da dor e o crescimento de lesões de endometriose são afetados pelo sangramento nas lesões.

A teoria genética-epigenética muda nosso conceito de endometriose. Primeiro, as mulheres com traços mais genéticos endometrióticos na concepção ou após o nascimento têm um risco maior de desenvolver a endometriose. Segundo, muitas observações associadas[1] como infertilidade, mudanças no endométrio, problemas associados durante a gravidez,[36] mudanças na imunologia e muitas

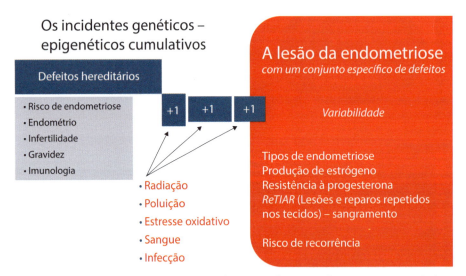

FIGURA 14-2 Os incidentes genéticos-epigenéticos cumulativos. Algumas observações associadas à endometriose podem ser explicadas por defeitos hereditários. Durante a vida, outras deficiências ocorrem devido à radiação, poluição ou estresse oxidativo. Depois de transcender um limiar, causado por defeitos cumulativos e/ou aumento do estresse celular e/ou ambiente anormal, essas células começam seu crescimento para formar as lesões da endometriose, as quais são variáveis macroscópica, bioquímica e clinicamente.

outras anomalias bioquímicas podem ser consideradas como a expressão dessas anomalias. No entanto, isso não exclui que algumas são uma consequência das lesões da endometriose. Terceiro, cada lesão da endometriose se desenvolve com um conjunto específico de anomalias genéticas-epigenéticas que explica seu desenvolvimento em lesões típicas, císticas ou profundas. Isso também explica a heterogeneidade em lesões com aspecto similar que variam a resistência à progesterona de normal a grave,[37] tem atividade da aromatase de normal a alta,[37] de decidualização ou involução durante a gravidez até crescimento e perfuração,[38] de involução até novas lesões de rápido crescimento muitos anos após a menopausa na ausência da ingestão de estrógeno.[39]

De acordo com a teoria genética-epigenética, a célula inicial pode ser célula pré-natal, neonatal ou célula endometrial adulta ou célula-tronco do endométrio, da cavidade peritoneal ou da medula óssea. É importante perceber a importância da interação local de célula com célula, mecanismos que, contudo, são mal compreendidos.

Sintomas Clínicos

A endometriose pode se apresentar como infertilidade, dor ou uma massa. Em mulheres com infertilidade como único sintoma, lesões precoces, superficiais e típicas são encontradas em mais de 50%.[16] Considerada anteriormente como a causa da infertilidade, a teoria G-E postula que tanto a infertilidade quanto as lesões são consequência do conjunto de incidentes genéticos na concepção e eventos epigenéticos que podem começar no ambiente pré-natal. O mesmo acontece para as lesões profundas e endometriose ovariana. Para a endometriose ovariana cística, a fertilidade é afetada também pelas aderências associadas, juntamente com o efeito de compressão pelos crescentes cistos endometrióticos e o estresse oxidativo local sobre a qualidade e na reserva de oócitos.

A endometriose é causa principal da dor pélvica em mulheres. A dor pélvica aguda é raramente devida à endometriose, exceto quando há a rara ruptura de um endometrioma ovariano cístico. Além da gravidade da dor pélvica crônica, a localização e a irradiação da dor são importantes para se reconhecer a endometriose. A dor hipogástrica, irradiando para a parte inferior das costas, para o lado anterointerno da coxa ou para o períneo, podem ser sintomas da endometriose em geral, do envolvimento ovariano ou da endometriose profunda afetando o intestino até o sigmoide, respectivamente. No entanto, muitas lesões da endometriose não causam dor, e a dor pélvica tem muitas outras causas. A dismenorreia pode ser um sinal de endometriose e adenomiose, mas é um tanto não específica. A disquesia e os distúrbios de função do intestino durante a menstruação sugerem que a endometriose profunda afeta o intestino. A endometriose pode causar dor no sistema nervoso simpático, no nervo pudendal e obturador e, mais raramente, no nervo ciático ou nas raízes nervosas sacrais.[40] Não está claro, entretanto, se a endometriose invade o nervo ou se ela está suficientemente próxima ao nervo, mesmo de alguma distância.[41]

A endometriose pode se apresentar um nódulo – geralmente doloroso – sentido durante o exame clínico. No entanto, apenas 20% dos nódulos maiores de endometriose profunda são diagnosticados por exame clínico durante o ciclo.[42] O diagnóstico mais preciso de um exame clínico é dado durante a menstruação.

Um ovário cístico aumentado pode ser sentido durante o exame clínico. O ultrassom é o método de escolha para a confirmação de endometriose ovariana cística e para melhor diagnosticar cistos endometrióticos.[43]

Precisão e Valor dos Testes Diagnósticos e do Resultado do Tratamento

A precisão de um teste de diagnóstico é avaliada por sua sensibilidade e especificidade, ou pela porcentagem de mulheres com a doença diagnosticada e a porcentagem ou os falso-positivos naquelas sem a doença, respectivamente. A precisão é dada por "verdadeiro-positivos + verdadeiro-negativos" dividido pela população total. Importante notar que um número maior de observações não mudará a sensibilidade e a especificidade; afeta apenas a precisão da estimativa. Igualmente importante é perceber que, para as doenças raras como aquelas com prevalência de 1%, mesmo uma alta especificidade de 99% resultará em tantos falso-positivos quanto verdadeiro-positivos.

O resultado de uma terapia é avaliado pelo resultado médio e a variabilidade pelo desvio padrão. É importante perceber que uma grande variabilidade ou desvio padrão pode ser sinal de uma população heterogênea que precisa de ser estratificada em subgrupos antes da análise. Como o significado da diferença entre dois tratamentos aumenta com o número de observações, pequenas diferenças podem se tornar significativas quando os grupos são maiores.

A utilidade clínica de um teste diagnóstico e de um tratamento é determinada pelo julgamento clínico. O julgamento clínico decide se um teste com uma sensibilidade de 90% e especificidade de 90% é clinicamente útil, sabendo que 10% das mulheres que têm a doença e que precisam de cirurgia não a terão, enquanto 10% daquelas sem a doença terão a cirurgia sugerida. O clínico, portanto, usa uma combinação de sintomas, exames clínicos e de imagem, juntamente com a idade da mulher e a progressão da lesão, para decidir. Para a endometriose, um aplicativo que calcule com precisão a combinação de todos esses parâmetros seria útil, mas ele infelizmente ainda não está disponível. A utilidade clínica de um tratamento depende da magnitude de seu efeito juntamente com a incidência dos efeitos colaterais. Portanto, uma melhora significativa dos sintomas é um requisito mínimo para se decidir se um tratamento é eficaz; isso, no entanto, não é suficiente para decidir se o tratamento está clinicamente útil.[4] Esse é o principal problema do estudo randomizado controlado (ERC),[44] que varia entre um efeito tão pequeno que, mesmo se significativo, será clinicamente irrelevante, e um efeito tão grande que pode se tornar antiético para o estudo. Além disso, os resultados do estudo são válidos apenas para a população investigada, conforme definido pelos critérios de inclusão e exclusão e pela população vista em uma clínica específica. Uma vez que os efeitos colaterais, como as complicações da cirurgia, são eventos raros incomuns, grandes séries são necessárias para conclusões significativas. Na verdade, uma série de 1.000 é necessária para detectar 10 casos quando a ocorrência é de 1%. As limitações de testes de diagnóstico, de ERCs e de eventos raros como complicações, reunidas são um forte argumento em favor da opinião de consenso de especialistas.[45] Em conclusão, o julgamento clínico e a opinião consensual de especialistas permanecem crucialmente importantes para julgar a utilidade de sintomas e de testes e de sua combinação, e a utilidade de um tratamento, especialmente em mulheres com multimorbidade. Para a endometriose, as três principais decisões clínicas são: a primeira decisão é se uma laparoscopia diagnóstica foi feita; a segunda decisão é qual terapia deve ser dada após o diagnóstico; se a cirurgia é necessária, a terceira decisão é qual cirurgia deve ser feita.

O DIAGNÓSTICO DA ENDOMETRIOSE

Suspeita Clínica

A suspeita clínica da endometriose varia de uma probabilidade que pode ser baixa em mulheres com dismenorreia ou infertilidade apenas, passando por média em mulheres com dor crônica e irradiação de dor específica, até alta após exame clínico, de imagem ou na falha em responder a medicamentos anti-inflamatórios não esteroides ou à supressão hormonal oral. Com exceção de casos de endometriose vaginal visível, cicatricial, pulmonar ou outra distal, o diagnóstico final será feito durante a laparoscopia.

O Exame por Imagem e Bioquímica

Os estudos bioquímicos podem ou não ter um valor agregado marginal além dos sintomas, exame clínico e de imagem. Isso vale para CA125,[46] taxa de sedimentação e proteína-C reativa.

O ultrassom é o método de escolha para diagnosticar endometriose ovariana cística com sensibilidades e especificidades que se aproximam de 100% quando o risco de câncer de ovário é significativamente menor do que 1%.[47] Portanto, o ultrassom é muito útil em mulheres na idade reprodutiva. No entanto, em mulheres com mais idade, especialmente após a menopausa, o risco maior de câncer não permite um diagnóstico confiável de endometriose ovariana cística. O valor agregado da ressonância magnética para diagnosticar a endometriose ovariana cística e excluir um cisto ovariano mucinoso ou um corpo lúteo cístico é limitado ou questionado.

Inúmeros artigos descrevem a sensibilidade e especificidade do ultrassom e da ressonância magnética para o diagnóstico de grandes nódulos da endometriose profunda que varia de 80% a 98% para ambos.[43] A precisão do diagnóstico varia com a experiência do examinador. Mais problemático é que na ausência de dados estratificados pelo tamanho do nódulo, a precisão de pequenos nódulos e o menor limite de detecção não são conhecidos. Isso também vale para a estimativa da profundidade da invasão na musculatura do reto por exames transvaginais ou retais. Além disso, como observado ocasionalmente, um exame de imagem não pode excluir com precisão o diagnóstico de câncer de intestino.

Laparoscopia

O diagnóstico preciso da endometriose pélvica geralmente requer a laparoscopia. A identificação visual varia com o entendimento, a orientação e a experiência do cirurgião. Ela pode ser difícil, e as lesões sigmoides menores somente serão identificadas se um cirurgião for orientado pelos sintomas clínicos. O diagnóstico de lesões subperitoneais não visíveis com o comprometimento nervoso requer a dissecação dos paramétrios e nervos. Os sintomas pré-operatórios, o exame clínico e de imagem somados à experiência do cirurgião, portanto, são importantes para se chegar a um diagnóstico preciso. A experiência e o julgamento são necessários para equilibrar um diagnóstico preciso e o tratamento sem extensas dissecções paramétricas e de raízes nervosas que podem ser evitados.

A necessidade de uma prova histológica permanece vaga.[48,49] A confirmação histológica de lesões superficiais vai variar com o método de biópsia usado e a especialidade e o exame minucioso do patologista. Quando o cirurgião é especialista, o valor agregado da histologia para a endometriose típica, ovariana cística e profunda, diagnosticadas por laparoscopia, é limitado. Para a endometriose típica e profunda, a confirmação será próxima dos 100% e para a endometriose ovariana cística, a patologia de rotina sempre dará o resultado como 'compatível com endometriose'. Entretanto, as biópsias são úteis e necessárias para o diagnóstico de doenças com aparência similar que incluem tumor benigno, tumor de baixo potencial maligno e câncer. Portanto, como a aparência macroscópica pode ser enganosa, a histologia de rotina de espécimes cirúrgicos permanece recomendada.

As biópsias e a histologia mantêm seu significado completo para pesquisa, uma vez que a experiência e o reconhecimento pelo cirurgião são subjetivos e não podem ser medidos.

Tratamento Clinico

O uso do tratamento clínico tem certo valor durante um curto período para o diagnóstico da endometriose. Apesar de a dor diminuir, especialmente a dismenorreia na maioria das mulheres que têm endometriose, a precisão do diagnóstico é limitada. Além disso, é questionável se o tratamento clínico deve ser mantido nas mulheres sem um diagnóstico final.

O TRATAMENTO DA ENDOMETRIOSE

Cirurgia

Se a cirurgia for feita durante a laparoscopia diagnóstica, é importante avaliar de antemão o tamanho da endometriose ovariana cística, uma eventual hidronefrose e estenose intestinal. Para planejar a cirurgia e aconselhar a paciente, recomenda-se também estimar o tamanho e a localização da(s) lesão(ões), a reserva ovariana e outras patologias, como "pélvis congelada" e aderências. Isso ajudará a prever a dificuldade da cirurgia, a necessidade da exploração paramétrica ou nervosa e organizar a assistência oferecida por outros cirurgiões especialistas.

A cirurgia da endometriose ovariana cística varia de culdo-hidrolaparoscopia,[50,51] que permite a coagulação de pequenos cistos em mulheres jovens para excisão/remoção ou destruição superficial de cistos entre 2 e 6 cm, para cirurgia de duas etapas ou anexectomia para cistos com mais de 6 cm de diâmetro. O senso comum sugere que a destruição superficial da parede do endometrioma é recomendável para pequenos cistos, especialmente em mulheres com um AMH (hormônio antimülleriano) já elevado. Para remoção de cistos maiores a destruição superficial parece preferível, pois a destruição completa pela coagulação ou vaporização é tecnicamente difícil e as taxas de recorrência são menores. Em cistos muito grandes, uma cirurgia de duas etapas é obrigatória, já que a extração frequentemente destruirá o ovário com baixa reserva ovariana remanescente.

A cirurgia de endometriose profunda foi revisada previamente.[2] Para a endometriose uretérica com uma hidronefrose, o excelente resultado de pequenas ressecções ureterais ao longo de um duplo *stent* J é gradualmente preferido em uma excisão, especialmente se a estenose for mais longa do que 1 cm.[52] Para a endometriose de bexiga, a excisão é feita radicalmente, pois a bexiga tem boa cura.[53,54] Detalhes menores permanecem em debate, tais como fechar a bexiga em uma ou duas camadas e deixar o cateter na bexiga por 7 ou 25 dias. Resta definir as indicações de uma excisão conservadora com uma eventual sutura muscular, de uma excisão conservadora usando um grampeador circular ou uma ressecção e anastomose intestinal. Chega-se ao consenso de que, se uma ressecção intestinal é realizada, uma ressecção menor é suficiente, apesar de pequena endometriose aninhar-se a distância.[55] A excisão da endometriose é prejudicada pela dificuldade técnica e por técnicas pouco padronizadas, enfatizando a especialidade do cirurgião. Embora faltem evidências, acredita-se amplamente no conceito de que uma pequena excisão da espessura total da parede com um grampeador circular ou linear é preferível a se fazer um furo que precisa ser suturado. Os dados para guiar a excisão de lesões invisíveis a olho nu sob o peritônio, tais como o envolvimento do ciático ou envolvimento de raízes sacrais, ainda não existem. Na última década, são notórios a importância, o conhecimento e a preservação dos nervos simpáticos e parassimpáticos em cirurgias de endometriose profunda. O papel de um enema de contraste como o melhor método para diagnosticar confiavelmente o grau de oclusão intestinal permanece em debate. Uma discussão sobre a prevenção da aderência está além do escopo deste manuscrito.

Tratamento Clínico

Conforme discutido na "caixa de Pandora do tratamento da endometriose",[4] os dados sobre o tratamento clínico demonstram uma eficácia total na diminuição da dor. A fragilidade do tratamento clínico, entretanto, está na ausência de ensaios clínicos randomizados cegos, na variabilidade de resultados mal documentados e na ausência de dados confiáveis de longo prazo.

A recorrência da endometriose ovariana cística é menor durante o tratamento.

Não está claro se estroprogestinas ou progestinas apenas ou agonistas ou antagonistas do Gn-Rh devem ser preferidas.

O tratamento clínico de longo prazo sem um diagnóstico não é recomendado. Quando uma paciente de cuidados terciários tem seis meses de resposta inadequada a pílulas contraceptivas ou antagonistas do Gn-Rh, a chance de endometriose foi reportada em 82% e 84% dos casos.[56,57]

PERSPECTIVAS PARA O DIAGNÓSTICO, O TRATAMENTO E A PREVENÇÃO

A fim de permitir o diagnóstico não invasivo da endometriose, tem-se feito muitos esforços para encontrar os marcadores bioquímicos. Hoje, no entanto, a perspectiva para se localizar um marcador com precisão suficiente para a endometriose típica parece pequena. O mesmo acontece para a inovação da ultrassonografia e do exame de imagem.

De acordo com a teoria genética-epigenética, a endometriose é um tumor benigno que, na ausência de uma resposta adequada à terapia médica, precisa de cirurgia. Para a endometriose profunda, ainda não está claro se a camada periférica da célula e as projeções celulares[58] são células normais G-E metaplásicas após a transformação mesotelial-mesenquimal induzida pelo tumor ou se são células anormais endometrióticas após a migração celular coletiva. Se são células metaplásicas normais, esse seria um forte argumento para ser menos radical durante a cirurgia e para desenvolver a cirurgia de excisão. O conceito se origina da Oncologia e das observações de que a endometriose mais superficial e microscópica não progride para doença mais grave. Além disso, ninhos de célula endometriótica com 5 cm ou mais de uma endometriose intestinal não aumentam notadamente as taxas de recorrência, seguintes à excisão conservadora, quando comparadas à ressecção intestinal. Entretanto, isso vai requerer marcadores confiáveis visualizando células anormais para nos guiar, pois a experiência e a impressão são insuficientes para desenvolver essas técnicas.

Mudanças significativas são previstas na prevenção da endometriose e suas recorrências. De acordo com a teoria genética-epigenética, as principais forças motrizes são a poluição ambiental e o estresse oxidativo. A primeira pede estudos epidemiológicos sobre a endometriose profunda. A última fala do estresse oxidativo de sangue na cavidade peritoneal e nas lesões. Esse é um debate filosófico, que busca entender se 40 anos de menstruação com apenas poucas gestações e amamentação limitada seria algo fisiológico. No entanto, parece lógico reduzir a quantidade e a frequência do sangramento do endométrio pela supressão hormonal de estrogênio-progestina ou de progestina. A prevenção do estresse oxidativo também abre perspectivas para o efeito profilático de dieta e antioxidantes, como a vitamina C ou a ingestão de frutas ou vegetais.

CONCLUSÃO

O diagnóstico e o tratamento da endometriose são guiados pelo entendimento da fisiopatologia, pela precisão do diagnóstico e pelos resultados terapêuticos. A teoria genética-epigenética tem consequências clínicas maiores. Primeiro, uma mulher com endometriose é considerada como tendo uma série de incidentes e, assim, possui alto risco de desenvolver novos incidentes e novas lesões. Isso enfatiza a necessidade de prevenção que hoje parece limitada para a redução da poluição e do estresse oxidativo. Segundo, as mulheres que possuem uma série de incidentes correm risco durante a gravidez de hipertensão e de ter bebês pequenos e prematuros. Também, a causa da infertilidade associada muda dramaticamente de uma consequência de endometriose para um sinal de defeitos subjacentes.

Para o clínico, é obrigatório entender que a avaliação da utilidade de uma ferramenta diagnóstica e de um resultado terapêutico são decisões clínicas. Isso ajudará a entender e a interpretar a literatura maciça sobre endometriose, a qual nos oferece dados brutos para usarmos em nossa tomada de decisão.

Para planejar a cirurgia, precisaremos prever quão radical a excisão da endometriose deve ser. Isso vai exigir saber distinguir célula anormais das células metaplásicas reversíveis.

Por fim, a ingestão de comida, a microbiota intestinal e os antioxidantes precisarão de uma investigação mais sistemática e experimentalmente sólida a fim de prevenir o início da endometriose e a recorrência após a cirurgia.

O tratamento clínico pode se tornar muito importante para prevenção de menstruação retrógrada, sangramento das lesões, estresse oxidativo e recorrências da endometriose.

Referências Bibliográficas

1. Koninckx, P.R., Ussia, A., Adamyan, L., Wattiez, A., Gomel, V., Martin, D.C. Pathogenesis of endometriosis: the genetic/epigenetic theory. Fertil Steril 2019;111: 327-340.
2. Koninckx, P.R., Ussia, A., Adamyan, L., Wattiez, A., Donnez, J. Deep endometriosis: definition, diagnosis, and treatment. Fertil Steril 2012;98: 564-571.
3. Vercellini, P., Buggio, L., Somigliana, E. Role of medical therapy in the management of deep rectovaginal endometriosis. Fertil Steril 2017;108: 913-930.
4. Koninckx, P.R., Ussia, A., Keckstein, J., Adamyan, L.V., Zupi, E., Wattiez, A. et al. Evidence-based medicine: Pandora's box of medical and surgical treatment of endometriosis. J Minim Invasive Gynecol 2018;25: 360-365.
5. Koninckx, P.R., Ussia, A., Keckstein, J., Wattiez, A., Adamyan, L. Epidemiology of subtle, typical, cystic, and deep endometriosis: a systematic review. Gynaecol Surgery 2016;13: 457-467.
6. Koninckx, P.R., Batt, R.E., Hummelshoj, L., McVeigh, E., Ussia, A., Yeh, J. The elephant in the room: quality control of endometriosis data. J Minim Invasive Gynecol 2010;17: 637-640.
7. Koninckx, P.R., Ussia, A., Zupi, E., Gomel, V. Association of Endometriosis and Adenomyosis: Vast Literature but Scant Conclusive Data. J Minim Invasive Gynecol 2018;25: 745-748.
8. Sampson, J.A. Perforating hemorrhagic (chocolate) cysts of the ovary. Their importance and especially their relation to pelvic adenomas of the endometrial type. In: Arch Surg. Vol. 3, 1921: 245-323.
9. Rokitansky, C. Über Uterusdrüsen-Neubildung in Uterus- und Ovarial-Sarcomen. (On the neoplasm of uterus glands on uterine and ovarian sarcomas). Zeitschr Ges Aerzte Wien 1860;16: 577–581.
10. Cullen, T.S. Adenomyoma of the round ligament. Johns Hopkins Hosp Bull 1896;7: 112-114.
11. Lockyer, C. Adenomyoma in the recto-uterine and recto-vaginal septa. Proc Royal Soc Med 1913;6: 112-120.
12. Cullen, T.S. The distribution of adenomyomata containing uterine mucosa. Am J Obstet Gynecol 1919;80: 130-138.
13. Kempers, R.D., Dockerty, M.B., Hunt, A.B., Symmonds, R.E. Significant postmenopausal endometriosis. Surg Gynecol Obstet 1960;111: 348-356.
14. Litynski, G.S. Raoul Palmer, World War II, and transabdominal coelioscopy. Laparoscopy extends into gynecology. Jsls 1997;1: 289-292.
15. Goldstein, D.P., De Cholnoky, C., Emans, S.J. Adolescent endometriosis. J Adolesc Health Care 1980;1: 37-41.
16. Koninckx, P.R., Meuleman, C., Demeyere, S., Lesaffre, E., Cornillie, F.J. Suggestive evidence that pelvic endometriosis is a progressive disease, whereas deeply infiltrating endometriosis is associated with pelvic pain. Fertil Steril 1991;55: 759-765.
17. Schenken, R.S. Microscopic endometriosis. Contrib Gynecol Obstet 1987;16: 7-12.
18. Redwine, D.B. 'Invisible' microscopic endometriosis: a review. Gynecol Obstet Invest 2003;55: 63-67.
19. Koninckx, P.R., Donnez, J., Brosens, I. Microscopic endometriosis: impact on our understanding of the disease and its surgery. Fertil Steril 2016;105: 305-306.
20. Vasquez, G., Cornillie, F., Brosens, I.A. Peritoneal endometriosis: scanning electron microscopy and histology of minimal pelvic endometriotic lesions. Fertil Steril 1984;42: 696-703.
21. Nisolle, M., Paindaveine, B., Bourdon, A., Berliere, M., Casanas Roux, F., Donnez, J. Histologic study of peritoneal endometriosis in infertile women. Fertil Steril 1990;53: 984-988.
22. Cornillie, F.J., Oosterlynck, D., Lauweryns, J.M., Koninckx, P.R. Deeply infiltrating pelvic endometriosis: histology and clinical significance. Fertil Steril 1990;53: 978-983.
23. Koninckx, P.R., Martin, D.C. Deep endometriosis: a consequence of infiltration or retraction or possibly adenomyosis externa? Fertil Steril 1992;58: 924-928.
24. Sampson, J.A. Metastatic or embolic endometriosis, due to the menstrual dissemination of endometrial tissue into the venous circulation. Am J Pathol 1927;3: 93-110.43.
25. Meyer, R. Zur frage der Urnieren-genese van Adenomyomen. Zentralbl Gynakol 1923;15: 577-587.
26. Stoney, R.A., Schwartz, J.M., Robertson, D.L., Nenadic, G. Using set theory to reduce redundancy in pathway sets. BMC bioinformatics 2018;19: 386.
27. Sambamoorthy, G., Raman, K. Understanding the evolution of functional redundancy in metabolic networks. Bioinformatics 2018;34: i981-i7.
28. Min, Y., Jin, X., Chen, M., Pan, Z., Ge, Y., Chang, J. Pathway knockout and redundancy in metabolic networks. Journal of Theoretical Biology 2011;270: 63-69.
29. Krakauer, D.C., Plotkin, J.B. Redundancy, antiredundancy, and the robustness of genomes. Proceedings of the National Academy of Sciences of the United States of America 2002;99: 1405-1409.
30. Brosens, I., Pijnenborg, R., Vercruysse, L., Romero, R. The "Great Obstetrical Syndromes" are associated with disorders of deep placentation. Am J Obstet Gynecol 2011;204: 193-201.
31. Vitale, S.G., Capriglione, S., Peterlunger, I., La Rosa, V.L., Vitagliano, A., Noventa, M. et al. The role of oxidative stress and membrane transport systems during endometriosis: a fresh look at a busy corner. Oxid Med Cell Longev 2018;2018: 7924021.
32. Scutiero, G., Iannone, P., Bernardi, G., Bonaccorsi, G., Spadaro, S., Volta, C.A. et al. Oxidative stress and endometriosis: a systematic review of the literature. Oxid Med Cell Longev 2017;2017: 7265238.
33. Donnez, J., Donnez, O., Dolmans, M.M. Oxidative stress in the pelvic cavity. In: Fertil Steril, 2016.
34. Donnez, J., Binda, M.M., Donnez, O., Dolmans, M.M. Oxidative stress in the pelvic cavity and its role in the pathogenesis of endometriosis. Fertil Steril 2016;106: 1011-1017.

35. Ito, F., Yamada, Y., Shigemitsu, A., Akinishi, M., Kaniwa, H., Miyake, R. et al. Role of oxidative stress in epigenetic modification in endometriosis. Reprod Sci 2017: 1933719 117704909.
36. Koninckx, P.R., Zupi, E., Martin, D.C. Endometriosis and pregnancy outcome. Fertil Steril 2018;110: 406-407.
37. Bulun, S.E., Monsivais, D., Kakinuma, T., Furukawa, Y., Bernardi, L., Pavone, M.E. et al. Molecular biology of endometriosis: from aromatase to genomic abnormalities. Semin Reprod Med 2015;33: 220-224.
38. Setubal, A., Sidiropoulou, Z., Torgal, M., Casal, E., Lourenco, C., Koninckx, P. Bowel complications of deep endometriosis during pregnancy or in vitro fertilization. Fertil Steril 2014; 101: 442-446.
39. Almeida, F. Symptomatic endometriosis developing several years after menopause in the absence of increased circulating estrogen concentrations: a systematic review and seven case reports. Gynecol Surgery 2019; in press.
40. Possover, M., Forman, A. Neuropelveological assessment of neuropathic pelvic pain. Gynecological Surgery 2014;11: 139-144.
41. Corona, R., De, C.C., Schonman, R., Verguts, J., Ussia, A., Koninckx, P.R. Tension-free Vaginal Tapes and Pelvic Nerve Neuropathy. J Minim Invasive Gynecol 2008;15: 262-267.
42. Koninckx, P.R., Meuleman, C., Oosterlynck, D., Cornillie, F.J. Diagnosis of deep endometriosis by clinical examination during menstruation and plasma CA-125 concentration. Fertil Steril 1996;65: 280-287.
43. Van den Bosch, T., Van Schoubroeck, D. Ultrasound diagnosis of endometriosis and adenomyosis: state of the art. Best Pract Res Clin Obstet Gynaecol 2018.
44. Greenhalgh, T., Howick, J., Maskrey, N. Evidence based medicine: a movement in crisis? Bmj 2014; 348: g3725.
45. Koninckx, P.R., Ussia, A., Zupi, E., Gomel, V. Evidence-based medicine in endometriosis surgery: double-blind randomized controlled trial versus the consensus opinion of experts. J Minim Invasive Gynecol 2017;24: 692-694.
46. Muyldermans, M., Cornillie, F.J., Koninckx, P.R. CA125 and endometriosis. Hum Reprod Update 1995;1: 173-187.
47. Van, H.C., Van, C.B., Guerriero, S., Savelli, L., Leone, F., Fischerova, D. et al. Imaging in gynaecology: how good are we in identifying endometriomas? Facts Views Vis Obgyn 2009; 1: 7-17.
48. Kazanegra, R., Zaritsky, E., Lathi, R.B., Clopton, P., Nezhat, C. Diagnosis of stage I endometriosis: comparing visual inspection to histologic biopsy specimen. J Minim Invasive Gynecol 2008;15: 176-180.
49. El, B.G., Tselos, V., Pathi, A. Correlation between laparoscopic and histological diagnosis in patients with endometriosis. J Obstet Gynaecol 2008;28: 511-515.
50. Gordts, S., Campo, R., Bogers, J.P., Tanos, V., Segaert, I., Valkenburg, M. et al. Transvaginal laparoscopy: a minimally invasive approach to obtain brush cytology of the Fallopian tube. Eur J Obstet Gynecol Reprod Biol 2017;212: 80-84.
51. Gordts, S. Transvaginal, rather than traditional, laparoscopy should be used for the assessment of infertility: FOR: Transvaginal laparoscopy:a first-line diagnostic procedure in infertility investigation. BJOG 2017; 124: 1206.
52. De, C.C., Ret Davalos, M.L., Van, C.B., Verguts, J., Koninckx, P.R. Iatrogenic ureteral lesions and repair: a review for gynecologists. J Minim Invasive Gynecol 2007;14: 428-435.
53. Fernandes, R.P., Centini, G., Afors, K., Puga, M., Alves, J., Wattiez, A. Standard Approach to Urinary Bladder Endometriosis. J Minim Invasive Gynecol 2018;25: 955-956.
54. Kovoor, E., Nassif, J., Miranda-Mendoza, I., Wattiez, A. Endometriosis of bladder: outcomes after laparoscopic surgery. J Minim Invasive Gynecol 2010;17: 600-604.
55. Badescu, A., Roman, H., Barsan, I., Soldea, V., Nastasia, S., Aziz, M. et al. Patterns of bowel invisible microscopic endometriosis reveal the goal of surgery: removal of visual lesions only. J Minim Invasive Gynecol 2018;25: 522-527 e9.
56. Ling, F.W. Randomized controlled trial of depot leuprolide in patients with chronic pelvic pain and clinically suspected endometriosis. Pelvic Pain Study Group. Obstet Gynecol 1999;93: 51-58.
57. Jenkins, T.R., Liu, C.Y., White, J. Does response to hormonal therapy predict presence or absence of endometriosis? J Minim Invasive Gynecol 2008;15: 82-86.
58. Garcia-Solares, J., Dolmans, M.M., Squifflet, J.L., Donnez, J., Donnez, O. Invasion of human deep nodular endometriotic lesions is associated with collective cell migration and nerve development. Fertil Steril 2018;110: 1318-1327.

Índice

A

Ablação térmica da lesão, 184
Abuso sexual, 74
Ácido graxo ômega-3, 157, 159
Adenomiose, 301
- classificação, 309
- diagnóstico, 303
- epidemiologia, 302
- histeroscopia, 306
- histerossalpingocintilografia, 308
- histerossalpingografia, 306
- histórico, 301
- *core biopsy*, 307
- laparoscopia, 307
- patologia, 302
- quadro clínico, 303
- ressonância magnética, 304
- tratamento, 309
- - clínico, 310
- - - dispositivo intrauterino de levonorgestrel, 310
- - - implantes subcutâneos, 310
- - - indução medicamentosa de amenorreia, 310
- ultrassom, 96
- ultrassonografia pélvica, 303
Aderência, 75, 77
- pélvicas, 184
- ultrassom, 96
Adjuvantes, 141
Adolescentes, endometriose pélvica em, 277
- abordagem terapêutica, 280
- diagnóstico, 278
- epidemiologia, 278
- infertilidade, 280
- recorrência, 280
- prevalência, 277
- sintomas, 278
- tratamento
- - cirúrgico, 280
- - medicamentoso, 280
- - - análogos do GnRH, 280
- - - anti-inflamatórios, 280
- - - contraceptivos orais, 280
- - - progestagênios, 280
Álcool e café, 161
Algoritmo DPC, 143
Analgésicos
- não opioides, 140
- opioides, 140
Análogos do GnRH, 131
Androgênio, 26
Anestésicos locais, 142
Anormalidades do sistema imunológico, 18
Antagonista NMDA, 142
Anticonvulsivantes, 141
Antidepressivos, 141
- tricíclicos, 141
Antiespasmódico, 111
Assoalho pélvico, 215

Ausência
- de prazer sexual, 285
- do desejo sexual, 285
Autotransplante via menstruação retrógrada, 229
Avaliação da dor, 137
Aversão sexual, 285

B

Benzodiazepínicos, 141
Bexiga
- ressonância magnética, 118
- ultrassom, 100
BPI (Inventário Breve de Dor), 139

C

Café, 161
Cálculo dos Escores do Questionário de Qualidade de Vida, 266
Câncer, endometriose e, 66, 293
- aspectos genéticos e epigenéticos, 296
- endometriose
- - extrapélvica, 298
- - pré-maligna, 294
- - estresse oxidativo, 296
- - evidências epidemiológicas, 293
- - fatores
- - - hormonais do epitélio endometriótico, 295
- - - imunológicos, 295
- - marcadores tumorais, 298
- - microRNAs, 297
Cápsulas ovarianas, 118
Células-tronco, 18, 56
Circunferência comprometida e distância da borda anal, ultrassom, 95
Cirurgia
- da endometriose pleural, pulmonar e diafragmática, 227
- - diagnóstico, 232
- - epidemiologia, 228
- - fatores de risco, 228
- - manifestações clínicas, 231
- - patogênese, 229
- - patologia, 228
- - - macroscopia, 228
- - - microscopia, 229
- - terminologia, 227
- - tratamento
- - - medicamentoso, 234
- - - cirúrgico, 235
- preservadora de nervos em endometriose, 221
- robótica em endometriose, 245, 250
- - *docking*, 248
- - sistema robótico, 246
- - utilização da tecnologia robótica em ginecologia, 251
Cistite intersticial, 75
Citocinas inflamatórias, 78
Compartimento pélvico anterior, 118, 206
Comprometimento das vias urinárias, 95
Controle evolutivo, ultrassom, 97
Core biopsy, 307

D

Danazol, 130
Decidualização, 107
Depletor de substância P, 142
Desreguladores endócrinos, 29
Detecção dos nódulos e das camadas comprometidas, ultrassom, 94
Diminuição da reserva ovariana, 78
Disfunção(ões)
- muscular, 148
- sexual, 283, 285
- - classificação, 283
- - definição, 283
- - diagnóstico das, 285
- - possibilidades terapêuticas na abordagem das, 289
- - em mulheres com endometriose, 288
- - orgásmica, 285
- - quadros clínicos das, 283
Dismenorreia, 74
Dispareunia, 74
- associada à dor pélvica crônica, 72
- não orgânica, 285
Disquesia, 73, 74
Disseminação metastática, 18
Disúria, 72, 74
Doença
- inflamatória intestinal, 73
- recorrente, 241
Dor
- miofascial, 137
- pélvica crônica, 70, 255
- - anamnese, 71, 75
- - avaliação psicológica, 75
- - características da dor, 75
- - causas, 71
- - - osteomusculares, 74
- - definição, 70
- - diagnóstico, 71
- - dispareunia associada à, 72
- - disquesia e/ou hematoquesia associada à, 73
- - disúria e/ou hematúria associada a, 72
- - etiologia, 70
- - exame físico, 72, 75
- - prevalência, 70
- - síndrome da dor pélvica crônica e, 135
- - tratamento fitoterápico na paciente com, 165
- torácica catamenial, 231

E

Efusão pleural catamenial, 232
Endometrioma ovariano, 255, 256
- tratamento cirúrgico dos, 192
Endometriose
- característica estrógeno-dependente da, 50
- cirurgia robótica em, 245, 250
- - *docking*, 248
- - sistema robótico, 246
- - utilização da tecnologia robótica em ginecologia, 251
- de apêndice, íleo terminal e ceco, 204

324 Endometriose

- de origem extrauterina, 56
- de origem intrauterina, 57
- diafragmática, 231, 234, 236
- do trato urinário e compartimento pélvico anterior, tratamento cirúrgico da, 206
- - anastomose terminoterminal, 210
- - endometriose
- - - de bexiga, 206
- - - dos óstios ureterais, 207
- - - ureteral, 207, 209
- - epidemiologia, 206
- - ureterólise, 209
- - ureteroneocistostomia, 210
- e câncer, 293
- - aspectos genéticos e epigenéticos, 296
- - endometriose
- - - extrapélvica, 298
- - - pré-maligna, 294
- - estresse oxidativo, 296
- - evidências epidemiológicas, 293
- - fatores
- - - hormonais do epitélio endometriótico, 295
- - - imunológicos, 295
- - marcadores tumorais, 298
- - microRNAs, 297
- e estresse oxidativo, 54
- e sintomas de hipoestrogenismo, 171
- e técnicas de reprodução assistida, 269
- - de alta complexidade, 270
- - de baixa complexidade, 269
- - medicações adjuvantes, 272
- - tratamento cirúrgico como adjuvante, 273
- epidemiologia da, 11
- - apresentação clínica, 12
- - associação com outras doenças, 12
- - incidência, 11
- - história natural, 11
- - prevalência, 11
- etiopatogenia da, 15
- - menstruação retrógrada, 15
- - metaplasia celômica, 16
- - genética, 21
- - - desreguladores endócrinos, 29
- - - fatores epigenéticos, 29
- - - genes associados, 21
- - - herdabilidade da, 21
- - - perspectivas, 30
- - sistema imune, 34
- - - histórico, 37
- - - imunidade adaptativa, 36
- - - imunidade inata, 34
- - - intervenção imune, 45
- - - moléculas imunológicas e a patogênese, 38
- - - órgãos e tecidos do sistema imunológico, 37
- - - papel das células e moléculas do sistema imune, 38
- - - princípios de imunologia, 34
- - extrapélvica, ressonância magnética, 124
- fatores ambientais/estilo de vida e, 19
- fisioterapia, 146
- - alterações musculoesqueléticas, 146
- - analgesia, 151
- - avaliação fisioterapêutica, 148
- - reequilíbrio muscular, 152
- - tratamento fisioterapêutico, 150
- genética da, 18, 21
- - genes associados à endometriose, 21
- - - variantes em genes associados à inflamação e ao sistema imunológico, 27
- - - variantes no gene do receptor de progesterona, 24
- - - variantes no gene do receptor do hormônio luteinizante, 25
- - - variantes no gene do receptor de androgênio, 26
- - - variantes no gene do receptor de FSH, 26

- - - variantes no gene receptor de estrogênio, 23
- - - variantes nos genes dos receptores hormonais, 23
- histologia da,
- - apresentação histológica, 62
- - características
- - - do endométrio tópico na endometriose, 65
- - - do tecido endometriótico, 63
- - - do tecido envolvido pela, 63
- - endometriose e câncer, 66
- - formas de apresentação da, 61
- história da
- - Idade Clássica e Antiga, 1
- - Idade Média, 2
- - Renascença, 2
- - Século XVII, 3
- - Século XIX, 4
- - Século XX, 7
- infertilidade, 77, 190
- - adenomiose, 80
- - alteração na anatomia pélvica, 77
- - diminuição da reserva ovariana, 78
- - eventos
- - - hormonais, 79
- - - imunológicos, 78
- - mecanismos que podem associar endometriose a, 77
- - receptividade endometrial, 79
- intervenção imune em, 45
- intestinal, tratamento cirúrgico da, 196, 198
- - complicações, 202
- - prevalência da, 196
- - quadro clínico, 197
- - ressecção de disco de espessura total, 200
- - ressecção segmentar, 201
- - resultados, 199
- orientação nutricional, 154
- - ácido graxo ômega-3, 159
- - álcool e café, 161
- - alimentos específicos relacionados à doença, 160
- - fitoquímicos-fitoestrógenos, 160
- - fitoquímicos-polifenóis, 159
- - glúten, 162
- - gorduras, 160
- - - poli-insaturadas ômega-3, 160
- - - saturadas, 161
- - - trans, 161
- - índice de massa corporal, 155
- - prebióticos e fibras, 156
- - probióticos, 155
- - produtos lácteos, 162
- - redução do perfil inflamatório da dieta com foco no sistema antioxidante, 158
- - saúde intestinal, 155
- - sistema imune, 156
- - vegetais e frutas, 160
- - vitaminas, minerais e polifenóis, 158
- - xenobióticos, 162
- ovariana, 31
- - tratamento cirúrgico da, 188, 190
- - - conduta, 189
- - - diagnóstico diferencial, 189
- - - diagnóstico, 189
- - - infertilidade, 190
- - - patogênese, 189
- pélvica em adolescentes, 277
- - abordagem terapêutica, 280
- - diagnóstico, 278
- - epidemiologia, 277
- - infertilidade, 280
- - recorrência, 280
- - tratamento cirúrgico, 280
- - tratamento medicamentoso, 280
- - - análogos do GnRH, 280
- - - anti-inflamatórios, 280
- - - contraceptivos orais, 280
- - - progestagênios, 280

- peritoneal, 255
- profunda, 255, 257
- qualidade de vida e, 258
- - adenomiose, 304
- - bexiga, 118
- - endometriose extrapélvica, 124
- - espaço retrovaginal, 113
- - intestino, 114
- - nervos pélvicos, 119
- - parede abdominal, 121
- - ressonância magnética, 105
- - diagnóstico de endometriose, 105
- - protocolo de exame, 105
- - septo retovaginal, 113
- - ureter, 119
- - útero, 113
- - vagina, 113
- sexualidade em mulheres com, 283
- - aspectos em portadoras de doenças crônicas, 286
- - ciclo de resposta sexual, 288
- - disfunção(ões) sexual, 283, 285
- - - classificação, 283
- - - definição, 283
- - - diagnóstico das, 285
- - - possibilidades terapêuticas na abordagem das, 289
- - - quadros clínicos das, 283
- - interferência na sexualidade, 287
- superficial, tratamento cirúrgico da, 182, 184
- - diagnóstico, 182
- - - laparoscópico, 183
- - - resultados, 185
- terapia hormonal em mulheres com, 172
- torácica, 227
- tratamento clínico analgésico, 135
- - adjuvantes, 141
- - algoritmo DPC, 143
- - analgésicos
- - - não opioides, 140
- - - opioides, 140
- - anestésicos locais, 142
- - antagonista NMDA, 142
- - anticonvulsivantes, 141
- - antidepressivos, 141
- - avaliação da dor, 137
- - benzodiazepínicos, 141
- - depletor de substância P, 142
- - medicina intervencionista da dor, 143
- - neurolépticos, 141
- - relaxantes musculares, 142
- - sensibilização central, 136
- - síndrome da dor pélvica crônica, 135
- - tratamento
- - - farmacológico, 140
- - - não medicamentoso, 144
- tratamento clínico hormonal da, 128
- - análogos do GnRH, 131
- - controle de tratamento clínico, 134
- - danazol, 130
- - gestrinona, 131
- - inibidores da aromatase, 131
- - moduladores seletivos dos receptores de progesterona, 132
- - opções terapêuticas, 128
- - progestagênios, 128
- - tratamento clínico pós-cirurgia, 134
- ultrassonografia, 88
- - adenomiose, 96
- - aderências, 96
- - bexiga, 100
- - circunferência comprometida e distância da borda anal, 95
- - controle evolutivo, 97
- - detecção dos nódulos e das camadas comprometidas, 94
- - endometriose
- - - ovariana, 90

Índice

- - - profunda, 91
- - - superficial, 89
- - fossa ilíaca direita, 95
- - intestino, 93
- - métodos de imagem para avaliação da endometriose, 88
- - parede abdominal, 96
- - protocolos de ultrassom, 89
- - região retrocervical, 91
- - septo retovaginal, 95
- - ureter, 102
- - vagina, 92
- - vias urinárias, 95, 99
Epidemiologia da endometriose, 11
- apresentação clínica, 12
- associação com outras doenças, 12
- incidência, 11
- história natural, 11
- prevalência, 11
Escala de pensamentos catastróficos, 139
Espaço
- de Latzko, 213
- de Okabayashi, 213
- pararretal, 213
- retrovaginal, ressonância magnética, 113
Estenose, 75
Estresse oxidativo, 54
Estrogênio, 23
Estrógenos
- biossíntese de, 50
- metabolismo de, 51
Etiopatogenia da endometriose, 15
- células-tronco, 18
- genética, 18
- - desreguladores endócrinos, 29
- - fatores epigenéticos, 29
- - genes associados, 21
- - herdabilidade da, 21
- - perspectivas, 30
- - menstruação retrógrada, 15
- - metaplasia celômica, 16
- sistema imune, 34
- - histórico, 37
- - imunidade
- - - adaptativa, 36
- - - inata, 34
- - intervenção imune, 45
- - moléculas imunológicas e a patogênese da, 38
- - órgãos e tecidos do sistema imunológico, 37
- - papel das células e moléculas do sistema imune na, 38
- - princípios de imunologia, 34

F
Falha de resposta genital, 285
Fatores
- ambientais/estilo de vida e endometriose, 19
- de risco da endometriose, 12
Fibromialgia, 74
Fisioterapia, 146
- alterações musculoesqueléticas, 146
- analgesia, 151
- avaliação fisioterapêutica, 148
- reequilíbrio muscular, 152
- tratamento fisioterapêutico, 150
Fitoquímicos
- - fitoestrógenos, 160
- - polifenóis, 159
Fórnice vaginal, 215
Fossa ilíaca direita, ultrassom, 95
Frutas, 160

G
Gel, 111
Gene, 27
- *BLYS*, 28
- *CTLA4*, 28
- *FCGR2B*, 28
- *FCRL3*, 28
- *FOXP3*, 27
- *HLADRB1*, 28
- *IRF5*, 28
- *NFKB1*, 28
- *PTPN22*, 27
- *STAT4*, 28
- *TNFAIP3*, 28
- *TRAFs*, 28
- *TYK2*, 28
- *VDR*, 28
Genética da endometriose, 18, 21
- genes associados à endometriose, 21
- - variantes em genes associados à inflamação e ao sistema imunológico, 27
- - variantes no gene do receptor de androgênio, 26
- - variantes no gene do receptor de estrogênio, 23
- - variantes no gene do receptor de FSH, 26
- - variantes no gene do receptor de progesterona, 24
- - variantes no gene do receptor do hormônio luteinizante, 25
- - variantes nos genes dos receptores hormonais, 23
Gestrinona, 131
Glúten, 162
Gorduras, 160
- poli-insaturadas ômega-3, 160
- saturadas, 161
- trans, 161

H
HADS (Hospital Anxiety and Depression Scale), 139
Hematoquesia associada à dor pélvica crônica, 73
Hematúria associada à dor pélvica crônica, 72
Hemoptise, 231, 233, 236
Hemotórax, 231, 233, 235, 241
Herdabilidade, 21
Hipoestrogenismo, 172
Histeroscopia, 306
Histerossalpingocintilografia (HSSG), 308
Histerossalpingografia, 306
Histologia da endometriose
- apresentação histológica, 62
- características
- - do endométrio tópico na endometriose, 65
- - do tecido endometriótico, 63
- - do tecido envolvido pela, 63
- e câncer, 66
- formas de apresentação da, 61
História da endometriose
- Idade Clássica e Antiga, 1
- Idade Média, 2
- Renascença, 2
- Século XVII, 3
- Século XIX, 4
- Século XX, 7
Hormônio
- ao receptor de estrogênio, 23
- folículo estimulante (FSH), 26
- luteinizante (LH), 25

I
Implantes hormonais de gestrinona, 132
Impulso sexual excessivo, 285
Imunidade
- adaptativa, 36
- inata, 34
Índice de massa corporal, 155
Infertilidade, 77, 190
- adenomiose, 80
- alteração na anatomia pélvica, 77
- diminuição da reserva ovariana, 78
- eventos hormonais, 79
- eventos imunológicos, 78
- mecanismos que podem associar endometriose a, 77
- receptividade endometrial, 79
Inibidores
- da aromatase, 131
- seletivos da recaptação de serotonina, 141
Intervenção imune em endometriose, 45
Intestino
- ressonância magnética, 114
- ultrassom, 93

L
Laparoscopia, 307
Lesões
- brancas ou mínimas, 184
- negras ou escuras, 184
- vermelhas, 184
Ligamento(s)
- redondo, 118
- largos, 116
- uterossacros, 116, 214

M
Malignização, 107
Massa anexial, 75
Medicina intervencionista da dor, 143
Menstruação retrógrada, 16
Metaplasia celômica, 17, 230
Metástases, 230
Microembolização, 230
Moduladores seletivos dos receptores de progesterona, 132

N
Nervos
- dos espaços pré-sacral e pararretal, 220
- esplâncnicos pélvicos, 221
- pélvicos, ressonância magnética, 119
- sacrais, anatomia laparoscópica, 220
Neuroanatomia dos ligamentos cardinais, 221
Neurofisiologia
- anorretal e evacuação, 219
- do assoalho pélvico, 219
- do trato urinário inferior, 219
Neurolépticos, 141
Nódulos pulmonares, 231, 233, 236
Novos implantes endometrióticos, 171

O
Órgãos e tecidos do sistema imunológico, 37
Orientação nutricional, 154
- ácido graxo ômega-3, 159
- álcool e café, 161
- alimentos específicos relacionados à doença, 160
- fitoquímicos
- - -fitoestrógenos, 160
- - -polifenóis, 159
- glúten, 162
- gorduras, 160
- - poli insaturadas ômega-3, 160
- - saturadas, 161
- - trans, 161
- índice de massa corporal, 155
- produtos lácteos, 162
- prebióticos e fibras, 156
- probióticos, 155
- redução do perfil inflamatório da dieta com foco no sistema antioxidante, 158
- saúde intestinal, 155
- sistema imune, 156
- vegetais e frutas, 160
- vitaminas, minerais e polifenóis, 158
- xenobióticos, 162
Osteíte púbica, 74

P
Paracérvix lateral, 221
Parede abdominal
- ressonância magnética, 121
- ultrassom, 96

Persistência da infertilidade, 257
Plexo hipogástrico inferior, 221
Pneumotórax, 231, 233, 235, 241
Polifenóis, 158
Potencial de malignização de focos de endometriose, 171
Prebióticos e fibras, 156
Preparo intestinal, 111
Preservação nervosa
- através do uso de pontos de referência, 223
- em endometriose de parede pélvica e nervos somáticos, 223
Probióticos, 155
Produtos lácteos, 162
Progestagênios, 128
Progesterona, 24
Prostaglandinas, 159, 166

Q
Qualidade de vida, 258
- e tratamento laparoscópico da endometriose, 260
- questionários de, 259
- - *30-item Endometriosis Health Profile*, 260, 266
- - *Short-Form-36 Health Survey*, 260, 264
Queixas clínicas neurofuncionais, 82, 83
- base anatômica, 82
- bexiga, 84
- intestino, 84
- motoras, 85
Questionário
- de avaliação de dor pélvica, 139
- de McGill (*MPQ – McGill Pain Questionnaire*), 139

R
Reativação de focos de endometrioses, 170
Receptividade endometrial, 79
Recidiva pós-operatória, 252
- definição, 252
- diagnóstico, 253
- incidência, 252
- patogênese, 253
- prevenção, 254
- sintomas, 254
- tratamento da, 255
Reequilíbrio muscular, 152
Região
- paracervical, 214
- retrocervical, 214
- - ultrassom, 91
Relaxantes musculares, 142
Reserva folicular ovariana, 192
Resistência à progesterona, 52
Ressecção
- de disco de espessura total, 200
- intestinal e preservação do nervo, 224
- radical laparoscópica da endometriose pélvica profunda (EPP), 218
- segmentar, 201
Ressonância magnética, 105, 304
- adenomiose, 304
- bexiga, 118
- diagnóstico de endometriose, 105
- endometriose extrapélvica, 124
- espaço retrovaginal, 113
- intestino, 114
- nervos pélvicos, 119
- parede abdominal, 121
- protocolo de exame, 105
- septo retovaginal, 113
- ureter, 119
- útero, 113
- vagina, 113
Reto, ultrassonografia, 94
Rotura, 107

Ruptura diafragmática relacionada à endometriose, 231

S
Saúde intestinal, 155
Sensibilização central, 136
Septo retovaginal, 215
- ressonância magnética, 113
Sexualidade em mulheres com endometriose, 283
- aspectos em portadoras de doenças crônicas, 286
- ciclo de resposta sexual, 288
- disfunção(ões) sexual(is), 283, 285
- - classificação, 283
- - definição, 283
- - diagnóstico das, 285
- - possibilidades terapêuticas na abordagem das, 289
- - quadros clínicos das, 283
- interferência na sexualidade, 287
SF-36 (Questionário de Qualidade de Vida), 139, 260
Sigmoide, ultrassonografia, 94
Síndrome
- da congestão pélvica, 75
- da dor pélvica crônica, 135
- da endometriose torácica, 228
- de Mayer-Rokitansky-Kuster-Hauser, 17
- dos músculos piriforme/elevador do ânus, 75
Sistema imune, 34
Supercrescimento bacteriano, 156
Suplementos dietéticos, 168

T
Técnicas de reprodução assistida, endometriose e, 269
- técnicas de alta complexidade, 270
- técnicas de baixa complexidade, 269
- tratamento cirúrgico como adjuvante, 273
- uso de medicações adjuvantes, 272
Terapia hormonal, 173
Tratamento
- cirúrgico da endometriose
- - do trato urinário e compartimento pélvico anterior, 206
- - - anastomose terminoterminal, 210
- - - de bexiga, 206
- - - dos óstios ureterais, 207
- - - epidemiologia, 206
- - - ureteral, 207, 209
- - - ureterólise, 209
- - - ureteroneocistostomia, 210
- - intestinal, 196, 198
- - - complicações, 202
- - - prevalência da, 196
- - - quadro clínico, 197
- - - ressecção
- - - - de disco de espessura total, 200
- - - - segmentar, 201
- - - resultados, 199
- - ovariana, 188, 190
- - - conduta, 189
- - - diagnóstico diferencial, 189
- - - infertilidade, 190
- - - patogênese, 189
- - - superficial, 182, 184
- - - diagnóstico laparoscópico, 182
- - - resultados, 185
- - profunda de compartimento pélvico genital posterior, 212, 213
- - - considerações anatômicas, 212
- - - cuidados com a inervação pélvica, 218
- - - manifestações clínicas, 212
- clínico analgésico, 135
- - adjuvantes, 141

- - algoritmo DPC, 143
- - analgésicos
- - - não opioides, 140
- - - opioides, 140
- - - locais, 142
- - antagonista NMDA, 142
- - anticonvulsivantes, 141
- - antidepressivos, 141
- - avaliação da dor, 137
- - benzodiazepínicos, 141
- - depletor de substância P, 142
- - medicina intervencionista da dor, 143
- - neurolépticos, 141
- - relaxantes musculares, 142
- - sensibilização central, 136
- - síndrome da dor pélvica crônica, 135
- - tratamento
- - - farmacológico, 140
- - - não medicamentoso, 144
- clínico hormonal da endometriose, 128
- - análogos do GnRH, 131
- - controle de tratamento clínico, 134
- - danazol, 130
- - gestrinona, 131
- - inibidores da aromatase, 131
- - moduladores seletivos dos receptores de progesterona, 132
- - opções terapêuticas, 128
- - progestagênios, 128
- - pós-cirurgia, 134

U
Ultrassonografia, 88
- adenomiose, 96
- aderências, 96
- bexiga, 100
- circunferência comprometida e distância da borda anal, 95
- controle evolutivo, 97
- detecção dos nódulos e das camadas comprometidas, 94
- endometriose
- - ovariana, 90
- - profunda, 91
- - superficial, 89
- fossa ilíaca direita, 95
- intestino, 93
- métodos de imagem para avaliação da endometriose, 88
- parede abdominal, 96
- pélvica, 303
- protocolos de ultrassom, 89
- região retrocervical, 91
- ureter, 102
- vagina, 92
- vias urinárias, 95, 99
Ureter
- ressonância magnética, 119
- ultrassom, 102
Ureterólise, 209
Ureteroneocistostomia, 210
Útero, ressonância magnética, 113

V
Vagina
- ressonância magnética, 113
- ultrassom, 92
Vaginismo não orgânico, 285
VATS (cirurgia toracoscópica videoassistida) isolada, 239
Vegetais e frutas, 160
Vias urinárias, ultrassom, 95
Vitaminas, minerais e polifenóis, 158
Vulvodínea, 75

X
Xenobióticos, 162